全国高等职业院校护理类专业第二轮教材

护用药理学

第2版

（供护理、助产专业用）

主　编　张　庆　秦博文

副主编　尹龙武　宋　芸　王　婧　潘雪丰

编　者　（以姓氏笔画为序）

王　婧（济南护理职业学院）

尹龙武（长沙卫生职业学院）

杨　丹（山东中医药高等专科学校）

杨延音（重庆医药高等专科学校）

宋　芸（山东医学高等专科学校）

张　庆（济南护理职业学院）

张振莲（昭通卫生职业学院）

陈彧婷（福建卫生职业技术学院）

林肃娜（济南市妇幼保健院）

郑　丹（山东药品食品职业学院）

赵　梦（承德护理职业学院）

姚佳宁（浙江药科职业大学）

秦博文（承德护理职业学院）

徐　赛（雅安职业技术学院）

高　琳（黑龙江护理高等专科学校）

郭婧潭（辽宁医药职业学院）

蒋　琳（红河卫生职业学院）

韩　婕（山东大学齐鲁医院）

潘雪丰（福建卫生职业技术学院）

中国健康传媒集团

中国医药科技出版社

内 容 提 要

本教材为"全国高等职业院校护理类专业第二轮教材"之一，采用"任务驱动式"编写模式，围绕实际用药护理任务，参照国家护士执业资格考试大纲和护理岗位需求，系统介绍了护理工作中的常用药物，重点阐述了合理用药和用药护理等内容。本教材设计了体现"三教"改革的学习目标和"用药前""用药中""用药后"三段式用药护理程序，以"情境导入""岗位对接""拓展提升""边学边练"等形式丰富知识内容。本教材为书网融合教材，即纸质教材有机融合电子教材、教学配套资源（PPT、微课、视频、图片等）、题库系统、数字化教学服务（在线教学、在线作业、在线考试），使教学资源多样化、立体化，可使学生在任务情境中尽快具备用药护理的基本知识和技能，为学习临床护理专业知识技能、提高护理水平打好基础。

本教材可供全国高等职业院校护理、助产及相关专业师生教学使用，也可以作为参加国家护士执业资格考试的参考书，还可作为护理类、康养类职业技能鉴定和在职护理人员学习临床护理药理学相关知识的参考书。

图书在版编目（CIP）数据

护用药理学/张庆，秦博文主编. —2 版. —北京：中国医药科技出版社，2024.8（2025.1 重印）.

全国高等职业院校护理类专业第二轮教材

ISBN 978 - 7 - 5214 - 3521 - 4

Ⅰ.①护… Ⅱ.①张… ②秦… Ⅲ.①护理学 – 药理学 – 高等职业教育 – 教材 Ⅳ.①R96

中国版本图书馆 CIP 数据核字（2023）第 005533 号

美术编辑　陈君杞

版式设计　友全图文

出版　**中国健康传媒集团** | 中国医药科技出版社

地址　北京市海淀区文慧园北路甲 22 号

邮编　100082

电话　发行：010 - 62227427　邮购：010 - 62236938

网址　www.cmstp.com

规格　889 × 1194mm $\frac{1}{16}$

印张　26 $\frac{1}{4}$

字数　790 千字

初版　2018 年 8 月第 1 版

版次　2024 年 8 月第 2 版

印次　2025 年 1 月第 2 次印刷

印刷　河北环京美印刷有限公司

经销　全国各地新华书店

书号　ISBN 978 - 7 - 5214 - 3521 - 4

定价　85.00 元

获取新书信息、投稿、为图书纠错，请扫码联系我们。

　　为贯彻落实《国家职业教育改革实施方案》《职业教育提质培优行动计划（2020—2023年）》《关于推动现代职业教育高质量发展的意见》等有关文件精神，不断推动职业教育教学改革，对标国家健康战略、对接医药市场需求、服务健康产业转型升级，支撑高质量现代职业教育体系发展的需要，中国医药科技出版社在教育部、国家药品监督管理局的领导下，在本套教材建设指导委员会主任委员西安交通大学医学部李小妹教授，以及长春医学高等专科学校、江苏医药职业学院、江苏护理职业学院、益阳医学高等专科学校、山东医学高等专科学校、遵义医学高等专科学校、长沙卫生职业学院、重庆医药高等专科学校、重庆三峡医药高等专科学校、漯河医学高等专科学校、皖西卫生职业学院、辽宁医药职业学院、天津生物工程职业技术学院、承德护理职业学院、楚雄医药高等专科学校等副主任委员单位的指导和顶层设计下，通过走访主要院校对2018年出版的"全国高职高专院校护理类专业'十三五'规划教材"进行了广泛征求意见，有针对性地制定了第二版教材的出版方案，旨在赋予再版教材以下特点。

1. 强化课程思政，体现立德树人

　　坚决把立德树人贯穿、落实到教材建设全过程的各方面、各环节。教材编写应将价值塑造、知识传授和能力培养三者融为一体，在教材专业内容中渗透我国医疗卫生事业人才培养需要的有温度、有情怀的职业素养要求，着重体现加强救死扶伤的道术、心中有爱的仁术、知识扎实的学术、本领过硬的技术、方法科学的艺术的教育，为人民培养医德高尚、医术精湛的健康守护者。

2. 体现职教精神，突出必需够用

　　教材编写坚持现代职教改革方向，体现高职教育特点，根据《高等职业学校专业教学标准》《职业教育专业目录（2021）》要求，以人才培养目标为依据，以岗位需求为导向，进一步优化精简内容，落实必需够用原则，以培养满足岗位需求、教学需求和社会需求的高素质技能型人才准确定位教材。

3. 坚持工学结合，注重德技并修

　　本套教材融入行业人员参与编写，强化以岗位需求为导向的理实教学，注重理论知识与岗位需求相结合，对接职业标准和岗位要求。在教材正文适当插入临床案例，起到边读边想、边读边悟、边读边练，做到理论与临床相关岗位相结合，强化培养学生临床思维能力和操作能力。

4. 体现行业发展，更新教材内容

教材建设要根据行业发展要求调整结构、更新内容。构建教材内容应紧密结合当前临床实际要求，注重吸收临床新技术、新方法、新材料，体现教材的先进性。体现临床程序贯穿于教学的全过程，培养学生的整体临床意识；体现国家相关执业资格考试的有关新精神、新动向和新要求；满足以学生为中心而开展的各种教学方法的需要，充分发挥学生的主观能动性。

5. 建设立体教材，丰富教学资源

依托"医药大学堂"在线学习平台搭建与教材配套的数字化资源（数字教材、教学课件、图片、视频、动画及练习题等），丰富多样化、立体化教学资源，并提升教学手段，促进师生互动，满足教学管理需要，为提高教育教学水平和质量提供支撑。

本套教材凝聚了全国高等职业院校教育工作者的集体智慧，体现了凝心聚力、精益求精的工作作风，谨此向有关单位和个人致以衷心的感谢！

尽管所有参与者尽心竭力、字斟句酌，教材仍然有进一步提升的空间，敬请广大师生提出宝贵意见，以便不断修订完善！

数字化教材编委会

主　编　张　庆　施　献
副主编　高　琳　赵　梦　蒋　琳　张振莲
编　者　（以姓氏笔画为序）
　　　　王　婧（济南护理职业学院）
　　　　尹龙武（长沙卫生职业学院）
　　　　刘新东（济南护理职业学院）
　　　　杨　丹（山东中医药高等专科学校）
　　　　杨延音（重庆医药高等专科学校）
　　　　宋　芸（山东医学高等专科学校）
　　　　张　庆（济南护理职业学院）
　　　　张振莲（昭通卫生职业学院）
　　　　陈彧婷（福建卫生职业技术学院）
　　　　林肃娜（济南市妇幼保健院）
　　　　郑　丹（山东药品食品职业学院）
　　　　赵　梦（承德护理职业学院）
　　　　施　献（济南护理职业学院）
　　　　姚佳宁（浙江药科职业大学）
　　　　秦博文（承德护理职业学院）
　　　　徐　赛（雅安职业技术学院）
　　　　高　琳（黑龙江护理高等专科学校）
　　　　郭婧潭（辽宁医药职业学院）
　　　　蒋　琳（红河卫生职业学院）
　　　　韩　婕（山东大学齐鲁医院）
　　　　潘雪丰（福建卫生职业技术学院）

为深入贯彻党的二十大对职业教育和医药卫生事业发展的指示精神，充分满足我国社会经济发展对护理职业人才的新要求，推动护理职业教育改革的不断深入，《护用药理学》在第一版的基础上，围绕"培养与我国社会主义现代化建设要求相适应、德、智、体全面发展，具有综合职业能力，在第一线工作的高素质的高级护理技能型人才"的目标，对教材内容和形式进行了改革创新。力求编出体现职业特色、行业需求和专业水平的新形态教材。我们在护理专家的指导下，将用药护理程序提炼为"用药前""用药中""用药后"，并配合"情境导入"和"岗位对接"，以利于学以致用，融会贯通；为落实"二十大精神进教材"的指示要求，专门编写了"拓展提升"模块，并在"学习目标""目标检测"中增加了素质考核目标。

在编写内容上，我们参考新护考大纲和护理岗位新需求，适当增加新药物、新应用，删减陈旧知识点。尤其对心血管疾病、精神类疾病、糖尿病、恶性肿瘤、艾滋病防治等内容进行了补充更新，并增加与临床护理关系密切的岗位对接内容。

本教材继续沿用第一版的"任务驱动"模式，按照"项目-任务"的结构编写，力求"以工作任务引导教学活动"，"在工作情境中完成教学任务"。将"学习目标"设计为"知识与技能""过程与方法""情感态度与价值观"三维目标，明确教学要求、组织形式和思政目标，用"情境导入"引入典型工作任务，启动主体内容的学习，并用"要点提示"突出重难点，用"边学边练"易化教学组织，用"岗位对接"和"用药护理程序"等模拟工作任务，用"任务解析""学习小结"和"目标检测"实现即时评价和巩固学习效果。练习题均采用护考模拟题型，每个工作任务贴近岗位实际，利于师生开展交流互动、情景模拟，运用混合式新教学模式，全书还编写了实践环节，包括用药护理模拟训练和药理学经典验证性实验，各校可有选择地使用。

为适应国家对职业教育数字资源建设的新要求，满足智慧教学需要和数字模拟技术及应用的大趋势，本教材精心设计了适宜的数字教学资源，包括配套课件、知识点与技能点视频、在线互动式习题、案例分析、动画等，依托"医药大学堂"平台打造"书网融合"新形态教材，并助力各地各校开展"线上-线下"混合式教学模式和数字资源精品课程建设。

本教材共14个工作项目（含1个药理学实验和用药护理模拟训练），包括50个用药护理工作任务和22个实验实训任务，所选药物主要遴选自《国家基本药物目录》及临床常用药物，药物名称、制剂、用法均参照《中华人民共和国药典》和《新编药物学》，专业术语均采用全国自然科学名词审定委员会公布的科技名词。同时借鉴参考了部分国内外《药理学》《用药护理》等教材，特向各教材的编写专家表示崇高的敬意。同时感谢编者所在单位的大力支持，济南护理职业学院信息中心和"药爱健康"社团学生参加了数字资源的制作，在此一并表示感谢！由于编者水平所限，书中难免会有不足和不妥之处，敬请广大师生批评指正。本教材收录的药物剂量用法等仅供教学参考，特此声明。

编　者
2024 年 5 月

CONTENTS **目录**

项目一　护用药理学基础理论

📖 项目简介

　　同学们，欢迎来到护用药理学的天地。自此，我们将共同学习在未来护理工作中，如何科学、安全地使用药物，提高护理水平，更好地为人民群众的健康服务，在神圣的护理事业中实现自己的人生价值和美好梦想。

　　本项目主要介绍了药理学、护用药理学、用药护理的基本概念和任务，药物与机体的相互关系，药效学、药动学的基本原理和规律，以及影响药物作用的因素等知识和技能，同时传授给大家药品使用常识，帮助大家尽快熟悉本门课程的职业情境，为全面掌握知识技能打好基础。

任务一　认识护用药理学 📱微课1

PPT

◎ 学习目标

　　1. 知识与技能　掌握药物、药理学、药效学、药动学、用药护理等重要概念；熟悉或了解护用药理学的性质和任务。学会用药护理的基本步骤和要点。

　　2. 过程与方法　建议采用线上线下混合的教学方式，应用任务驱动教学法，通过引入具体药物用药护理的情境，引导学生分组讨论、综合分析，完成学习目标，培养合作式、探究式的学习能力。

　　3. 情感态度与价值观　通过学习药理学基本概念，理解用药护理对护理专业的重要意义；使学生初步具备严谨的工作态度，培养关爱患者的服务意识和职业精神，提高熟练实施用药护理岗位能力和职业素养。

≫ 情境导入

　　情景描述　小郭是省医专护理专业二年级学生，这次国庆假期回家邻居许奶奶找上门来"求助"，许奶奶是个"老病号"，有高血压、失眠、青光眼等疾病，血脂、血糖指标也不正常，三天两头跑医院，家里的药特别多，就像一个"小药房"，这次她专门向小郭请教还有什么"好药"可以使用。

　　任务要求　1. 小郭应该如何回答许奶奶的问题？

　　　　　　　　2. 许奶奶在合理用药上存在的主要问题有哪些？

　　　　　　　　3. 小郭可以借助哪些资源来完成这次合理用药宣教任务？

一、药理学的概念和任务

　　药物（drug）是指作用于生命体（人体或病原体），调节、影响其形态结构、生理功能、代谢水平、遗传过程，具有诊断、防治疾病等用途的化学物质。一般可按其来源分为天然药物、化学合成药物和生物技术药物等。

药理学是研究药物与机体相互作用规律及其机制的科学（图1-1-1），是医学与药学的交叉学科，还是基础医学与临床医学之间的桥梁学科。其中，研究药物对机体作用规律及其机制的科学称为药物效应动力学（pharmacodynamics），简称药效学；研究机体对药物的代谢过程及血药浓度随时间而变化的规律的科学称为药物代谢动力学（pharmacokinetics），简称药动学。药效学和药动学构成药理学学科的两大结构体系。

要点提示

药理学的概念与结构体系

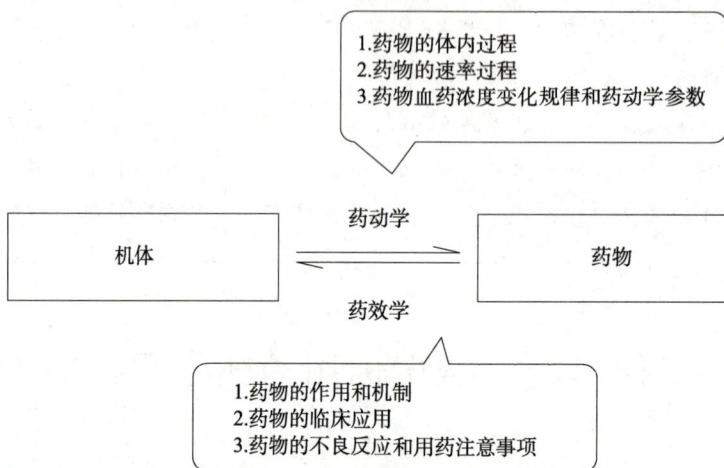

图 1-1-1 药物与机体相互关系示意图

药物均具有客观的药理作用，其实际疗效除取决于药物自身化学结构和制剂因素外，还受使用方法、护理措施、心理因素、环境因素等因素的影响，药物均具有一定的不良反应，使用不当甚至可能导致药源性疾病，也会影响到最终的治疗效果。

同一种化合物，因为使用剂量和方法的不同，可能分别成为食物、药物和毒物。因此，国家专门制定了《中华人民共和国药品管理法》等一系列法律法规，对药物和药品实行严格管理。为规范药物和药品的具体使用，国家还实行了"处方药与非处方药分类管理制度"和"国家基本药物制度"。上述制度是深化我国医药卫生体制改革，提高人民群众健康水平的重要举措。

边学边练

维生素C广泛存在于食物中，如摄入量不足会导致坏血病等，维生素C也经常辅助治疗感冒等病症，但如果一次大剂量口服维生素C，就有可能损伤胃黏膜，产生毒害作用。

请同学们根据上述材料思考讨论：

1. 能否简单认定维生素C就是食物、药物或毒物？
2. 界定某一化学物质是食物、药物、毒物的主要依据是什么？

参考答案

二、药理学和护用药理学的发展过程

药理学的发展史是人类医药学发展史的重要组成部分，是伴随着人类对疾病和药物的不断认识而不断发展壮大的。

💡 **拓展提升**

药物起源的"药食同源"学说 📱微课2

远古人类在获取食物时，逐渐认识到有些植物、动物的可食部分具有缓解病痛的作用，这些具有特殊作用的有效部位逐渐演变成独立于食物外的药物。中国古代就有"神农氏尝百草，识百毒，而知药"的传说，钟鼎文的"藥（药）"字，就包含了"草""木"的含义，释为"治病草，从草，乐声"，后称"药为治病之物，以草类居多"。而药的英文单词"drug"来自希腊文"drogen"，原意是干草，也体现了这一观点。正是人类不断认识自然、探求真知的科学精神推动了药物的诞生和发展，这也是青年学生需要继承发扬的宝贵财富。

请利用 AI，结合拓展素材思考讨论，开展药物知识的宣传教育，提高职业素养和专业精神。

世界各文明古国均有着发达的医药文明史。中国古代把撰写医药知识的典籍称为"本草"，成书于约公元 1 世纪前后的《神农本草经》共收载了 365 种药物及其用法，其中大部分药物至今仍广为使用，如大黄导泻、麻黄止喘等，体现了 2000 多年前我国就具有了很高的天然药物应用水平。公元 659 年，唐代苏敬等人编写的《新修本草》收载药物 844 种，并由唐政府颁布实施，被史学界认为是世界上第一部药典，比西方《纽伦堡药典》早近 800 年。明代伟大的医药学家李时珍历经数载，于公元 1596 年完成的医药学巨著《本草纲目》，共 52 卷，190 万字，收载药物 1892 种，是对中国古代药物学的概括和总结，为人类医药学发展做出了重要贡献。此外，古埃及的《埃伯斯医药籍》、古希腊医生狄奥斯库莱底斯编著的《古代药物学》、古罗马医生盖林编著的《药物学》等著作也都产生了同样巨大的推动作用。

近现代药学从以应用天然药物为代表的传统药学中逐渐形成独立的学科体系，与近现代科学技术的高速发展密切相关。18 世纪自然科学的飞速发展奠定了医药科学取得巨大进步的基础，意大利生理学家 Fontana 通过动物实验证实了天然药物的作用是其内在的活性成分选择性作用于机体而产生的特定反应，这打破了药物治疗疾病的神秘色彩，拉开了药物学与药理学通过科学研究揭示作用机制的序幕。1804 年德国化学家 Serturner 从阿片中提出吗啡等生物碱，并通过动物实验证明了镇痛作用，这标志着现代药物学和药理学基本研究方法的确立，随后奎宁、阿托品、士的宁等一系列植物有效成分不断发现和成功应用大大推动了药学学科的迅速发展，药学也不断分离出新的学科。世界上第一位药理学教授德国人 Buchheim 建立了世界上第一个药理实验室，编写了第一本药理学教科书，从此药理学从药学中分离出来成为独立的一门科学，1878 年英国生理学家 Langley 在大量实验的基础上提出了受体概念，为阐述受体学说奠定了基础，也将阐述药物作用机制推上了一个新水平。

进入 20 世纪，随着德国的 Ehrlich 于 1909 年发现了治疗梅毒和锥虫病的有效药物——砷凡纳明（606），德国的 Domagk 于 1935 年发现了治疗细菌感染的磺胺类药物，英国的 Florey 于 1940 年在 Fleming 研究的基础上，成功提纯出可以临床使用的青霉素，药理学在新药研究的推动下也完成了更高层次的发展，学科理论体系日臻完善，新兴的交叉学科也不断涌现，其中护用药理学/护理药理学就是与现代护理学交叉结合形成的新的学科，标志着护理用药水平和护理质量的新提高。

近年来，随着分子生物学等生命科学新浪潮的涌现，药理学进入了分子研究水平阶段。一方面应用 DNA 重组技术研制了大量的基因工程药物，为战胜癌症、病毒性疾病、遗传性疾病提供了有力武器；另一方面，更微观的研究手段将更加准确、细致地揭示药物的作用机制，为阐明药物分子与生物大分子之间的相互作用规律奠定了基础，这也是未来药理学的发展方向。

我国于 20 世纪初开设了药理学课程，并着重对中药方面进行研究，近几十年来，在新药开发和新理论研究方面均取得了长足的发展，如抗高血压药、抗心绞痛药、抗疟药、抗恶性肿瘤药等方面的研究均卓有建树，使药物品种增多、产量提高、质量优化。以青蒿素为代表的一批新药不仅满足国内需求，还可供应国际市场，为中医药事业和世界医药发展作出了贡献。国内护理工作者和药学工作者也在护用药理学联合方面做出了新成绩，在 20 世纪 90 年代，随着护理学科体系的不断完善，护士在药物治疗方面的重要性和特殊性更加受到重视，国内部分重点高校开始在护理专业单独开设不同于医疗和药学专业的药理学课程，进入 21 世纪，随着整体化护理的推广和优质化护理工作的全面实施，护用药理学和用药护理的知识结构体系更加完善，取代了原来的药理学，相继独立成为护理专业重要的专门化课程。

三、用药护理的基本内容和要求

用药护理是护理学与药理学交叉融合的应用型学科，其任务是研究、指导和帮助护理人员，依据药理学基本原理，在临床护理、预防保健等工作中，正确、合理地应用药物，充分发挥疗效，减少或避免不良反应，提高护理质量。药理学在护理工作中的核心问题就是临床工作中的用药护理问题。

护理专业学生通过学习本门课程，可全面掌握、理解药物作用、临床用途、不良反应等知识，了解影响因素和注意事项，初步具备药物应用时的护理技能和合理用药宣教能力，帮助同学们在未来工作岗位上，正确执行药物治疗方案，合理、高效地进行用药护理，提高患者的治疗效果和生活质量。

护士时刻工作在临床工作的第一线，是用药护理的实施者，承担着执行处方或医嘱，观察药物治疗效果和不良反应，指导合理用药，开展预防保健和健康教育等职责，可以按护理工作流程划分为：用药前、用药中、用药后三个阶段。

> **要点提示**
> 用药护理程序包括的三个阶段

1. 用药前 应包括：①仔细阅读医嘱、处方，掌握患者用药史等基本信息；②熟悉药物应用知识，如选择药物的依据和类别，相关适应证和不良反应等，要熟悉具有"三致"等特殊毒性作用的药物，严格执行毒剧麻药的管理制度；③熟悉选用药物的剂型、规格、剂量、用法、疗程及注意事项，特别注意婴幼儿适宜剂型的选择；④熟悉药物的不良反应和防治措施，了解有关配伍禁忌，熟记混合配置静脉药物的规范和要点；⑤做好护患沟通和心理护理等配合措施。

2. 用药中 严格执行护理操作规范给药，如"三查、七对、一注意、六准确"等；如患者要自行服用，要认真指导用药，必要时加强对患者家属的给药指导。同时要注意：①未经医生许可不得随意变更给药方案，如剂量、滴速、间隔、时间和次数等，尤其是新生儿、婴儿、儿童的剂量换算要确保无误；②认真观察和评估疗效、不良反应，如有异常情况及时报告医生；③评估用药依从性，备有患者给药困难时的替代补救措施，做好护患沟通和合理用药宣教。

💡 知识链接

"三查""七对""一注意""六准确"原则

这是护士在执行医嘱为患者给药时，应遵循的原则，"三查"是指护士用药要做到操作前查、操作中查、操作后查；"七对"是要求在用药时，要对床号、对姓名、对药名、对药物浓度、对药物剂量、对用药方法以及对用药时间，避免发生用药差错和事故；"一注意"是指注意观察用药后的疗效和不良反应；"六准确"是要求药名、给药对象、给药途径、药物剂量、药物浓度、给药方法准确无误。此原则贯穿用药护理整个过程。

3. 用药后　主要包括：①结合患者实际，客观评估药物疗效和不良反应，配合医生采取相应措施；②准确回顾、总结用药护理过程，协助医生评价、完善药物治疗方案；③清点药具药械，做好病区药品使用登记、核对等工作，尤其对特殊管理的药品，严格按照有关规定管理；④开展合理用药的健康教育，尤其是对出院患者和家属加强用药指导，提高药物远期疗效或社区用药水平。

四、护用药理学的学习方法

护用药理学对于护理专业十分重要，而且内容多、涉及面广。学好这门课程，应重点做好以下几点。

1. 掌握本门课程的内容特点　护理专业的护用药理学是从"药物治病"的角度阐述护理工作中的药物应用知识和技能，主要介绍药物作用、用途、不良反应和在临床护理中的实际应用。学生学习时应拓宽视野，注意前期基础类课程如解剖、生理、病原生物学的复习和后续专业类课程如基础护理技术、内科护理学、外科护理学的联系，本教材中采用的"任务驱动"式模块，有助于加强这类联系，强化知识点的学习和掌握。

2. 掌握本门课程基本框架和由共性到个性的学习规律　护理专业的护用药理学首先通过总论介绍基本概念和普遍规律，然后具体到各个护理项目和护理任务，每一项目任务主要介绍各类药物代表药，其他药物则主要介绍特点和区别。学生要把握规律，首先，认真研读"学习目标"，本书采用"知识与技能""过程与方法""情感态度与价值观"的新形式三维学习目标，能较好地体现学习过程中的不同要求和实现路径；其次，利用好"情境导入""边学边练""学习小结""要点提示"等模块，加强比较、归纳、总结，多做练习，善于通过图表等方法提高学习效果，还要通过"拓展提升"提高专业能力和职业素养，全面达成目标；最后，本书按护考题型设计了"目标检测"，并有配套网络增值服务内容，建议同学们认真学习、思考和讨论，做到理论联系实际，注意举一反三，既能巩固知识，又能强化用药护理技能。

3. 要善于把握本门课程的知识特点和认知规律　护用药理学信息量大，涉及面广，仅药名就有近千个，还有较多的比较生僻的知识点，容易遗忘和混淆。但是上述知识点多具有共同性和关联性。一方面要努力找到这些规律，注意提炼总结、分类记忆；另一方面，加强岗位模拟训练，建议用好"岗位对接"模块，其围绕护理工作任务，结合导入案例，设计了"任务解析"和"用药护理程序"，能较好满足"岗课赛证"要求，体现护理职业人才培养特色和未来岗位需求。

岗位对接

【任务解析】

小郭完成此项任务的要点如下。

1. 阅读病历和处方，利用药品包装和说明书，向许奶奶介绍所用常规药品的重要信息和注意事项，帮助许奶奶对药品进行分类，剔除过期和不合适药品。

2. 指导许奶奶学会正确获得药品信息的方法，初步做到定期整理药品，结合实际情况，对许奶奶及家属进行适度、规范用药，正确看待药物治疗的宣传教育。

【用药护理程序】

用药前	用药评估	①健康评估：结合许奶奶病历和化验单等资料，主要对其血压、血糖、视力、睡眠等健康指标进行评估，对有关健康问题梳理排序
		②用药禁忌评估：根据许奶奶目前所使用药品的说明书，对各药的用药禁忌证进行归纳，找出主要存在和潜在的禁忌证进行介绍
		③用药情况评估：全面了解许奶奶使用药物情况，结合上述资料和网络资源，评估可能存在的用药不当情况，了解许奶奶对药物依赖程度，确定可以调整药物的种类或顺序
	调配药品	①根据处方或病历，对照药品说明书，列出许奶奶使用药物的种类、规格、剂型和剂量清单
		②按必要性和实际效果进行梳理排序。讲解说明书主要信息
	提示建议	①选择正确给药方法：按照方便、准确、不宜漏服的原则，结合医嘱或处方，提出优化给药的具体措施，如给药间隔，饭前饭后等
		②避免配伍禁忌：根据上述清单和资料，认真比对各药品说明书，找出各种可能的配伍禁忌
用药中	护理问题	①询问许奶奶用药过程中的不良反应表现，如恶心、倦怠、食欲不振、情绪低落等
		②采用列表法，对上述问题进行排序梳理，找到可能产生上述问题的原因
	护理措施	①针对上述问题采取优化给药方法，如正确的给药时间、方法
		②合理安排饮食，起居等方式加以克服
	监护要点	①对药物可能发生的不良反应进行预判，讲解处置措施
		②对比较严重的不良反应，建议许奶奶到医院进一步检查
用药后	健康宣教	①适度介绍药物治疗方案和有关康复常识，引导许奶奶正确认识疾病，缓解焦虑紧张情绪，配合治疗
		②介绍许奶奶所患疾病与身体机能老化的关系，引导其正确看待药物治疗的效果，避免病急乱投医，保持积极乐观态度有利于维护健康
	评价效果	①向许奶奶和家属介绍血压、血糖等指标的参考范围，症状改善表现、各项检查指标是否恢复正常，客观评价药物疗效、安全性及近远期治疗效果
		②判断许奶奶对药物治疗和不良反应及防治相关知识的知晓度是否提高，能否坚持和配合治疗等
	回顾总结	①帮助许奶奶整理各种药品，做好用药要点记录
		②帮助制订合理、科学的定期检查方案，建议许奶奶在社区卫生服务机构建档或签约家庭医生，定期复诊，提高治疗效果

◄◄◄ **学习小结** ►►►

　　本任务主要介绍了药理学和护用药理学的概念和主要内容，其中重点是用药理学的概念和内容，难点是理解和解释用药护理"三段式"实施步骤。可采取任务驱动式、混合式等教学方法灵活运用各模块和数字资源，完成学习目标；提高学生自主学习能力和团队合作能力，培养专业精神和职业素养。

目标检测

答案解析

一、单项选择题

1. 研究药物对机体作用及其规律的科学被称为（　　）

　　A. 药效学　　　　　　　　B. 药动学　　　　　　　　C. 临床药理学

　　D. 护用药理学　　　　　　E. 药理学

2. 关于食物、药物、毒物三者的区别，以下解释正确的是（　　）

　　A. 食物和药物没有严格区别，但它们和毒物有严格区别

　　B. 食物适用于健康人，药物适用于患者，毒物不适用于任何人

　　C. 食物是没有毒性的，药物和毒物都有毒性

D. 食物、药物、毒物在质上没有区别，在量上有严格区别

E. 食物是生命必需的，药物和毒物不是生命必需的

3. 在用药前的用药护理工作中，第一项任务是（　　）

　　A. 仔细阅读处方或医嘱

　　B. 调配药品

　　C. 熟悉药物的不良反应和防治措施

　　D. 了解相关药物相互作用关系和配伍禁忌

　　E. 做好与患者沟通和心理辅助等配合措施

4. 某结核病患者使用抗结核药异烟肼后，出现了皮肤瘙痒等外周神经炎症状，医嘱要求同时服用维生素 B_6，此时的维生素 B_6 属于（　　）

　　A. 食物　　　　　　　B. 药物　　　　　　　C. 毒物

　　D. 麻醉药品　　　　　E. 保健品

5. 某癌症晚期患者需要皮下注射吗啡止痛，医嘱为每6小时给药10mg，患者夜间突然疼痛加剧，家属要求立即注射吗啡，护士正确的用药护理措施是（　　）

　　A. 因不到医嘱给药时间，暂不给药，并耐心细致做患者及家属工作

　　B. 马上皮下注射吗啡以缓解患者痛苦

　　C. 报告医生经同意后按医嘱给药

　　D. 给予非麻醉性镇痛药

　　E. 以上均不正确

二、简答题

1. 什么是药理学，它的两大结构体系分别是什么？有何意义？

2. 用药护理可以分为哪三个步骤，每个步骤主要有哪些内容？

三、案例分析题

某公司经理，男，56岁，长期工作繁忙，体重超标且缺乏锻炼，患有高血压十余年，近期自测血糖也不正常，均未规范治疗。今晚餐饮酒后不久感胸闷、大汗，心前区压迫性疼痛紧急就诊，拟诊"心绞痛"，医生紧急医嘱为舌下含服硝酸甘油片5mg，护士给药后5分钟后症状缓解。

请分析并说出：①此案例中的用药护理实施要点有哪些？②用药后的健康教育应注意哪些方面？③护士如何在用药护理中体现专业精神和职业素养？

（张　庆）

书网融合……

重点小结　　　微课1　　　微课2　　　习题

任务二　用药护理中的药品常识

PPT

◎ 学习目标

1. 知识与技能　掌握处方药、非处方药，特殊管理药品的有关规定和药品常用剂型特点；熟悉药品包装标识和处方规则；了解药品流通、使用中的管理规定。学会阅读和执行医嘱或处方，利用药品说明书或包装介绍药品，实施用药护理操作。

2. 过程与方法　建议采用线上线下混合式教学方式，应用理实一体、任务驱动等教学法，通过引入执行医嘱或处方的情境，引导学生分组讨论、综合分析，完成学习目标，培养合作式、探究式的学习能力。

3. 情感态度与价值观　通过学习药理学基本概念，理解合理用药对护理专业的重要意义；使学生初步具备严谨的工作态度，培养关爱患者的服务意识和职业精神，提高熟练地实施用药护理岗位能力和职业素养。

≫ 情境导入

情景描述　实习护士小敏第一次独立执行医嘱，这是一位大叶性肺炎的女性患者，病情较急重，咳嗽不止，体温38.5℃，并有胸痛、乏力、畏寒等症状，医生为其开出医嘱如下。

①复方甘草口服液，10ml，p.o.　b.i.d.

②复方氨基比林注射液，2ml，i.m.　q.d.

③青霉素皮试（±）A.S.T.　阴性即可继续。

④0.9%氯化钠注射液500ml，青霉素G钠注射液800万U，i.v.gtt.　q.d.

⑤0.2%左氧氟沙星注射液，250ml，i.v.gtt.　q.d.

任务要求　1. 用药护理的三步程序是什么？所用到的药品常识有哪些？

　　　　　　2. 用药前应做哪些准备工作？用药中应注意什么事项？

　　　　　　3. 用药后还应采取什么措施提高护理质量？

一、药品管理的常识

（一）药品管理的主要法律法规

1. 药品管理法规　《中华人民共和国药品管理法》（以下简称《药品管理法》）是我国药品管理和应用的主要法律依据，于1985年7月1日颁布实施，新修订的《药品管理法》于2019年12月1日施行，并制定有相应的《中华人民共和国药品管理法实施细则》。

> **要点提示**
>
> 我国药品管理的主要法律法规

国家药品监督管理局还制定有相应配套的法规和办法，上述法律法规确保我国药品科学、合理、安全的使用，加强药品监督管理，保证人民群众的用药安全。

其他在护理工作经常用的法律法规还包括：《麻醉药品和精神药品管理条例》《医疗用毒性药品管理办法》《处方管理办法》《药品不良反应报告和监测管理办法》《药品说明书和标签管理规定》。　微课1

2. 药典　是国家记载和规定药品规格、标准的法典，是药品生产、检验、供应和使用的法定依据。

药典所收载的药物为法定药，可依法在市场流通使用。

《中华人民共和国药典》（以下简称《中国药典》）由四部组成，一部收载中药，二部收载化学药，三部收载生物制品，四部收载通用技术要求和药用辅料，共收载品种 5911 种。《中国药典》每隔 5 年修订一次，由国家药典委员会编纂。 🅔 微课2

（二）处方药、非处方药

为了保障人民用药安全，使用方便，我国颁布《处方药与非处方药分类管理办法（试行）》并于 2000 年 1 月 1 日起施行。

1. 处方药（prescription drugs，Rx）　是指必须凭执业医师或执业助理医师处方才可调配、购买和使用的药品。

2. 非处方药（nonprescription drugs，over the counter，OTC）　是指应用安全、质量稳定、疗效确切、无需执业医师或执业助理医师处方即可自行判断、购买和使用的药品。非处方药根据其安全性又划分为甲、乙两类。甲类非处方药只限于医疗机构和社会药房，在药师指导下购买使用，而乙类非处方药可以在经药品监督管理部门批准的普通商业企业开架零售。处方药与非处方药的比较见表 1-2-1。

> 💡 **要点提示**
> 处方药与非处方药的主要区别

表 1-2-1　处方药与非处方药的比较

	处方药	非处方药
使用决定权	有执业资格的医师、助理医师	在药师指导下，由使用者自行确定
使用疗程	由病情和治疗需要决定	有明确限制，一般疗程较短
药品经营部门	各级医疗机构和社会药店	医疗机构、社会药店、经批准的商店
药物剂型种类	各种适宜剂型	仅限于口服剂型和外用剂型
药品说明书	用规定格式和专业术语介绍	用科学易懂、详细准确的文字介绍
药品外包装	无特殊标记要求	印有 OTC 专有标识
广告宣传范围	医药卫生类专业学术刊物	各类大众传播媒介均可

（三）国家基本药物制度

国家基本药物是指适应基本医疗卫生需求，剂型适宜，价格合理，能够保障供应，公众可公平获得的药品。

世界卫生组织于 20 世纪 70 年代提出基本药物的重要理念，旨在保障世界各国的基本医疗水平和大多数人的健康需求，并据此制定了基本药物的示范目录、标准治疗指南和处方集。我国于 2010 年全面实行这一制度，政府举办的基层医疗卫生机构、非盈利性医疗机构全部配备和使用基本药物，其他各类医疗机构也必须按规定使用基本药物。

我国纳入国家基本药物的品种都应是《中华人民共和国药典》收载的，或者国家药品监督管理部门颁布药品标准的品种。其遴选原则是防治必需、安全有效、价格合理、使用方便、中西药并重、基本保障、临床首选、基层能够配备。

（四）特殊管理的药品 🅔 微课3

根据《中华人民共和国药品管理法》的有关规定，麻醉药品、精神药品、医疗用毒性药品和放射性药品要实行严格的特殊管理，这些称为特殊管理药品。具体要按照药品监督管理部门制定的各类特殊管理药品实施细则严格执行。

> 💡 **要点提示**
> 特殊管理的药品的种类

1. 麻醉药品（narcotic drugs）　是指连续使用易产生身体依赖性、造成瘾癖的药品，主要包括：阿片类、可卡因类、大麻类、化学合成麻醉药品类及国家药品监督管理部门规定的其他易成瘾癖的药品、药用植物原料及其制剂。

2. 精神药品（psychotropic drugs） 是指直接作用于中枢神经系统，产生兴奋或抑制作用，长期连续使用能产生依赖性的药品。根据其致依赖程度和危害程度，又分为两类：第一类精神药品，如安息香酸钠咖啡因、咖啡因等；第二类精神药品，如地西泮、三唑仑等。第一类致依赖性、毒性和成瘾性更强，社会危害性更大，参照麻醉药品管理。

3. 医疗用毒性药品（poisons pharmaceuticals） 是指毒性剧烈、治疗剂量与中毒剂量相近，使用不当会致人中毒或死亡的药品。如砒霜、生半夏、阿托品、氢溴酸东莨菪碱等。

4. 放射性药品（radioactive pharmaceuticals） 是指用于临床诊断或者治疗的放射性核素制剂或者其标记药物。常见的如：放射性同位素发生器及其配套药盒、放射免疫测定盒等。如 ^{131}I、^{132}P 等。

上述特殊管理的药品的规范标示见图 1-2-1。

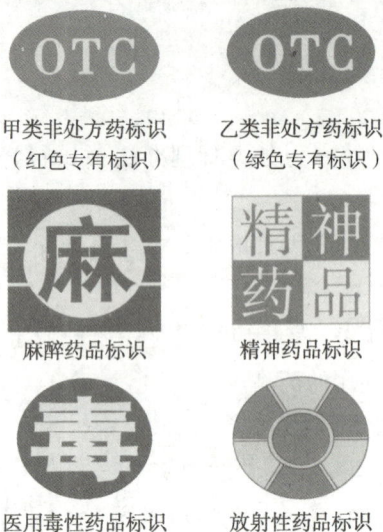

图 1-2-1 处方药与非处方药、特殊管理药品的标识

（OTC 甲类非处方药标识（红色专有标识）；OTC 乙类非处方药标识（绿色专有标识）；麻醉药品标识；精神药品标识；医用毒性药品标识；放射性药品标识）

（五）药品的标识规定

1. 药品命名原则 根据我国药品管理法规的有关规定，药品命名应依据《中国药品通用名称命名原则》组织制定，称为中国药品通用名称（china approved drug names，CADN），简称通用名，其名称具有强制性、约束性，药品标签、说明书、包装上必须使用通用名，并且不可做商标注册。另外，不同药品生产企业可以在一个通用名下申请自己独有的、注册商标的商品名称，称为专有名，学术刊物和著作中不可出现专有名。依据药物化学结构命名法命名的称为化学名，由于过于繁琐，一般很少被大众和医护人员使用，多在药典和说明书中作为通用名的补充。有些药品有约定俗成的名称，称为别名，如对乙酰氨基酚又称为扑热息痛等，不具有约束性和法律保护。

另外，为保护患者隐私，药名应避免出现可能暗示患者疾病和治疗的信息。对药效结构相似的药物，可采用常用字节（即字母特定组合，如 β 受体拮抗药采用"-olol"或"**洛尔"命名）来表示有关类别。

2. 药品包装常用标识 根据国家药品管理有关规定，在药品的包装上必须标明批准文号、产品批号、生产日期、有效期（或失效期）等内容，药品生产企业一般使用一组阿拉伯数字或数字加字母的形式来标示。另外在药品包装上还应该有方便使用的文字说明和相关标识等。

（1）批准文号 药品生产、上市和使用必须取得国家药品管理部门批准的生产许可，即批准文号。其中境内生产药品批准文号格式为："国药准（试）字+单字母标示+四位年号+四位顺序号"。其含义是：①"准"代表国家批准正式生产的药品，"试"代表国家批准试生产的药品；②字母代表药品类别，H 代表化学药品，Z 代表中成药，B 代表保健药品，S 代表生物制品，F 代表药用辅料，T 代表体外化学诊断试剂；③境外生产的药品为双字母标识，中国香港、澳门和台湾地区生产的药品为药品类别字母再加上字母 C，其他国家地区生产药品再加上字母 J。

药品批准文号的特殊情况

由于历史原因，有些药品曾经使用的是省级地方批准文号，如"京卫药准字"等。1999年以后，国家对符合国家标准的此类药品核发"国药准字"批准文号，其格式中8位数字的第一、二位代表原批准文号来源，10代表原卫生部批准药品，19、20代表国家药品监管部门批准的药品，其他来源的数字是各行政区划代码；第三、四位代表换发批准文号之年的公元年号的后两位数字，10、19、20来源药品仍使用原文号年号的后两位数字；第五至八位为批准文号的顺序号。

（2）批号（bat. No，lot. No.）　系指用于识别药品相关信息的一组数字或字母加数字，以保证药品的可追溯性。我国《药品生产质量管理规范》规定"批"的含义为：在规定限度内具有同一性质和质量，并在同一生产周期中生产出来的一定数量的药品。批号由药品生产企业按规定逐批生成，便于药品质量控制，从批号上不能确定生产日期。

（3）生产日期（production date，PD或manufacturing date，MFD）是指某种药品在生产企业完成所有生产工序，经检验合格可以出厂销售的最后日期，如某产品的生产日期是20230201，说明这批产品是2023年2月1日生产的。

（4）有效期（validity）　指在规定的贮存条件下能够保证药品质量的期限。某药品的有效期至2023年5月31日，表明可使用到此日期，从2023年6月1日起便不准使用了。有的标明有效期的年限，则可从该药品的生产日期，推算其有效期。如某药的生产日期是20230501，有效期2年，则该药可用至2025年4月30日。📱微课4

（5）失效期（exp date）　指药品在规定的贮存条件下，质量开始下降，达不到原质量标准的时间，如某药标明失效期为2025年5月，则表示该药只能用至2025年4月30日。

3. 药品说明书　是记载和说明药品安全性、有效性等重要信息的法定文件，也是药品选用的法定依据和用药指南。根据《药品说明书和标签管理规定》的要求，其内容应包括药品的品名、规格、生产企业、药品批准文号、批号、有效期、主要成分、适应证或功能主治、用法、用量、禁忌、不良反应和注意事项、药品的贮存条件、生产厂家、通讯地址等。中药制剂的说明书还应包括主要药味（成分）性状、药理作用、贮藏等。药品说明书由国家药品监督管理局核准，不得随意更改，药品生产企业可根据药品上市后的反馈信息，经相关部门审核批准后做出修改，并记录在说明书上。药品说明书是护理人员不断学习药物知识的重要资料。

二、药物制剂的常识

药物制剂是指按照国家颁布的药品规格、标准，将原料药经加工制成具有一定形态和规格，便于使用和保存的药物制品，其具体形态叫作剂型，临床常用剂型按其形态可分为固体剂型、液体剂型和半固体剂型。

（一）固体剂型

固体剂型最为常用，一般理化性质稳定，生产成本相对较低，使用方便，尤其适用于长期应用和患者自行使用。但吸收影响因素较多，起效较慢。

1. 片剂（tablets）　是药物与适宜的赋形剂混合通过制剂技术制成的固体制剂，主要供口服。外层包衣的片剂又称包衣片，又可分为肠溶衣片及糖衣片等。肠溶片不能嚼碎吞服，糖衣片应密闭防潮保存。另外，为改进药物的吸收，延迟作用时间，研制出新型片剂如控释片、缓释片、泡腾片、异型片等，满足不同治疗需要。

2. 胶囊剂（capsules） 是将药物分装于空胶囊内制成的制剂。该剂型综合了散剂分散快和片剂便于使用等优点，较为常用，如氨苄西林胶囊。

3. 冲剂 也称颗粒剂，是生药提取物或药物加适量辅料制成的干燥颗粒状内服制剂，服用时用温开水冲化即可，由于分散度好，应用价值较高。如板蓝根冲剂。

4. 丸剂（pills） 将药物与黏合剂或辅料混合做成的球形固体制剂，如霍香正气丸；另外，根据赋形剂不同也可再分为水丸和蜜丸等。

5. 其他固体制剂 如散剂（powder）、微型胶囊（microencapsulation）、膜剂（pellicles，film，membrance）等。

> **要点提示**
> 片剂、胶囊剂、颗粒剂三者的优缺点

（二）液体剂型

液体剂型是将药物分散在液体介质中，分散度好，起效快，剂量易于调控。另外还有气雾剂属于特殊的液体剂型。

1. 注射剂（injection） 是供注入人体内使用的药物灭菌制剂。常用的分装容器有安瓿、西林瓶、分液袋或大输液瓶。包括溶液、乳浊液、混悬液及供临用前配成溶液或混悬液的粉剂。油剂、混悬剂不得静脉给药，以免发生血管栓塞。

2. 溶液剂（liquar，solution） 是非挥发性的药物的澄明水溶液，可供内服和外用。外用溶液应在瓶签上注明"外用"及"切勿内服"字样。

3. 酊剂（tincture） 是一定浓度的生药的乙醇浸出液或化学药品的乙醇溶液，如橙皮酊。

4. 合剂（misture） 是含有可溶性或不溶性粉末药物的透明或悬浊液，多供内服，如胃蛋白酶合剂。

5. 糖浆剂（syrup） 是含有药物或芳香物质的近饱和浓度的蔗糖水溶液，如可待因糖浆。

6. 流浸膏（liquid extract） 是生药材的浸出液，经浓缩调整其浓度至规定标准后的液体制剂。一般每毫升应与原生药 1g 相当，如益母草流浸膏。

> **要点提示**
> 不同的液体剂型各对应的给药途径

7. 其他液体剂型 如水剂（water，aquar）、洗剂（lotion）、胶浆剂（mucilage）、喷雾剂（spray）、气雾剂（aerosol）、滴眼剂（eyedrops）、滴鼻剂（nasaldrops）等。

（三）半固体制剂

半固体制剂介于固体剂型和液体剂型之间，分散度较好，作用时间较长，适于外用。

1. 软膏剂（ointment） 是药物与适宜基质混合均匀制成的膏状外用制剂，多供皮肤、黏膜用药，如硫黄软膏。

2. 乳膏剂（cream） 是由脂肪酸与碱性物质作用而制成的一种稠厚乳状剂型，较软膏易于吸收，不污染衣物，如氟氢可的松乳膏。

3. 眼膏剂（eyeointment） 是供眼用的细腻灭菌软膏，如四环素眼膏。

4. 栓剂（suppositorium） 是供人体腔道内给药的半固体制剂，形状和大小因用药腔道而异，进入人体腔道后可软化、溶解、释放出药物，如咪康唑阴道栓。

（四）制剂的外观检查

护士按医嘱或处方向药房领取后，在使用药物前，应进行制剂外观质量的一般检查，发现有变质、包装破损、标签不明、超过保质期等不合质量要求的药品，应停止使用。

1. 对固体剂型的检查 要求计量准确、均匀，剂型形态完好、无潮解松软、变硬、变色等情况，包衣片的片面不得有色斑或粘连。

2. 对液体剂型的检查　溶液有无霉变、变色、絮状物等，溶液剂及注射剂必须澄明、无沉淀、无异味。注射剂的安瓿或药瓶必须是标签清晰、外观清洁、无裂痕或破损、封口严密者方可应用。

3. 对半固体剂型的检查　药剂质地均匀、无变色、无霉变、无酸败异味等。栓剂的栓体不得变软。

三、处方与医嘱的常识

（一）处方的概念和种类

处方（prescription，recipe）是由注册的执业医师和执业助理医师（以下简称"医师"）在诊疗活动中为患者开具的，由药学专业技术人员审核、调配、核对，并作为医疗用药发药凭证的医疗文书。处方也是患者取药的依据，具有法律凭证作用。处方一般有医疗处方、法定处方和协定处方三类，在临床医疗工作中以医疗处方为最常用。

执行处方是护士的日常工作，关系到患者治疗效果和健康安危，必须认真对待，严格实行"三查七对"等护理制度，若有疑问，应及时与医师联系，不得随意变更处方。

（二）医疗处方的结构

现行医疗处方的结构分三部分：前记、正文和后记。

1. 前记　包括医疗卫生机构的名称、处方笺编号、患者信息、门诊或住院病历号、科别或病室和床位号、临床诊断、开具日期等，并可添列专科要求的项目。

2. 正文　以 Rp 或 R（即拉丁文 Recipe "请取"的缩写）或者汉字"取"标示，分列药品名称、剂型、规格、数量、用法等。

3. 后记　医师签名或加盖专用签章以示负责，并标有药品划价的金额以及审核、调配、核对、发药的药学专业技术人员签名。

（三）医疗处方的书写规则

（1）由具有处方权的医师或助理医师按规定格式在专用处方笺上以钢笔或圆珠笔书写。麻醉药品处方、急诊处方、儿科处方、普通处方的印刷用纸应分别为淡红色、淡黄色、淡绿色、白色，并在右上角以文字注明。处方必须字迹清楚，不得涂改，如有修改，必须在修改处签名及注明修改日期。处方内容要书写完整。

（2）药品名称以《中华人民共和国药典》和《中国药品通用名称》收载的通用名或经国家批准的专利药品名为准，如无收载，可采用商品名或别名。药名简写或缩写必须为国内通用写法，不得自行编制药品缩写名或代号。开写多个药物时，应按作用主次顺序书写。

（3）药品剂量与数量一律用阿拉伯数字书写。剂量应当使用 SI 制单位：重量以克（g）、毫克（mg）、微克（μg）、纳克（ng）为单位；容量以升（L）、毫升（ml）为单位，也可以国际单位（IU）、单位（U）计算。处方中一般使用常用剂量，需超剂量使用时，应注明原因并再次签名。

（4）普通处方一般不得超过 7 日用量。急诊处方一般不得超过 3 日用量；对于某些慢性病、老年病或特殊情况，处方用量可适当延长，但医师必须注明理由。麻醉药品和第一类精神药品每次处方注射剂不得超过一次常用量，控、缓释制剂不超过 7 日常用量，片剂、酊剂、糖浆剂等普通制剂不超过 3 日常用量；第二类精神药品每次处方不超过 7 日常用量；医疗用毒性药品每次处方剂量不得超过 2 日极量。医务人员不得为自己开处方使用麻醉药品。开写麻醉药品一定要用淡红色处方以示区别，同时应有病历记录。开具处方后的空白处应划一斜线，以示处方完毕。

（5）麻醉药品、精神药品、医疗用毒性药品等特殊管理药品的处方、急诊处方当日有效。门诊处方为开具当日有效；特殊情况下需延长有效期的，由开具处方的医师注明有效期限，但最长不超过 3

日。癌症疼痛患者需长期用药的，应由首诊医生亲自诊查并签署《知情同意书》。

（6）用网络系统或计算机开具普通处方时，需同时打印纸质处方，其格式与手写处方一致。打印的处方经签名后才有效。

（7）具体开写处方时，由单量法和总量法两种，一般片剂、丸剂、胶囊剂、栓剂、安瓿剂等常用单量法。而大容量注射剂、溶液剂、酊剂、合剂、软膏剂、糖浆剂等常用总量法。复方片剂可不写规格量而直接写出总量。

（8）为方便开写处方，可使用规范的缩写词，常规单位如克（g）、毫升（ml）以及量词也可由具体部门规定省略不写，为保护隐私或治疗信息保密等需要，经协商批准可做简化处理。

知识链接

处方举例

1. 单量法

R：阿莫西林胶囊　0.25g × 27

用法：0.75g　p.o.　t.i.d.

2. 总量法

R：0.9% 氯化钠注射液　　250ml

青霉素 G 钠注射剂　　80 万单位×10×3

用法：（ ）A.S.T.　i.v.　q.d.

R：复方甘草片　18 片

用法：2 片　p.o.　t.i.d.

（四）医嘱的书写规则

（1）药品名称要规范，一般使用中文全药名，并包括剂型和酸碱成盐名称，也可使用规范缩写，不可使用化学分子式或自造药名缩写等。

（2）液体剂型必须写明浓度，并以毫升（ml）为单位，固体剂型以克（g）、毫克（mg）、微克（μg）为单位，抗生素和生物制品可用国际单位（U）为单位，其中毫升和克的单位可以省略不写。

（3）每项医嘱写两行，第一行依次写明药名、剂型和规格，第二行依次写明每次量、给药次数、给药途径以及时间和给药部位，要求写在后半部，可以使用处方专用外文缩写词。

（4）非静脉给药数种药物并用，每种药物单独排列，注明序号，并都要写明用法，不可以合并只写一个用法；静脉给药数种药物并用，首先写明溶媒，然后按主次顺序排列书写药名，用法另起一行，并标明滴速等。

（5）需要皮肤过敏试验的医嘱，应先记录在临时医嘱上，医生在需皮试药物后面用蓝色墨水笔标出"（ ）"。皮试后由操作者等两人判定结果，用红色"+、-"标记在"（ ）"中，并用蓝色墨水笔签署全名。

边学边练

请同学们根据下面的医嘱实例，按照有关规则，模拟开写处方。

青霉素钠盐注射剂　　100 万单位　　一日 2 次　　皮试阴性后肌内注射

地西泮片　　　　　　5mg　　　　　一日 1 次　　睡前服用

参考答案

(五) 护士执行处方或医嘱的主要原则

执行处方和医嘱是用药护理首要工作，应做到：①认真阅读医嘱或处方，准确理解给药方案，对不明确的内容，必须与责任医生沟通，切忌随意或按经验处理医嘱；②对处方或医嘱中存在超过极量使用未注明原因、修改未重新签字、用法用量错误以及内容含糊不清、产生歧义的均不可执行；③按照医嘱或处方相关的药物学知识和护理操作规范，准备药品和器械，必要时还要备好抢救药品和器械；④严格按照护理操作要求，认真、规范地给药，仔细观察评估用药中和用药后患者的反应，对异常情况及时采取措施，及时通报医生；⑤认真做好护理评价，协助医生正确评价给药方案，提出调整和修改给药方案的意见，做好护患沟通、健康教育和心理护理工作。

(六) 处方常用外文缩写

为方便书写处方时，常用拉丁语或英语缩写词来代替汉字，其中以给药途径、次数、时间及药物剂型等用得较多。处方医嘱常用外文缩写词见表1-2-2。

表1-2-2 处方医嘱常用外文缩写词

缩写词	中文	缩写词	中文	缩写词	中文
Rp.	取（取药）	q. 6h.	每6小时1次	A. S. T.	皮试后
Sig. 或 S.	标记（用法）	q. 2d.	每2日1次	p. a. a.	用于患处
a. c.	饭前	q. d.	一日1次	m. d. (m. s.)	遵医嘱
p. c.	饭后	b. i. d.	一日2次	No.	数目
h. s.	睡时	t. i. d.	一日3次	Co.	复方的
q. m.	每晨	q. i. d.	一日4次	Tab.	片剂
q. n.	每晚	q. h.	每小时	Caps.	胶囊剂
pr. dos	顿服，一次量	p. o. (o. s.)	口服	Inj.	注射剂
p. r. n.	必要时（可重复）	i. h.	皮下注射	Syr.	糖浆剂
s. o. s.	需要时（限一次）	i. m.	肌内注射	Mist 或 M.	合剂
stat!	立即	i. v.	静脉注射	Tinct.	酊剂
cito!	急速地	i. v. gtt.	静脉滴注	Ung 或 Oint.	软膏剂
lent.	缓慢地	a. j.	空腹	Sol. 或 Liq.	溶液剂

岗位对接

【任务解析】

1. 用药护理包括"用药前""用药中""用药后"三个部分，使用的药品有4种，青霉素和左氧氟沙星是抗微生物药，氨基比林和复方甘草口服液分别用于解热和镇咳。剂型包括注射剂和糖浆剂，分别采用静脉滴注、肌内注射和口服。

2. 用药前应进行青霉素皮试，阴性方可使用；选择合适药械配置药品。用药中按医嘱正确给药，重点观察青霉素有无过敏反应。

3. 用药后观察患者反应，重点介绍可能的不良反应，并适时进行健康教育。

【用药护理程序】

<table>
<tr><td rowspan="3">用药前</td><td>用药评估</td><td>①健康评估：根据患者病情和医嘱处方，重点评估患者的体温、咳嗽等症状以及血常规等化验指标
②用药禁忌评估：了解患者是否有药物过敏史和既往用药史，特别询问有无食物等过敏史
③用药情况评估：规范进行青霉素药物皮试，确定阴性后，实施药物治疗，要了解患者是否接受过静脉注射治疗，合理选择血管和注射部位，减少患者痛苦</td></tr>
<tr><td>调配药品</td><td>①青霉素注射剂：80万U，100万U；皮试阴性后肌内注射，一日80万~200万单位，可分2~4次给药；静脉注射，一日500万~2000万U，可分1~4次给药
②复方氨基比林注射液：2ml/支，皮下或肌内注射，一次2ml，一日不超过6ml
③复方甘草糖浆剂：100ml，每次10ml，一日三次
④其他药品及制剂见相关项目任务</td></tr>
<tr><td>提示建议</td><td>①严格按照医嘱规定剂量，同时检查药品外观等指标
②选择正确给药方法：根据医嘱分别采取静脉滴注、肌注、口服等方式，做好对患者用药前的给药注意事项介绍等
③避免配伍禁忌：青霉素与左氧氟沙星应分开静脉点滴，复方甘草口服液一般可饭后服用</td></tr>
<tr><td rowspan="3">用药中</td><td>护理问题</td><td>①询问患者用药过程中的不良反应表现，如恶心、倦怠、食欲不振、情绪低落等
②重点评估患者的体温、咳嗽等症状以及血常规等实验室指标，找到可能产生上述问题的原因</td></tr>
<tr><td>护理措施</td><td>①针对上述护理问题采取优化给药方法
②如发生过敏性休克，按"青霉素过敏性休克抢救规范"立刻实施抢救，一般局部疼痛或轻度血肿无需治疗
③建议合理安排饮食，起居等方式加以克服，加强监护措施等</td></tr>
<tr><td>监护要点</td><td>①对药物可能发生的不良反应进行预判，讲解处置措施
②预防发生青霉素过敏性休克等严重不良反应
③症状改善不明显或用药不明变化及时向医师反馈等</td></tr>
<tr><td rowspan="3">用药后</td><td>健康宣教</td><td>①适度介绍大叶性肺炎药物治疗方案和有关康复常识，引导患者正确认识疾病，缓解焦虑紧张情绪，配合治疗
②鼓励患者积极配合治疗，并注意休息和营养，保持积极乐观态度有利于尽快康复等</td></tr>
<tr><td>评价效果</td><td>①配合医生观察患者体温是否恢复正常，咳嗽等症状是否消失，自感症状是否明显改善，各项检查指标是否恢复正常，客观评价药物疗效、安全性及近远期治疗效果
②判断患者对药物治疗和不良反应及防治相关知识的知晓度是否提高，能否坚持和配合治疗等</td></tr>
<tr><td>回顾总结</td><td>①整理物品、记录资料，回顾本次治疗大叶性肺炎药物合理应用的要点
②总结本任务用药护理心得；查找不足，制订改进措施等</td></tr>
</table>

◀▶◀ 学习小结 ▶◀▶

　　本任务主要介绍了用药护理中常用的药物知识，其中重点是药品管理法规、药品剂型特点等，难点是处方规则。可采取情景式、任务驱动、混合式等教学方法，完成学习目标；提高学生自主学习能力和团队合作能力，培养专业精神和职业素养。

目标检测

答案解析

一、单项选择题

1.《中华人民共和国药品管理法》颁布实施的时间是（　）

A. 1985年1月1日　　　B. 1985年7月1日　　　C. 1999年1月1日

D. 1999年7月1日　　　E. 1995年1月1日

2.《中国药典》每隔5年再版一次，负责编纂的单位是（　　）

A. 国家卫生健康委员会　　　　　　B. 国家药品监督管理局

C. 国家药典委员会　　　　　　　　D. 中国医药科技出版社

E. 国务院

3. 护士在使用具有药物依赖性药品时，主要依据（　　）

A.《麻醉药品和精神药品管理条例》

B.《医疗用毒性药品管理办法》

C.《处方管理办法》

D.《药品不良反应报告和监测管理办法》

E.《药品说明书和标签管理规定》

4. 无需凭执业医师或执业助理医师处方即可自行判断、购买和使用的药物是（　　）

A. 新特药　　　　　　B. 处方药　　　　　　C. 非处方药

D. 麻醉药品　　　　　E. 国家基本药物

5. 下列关于非处方药的描述，不正确的是（　　）

A. 甲类非处方药只限于在医疗机构和社会药房销售

B. 仅限于口服剂型和外用剂型

C. 药品包装上印有OTC专有标识

D. 广告宣传只能在医药卫生类专业学术刊物

E. 使用有明确限制，一般疗程较短

6. 下列不属于特殊管理药品的是（　　）

A. 麻醉药品　　　　　B. 精神药品　　　　　C. 计划生育药品

D. 医疗用毒性药品　　E. 放射性药品

7. 某药的生产日期是20220801，有效期2年，则该药可用至（　　）

A. 2022年8月30日　　B. 2024年8月1日　　C. 2024年7月30日

D. 2022年7月30日　　E. 2024年8月30日

二、简答题

1. 需要特殊管理的药品有哪些？应依据什么法律法规实施？

2. 常用的制剂剂型有哪几类？各举例说明其特点。

3. 简述处方规则，并收集处方实物加以分析。

三、案例分析题

请同学们根据本次任务"大叶性肺炎患者用药"的情境，按照下面的提示要求，借助教材后续知识或网络资源讨论补充有关内容，然后相互配合完成模拟操作。

（1）用药前

准备：护士阅读医嘱、处方及说明书，了解患者及用药基本信息，调配药品。

讨论：知晓用药目的和药品特点，预判干扰因素或问题，准备预防青霉素过敏的措施等。

模拟练习：填写治疗卡，做皮试并检查结果，凭医嘱或处方取药，核对检查药品，按要求配置，准备用物，向患者做用药介绍等。

（2）用药中

讨论：熟记给药要点，发现用药问题，设计护理对策，讨论提高患者用药依从性的方法和措施。

模拟练习：按口服、肌注、静脉滴注的操作规范向患者给药，观察给药时患者反应，介绍可能的不良反应，及时采取应对措施或向医生反馈咨询等。

（3）用药后

讨论：需要观察或询问的内容；可能出现的不良反应及策略，健康教育的内容，整理与记录等。

模拟练习：观察给药部位，问询患者反应，观察体温、咳嗽等疗效目标，注意出汗、胃肠道等不良反应，介绍有关防护措施，进行健康教育，整理用物，记录信息，归纳反馈等。

模拟练习结束后，形成用药护理报告交给教师，教师批阅，典型文字进行点评和交流。提倡在虚拟仿真实训室或利用智慧实训、教学平台完成。

（张　庆　王　婧）

书网融合……

| 重点小结 | 微课1 | 微课2 | 微课3 | 微课4 | 习题 |

任务三　药物对机体的作用——药物效应动力学

PPT

◉ 学习目标

1. 知识与技能　掌握选择性、副作用、毒性反应、变态反应、二重感染、精神依赖性、躯体依赖性、量效关系、药物特异性作用机制；熟悉兴奋作用、抑制作用、局部作用、吸收作用、对因治疗、对症治疗、不良反应、后遗效应、继发反应；了解量效关系曲线，药物非特异性作用机制。观察药物的疗效及不良反应，综合分析、判断并采用相应护理措施，学会运用药物剂量与效应之间的原理解释、分析用药护理措施。

2. 过程与方法　建议采用线上线下混合的教学方式，应用任务驱动教学法，通过引入药物作用两重性的情境，引导学生分组讨论、综合分析，完成学习目标，培养合作式、探究式的学习能力。

3. 情感态度与价值观　通过学习药物效应动力学，理解药效学对解释药物作用、作用方式及不良反应的重要意义；使学生初步具备严谨的工作态度，培养关爱患者的服务意识和职业精神，提高熟练地实施用药护理岗位能力和职业素养。

药物效应动力学（pharmacodynamics）简称药效学，是指药物对机体产生的影响或机体对药物作用发生的反应和效应。是具体研究药物对机体作用规律及其机制的科学，这是临床选用药物的主要理论依据。　📱 微课1

≫ 情境导入

情景描述　患者，女，58岁，突感胸闷、乏力，咳粉红色泡沫样痰而入院，诊断为房颤合并心衰。给予地高辛0.25mg，1次/日×10日；盐酸维拉帕米片80mg，2次/日×10日。住院查体发现患者有肝肾功能不全，患者按医嘱连续用药2日后，测地高辛血药浓度1.4μg/L，连用到第7日，患者突然晕倒，心搏骤停，地高辛血药浓度监测为3.8μg/L（中毒浓度为2μg/L）。

任务要求　1. 患者用药第 7 日突然晕倒，最有可能的原因是什么？

2. 为避免地高辛产生毒性反应，应采取哪些用药护理措施？

3. 护士在对该患者用药护理的同时，还需做好哪些工作以助于患者恢复？

一、药物作用的基本规律

（一）药物的基本作用

药物的基本作用是指药物对机体原有功能活动的根本影响，一般指兴奋作用和抑制作用。

1. 兴奋作用（excitation action）　药物使原有机体功能活动增强的作用称为兴奋作用，如乙酰胆碱可以增加腺体分泌，强心苷可以增强心肌收缩力等。

2. 抑制作用（inhibition action）　药物使原有机体功能活动减弱的作用称为抑制作用，如阿托品可以减少腺体分泌，吗啡可以抑制呼吸等。

在一定条件下，药物的兴奋作用和抑制作用可以相互转化，如中枢神经过度兴奋时可出现惊厥，长时间的惊厥又会转化为衰竭性抑制（超限抑制），甚至麻痹死亡。有些药物的兴奋作用和抑制作用可同时出现，在同一机体内药物对不同的器官可以产生不同的作用，如阿托品对心脏呈现兴奋作用，而对腺体分泌则呈现抑制作用等。

（二）药物作用的主要类型

1. 局部作用和吸收作用　局部作用（local action）是指药物被吸收入血之前，在用药局部所产生的作用。如碘酊、酒精的皮肤消毒作用，口服抗酸药的中和胃酸作用，局麻药的局部麻醉作用。

> **要点提示**
> 药物的基本作用

吸收作用（absorption action）是指药物进入血液循环后，随血流分布到全身各组织器官所呈现的作用。如地西泮的镇静催眠作用，阿司匹林的解热镇痛作用。

2. 直接作用和间接作用　直接作用（direct action）是指药物直接作用于组织或器官引起的效应。如强心苷选择性作用于心肌，使心肌收缩力增强，增加衰竭心脏的排出量，此作用为强心苷的直接作用。

间接作用（indirect action）是由直接作用引发的其他作用，又称为继发作用。例如，强心苷在增强心肌收缩力、增加心输出量的同时，可反射性提高迷走神经的兴奋性，使心率减慢，此作用为强心苷的间接作用。

3. 选择性（selectivity）　多数药物在一定剂量下，对某组织或器官产生明显的作用，而对其他组织或器官的作用不明显或无作用，称为药物的选择性。选择性的意义：①可作为药物分类的理论基础；②可作为临床选药和疗效评价的依据；③可帮助确定新药研究方向。

大多数药物都有各自的选择作用，在临床选择用药时，应优先选用选择性高的药物。一般而言，选择性高的药物针对性强，不良反应少，但应用范围窄；而选择性低的药物影响器官多，针对性差，不良反应多，应用也会受到限制。药物的选择作用是相对的，

> **要点提示**
> 药物选择性的概念和意义

随着给药剂量的增加，其作用范围逐渐扩大，选择性则逐渐降低，如尼可刹米在治疗剂量时可选择性兴奋延髓呼吸中枢，大剂量使用时，可广泛兴奋中枢神经系统，甚至引起惊厥。所以，临床用药时，既要考虑药物的选择作用，又应控制给药剂量，保证治疗效果的同时注意用药安全。

（三）药物作用的两重性

药物作用具有两重性，即在药物产生防治作用的同时，也会产生对机体不利的不良反应。

1. 防治作用

（1）预防作用（preventive action） 指提前用药以防治疾病或症状发生的作用。例如新生儿接种卡介苗预防结核病，儿童服用维生素 D 预防佝偻病。

（2）治疗作用（therapeutic effect） 凡符合用药目的或能达到治疗疾病效果的作用称为治疗作用。根据治疗目的的不同，将治疗作用分为对因治疗和对症治疗。对因治疗是指针对病因用药治疗，用药目的是消除原发致病因子，彻底治愈疾病，也称治本，如青霉素治疗链球菌引起的感染。对症治疗是指用来缓解疾病症状的治疗，也称治标，如使用吗啡缓解骨折引起的剧痛。

临床运用药物治疗时，应根据患者的具体情况，遵循"急则治标，缓则治本，标本兼治"的原则。一般情况下，应首先选择对因治疗。但是对于病因尚未查明或诊断不明暂时无法根治的疾病时，对症治疗是不可缺少的，尤其当机体处在严重危及生命的危险状态如高热、休克、惊厥等时，积极有效的对症治疗可延缓病情的进一步恶化，并为对因治疗争得宝贵的时间，降低病死率。

2. 不良反应（adverse reaction） 凡不符合用药目的，并给患者带来不适或痛苦的有害反应，统称为不良反应。任何药物都有一定的不良反应，多数不良反应是可以预知的，在用药期间应采取有效措施，尽可能避免不良反应的发生。某些药物产生的不良反应是较难恢复的，由此造成的疾病称为药源性疾病（drug induced disease）。 微课2

> **要点提示**
> 药物作用的两重性及疾病防治原则

（1）副作用（side reaction） 是指药物在治疗量时与治疗作用同时出现，与用药目的无关的作用。副作用是药物固有的作用，是可以预知的，与药物选择性成负相关性；副作用给患者带来不适，但一般危害不大，而且副作用与治疗作用可随用药目的不同而相互转化，如阿托品用于麻醉前给药时，其抑制腺体分泌的作用为治疗作用，而松弛胃肠平滑肌引起腹气胀则为副作用；当阿托品用于治疗胃肠绞痛时，松弛胃肠道平滑肌的作用为治疗作用，抑制腺体引起口干则成为副作用。因此，在用药护理中，对一些不适症状较明显的副作用，应及时向患者解释，也可以采取相应措施预防。

（2）毒性反应（toxin reaction） 药物用量过大、用药时间过长或机体对药物敏感性过高时产生的对机体有明显损害的反应称为毒性反应。有时由于患者的遗传缺陷、病理状态等因素，治疗量也可使患者出现毒性反应。毒性反应的危害较大，有的甚至可危及生命，其发生多数与不合理用药有关，在用药护理中护士要认真观察，及时发现，协助医生避免毒性反应的发生。

毒性反应可分为急性毒性和慢性毒性，用药后立即出现的毒性反应称为急性毒性，多造成呼吸、循环和中枢神经系统功能的损害；长期用药导致药物蓄积而缓慢出现的毒性反应称为慢性毒性，多累及肝、肾、骨髓和内分泌等功能。

致癌反应、致畸胎反应、致突变反应是药物特殊的慢性毒性反应，是由于药物影响细胞遗传物质或遗传过程所致，统称为"三致"反应，是评价药物安全性的重要指标。药物损伤 DNA 及干扰 DNA 的复制引起基因变异或染色体畸变称为致突变反应；药物导致基因突变干扰正常胚胎发育，导致永久性形态结构异常的作用，称为致畸（胎）反应；药物造成 DNA 或染色体损伤，使抑癌基因失活或原癌基因激活，导致正常细胞转化为癌细胞的作用，称为致癌反应。

拓展提升

"反应停"事件与赫尔辛基宣言

沙利度胺最早由德国某制药厂开发，1957年作为镇静催眠药以"反应停"为商品名正式投放欧洲市场。在此后的不到1年内，"反应停"因治疗恶心、呕吐等妊娠反应疗效显著而广受推崇。但随后，许多短肢畸形婴儿不断出生，因四肢酷似海豹鳍，被称为"海豹肢畸形"。1961年，这种畸形终于被证实是孕妇服用"反应停"所导致的。该药虽被立刻禁用，但受其影响的婴儿已多达1.2万名。历史上称这一严重的药害事件为"反应停事件"，1964年，该事件以高昂的代价促成了著名的"赫尔辛基宣言"，这一医学伦理学宣言制定了医学研究运用于人体的六项基本原则，是国际医学界的基本道德标准之一。

由此可见，安全用药直接关系着患者的健康和生命，作为护理人员在临床用药中要树立"以患者为中心"意识，严谨认真，严格防范药害事件的发生。

请结合拓展素材思考讨论，开展安全用药宣教等活动，培养职业素养和专业精神。

（3）变态反应（allergic reaction）　又称过敏反应，是指少数患者由于体质差异，对某些药物产生的某种病理性免疫反应。变态反应的发生与剂量无关，不易预知，但有药物或食物过敏史者易发生，结构相似的药物可发生交叉过敏反应。变态反应常表现为皮疹、药物热、血管神经性水肿、哮喘等，严重者可发生过敏性休克，如抢救不及时，可致死亡，如青霉素引起的过敏性休克。因此护士用药前要详细询问患者有无药物过敏史，并按规定做皮肤过敏试验，认真观察反应，正确判断结果，过敏试验阳性者应禁用，并做好救治的准备。

（4）后遗效应（residual effect）　又称后遗作用，是指停药后血药浓度降至最低有效浓度（阈值）以下时残存的药理效应。如服用地西泮等镇静催眠药时，次晨出现的乏力、头晕、嗜睡等现象。

（5）继发反应（secondary reaction）　又称治疗矛盾，是由药物的治疗作用引起的不良后果。如长期使用广谱抗生素时，因其抑制或杀灭了体内对药物敏感的微生物，不敏感微生物则替代性大量繁殖生长，导致菌群失调引起新的感染，被称为二重感染。

（6）停药反应（withdrawal reaction）　是指长期用药后，突然停药使原有疾病加剧或复发的现象，又称反跳现象。如长期应用β受体拮抗药普萘洛尔治疗高血压病时，突然停药可致血压骤升，故不可突然停药，应逐渐减量、缓慢停药。

（7）特异质反应（idiosyncrasy）　是指少数患者由于遗传因素所致的对某些药物的反应特别敏感，较少剂量即可产生超出常人的强烈反应。如遗传性葡萄糖-6-磷酸脱氢酶缺乏者服用磺胺类药、阿司匹林、伯氨喹等易引起急性溶血反应。微课3　什么是"蚕豆病"

（8）药物依赖性（drug dependence）　分为精神依赖性和身体依赖性。①精神依赖性：又称心理依赖性或习惯性，是指连续用药突然停药，患者产生主观的不适而无明显生理功能的紊乱，但有强烈的继续用药欲望。②身体依赖性：又称生理依赖性或成瘾性，是指反复用药后，一旦停药就会出现戒断症状，表现为烦躁不安、流泪、出汗、疼痛、恶心、呕吐、惊厥等，甚至危及生命，再次用药后症状消失。身体依赖者为求得继续用药，常不择手段，甚至丧失道德人格，对家庭和社会造成极大的危害。易产生身体依赖性的药物有吗啡、哌替啶等，统称为"麻醉药品"。此类药品应该严格按照《麻醉药品和精神药品管理条例》的规定使用。

3. 药物不良反应的诊断、处理和监测　避免或减轻药物的不良反应与药品生产、应用的各个环节都有密切的关系。药品生产流通单位应提供安全有效的药物，药师应及时收集药物不良反应信息，医生应使用不良反应最低的药物，护士应密切监护药物不良反应的发生，采取可能的减缓措施。

✂ 边学边练

药物作用的两重性提示我们，药物防治疾病的同时，也有可能会产生不良反应，请同学们联系实际，思考以下问题：①您或家属曾经用过哪些药品，出现过哪些与用药目的不符的反应？②这些反应产生的主要原因是什么？③这些反应属于不良反应当中的哪种类型？

参考答案

（1）药物不良反应的诊断　药物产生不良反应是一个复杂的渐进过程，且影响因素繁多，这给药物不良反应的识别带来一定的困难。因此，应严格遵循临床诊断的步骤和思维方法，注重调查研究和资料收集、整理，在综合分析基础上作出判断。比如首先询问病史、用药史；然后进行必要的临床检查，特别是某些药物对特定器官有毒性，应定期做靶器官的功能检查。最后在充分收集证据和依据的基础上进行鉴别诊断等。

（2）药物不良反应的处理和监测　我国设立有专门的药物不良反应监测中心，并有药物不良反应的报告制度。药物不良反应监测中心负责收集、整理和分析呈报上来的药物不良反应的报告，并反馈相关信息。护理人员工作在临床第一线，直接观察和监护患者用药后的反应，对用药后出现的不良反应应做详细记录并逐级上报。一旦发现患者出现严重的不良反应或药物中毒，应及时报告医生并立即停止用药，同时采取必要的抢救措施。

> **💡 要点提示**
> 常见不良反应的类型及特点

二、药物的量效关系

药物的剂量－效应关系（简称量效关系）是指在一定范围内，药物剂量或血药浓度与效应之间的规律性变化。通过量效关系（dose－effect relationship）的研究，可定量分析和阐明药物剂量与效应之间的规律，有助于了解药物作用的性质，并为临床用药提供参考。

（一）药物的剂量与效应

剂量（dosage）即用药的分量。剂量的大小决定血药浓度的高低，血药浓度又决定药物作用的强弱。在一定剂量范围内，剂量越大，血药浓度越高，药物作用强度也随之增强（图1－3－1），此即量效关系。但超出一定的范围，随着给药剂量的增加，血药浓度不断增加，则会引起毒性反应，出现中毒甚至死亡。因此，在用药护理过程中，要严格掌握用药剂量，既要保证效应，又要防止毒性反应的发生。

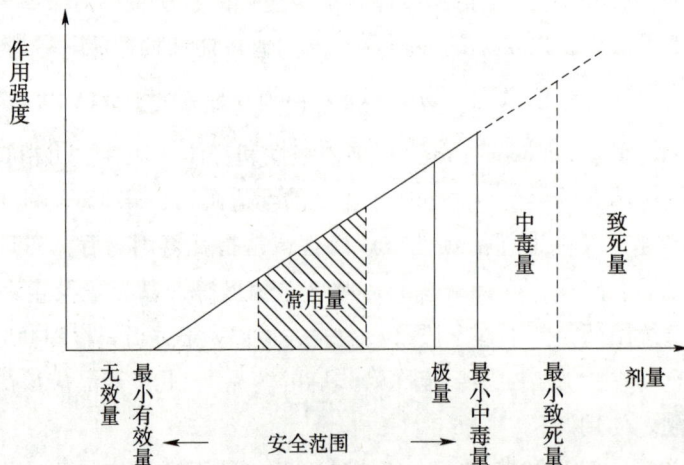

图1－3－1　量效关系示意图

根据剂量与效应的关系可知各种剂量的意义。

无效量（ineffective dose）：当用药剂量过小，在体内达不到有效浓度，尚未出现药效的剂量。

最小有效量（minimal effective dose）：随着用药剂量的增加，开始出现药效的剂量，又称为阈剂量。

要点提示

量效关系曲线中各种剂量的名称、位置和意义

极量（maximal dose）：能够产生最大治疗效果而不产生毒性反应的剂量，是国家药典明确规定允许使用的最大剂量，又称为最大治疗量。

最小中毒量（minimal toxic dose）：超过极量继续增加给药剂量，血药浓度继续增高，引起毒性反应的最小剂量。

最小致死量（minimal lethal dose）：药物引起死亡的最小剂量。

治疗量（therapeutic dosage）：从最小有效量到极量之间的剂量。

常用量：比最小有效量大，但比极量小的剂量范围，临床用药采用常用量给药可使疗效可靠且用药安全。

临床用药护理工作中，护士的给药操作，特别是静脉给药过程中的每一个环节，都会影响药物进入体内剂量的准确性，进而直接影响药物疗效；对于安全性较小的药物，药物剂量的微小变化会直接关系到药物不良反应的产生。

（二）量效曲线及意义

药物效应按性质分为两种：量反应（graded response）和质反应（quantal response）。药物效应强度为可测量的具体数据或最大反应的百分率表示者为量反应，如血压、脉搏、平滑肌舒缩、呼吸频率、尿量、血糖浓度等。量反应的研究对象一般是单一的生物单位。药物的效应强度不随着药物剂量或浓度的增减呈连续性的变化，而是表现为性质的变化，称为质反应，如死亡与生存、震颤与不震颤、有效与无效、阳性与阴性等。质反应研究的对象一般是群体。

1. 量反应型量效关系及意义 将药物浓度或剂量的对数值为横坐标，以效应强度为纵坐标作图，呈现典型的对称 S 型曲线，称为量反应型量效关系曲线。可用于测定药物的最大效应（E_{max}）、50% 最大效应（$0.5E_{max}$）及最小效应，便于对同类药物的性能进行比较（图 1-3-2）。

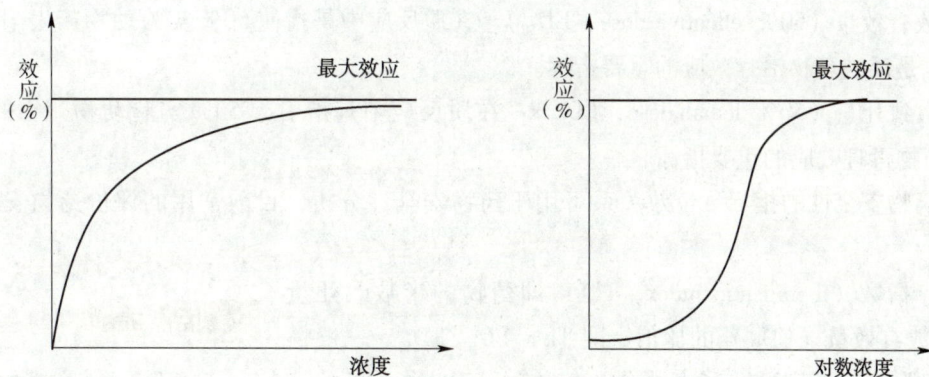

图 1-3-2 量反应型量效关系曲线图

（1）效能（efficacy） 是指药物能产生的最大效应。效能反映药物内在活性的大小。随着药物剂量（或血药浓度）的增加，效应强度也相应增强，但当效应达到一定程度后，再增加药物剂量（或血药浓度），效应不再继续增强，这一药理效应的极限为效能。高效能的药物所产生的效应是低效能药物无论多大剂量都无法产生的。例如镇痛药吗啡与解热镇痛药吲哚美辛比较，吗啡镇痛效能高可以用于缓解各

种剧烈疼痛，而吲哚美辛镇痛效能低仅用于缓解轻中度疼痛。

（2）效价强度（potency） 简称效价，是指能引起等效反应的剂量。效价反映的是药物与受体亲和力的大小。所需剂量越小，效价越大。对两种药物的效价进行比较称为效价比，效价比与两药的等效剂量成正比。例如吗啡与哌替啶的效价比为10，是指10mg的吗啡与100mg的哌替啶镇痛作用相当。

效能与效价强度之间没有相关性，因二者反映药物的不同性质，在临床用药时可作为选择药物和确定剂量的重要参考。实际应用中效能的意义更大些，不加以区分地评价某药的作用强于另一药是非常不严谨的（图1-3-3）。

2. 质反应型量效关系及意义 以阳性反应发生频数为纵坐标，对数剂量（或浓度）为横坐标作图，形成正态分布曲线；当纵坐标为累加阳性反应发生频率，其曲线呈典型的对称S形曲线（图1-3-4）。

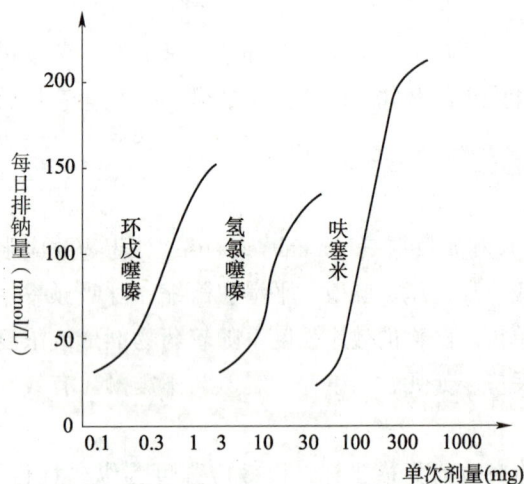

图1-3-3 三种利尿药的效能与效价比较示意图

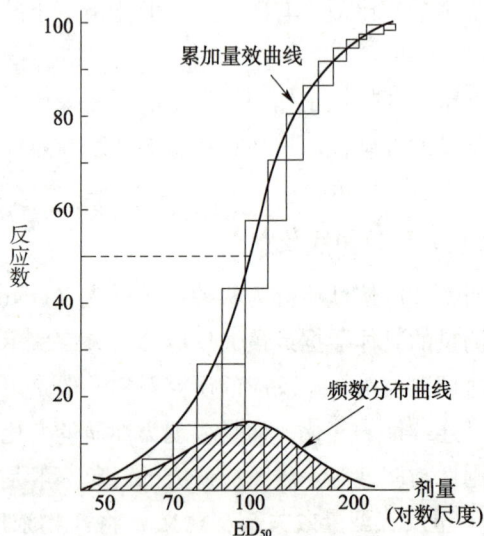

图1-3-4 质反应型量效关系曲线图

（1）半数有效量（50% effective dose，ED_{50}） 在质反应中是指使50%实验动物产生阳性效果的药物剂量。ED_{50}是反映药物治疗效应的重要指标。

（2）半数致死量（50% lethal dose，LD_{50}） 在质反应中是指引起50%实验动物死亡的药物剂量。LD_{50}是反映药物毒理效应的重要指标。

3. 评价药物安全性的指标 量效关系可用于药物安全性分析，目前常用的评价药物安全性的指标如下。

（1）治疗指数（therapeutic index，TI） 即药物的半数致死量（LD_{50}）与半数有效量（ED_{50}）的比值。即$TI = LD_{50}/ED_{50}$。一般情况下，治疗指数越大，药物的安全性越大。但单独以治疗指数评价药物的安全性并不完全可靠。还需参考1%致死量（LD_1）和99%有效量（ED_{99}）的比值，或5%致死量（LD_5）和95%有效量（ED_{95}）之间的距离来衡量药物的安全性。

（2）安全范围（margin of safety） 是指最小有效量与最小中毒量之间的范围。此范围越大，药物毒性越小，用药越安全。

边学边练

请同学们结合上述内容，思考回答以下问题：①常用量与治疗量、极量与最小中毒量、ED_{50} 与 LD_{50} 有什么区别和重要意义？②如何评价药品的安全性？

参考答案

三、药物作用机制概述

（一）药物作用机制的分类

1. 药物非特异性作用机制　主要与药物的理化性质（如解离度、溶解度、表面张力等）有关，与化学结构的关系不大，机制相对比较简单，主要通过吸附作用、沉淀作用、渗透压改变、酸碱中和、氧化还原、离子交换、络合和螯合作用等发挥药理作用。例如抗酸药氢氧化铝通过中和胃酸而治疗消化性溃疡；甘露醇升高血浆的晶体渗透压，可使水肿的脑组织脱水，起到降低颅内压、缓解脑水肿的作用；乙醇可致细菌蛋白质变性、沉淀，而起到杀菌的作用。

2. 药物特异性作用机制　主要与药物的化学结构有关，可涉及生命代谢的所有环节，比较复杂，主要概括为以下几方面。

（1）影响酶的活性　如卡托普利抑制血管紧张素 I 转化酶，减少血管紧张素 II 形成，降低血压；奥美拉唑抑制胃黏膜 H^+，K^+ – ATP 酶，抑制胃酸的分泌，用于抗消化性溃疡。

（2）参与或干扰机体的代谢过程　如铁制剂参与血红蛋白的形成，可治疗缺铁性贫血；胰岛素参与糖代谢，用于治疗糖尿病。

（3）影响生物膜的通透性或离子通道　如硝苯地平阻滞血管平滑肌的钙通道，抑制 Ca^{2+} 内流，治疗高血压；氢氯噻嗪抑制髓袢升支粗段皮质部和远曲小管起始部位 Na^+、Cl^- 的重吸收而发挥利尿作用。

（4）影响物质转运　如丙磺舒竞争性抑制尿酸从肾小管重吸收，增加尿酸的排出，用于治疗痛风。

（5）影响递质的释放或激素的分泌　如麻黄碱促进去甲肾上腺素递质的释放，可预防低血压；大剂量碘可抑制甲状腺激素的释放，用于甲亢危象的治疗。

（6）影响免疫功能　如糖皮质激素能抑制机体的免疫功能，可用于各种免疫性疾病。

（7）影响核酸的代谢　如利福平抑制细菌依赖于 DNA 的 RNA 多聚酶，阻碍 mRNA 的合成，发挥其抗结核病的作用。

（8）作用于受体（receptor）　有关理论是目前最重要的药物作用机制，详见下文。

（二）药物与受体理论

1. 受体

（1）受体与配体　分子生物学研究发现，许多药物是通过与受体结合而呈现作用的。受体是位于细胞膜或细胞内一些具有识别、结合特异性配体并产生特定效应的大分子物质。能与受体特异性结合的物质称为配体，如神经递质、激素、自体活性物质和化学结构与之相似的药物等。

（2）受体的特性　①特异性：一种受体只能与其相应的配体结合，双方均有严格的结构和构象要求。②灵敏性：受体只需与很低浓度的配体结合就能产生显著的效应。③饱和性：受体数目是有限的，配体与受体结合具有饱和性，作用于同一受体的配体之间存在竞争抑制现象。④可逆性：受体与配体的结合是可逆的，配体与受体复合物可以解离，解离后可得到原来的配体而非代谢物。⑤多样性：同一受体可广泛分布到不同的细胞而产生不同效应，受体多样性是受体亚型分类的基础。⑥可调节性：受体数目及敏感性受生理、病理及药理因素调节，经常处于动态变化之中。

💡 **知识链接**

受体与药物

1878 年英国药理学家 Langley 首先提出受体的概念，把能与药物发生反应的机体组分称为接受物质，并认为这些物质不仅能接受药物的刺激，还可以传导刺激，接受物质就是最原始的受体概念。1908 年德国科学家 Ehrlich 正式提出受体（receptor）一词，认为受体能与药物结合。20世纪 70 年代初，受体的存在得到证实，并被分离纯化，90 年代受体的研究不断深入，成为解释药物的作用及作用机制、药物分子结构和效应之间关系的一种基本理论，即受体理论。

在研究药物与受体的结合 - 效应关系时，提出了有关药物与受体相互作用的各种假说。包括占领学说、速率学说、变构学说、调节学说等，其中假定药物与受体的结合像"锁 - 钥"关系的占领学说为大多数人所接受，它是由 Clark 于 1926 年、Cadddum 于 1937 年分别提出的。1954年 Arens 修正了占领学说，认为药物与受体结合不仅需要亲和力还需要内在活性。

2. 药物与受体

（1）药物与受体结合　两者结合引起生物效应需具备两个条件：即亲和力和内在活性。亲和力是指药物与受体结合的能力，内在活性是指药物与受体结合后能激动受体的能力。药物与受体结合同样具有特异性，结合是可逆的，同样具有饱和性和竞争抑制现象。

（2）作用于受体的药物分类　根据药物与受体结合后呈现的作用不同，把与受体结合的药物分为以下三类。①受体激动药（agonist）：又称受体兴奋药，药物与受体既有较强的亲和力又具有内在活性，从而可兴奋受体产生明显效应。如 β 受体激动药异丙肾上腺素，可激动 β 受体而呈现兴奋心脏和扩张支气管的作用。②受体拮抗药（antagonist）：又称受体阻断药。是指药物与受体只有亲和力而无内在活性，其与受体结合后，不产生效应，但因占据受体阻碍激动药与受体结合，因而呈现对抗激动药的作用。如 β 受体拮抗药普萘洛尔，可与异丙肾上腺素竞争 β 受体，呈现对抗异丙肾上腺素的作用，表现为心率减慢、支气管收缩等。③受体部分激动药（partial agonist）：是指药物与受体虽然具有亲和力，但只有较弱的内在活性。受体部分激动药单独使用时有较弱的激动药作用，但当与激动药合用时，则呈现对抗激动药的作用，即减弱激动药的效应。如阿片受体部分激动药喷他佐辛与阿片受体激动药吗啡合用时，可减弱吗啡的镇痛作用。

（3）受体的调节（receptor regulation）　在生理、病理、药物等因素的影响下，受体的数目、分布、亲和力和效应力会有所变化，称为受体的调节。①向上调节：是指长期使用受体拮抗药时，使相应的受体数目增多、亲和力增加或效应力增强，又称受体增敏。例

💡 **要点提示**

受体激动药、受体拮抗药的概念

如长期应用 β 受体拮抗药，可使 β 受体向上调节；一旦突然停药，因 β 受体数目增多而对体内的递质去甲肾上腺素产生强烈反应，可引起心动过速、心律失常或心肌梗死，故向上调节也是造成某些药物停药后出现反跳现象的原因，临床给药时应予注意。②向下调节：是指长期使用受体激动药时，使相应的受体数目减少、亲和力减低或效应力减弱，又称受体脱敏。向下调节的受体对再次给药反应迟钝，是产生耐受性的原因之一。例如，长期使用 β 受体激动药治疗支气管哮喘出现的耐受性。

（三）药物与离子通道理论

离子通道（ion channels）是细胞膜中的跨膜蛋白质分子，在脂质双分子层膜上构成具有高度选择性的亲水性孔道，对特定离子选择性通透，其功能是细胞生物电活动的基础。

离子通道具有两大共同特征，即离子选择性及门控特性。离子选择性包括通道对离子大小的选择性及电荷选择性，在一定条件下，某一种离子只能通过与其相应的通道跨膜转运。而另一种特征是离子通道的门控特性，离子通道一般都具有相应的闸门，通道闸门的开启和关闭的过程称为门控（gating）。

药物可以通过影响离子通道对离子的通透性，影响细胞电生理的活动，进而产生相应的药理效应。

1. 钙通道　存在于所有可兴奋细胞（如神经元、肌细胞、腺细胞）以及一些非兴奋细胞（如卵细胞）的细胞膜上。人体内游离钙浓度的变化调节着细胞的代谢、基因表达等细胞共有的活动，以及始动兴奋、收缩或出胞分泌以及激活和失活离子通道等细胞不同的反应。

与钙通道相关的药主要分三类：双氢吡啶类激动药和拮抗药如尼非地平、尼群地平、尼莫地平；苯氨基丙酸类拮抗剂如维拉帕米；苯丙噻氮䓬类拮抗药（如地尔硫䓬）。钙通道阻滞剂临床应用主要包括高血压心房扑动和房颤、阵发性室上性心动过速、心绞痛等。对不同组织器官，它们的选择性各异。比如尼非地平主要对血管有选择性，而维拉帕米主要用于抗心律失常。这些药物在临床心血管病治疗中发挥了巨大的作用。此外，在治疗偏头痛、脑缺血、中风、癫痫、心肌梗死、哮喘、输尿管痉挛等方面的研究也有报道。

2. 钾通道　是分布最广、类型最多的一类离子通道，它存在于所有的细胞并发挥着多种生物功能。用于临床上的钾通道阻滞药主要有两大类：一类为磺酰脲类的口服降糖药，格列本脲为典型的代表药，它们降糖的原理是选择性阻断胰岛细胞上的ATP敏感钾通道，引起钙内流增加，而促进胰岛素的释放；第二类主要作为抗心律失常药使用，如溴苄胺、胺碘酮等，它们的抗心律失常作用是由于阻断心肌的钾离子通道，延长动作电位时程和有效不应期，它们均属于Ⅲ类抗心律失常药。上述抗心律失常药不仅作用于钾通道，对钠通道、钙通道和肾上腺素受体等也有一定作用。最具代表性的钾通道激动剂或钾通道开放药是克罗卡林、吡那地尔、尼可地尔等。这些钾通道开放药均选择性地作用于血管或心肌的ATP敏感钾通道，最主要的临床应用是降压和缺血性心肌损伤的保护。

岗位对接

【任务解析】

1. 该护理问题最有可能的原因是由于洋地黄类药物（如地高辛）安全范围小，加之该患者有肝肾功能不全的问题。对于该患者来说药物剂量过大，出现毒性反应，表现为心动过缓、传导阻滞等，进而导致晕厥。

2. 遵医嘱或处方给药，并注意观察体征变化；密切关注患者的用药后症状有无改善及不良反应有无出现；观察是否有诱发地高辛中毒的因素存在，如监测心律、心电变化，患者的肝肾功能，避免"低钾高钙"等毒性反应诱发因素等，密切观察是否有中毒先兆的出现。

3. 护士用药护理中要具备严谨的工作态度、关爱患者的服务意识和职业精神，除了能熟练地实施用药护理外，还要做好健康教育，注重心理教育，重视发挥语言、态度在药物治疗中的作用，促使患者消除不良心态，及时恰当地向患者说明和解释用药后可能出现的不适反应，缓解紧张情绪，减轻患者心理压力，提高治疗的信心和依从性。

【用药护理程序】

用药前	用药评估	①阅读医嘱或处方：明确用药目的、药品名称、规格、数量、剂量等相关信息 ②健康评估：观察患者健康状况和精神状态，了解既往病史、过敏史、治疗史等 ③用药禁忌评估：评估患者是否有心率低于 60 次/分或有室性心动过速、房室传导阻滞等情况；避免与奎尼丁、胺碘酮、维拉帕米、阿司匹林等合用
	调配药品	①地高辛片剂：0.25mg；一般首剂 0.25～0.75mg，以后每隔 6 小时 0.25～0.5mg 直至洋地黄化，再改用维持量（每日 0.25～0.5mg）。轻型慢性病例：一日 0.5mg ②其他药品及制剂参见相关项目任务
	提示建议	①不可自行停药或加用其他药物 ②用药期间不宜使用钙制剂 ③未明事项应查阅药品说明书或向医师、药师等反馈
用药中	护理问题	①患者的心率、体重、尿量、心电图等变化 ②药物是否有会引起损伤的危险，如低血压、眩晕；是否会影响中枢系统，如兴奋、抑制；是否会引起耐受或成瘾性等 ③患者用药依从性如何，是否会漏服、补服 ④其他可能影响疗效的问题等
	护理措施	①遵医嘱或处方，严格掌握剂量及给药途径，并注意观察心率、体重、尿量、心电图等变化，有条件应监测血药浓度 ②密切关注患者的用药反应，症状是否得到改善，配合进行日常起居的生活指导 ③观察是否有诱发地高辛中毒的因素存在、密切观察是否有中毒先兆的出现
	监护要点	①避免诱发地高辛中毒的因素存在，如低钾血症、低镁血症、高钙血症、缺氧、肾功能不全等 ②使用排钾利尿药后应先及时补钾，再使用地高辛 ③加强不良反应观察和处置
用药后	健康宣教	①适度介绍药物治疗方案和有关康复常识，引导患者正确认识疾病，缓解焦虑紧张情绪，配合治疗 ②进行饮食指导、运动指导和心理护理，提高治疗的信心和依从性 ③对病情较紧急危重，应待病情稳定后再进行宣教等
	评价效果	①患者病理状态有无明显改善、各项检查指标是否恢复正常，客观评价药物疗效、安全性及近远期治疗效果 ②采取的用药护理措施、方法的适宜性 ③对药物治疗和不良反应及防治相关知识的知晓度是否提高，能否坚持和配合治疗等
	回顾总结	①整理物品、记录资料，回顾合理使用地高辛等药物的要点 ②总结本任务用药护理心得；查找不足，制订改进措施等

学习小结

  本任务主要介绍了药物效应动力学，其中重点是药物的基本作用、主要类型、药物作用的两重性以及量效关系，难点是学会用药效学理论理解和解释用药护理措施。可采取任务驱动的教学方法，完成学习目标；提高自主学习能力和团队合作能力。

目标检测

答案解析

一、单项选择题

1. 药物作用的两重性是指（　　）

  A. 治疗作用与副作用

  B. 防治作用与不良反应

C. 对症治疗与对因治疗

D. 预防作用与治疗作用

E. 原发作用与继发作用

2. 患者使用阿托品扩瞳时，出现口干现象，这是药物的（　　）

   A. 治疗作用 　　　　　　　 B. 后遗效应 　　　　　　　 C. 变态反应

   D. 毒性作用 　　　　　　　 E. 副作用

3. 患者，女，20岁，因肺炎需青霉素治疗，护士注入皮试液后，患者出现皮肤瘙痒、呼吸困难、胸闷、发绀、面色苍白、脉搏细弱、血压下降、烦躁不安等，此反应为（　　）

   A. 毒性反应 　　　　　　　 B. 副作用 　　　　　　　　 C. 过敏反应

   D. 特异质反应 　　　　　　 E. 继发反应

4. 下列有关毒性反应的叙述，错误的是（　　）

   A. 治疗量时产生 B. 多因剂量过大引起

   C. 危害较严重

   D. 临床用药时应尽量避免毒性反应出现

   E. 三致反应也属于毒性反应

5. 受体激动药与受体（　　）

   A. 只具有内在活性 　　　　　　　　　　 B. 只具有亲和力

   C. 既有亲和力又有内在活性 　　　　　　 D. 既无亲和力也无内在活性

   E. 以上皆不对

二、简答题

1. 举例说明药物作用的类型。

2. 举例说明常见的不良反应。

3. 根据量效关系曲线，药物剂量可以分为哪些？各有何意义？

4. 药物的作用机制主要有哪些？简述受体作用机制的要点。

三、案例分析题

患者，男，35岁，因肺部感染入院，皮试阴性，在注射青霉素过程中发生头晕、心悸、四肢发冷，随即出现呼吸困难、大汗淋漓、面色苍白、抽搐、表情淡漠。处方为：

Rp：

1%肾上腺素注射液　1ml×1

用法：0.5ml　i.h.　stat！

请分析并回答：①患者出现以上症状的原因是什么？②用药护理时，为避免此种事件发生，应该注意哪些事项？③护士在上述用药护理中如何体现职业素养？

（赵　梦）

书网融合……

重点小结　　　　微课1　　　　微课2　　　　微课3　　　　习题

任务四 机体对药物的作用——药物代谢动力学

PPT

◎ 学习目标

1. 知识与技能 掌握吸收、分布、代谢、排泄和血浆半衰期的概念及其在用药护理中的意义；熟悉生物利用度、稳态血药浓度、首关消除、药酶诱导剂、药酶抑制剂的概念及其在用药护理中的意义；了解影响药物吸收、分布、代谢、排泄的因素以及恒比消除与恒量消除。观察药物的疗效及不良反应，综合分析、判断及采用相应护理措施，学会指导患者正确用药。

2. 过程与方法 建议采用线上线下混合的教学方式，应用任务驱动教学法，通过布置对症治疗的情境，引导学生综合分析，自主学习药动学应用技能，完成学习目标，培养自主式、探究式的学习能力。

3. 情感态度与价值观 通过学习药物的体内过程，理解药物代谢动力学对指导临床合理用药的重要意义；使学生初步具备认真负责的工作态度，能意识到护理工作要尊重、关爱患者，提高严谨、熟练地实施用药护理岗位能力和职业素养。

药物代谢动力学（pharmacokinetics）简称药动学，是研究机体对药物的处置过程及血药浓度随时间变化规律的科学。学习药物代谢动力学具有重要的理论价值和实践意义，为护士正确实施给药，用药护理，减少药物不良反应发生，协助医生制订和调整药物治疗方案，确保药物治疗的有效性和安全性奠定扎实的理论基础。 e 微课1

≫ 情境导入

情景描述 患者，男，59岁，反复多处关节疼痛3年，加重1个月来院就诊，腕关节及掌指关节及膝关节肿痛明显，掌指关节出现屈曲畸形，伴有间断发热，查体：体温38℃。诊断为"类风湿性关节炎"，给予解热镇痛药物吡罗昔康片治疗，20mg，q. d. p. o. 。吡罗昔康的半衰期为平均50小时。

任务要求 1. 说出医嘱中吡罗昔康片治疗1次/日的药理依据是什么？

2. 血浆半衰期在用药护理实践中有何指导意义？

3. 患者服药2天后认为治疗效果不好，要求换药，护士应如何向患者解释，以消除患者顾虑，继续配合治疗？

一、药物的跨膜转运

药物吸收、分布、排泄时通过各种生物膜的过程称为药物的跨膜转运。药物跨膜转运的方式主要有以下几种。

（一）被动转运

被动转运（passive transport）是指存在于生物膜两侧的药物顺浓度梯度由高浓度侧向低浓度侧扩散的过程。特点是：①顺浓度差转运，两侧浓度差越大，药物转运的速度越快；②不需要载体；③不消耗能量；④分子量小、脂溶性大、极性小的药物易被转运，反之不易被转运。被动转运有以下类型。

1. 简单扩散（simple diffusion） 又称脂溶扩散，是指脂溶性药物溶解于细胞膜的脂质层，进而通过细胞膜的转运方式，绝大多数药物以此方式通过生物膜。简单扩散的速度主要取决于药物分子的脂溶度、膜面积、膜厚度和膜两侧的浓度差。

2. 膜孔滤过（filtration） 又称膜孔扩散，是指水溶性药物通过生物膜膜孔转运的一种方式。大多数毛细血管内皮细胞间的孔隙较大，多数药物可以通过。结膜、小肠、泌尿道等上皮细胞膜的水性通道很小，只允许小分子物质通过，如水、甲醇、尿素等。

（二）主动转运

主动转运（active transport）是指药物借助载体或酶促系统的作用，从低浓度侧向高浓度侧的跨膜转运。特点是：①逆浓度差转运；②需要载体；③消耗能量；④存在竞争性抑制现象；⑤具有饱和现象。主动转运是人体重要的物质转运方式，体内一些必需物质如单糖、氨基酸、水溶性维生素、K^+、Na^-、Ca^{2+}以及一些有机弱酸、弱碱等弱电解质的离子型以主动转运方式通过生物膜。

> 💡 **要点提示**
> 药物跨膜转运的方式

（三）其他转运方式

除上述转运方式外，还有易化扩散、胞饮、胞吐等转运方式。

二、药物的体内过程

药物的体内过程研究的是机体对药物的处置过程，即机体对药物的吸收、分布、生物转化和排泄。其中，吸收、分布和排泄时，药物在体内仅仅是发生了位置的变化，而无化学结构的改变，故统称为转运。生物转化又称为代谢，指药物在体内发生了化学结构变化（图1-4-1）。

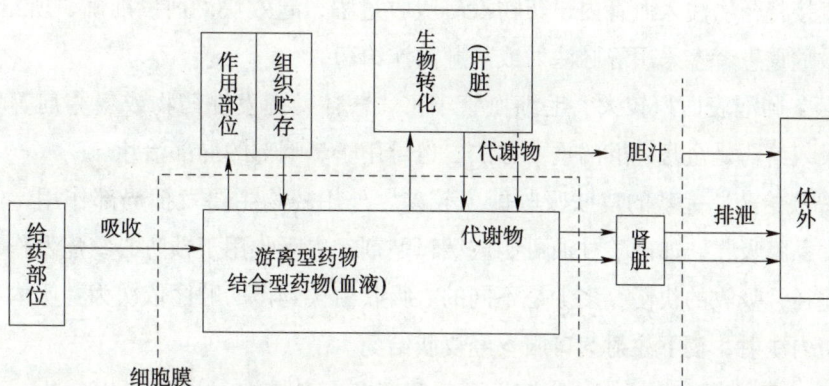

图1-4-1 药物的体内过程

（一）药物的吸收

药物由给药部位进入血液循环的过程称为吸收（absorption）。除静脉给药外，其他给药途径均需通过吸收过程才能进入血液循环。药物吸收的快慢和多少，直接影响药物作用的起效时间和作用强度。下列因素可影响药物的吸收。

1. 给药途径

（1）口服给药 这是最常用的给药途径，具有安全、经济和方便的优点。由于胃的吸收面积较小，排空较快，所以药物在胃的吸收较少，除少部分弱酸性药物如阿司匹林等，可在胃内部分吸收外，绝大多数弱酸和弱碱性药物主要在小肠吸收。经胃肠道吸收的药物，先经门静脉入肝脏后才能进入

> 💡 **要点提示**
> 首关效应的概念和对口服药物的影响

体循环，某些药物在首次通过肠黏膜和肝脏时部分被代谢灭活，使进入体循环的药量减少，药效降低，这种现象称为首关效应或首关消除（图1-4-2）。首关消除明显的药物不宜口服给药，如硝酸甘油口服后约90%被首关消除，应采用舌下给药缓解心绞痛。

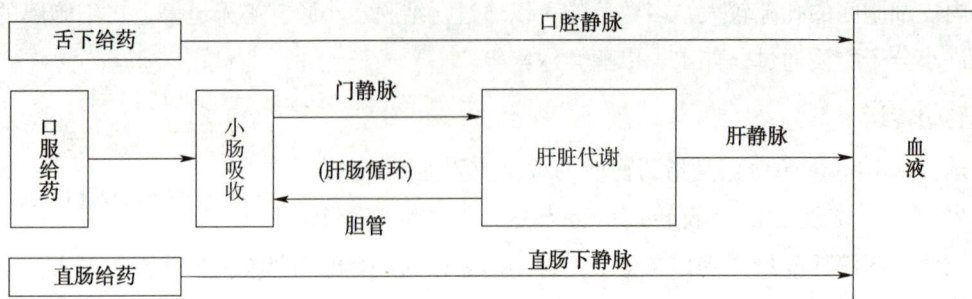

图1-4-2 首关效应发生示意图

（2）舌下给药 舌下黏膜血流丰富，可避免首关消除，吸收迅速，给药方便。但吸收面积较小，适用于脂溶性较高，用量较小的药物。

（3）直肠给药 药物经肛门灌肠或使用栓剂置入直肠或结肠，由直肠或结肠黏膜吸收。起效快，可避开首关消除。适用于刺激性强的药物或不能口服用药的患者，如小儿、严重呕吐或昏迷者。

（4）注射给药 皮下或肌内注射后，药物通过毛细血管壁进入血液循环，吸收速度较快且完全。吸收速度主要与局部组织血流量和药物制剂有关。由于肌肉组织血管丰富、血流供应充足，故肌内注射比皮下注射吸收快。

静脉注射是直接将药物注入血管内，药物没有吸收过程，起效快，剂量准确，所给的药物100%进入体循环，故抢救危重患者多采用静脉注射或静脉滴注给药。

（5）吸入给药 肺泡表面积较大，毛细血管丰富，气体、挥发性药物或气雾剂等均易通过肺泡壁而被迅速吸收。吸入给药是全身麻醉的重要方法，也可用于鼻咽部的局部治疗。

（6）皮肤和黏膜给药 完整的皮肤吸收能力较差，外用药物主要发挥局部作用，但脂溶性高的药物也可通过皮肤、黏膜吸收。如硝酸甘油可制成缓释贴剂经皮吸收用于预防心绞痛发作。

不同的给药途径，吸收的快慢、多少是不同的。吸收由快到慢的顺序依次为：吸入 > 舌下含服 > 口含、直肠给药 > 肌内注射 > 皮下注射 > 口服 > 经皮肤给药。

2. 药物的理化性质 药物分子小、脂溶性高、解离度小者易被吸收，反之则难以吸收。如弱酸性药物在酸性环境中非解离型多，吸收多，而在碱性环境中吸收少。同样，弱碱性药物在碱性环境中非解离型多，吸收多，而在酸性环境中吸收少。

> **要点提示**
>
> 不同给药途径对药物吸收的影响

3. 药物的剂型 药物可制成多种剂型，如片剂、胶囊剂、颗粒剂、溶液剂、糖浆剂、注射剂、气雾剂、栓剂等，药物剂型不同，吸收速度也不同。缓释制剂和控释制剂使药物在体内缓慢释放，一次给药后维持疗效时间较长，适用于治疗慢性疾病。

4. 吸收环境 口服给药时，胃排空速度、肠蠕动的快慢、体液的pH、肠内容物的多少及性质等均可影响药物的吸收。如胃排空延缓、肠蠕动过快或肠内容物过多等均不利于药物的吸收。

💡 **拓展提升**

守好合理用药的"第一关卡"

护士既是用药的实施者，又是用药的监护者，不仅要理解药动学对合理用药的重要意义，还要能综合分析患者的情况，及时、正确地实施用药护理程序。

1. 当护士发现药物的吸收速度和程度发生异常变化时，应及时提醒医生调整给药剂量及给药间隔时间，以保持治疗疾病所需的血药浓度。

2. 给药途径对药物的吸收作用有明显影响，直接决定给药剂量的准确性和治疗方案的科学性。护士在执行医嘱时，不可擅自更改给药途径。

健康所系、性命相托，未来护士在岗位上，要树立责任意识和"救死扶伤"的大医精神，守好合理用药的"第一关卡"。

请结合拓展素材、护士职业道德和岗位规定，思考讨论，分组模拟安全用药、合理用药宣教活动，提高职业素养和专业精神。

（二）药物的分布

药物从血液循环向组织器官转运的过程称为药物的分布（distribution）。药物在体内的分布是不均匀的，存在明显的选择性，药物分布不仅与药物效应有关，还与药物的不良反应或毒性紧密相关。下列因素可影响药物的分布。

1. 药物的理化性质　脂溶性药物或水溶性小分子药物易通过毛细血管壁进入组织，而水溶性大分子药物或解离型药物则难以透过血管壁分布到组织。

2. 体液 pH　生理情况下，细胞内液 pH 约为 7.0，细胞外液 pH 约为 7.4，故弱酸性药物在细胞外解离多，不易进入细胞内，在细胞外药物浓度略高于细胞内液；而弱碱性药物则相反，在细胞外解离少，易于从细胞外进入细胞内，在细胞内液中浓度较高。通过改变体液 pH 可改变药物的分布，如抢救弱酸性药物（如苯巴比妥）中毒时，可用碳酸氢钠碱化血液和尿液，促使药物由组织细胞向血液中转移，并减少药物在肾小管的重吸收，加速药物排出。

> 💡 **要点提示**
>
> pH 对药物分布的影响机制

3. 药物与血浆蛋白的结合　药物进入血液后，可不同程度地与血浆蛋白结合，称为结合型药物，未结合的药物称为游离型药物。结合型药物分子量大，不易跨膜转运，暂时失去药理活性；游离型药物分子量小，易跨膜转运到靶器官发挥作用。因此血浆蛋白结合率高的药物显效慢，作用维持时间长；反之显效快，维持时间短。药物与血浆蛋白结合率是决定药物分布的重要因素。　📱 微课2

药物与血浆蛋白结合具有以下特点。①结合具有可逆性：结合型药物和游离型药物处于动态平衡，当血浆中游离型药物浓度降低时，部分结合型药物就解离为游离型。②结合具有饱和性：血浆蛋白结合位点有限，当结合达到饱和时，血浆中游离型药物浓度会升高，导致作用增强或毒性增大。③竞争性置换现象：同时应用两种血浆蛋白结合率高的药物，可能因竞争与同一蛋白结合位点而发生竞争性置换现象。例如磺胺药置换胆红素与血浆蛋白结合，在新生儿可能导致核黄疸症。疾病导致血浆蛋白减少如肝硬化或尿毒症时，药物血浆蛋白结合率下降，游离型药物增多，也容易发生毒性反应。

> 💡 **要点提示**
>
> 药物与血浆蛋白的结合对药物分布的影响

▨▨ 边学边练

　　请同学们结合案例，采用小组协作形式，讨论与血浆蛋白结合率低的药物起效快还是起效慢？临床上抢救急重症患者时应选择哪一类型的药物？

参考答案

　　4. 药物与组织的亲和力　有些药物对某些组织有特殊的亲和力，使药物在该组织中的浓度较高。如碘主要集中分布在甲状腺组织，其浓度比血浆中浓度高约 25 倍。

　　5. 体内屏障

　　（1）血脑屏障　包括血液与脑组织、脑组织与脑脊液、血液与脑脊液三种屏障。大多数药物较难透过血脑屏障，只有脂溶性高、非解离型、分子量小的药物才能透过血脑屏障。但婴幼儿血脑屏障发育不健全，药物易通过，可引起中枢神经系统不良反应；脑膜炎患者的血脑屏障通透性增高，可使药物透过血脑屏障，在脑脊液中达到较高浓度，用药时应高度重视。

　　（2）胎盘屏障　是胎盘绒毛与子宫血窦之间的屏障，其通透性与一般细胞膜无显著差别。大部分药物都能透过胎盘屏障进入胎儿体内，因此妊娠期间用药应谨慎，防止造成胎儿中毒或畸形。

　　（3）血眼屏障　该屏障导致全身给药时，药物在房水、晶状体和玻璃体等组织难以达到有效治疗浓度。采取局部滴眼或眼周边给药如结膜下注射、球后注射及结膜囊给药等，可提高眼内药物浓度，减少全身不良反应。

（三）药物的代谢

　　1. 代谢的概念和意义　药物在体内发生的化学结构改变称为药物的生物转化（biotransformation）或代谢（metabolism）。肝脏是药物生物转化的主要器官。大多数药物经生物转化后失去活性或活性降低，极性增大，水溶性增强，利于排出体外，称为灭活（inactivation）。有些前体药物经过代谢才有药理活性或由活性较低的药物变成活性较高的药物，称为活化（activation），如可的松。也有些药物在体内几乎不被代谢转化，以原形排出。

　　2. 代谢的方式　药物在体内的生物转化分为两个时相进行：① Ⅰ 相反应，包括氧化、还原、水解反应；② Ⅱ 相反应，即与葡萄糖醛酸、硫酸内酶等发生的结合反应。

　　3. 药物代谢酶系统　大多数药物的生物转化需要酶的催化，催化药物代谢的酶主要有两类。

　　（1）特异性酶　催化特定底物的代谢，如胆碱酯酶水解乙酰胆碱。

　　（2）非特异性酶　主要指肝脏微粒体混合功能酶系统，如细胞色素 P_{450} 酶系等，该酶系统能够转化数百种化合物，是促进药物转化的主要酶系统，又称为肝药酶。肝药酶特性是：①专一性低，能催化多种药物；②有个体差异；③易受外界因素影响而出现酶活性增强或减弱现象。

　　4. 影响代谢的因素

　　（1）药酶的诱导作用和抑制作用　某些药物可以改变肝药酶的活性，影响药物代谢速度，从而改变药物的作用强度和作用维持时间。凡能增强肝药酶活性或增加肝药酶生成的药物称为药酶诱导剂（enzyme inducer），如苯妥英钠、利福平、保泰松、灰黄霉素等。药酶诱导剂可以加速某些药物和自身的代谢，这是药物产生耐受性的原因之一。凡能降低肝药酶活性或减少肝药酶生成的药物为药酶抑制剂（enzyme inhibitor），如西咪替丁、氯霉素、甲硝唑、环丙沙星、异烟肼等。药酶抑制剂可使某些药物和自身代谢减慢，作用增强，甚至诱发毒性反应，故联合用药时应注意调整剂量。常见的药酶诱导剂和药酶抑制剂见表 1 - 4 - 1。 微课3

> **要点提示**
>
> 药酶诱导剂与药酶抑制剂的概念及意义

表 1 – 4 – 1　常见的药酶诱导剂和药酶抑制剂

类别	药物名称
药酶诱导剂	苯巴比妥、水合氯醛、保泰松、苯妥英钠、卡马西平、尼可刹米、螺内酯、地塞米松、多西环素、利福平、灰黄霉素、乙醇（慢性中毒者）等
药酶抑制剂	泼尼松龙、阿司匹林、普萘洛尔、氯丙嗪、丙戊酸钠、西咪替丁、维拉帕米、美托洛尔、胺碘酮、口服避孕药、甲硝唑、磺胺药、甲氧苄啶、异烟肼、红霉素、氯霉素、环丙沙星、酮康唑等

（2）影响药酶的其他因素　肝药酶的活性和数量具有较大的个体差异，受遗传、年龄、性别、病理因素和环境因素等影响，使药物的代谢速度发生变化。

（四）药物的排泄

药物以原形或代谢产物经排泄器官或分泌器官排出体外的过程称为药物的排泄（excretion）。肾脏是药物的主要排泄器官，胆道、肠道、肺、乳腺、唾液腺、汗腺等也有一定的排泄功能。

1. 肾排泄　大多数游离型药物及其代谢产物均可经肾小球滤过，少数药物经肾小管主动分泌排泄。

药物经肾排泄受到下列因素的影响。①肾小管重吸收：脂溶性高、非解离型药物重吸收多，排泄慢；而水溶性药物重吸收少，排泄快。②尿量：增加尿量，可降低尿液中药物的浓度，减少药物的重吸收，药物排泄快。③尿液 pH：弱酸性药物在碱性尿液中解离增多，重吸收减少，排泄快；在酸性尿液中解离减少，重吸收增多，排泄慢；弱碱性药物与之相反。利用这一规律可改变药物的排泄速度，如弱酸性药物巴比妥类中毒时，静滴碳酸氢钠以碱化尿液，促进巴比妥类药物排泄，达到解救中毒的目的。④竞争性抑制的影响：当分泌机制相同的两类药物合用时，经同一载体转运存在竞争性抑制现象。如丙磺舒与青霉素合用，两药竞争肾小管细胞上的有机酸载体转运系统，丙磺舒可抑制青霉素从肾小管分泌，延长青霉素作用时间。⑤肾功能的影响：肾功能不全时，主要经肾排泄的药物消除速度减慢，易发生蓄积中毒；同时为避免加重肾脏损伤，还应禁用或慎用对肾脏有损害的药物。

2. 胆汁排泄　有些药物及其代谢物可经胆汁排入肠道后随粪便排出，经胆汁排泄的药物胆道内浓度较高，可用于治疗胆道疾病，如红霉素、四环素、利福平等治疗胆道感染。有的药物从肝脏经胆汁排入肠腔，再由小肠上皮细胞吸收经肝脏进入血液循环，这种肝脏—胆汁—小肠间的循环称为肝肠循环，肝肠循环可延长药物作用时间。

3. 其他排泄途径　因乳汁相比血液其 pH 偏酸性，又富含脂质，因此，某些脂溶性高的药物和弱碱性药物易经乳汁排泄，如吗啡、阿托品等，可对乳儿产生影响，哺乳期妇女用药应予注意，以免对乳儿造成不良后果。挥发性药物可经肺呼气排出，有些药物还可经唾液、汗腺、生殖腔道等途径排出。

> 🔅 **要点提示**
>
> 肝肠循环在药物应用中的意义

三、药物的速率过程

（一）血药浓度变化的时间过程

1. 时量关系和时效关系　药物的体内过程是一个连续变化的动态过程，这种动态变化过程可用时量关系和时效关系来表示。

时量关系是指时间与体内药量或血药浓度的关系；时效关系是指时间与作用强度的关系。以时间为横坐标，体内的药量或血药浓度为纵坐标，绘制的曲线为时量关系曲线，将药物的作用强度作为纵坐标，绘制的曲线为时效关系曲线。以单次血管外给药为例，药物的时量关系和时效关系经历以下三个阶段（图 1 – 4 – 3）。

（1）潜伏期　从给药后到开始出现治疗作用或达到有效血药浓度的时间，潜伏期越短，药物起效越快；主要反映药物的吸收和分布过程。静脉注射给药时无明显潜伏期。

（2）持续期　药物维持疗效浓度或基本疗效的时间；与药物的吸收和消除速度有关；当药物的吸收速度和消除速度相等时达血药峰值浓度；用药后达到最高浓度的时间称为达峰时间；血药峰值浓度与给药剂量成正比。

（3）残留期　体内药物已降至有效浓度以下但尚未从体内完全消除的时间，残留期的长短反映了药物消除的快慢。临床用药时，可测定患者体内的血药浓度，以便确定合理的给药剂量和给药间隔时间。

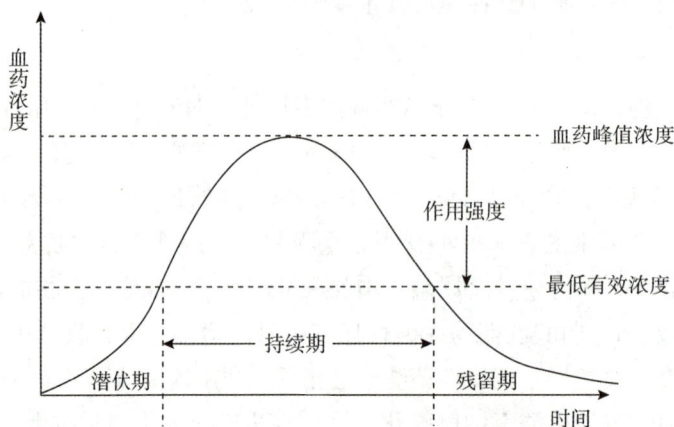

图 1-4-3　单次血管外给药的时量（效）关系曲线图

2. 消除和蓄积

（1）消除　是指血药浓度逐渐降低的过程，它包括了药物在体内的代谢和排泄过程。药物消除方式有 2 种。①恒比消除：又称一级动力学消除，是指单位时间内药物以恒定比例进行消除。药物的消除速率与血药浓度成正比，机体消除功能正常，体内药量未超过机体的最大消除能力时，如大多数药物在治疗量时的消除，属于恒比消除。②恒量消除：又称零级动力学消除，是指单位时间内药物以恒定数量进行的消除。药物消除的速率与血药浓度无关，单位时间内消除的药量相等。机体消除能力低下或用药剂量过大超过机体的最大消除能力时，机体消除能力达饱和，此时药物按恒量消除；当血药浓度降低时，可转化为恒比消除。

（2）蓄积　反复多次给药后，当药物进入体内的速度大于消除速度时，血药浓度逐渐升高，称为药物的蓄积。临床上可利用药物的蓄积性使血药浓度达到有效水平，但也要注意药物过多蓄积时，则可能引起蓄积中毒。

> **要点提示**
> 恒比消除和恒量消除的概念

（二）药动学的基本参数

1. 生物利用度（bioavailability，F）　是指药物吸收进入血液循环的程度和速度。影响因素主要是制剂质量和给药途径。生物利用度与药物作用的强度及速度有关。计算公式为：

$$生物利用度（F）=\frac{A（进入体循环的药量）}{D（实际给药量）}\times100\%$$

（1）生物利用度的测算　药物的吸收程度可通过测定给药后的药时曲线下面积（area under the curve，AUC）来估算。静脉注射药物全部进入血液循环，生物利用度为 100%，其他给药途径的生物利用度均达不到 100%。生物利用度有绝对生物利用度与相对生物利用度之分：

$$绝对生物利用度=\frac{AUC（血管外给药）}{AUC（静脉给药）}\times100\%$$

$$相对生物利用度 = \frac{AUC（被测制剂）}{AUC（标准制剂）} \times 100\%$$

（2）生物利用度的意义　①生物利用度是评价药物吸收率、药物制剂质量或生物等效性的一个重要指标；②绝对生物利用度可用于评价同一药物不同途径给药的吸收程度；③相对生物利用度可用于评价药物剂型对吸收率的影响，可以反映不同厂家同一种制剂或同一厂家的不同批号药品的吸收情况；④生物利用度还可反映药物吸收速度对药效的影响，同一药物的不同制剂 AUC 相等时，吸收快的血药浓度达峰时间短且峰值高。

2. 表观分布容积（apparent volume of distribution，V_d）　是假定药物均匀分布于机体所需要的理论容积，即药物在体内分布达到动态平衡时体内药量（A）与血药浓度（C）之比值。计算公式：$V_d = A/C$。表观分布容积反映药物在体内的分布程度或与组织的结合程度。V_d 的临床意义是：①推测药物在体内的分布情况，例如某药的 V_d 为 40L，接近于细胞外液和内液的容量和，可推测该药主要分布在全身体液；②推测药物排泄的速度；③推测药物在体内的总量或达到某一有效血药浓度时的药物剂量。

3. 清除率（clearance，CL）　是指单位时间内机体清除药物的表观分布容积数，即单位时间内有多少体液容积内的药物被清除，计算公式为：$CL = k \cdot V_d$，（k 是消除速率常数，恒比消除时 $k = 0.693/t_{1/2}$）。清除率主要反映肝肾功能状态，肝肾功能不全的患者，CL 值会下降，应适当调整给药剂量或延长给药间隔时间，以防蓄积中毒。

4. 血浆半衰期（half – life time，$t_{1/2}$）　是指血浆药物浓度下降一半所需的时间。半衰期反映药物在体内的消除速度，按恒比消除的药物其半衰期是固定的，不因血药浓度高低而变化，但肝肾功能不全时，药物消除减慢，半衰期明显延长，易发生蓄积性中毒。

血浆半衰期在用药护理中具有重要意义。①药物分类的依据：根据药物的半衰期将药物分为短效类、中效类和长效类。②确定给药间隔时间：一般根据半衰期，并结合患者病情来确定给药间隔时间和给药次数，半衰期短则给药间隔时间短，半衰期长则给药间隔时间长，既可保证药物疗效，又可避免蓄积中毒。③预测药物达稳态血药浓度的时间：以半衰期为给药间隔时间，分次恒量给药，经 4 ~ 5 个半衰期可达稳态血药浓度。④预测药物基本消除的时间：通常恒比消除的药物，停药后经 4 ~ 5 个半衰期，体内药量消除 96.875%，可认为药物基本消除（表 1 - 4 - 2）。

表 1 - 4 - 2　恒比消除药物的消除与蓄积

半衰期数	一次给药		连续恒速恒量给药后
	消除药量（%）	体内残存药量（%）	体内蓄积药量（%）
1	50	50	50
2	75	25	75
3	87.5	12.5	87.5
4	93.5	6.2	93.5
5	96.9	3.1	96.9
6	98.4	1.6	98.4
7	99.2	0.8	99.2

✕ **边学边练**

　　一失眠患者口服 100mg 镇静催眠药，假定该药全部吸收进入体循环后入睡，当血药浓度降为 12.5mg 时患者苏醒，已知该药按恒比消除，血浆半衰期为 3 小时，请同学们分组协作，计算患者大约睡了多久。

参考答案

5. 稳态血药浓度（steady state concentraton，C_{ss}，坪值）

是指连续恒速给药或分次恒量给药，血药浓度逐渐升高，经 4～5 个 $t_{1/2}$，血药浓度基本达稳定水平，称为稳态血药浓度，此时给药速率约等于消除速率。稳态浓度的高低取决于恒量给药时每次给药的剂量，剂量大则稳态浓度高，剂量小则稳态浓度低；稳态浓度的波动幅度与给药间隔成正比，单位时间内给药总量不变时，用药次数越多，每次用药量越少，血药浓度波动也越小。因此安全范围较小的药物，采用多次分服的治疗方案为妥。

稳态血药浓度的临床意义是：①调整给药剂量的依据；②确定负荷剂量，如危重病需立即达坪值，可采用首次加倍剂量的办法，可在一个半衰期内迅速达到坪值；③制订理想的给药方案（图 1-4-4）。

在用药护理中，出现治疗效果不理想或发生不良反应时，可测定稳态血药浓度对给药剂量加以调整，措施如下。①确定负荷剂量：病情危急需要立即达到稳态血药浓度时，可采用首次加倍剂量给药，如静脉滴注，可采用第一个半衰期滴注正常剂量的 1.44 倍。②确定理想的维持剂量：即应使稳态浓度维持在最小中毒浓度与最小有效浓度之间，且上下浮动较小，一般除恒量消除药物、治疗指数太小及半衰期特长或特短的药物外，按照每隔一个半衰期给半个有效剂量，并把首次剂量加倍，是实现理想给药浓度的主要方案。

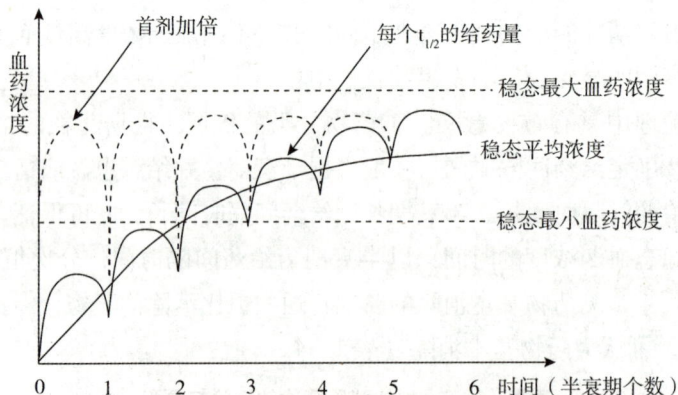

图 1-4-4　连续恒量给药的时-量曲线图

知识链接

房室模型

房室模型是进行药动学分析的一个数学概念，假设机体作为一个系统，分为若干相互连通的房室，药物进入体内可以分布于房室中。凡分布特点相同、摄取或消除药物速率相似、药物浓度同步增减的器官组织，可划归为同一房室。目前应用较多的是一室模型和二室模型。前者适用于在体内分布迅速且均衡的药物，药物在体内转运速率高，可迅速达到动态平衡，后者适用于在体内组织器官中的分布速率不同的药物，吸收后首先分布到血流丰富的组织器官，如血液及心、肝、脑、肺、肾等，再分布到血流较少的器官，如肌肉、皮肤、脂肪、骨髓等。

岗位对接

【任务解析】

1. 任务中使用的吡罗昔康半衰期平均50小时，药物半衰期是确定给药间隔时间和给药次数的重要药理依据，既可保证药物疗效，又可避免蓄积中毒，所以吡罗昔康片治疗1次/日是合理的。

2. 半衰期在用药护理实践中具有非常重要的意义：①药物分类的依据；②确定给药间隔时间；③预测药物达稳态血药浓度的时间；④预测药物基本消除的时间。

3. 加强护患沟通，利于形成和谐护患关系，提高护理人员的信任度及对护理工作的配合度。因此，面对患者的要求，护士应向患者解释：该药半衰期较长，一般在用药开始后7～12天还难以达到稳定的血药浓度，因此，疗效的评定常须在用药2周后，消除患者顾虑，继续配合治疗。

【用药护理程序】

用药前	用药评估	①阅读医嘱或处方：明确用药目的、药品名称、规格、数量、剂量等相关信息 ②健康评估：观察患者健康状况和精神状态，了解既往病史、过敏史、治疗史等 ③用药禁忌评估：评估患者是否有消化性溃疡、慢性胃病、重度心力衰竭、对本药过敏、冠状动脉搭桥手术（CABG）围手术期疼痛等情况；避免与其他非甾体抗炎药，包括选择性COX-2抑制剂合并用药
	调配药品	①吡罗昔康片剂：10mg，20mg；口服，一次20mg，一日1次，或一次10mg，一日2次。吡罗昔康注射液：20mg/2ml；肌内注射，10～20mg，一日1次 ②其他药品及制剂参见相关项目任务
	提示建议	①根据控制症状的需要，在最短治疗时间内使用最低有效剂量，可以使不良反应降到最低 ②未明事项应查阅药品说明书或向医师、药师等反馈
用药中	护理问题	①患者的关节疼痛与肿胀情况的变化 ②与药物不良反应有关症状的处理 ③药物正确的给药方法等 ④其他可能影响疗效的问题等
	护理措施	①遵医嘱或处方，严格掌握剂量及给药途径，并注意观察关节部位症状的变化，尤其是腕、掌指、近端指间关节等小关节 ②密切关注患者的用药反应，症状是否得到改善，配合进行日常起居的生活指导
	监护要点	①应在14天内复查 ②加强不良反应观察和处置，如皮肤反应、血压升高、消化道出血等
用药后	健康宣教	①适度介绍药物治疗方案和有关康复常识，如保护关节功能的方法、功能训练的指导，引导患者正确认识类风湿性关节炎，配合治疗 ②做好心理护理，缓解焦虑抑郁情绪，鼓励家属理解、支持和关心患者，提高治疗的依从性 ③对病情较紧急危重，应待病情稳定后再进行宣教等
	评价效果	①客观评价药物疗效、安全性及近远期治疗效果，如关节疼痛程度有无减轻或消失 ②采取的用药护理措施、方法的适宜性 ③对药物治疗、不良反应、长期治疗的知晓度是否提高，能否坚持和配合治疗等
	回顾总结	①整理物品、记录资料，回顾合理使用吡罗昔康等药物的要点 ②总结本任务用药护理心得；查找不足，制订改进措施等

学习小结

本任务主要介绍了药物代谢动力学，其中重点是药物的体内过程、药动学的基本参数，难点是学会用药动学理论理解和解释用药护理措施。可采取任务驱动的教学方法，完成学习目标；提高自主学习能力和团队合作能力。

目标检测

答案解析

一、单项选择题

1. 存在首关消除的主要给药途径是（　　）

　　A. 直肠给药　　　　　　B. 舌下给药　　　　　　C. 肌内注射

　　D. 口服给药　　　　　　E. 静脉注射

2. 酸化尿液，可使弱碱性药物经肾排泄时（　　）

　　A. 解离↑、再吸收↑、排出↓　　　　B. 解离↓、再吸收↑、排出↓

　　C. 解离↓、再吸收↓、排出↑　　　　D. 解离↑、再吸收↓、排出↑

　　E. 解离↑、再吸收↓、排出↓

3. 药物肝肠循环影响药物（　　）

　　A. 吸收快慢　　　　　　B. 代谢快慢　　　　　　C. 分布

　　D. 作用持续时间　　　　E. 血浆蛋白结合率

4. 如何能使血药浓度迅速达到稳态浓度（　　）

　　A. 每隔一个半衰期给一次剂量　　　B. 每隔半个半衰期给一次剂量

　　C. 首剂加倍　　　　　　　　　　　D. 每隔两个半衰期给一次剂量

　　E. 增加给药剂量

5. 患者，男，53岁，患冠心病，近期心绞痛频发，医生给予硝酸甘油，护士交给患者时特别嘱其要舌下含服，而不采用口服，这是因为（　　）

　　A. 可使毒性反应降低　　　　　　　B. 防止耐药性产生

　　C. 可使副作用减小　　　　　　　　D. 避开首关消除

　　E. 防止产生耐受性

二、简答题

1. 简述影响药物吸收的主要因素。
2. 简述药物肝肠循环的概念及意义。
3. 简述血浆半衰期在临床用药中的意义？

三、案例分析题

患者，女，24岁，2小时前大量口服巴比妥类安眠药（酸性药物），出现毒性反应，被家属送往医院，医生给予碳酸氢钠静脉滴注。

请分析并回答：①医生给予碳酸氢钠静脉滴注的目的是什么？②体液pH对药物体内过程的影响在

用药护理实践中有何指导意义？③护士在上述用药护理中如何体现职业素养？

（赵　梦）

书网融合……

重点小结　　微课1　　微课2　　微课3　　习题

PPT

任务五　影响药物作用的因素

◉ 学习目标

1. 知识与技能　掌握药物配伍禁忌概念及其在用药护理中的意义，用药护理程序，注意三查七对，正确地联合用药；熟悉生理、心理和病理因素对药物作用的影响；了解药物相互作用以及影响因素在用药护理中的意义。学会观察药物的疗效及不良反应，综合分析、判断及采用相应护理措施。

2. 过程与方法　建议采用线上线下混合的教学方式，应用任务驱动教学法，引导学生分组讨论、自主学习，激发学习兴趣，完成学习目标，培养自主式、合作式、探究式的学习能力。

3. 情感态度与价值观　通过引入临床实例，增强责任意识；使学生初步具备尊重、关爱患者的工作态度，提高严谨、熟练地实施用药护理岗位能力和职业素养。

药物的作用受到机体和药物等多方面因素的影响，使原有药理作用增强或减弱，甚至发生质的改变。因此，在用药护理实践中，应熟悉各种因素对药物作用的影响，选择合适的药物、药量和给药途径，实行个体化用药护理，确保用药安全有效。 ℮ 微课1

≫ 情境导入

情景描述　患者，男，59岁，10年前无明显诱因开始出现多饮、多食、多尿，伴体重下降10kg，空腹血糖11.5mmol/L，诊断为2型糖尿病，给予二甲双胍和瑞格列奈治疗，血糖能控制在6.3mmol/L左右。近期未能按医嘱用药，也没有严格控制饮食，近期空腹血糖波动在11.9～15.0mmol/L。1个月前患者无明显诱因出现面部水肿，皮肤瘙痒，左侧肢体麻木，2小时前出现头晕、嗜睡、呼气有烂苹果味入院，诊断为糖尿病、糖尿病酮症酸中毒，应用胰岛素治疗。

任务要求　1. 应用二甲双胍、瑞格列奈联合治疗糖尿病的原因是什么？

2. 试分析出现上述情况的原因。针对此患者，护士应如何完成用药护理程序？

3. 护士在对该患者用药护理的同时，还需做好哪些工作以助于患者恢复？

一、机体方面的因素

（一）年龄

1. 老年人　其用药护理注意以下方面：①各器官功能逐渐衰退，尤其是肝肾功能逐渐减退，药物的消除速度减慢，对药物的耐受性较差，长期用药易致蓄积中毒，用药剂量一般为成人的3/4；②在对药物敏感性方面，老年人对中枢神经抑制药、非甾体抗炎药、心血管系统药等药物的反应较敏感，易出现严重不良反应，应当慎用；③老年人常需服用多种药物，发生药物相互作用的可能性增加；④老年人记忆力减退，用药依从性较差。因此在用药护理过程中，应加强用药指导及监护，以保证用药方案的正确执行。

2. 儿童 由于儿童的组织器官及生理功能尚未发育完善，对药物的反应敏感性高，甚至可能发生严重不良反应，造成后遗症。因此，儿童用药应根据他们的生理特点和药物的特点综合考虑，确定给药方案，而且要加强用药后的观察与护理，对儿童可能产生危害的药物应慎用。儿童用药的剂量应该准确计算，严格执行。小儿剂量一般按体重或体表面积来计算剂量。其中体重可按年龄来推算。

> **要点提示**
>
> 老人、儿童用药剂量的换算

> 💡 **知识链接**
>
> **药典规定的儿童用药剂量的折算办法**
>
> 1~6个月：体重（kg）= 月龄（足月）×0.7+3
>
> 7~12个月：体重（kg）=（月龄-6）×0.5+6×0.7+3
>
> 1周岁以上：体重（kg）= 年龄（周岁）×2+8
>
> 如果无小儿每公斤用量，可以用成人剂量按下面公式计算：
>
> 小儿剂量 = [成人剂量×小儿体重（kg）] /50kg

（二）性别

除性激素外，性别对药物反应通常无明显差别，但应注意女性在特殊生理时期的用药护理。①月经期：应避免应用剧泻药和抗凝药，以免月经过多。②妊娠期：尤其在妊娠早期，应避免使用有致畸作用或引起流产的药物。③分娩期：用药要注意药物对产妇子宫及胎儿或新生儿的双重影响。④哺乳期：应注意药物是否经乳汁排出，避免对乳儿产生不良影响。

（三）个体差异

在年龄、性别、体重等因素相同的情况下，大多数人对药物的反应是相似的。但少数人对药物的反应存在质和量的差异，即个体差异。

1. 量的差异 表现为高敏性和耐受性，有的患者对某些药物敏感性较高，应用较小剂量即可产生较强的作用，称为高敏性（hypersensitivity）；有的患者对药物的敏感性较低，必须应用较大剂量方可呈现应有的作用，称为耐受性（tolerance）。有的药物长期反复应用后，可出现耐受性，但停药一段时间后，敏感性可以恢复，称为后天耐受，有的药物如胰岛素在1周左右时间即可发生耐受现象，称为快速耐受性。病原生物、肿瘤细胞等对化疗药物不敏感的现象称为耐药性（drug resistance）或抗药性。

2. 质的差异 主要有变态反应和特异质反应，后者多与遗传缺陷有关，如先天性葡萄糖-6-磷酸脱氢酶缺乏者，服用磺胺药、伯氨喹等药物及新鲜蚕豆时易引起溶血反应并导致贫血，用药护理时应予充分注意。

> **要点提示**
>
> 耐受性和耐药性的区别

（四）疾病因素

疾病因素可影响机体对药物的敏感性或药物的体内过程，从而影响药物的作用。如阿司匹林能使发热者的体温降低，但对于正常体温者则无明显影响；肝肾功能不全时会分别影响药物的代谢及排泄，使药物的半衰期延长，血药浓度增高，药效增强及产生严重的不良反应，可适当延长给药间隔或减少用药量加以解决。患者的潜在性疾病有时也可影响药物的作用，如使用抗微生物药治疗时，患者若有白细胞缺乏、脓疮未引流、糖尿病等都会影响疗效。此外还要注意有些药物可诱发或加重疾病，如 M 胆碱受体拮抗药诱发青光眼、氯丙嗪诱发癫痫、糖皮质激素诱发或加重溃疡病、氢氯噻嗪加重糖尿病等。因此，在病理状态下进行用药护理应密切观察、谨慎处理。

（五）心理因素

心理因素在一定程度上可影响药物的作用。一般情况下，乐观的情绪对疾病的痊愈可产生有利的影响，而忧郁、悲观的情绪则对药物疗效有不利影响。护理人员的态度、护患之间的交流沟通等都可能影响到患者的情绪，从而影响药物的疗效，因此护士应主动地关心爱护患者，加强交流与沟通，充分发挥积极的心理效应，以达到满意的治疗效果。

拓展提升

安慰剂与安慰剂效应

安慰剂（placebo）指由本身不含任何药理活性的中性物质，由乳糖、淀粉等制成的制剂。安慰剂产生的效应称为安慰剂效应。安慰剂效应主要由患者的心理因素引起，服用安慰剂对于那些渴求治疗、对医务人员充分信任的患者，能在心理上产生良好的积极反应，从而改善人的生理状态，达到所希望的药效，对有心理因素参与控制的自主神经系统功能如血压、心率、胃分泌、呕吐、性功能等的影响较大。但安慰剂不能滥用，否则可能会延误诊疗。

由此可见，心理因素在一定程度上可影响药物的作用，患者对药物和医生的信任及乐观的情绪可以提高药物的疗效，反之焦虑、恐惧及悲观失望的消极情绪可使病情加重。未来护理人员在岗位上要保持高度的责任感和爱心，用体恤的心去倾听他们的诉说，并施予人性化的正确的医疗服务。

请结合拓展素材思考讨论，分组模拟对患者及家属进行合理用药宣教活动，提高职业素养和专业精神。

（六）生物节律

人体存在着某些固定的、呈各种周期性变化的生物节律，许多药物的代谢、效应和毒副作用也往往随此节律变化而略有不同。如糖皮质激素的分泌高峰在上午 8 时左右，随后逐渐降低，零时达低谷。临床用糖皮质激素类药物治疗疾病时，应根据此节律在上午 8 时左右一次顿服给药。因此临床用药及护理时，要考虑生物节律对药物作用的影响，发挥其更大的疗效而呈现最小的不良反应。

知识链接

时辰药理学与用药护理 微课2

时辰药理学是研究生物体时间节律对药物作用、体内过程的影响以及药物对生物节律影响的新兴学科，研究最多的是昼夜节律。人体的生理生化活动具有昼夜节律性变化的特点，如长期应用糖皮质激素类药物时，可依据生物节律在上午 8 时一次顿服，或隔日早晨给药一次的治疗（隔日疗法），既可保证疗效，又可减轻负反馈所致的不良反应。因此临床用药应符合人体生物节律变化，合理安排给药时间，以便更好地发挥药物疗效，减少不良反应。

二、药物方面的因素

（一）药物的化学结构和剂量

一般来说，具有相似化学结构的药物其作用也相似，如巴比妥类药物均具有镇静催眠作用。但有些药物化学结构相似其作用却相反，如维生素 K 与华法林化学结构虽然相似，但作用相反，维生素 K 促凝血，华法林抗凝血。

药物剂量或浓度可明显影响药物的作用。例如小剂量阿司匹林（50~100mg/d）预防血栓形成，增加剂量至 0.9~1.8g/d 具有解热镇痛作用，大剂量（3~5g/d）具有抗炎抗风湿作用。不同个体对同一剂量的药物的反应存在着差异，因此，临床用药过程中，应根据治疗疾病的需要，选择不同剂量或浓度的药物。

（二）药物的剂型

每种药物都有相应的剂型，选用不同的剂型可影响药物的吸收过程，产生不同的药效。例如口服给药时，吸收速度的快慢顺序为溶液剂 > 胶囊剂 > 片剂 > 丸剂；非静脉注射给药时，吸收速度的快慢顺序为水溶液 > 混悬剂 > 油制剂。吸收快的剂型，血药浓度达峰时间较快，故起效快；吸收慢的剂型，潜伏期长，起效慢，维持时间长。

（三）给药途径

不同的给药途径可影响药物效应快慢和维持时间的长短。不同给药途径药物起效的快慢顺序为：静脉注射 > 吸入 > 舌下 > 肌内注射 > 皮下注射 > 口服 > 透皮。有些药物给药途径不同，作用性质也不同，如硫酸镁口服产生导泻和利胆作用，肌内注射呈现抗惊厥作用，外用有消肿止痛作用；利多卡因局部给药产生局部麻醉作用，而静脉注射则产生抗心律失常作用。用药护理过程中，应根据治疗疾病的需要，选择适宜的给药途径。

> **要点提示**
>
> 不同给药途径药物起效的快慢顺序

（四）给药时间和次数

1. 给药时间 临床用药时，给药时间需根据具体药物和病情确定，如助消化药需在饭前或饭时服用；驱肠虫药宜空腹或半空腹服用；催眠药应在睡前服；胃肠道有刺激性的药物宜饭后服用，降糖药宜在餐前用药等。

2. 给药次数 临床用药时，给药次数应根据病情需要和药物半衰期确定。药物半衰期是给药间隔时间的基本参考依据，一般来说，半衰期较短的药物，每日给药次数相应增加；而半衰期较长的药物，每日给药次数相应减少，以达到既可维持有效血药浓度，又不会蓄积中毒的目的。肝肾功能不全患者，药物的消除速度减慢，药物半衰期延长，应相应调整给药次数或给药间隔时间。

（五）药物相互作用

两种或两种以上药物同时或先后序贯应用称为联合用药或配伍用药。配伍用药的目的是为了提高疗效、减少不良反应或延缓耐受性、耐药性的发生。但不合理的配伍用药也可导致疗效降低、加重不良反应甚至产生药源性疾病。两种或两种以上药物同时或先后序贯应用，引起药物作用和效应的变化称为药物的相互作用（drug interaction）。药物的相互作用可以发生在体外和体内，既可使药效加强或不良反应减轻，也可使药效降低或不良反应加重。因此，在用药护理过程中要加以注意。

1. 体外药物相互作用 主要是指药物进入人体之前，此时药物之间、药物与溶剂或赋形剂之间发生的物理或化学相互作用，造成疗效降低或不良反应增加的现象，即药物配伍禁忌。在静脉滴注时加入药物是临床上常用的给药途径，而且经常在输液中添加多种药物。此时，除发生药物相互作用外，还可能发生物理配伍禁忌或化学配伍禁忌。 微课3

（1）分类 两种以上注射剂混合后，可能发生物理或化学变化，导致混合液出现变色、沉淀、变质或失效等变化。这些变化有些是外观可见的，有些则是不可见的，因此把配伍禁忌分为"可见的"与"不可见的"两大类。①可见的配伍禁忌：如混浊、沉淀、产气、结晶及变色等。这些配伍变化均是肉眼可见的，护士在药物混合后应仔细观察，可以避免配伍禁忌的发生。但是，有些配伍变化不是立即发生的，而是在使用过程中缓慢出现的，因此要高度重视，加强输液巡视，一旦发现配伍变化，及时停止输液，报告医生，重新制订给药方案。如注射用头孢曲松钠静脉输液时加入间羟胺、去甲肾上腺素、氯丙嗪、维生素 C、B 族维生素、红霉素时会出现浑浊，应单独给药。②不可见的配伍禁忌：有些药物配伍后并无外观变化，但可引起药效下降甚至毒性增加，主要包括效价下降、水解反应等。如去甲肾上腺素、间羟胺与碳酸氢钠、氨茶碱等碱性药物混合时，外观无变化，但是去甲肾上腺素、间羟胺活性降低，效价下降。

（2）常见配伍禁忌产生的原因 ①溶液的 pH 改变：混合后溶液的 pH 发生改变，药物的溶解度也发生改变，可能导致药物的析出而产生混浊或沉淀、色泽变化或加速分解。如 5% 硫喷妥钠注射液加至 5% 葡萄糖注射液中，pH 下降，可产生沉淀。②溶媒组成的改变：有些注射剂为了有利于药物溶解或稳定而采用非水性溶媒如乙醇、丙二醇甘油等，若与水溶液混合时，因溶媒性质的改变，可有沉淀或结晶析出。如氢化可的松注射液（含乙醇）与氯化钾注射液混合时，可析出氢化可的松沉淀。③电解质的盐析作用：胶体溶液型的药物，加入无机盐类后，药物溶解度降低而析出沉淀。如红霉素乳糖酸盐加入大量盐类可以产生盐析作用，故当乳糖酸红霉素粉针剂未溶解或未完全溶解时，不可用生理盐水直接溶解或稀释，只有先用注射用水或葡萄糖注射液溶解后方可用生理盐水稀释。④化学变化：即两种药物混合后发生化学变化产生新的化合物，引起外观变化或药效改变。如氯化钙注射液不能与碳酸氢钠注射液配伍，因氯化钙中钙离子与碳酸根离子结合生成碳酸钙沉淀。⑤离子作用：有些离子能加速某些药物的水解反应。如氨苄西林在含乳酸钠的输液中不稳定，其损失率与乳酸根离子浓度有关，在乳酸钠注射液中 4 小时可损失 40%，但在乳酸钠林格液中 4 小时则只损失 20%；青霉素 G 钾盐也有类似情况。⑥药物浓度的影响：如氢化可的松琥珀酸钠注射液，在 5% 葡萄糖注射液中浓度为 100mg/L 时，观察不到变化。但氢化可的松琥珀酸钠浓度为 300mg/L 时则出现沉淀。⑦聚合反应：有些药物在溶液中可能形成聚合物。如氨苄西林储备液虽贮于冷暗处，但放置期间会出现变色，溶液变黏稠，甚至会产生沉淀。这是由于形成聚合物所致。⑧输液时间：有些药物配伍后很快分解，所以应现配现用，并且在短时间内用完，如青霉素、吗啡、哌替啶等药物。有些注射药物与输液混合后，虽短时间内无可见性配伍变化发生，但仍宜在混合后 4 小时内用完为好。如果输入量较大时，可采取分次输入，每次重新配伍，这样还可减少输液被细菌污染的机会。⑨混合的顺序：有些药物混合时产生沉淀现象可用改变混合顺序的方法来克服。如氨茶碱与四环素配伍，溶媒液体先加入氨茶碱，摇匀后再加入四环素则可得到澄明的溶液，如先将两种药液混合后稀释则会析出沉淀。

> **要点提示**
>
> 常见配伍禁忌产生的原因

2. 体内药物相互作用

（1）药效学方面的相互作用 主要包括两方面。

1）协同作用 指两药合用所产生的效应大于或等于单用效应的总和。协同作用可分为：①相加作用，指两药合用的效应等于两药单用效应的总和，如硝酸甘油与普萘洛尔合用，抗心绞痛作用相加而两药剂量相应减少，且不良反应降低；②增强作用，指两药合用的效应大于两药单用效应的总和，如青霉素与氨基糖苷类合用，抗菌作用明显增强；③增敏作用，指一种药物可使组织或受体对另一药物的敏感性增强，如呋塞米可引起低钾血症，使心肌细胞对强心苷敏感性增强，易引起心脏毒性反应。

2）拮抗作用 指两药合用所产生的效应小于单用一种药物的效应。拮抗作用在临床上多用于减少药物不良反应或抢救药物中毒，如肝素与鱼精蛋白合用后产生拮抗作用，鱼精蛋白可用于肝素中毒的解救。

（2）药动学方面的相互作用 联合用药时，药物在吸收、分布、代谢和排泄过程中产生相互作用，使药物在作用部位的浓度发生改变，从而影响药物的效应。①吸收：某些药物间可相互影响吸收，如四环素与 Fe^{2+}、Ca^{2+} 之间会因为络合而相互影响吸收。②血浆蛋白结合：血浆蛋白结合率高的药物易与血浆蛋白结合，而使相应的药物被置换导致作用加强，如香豆素类抗凝药及口服降血糖药易受阿司匹林等解热镇痛药置换而分别产生出血及低血糖反应。③肝脏生物转化：肝药酶诱导剂如苯巴比妥、利福平、苯妥英钠及香烟、酒等能加速相应药物的代谢，而使药效减弱。肝药酶抑制剂如异烟肼、氯霉素、西咪替丁等能减慢相应药物的代谢而使药效增强。④肾排泄：碱化尿液可加速酸性药物自肾排泄，同时减慢碱性药物的排泄。反之，酸化尿液可加速碱性药物排泄，减慢酸性药物排泄。如弱酸性药苯巴比妥中毒时可用碳酸氢钠碱化尿液以加速其排泄。

✂ 边学边练

某癫痫患儿，服用苯妥英钠治疗 1 年，到医院检查诊断患有佝偻病，请同学们分组协作，讨论分析可能的原因（提示：与缺乏维生素 D 有关）。

参考答案

岗位对接

【任务解析】

1. 二甲双胍、瑞格列奈联合治疗糖尿病可发挥协同作用，增强治疗效果。

2. 出现以上现象的主要问题是用药依从性差，且没有按医嘱要求定时服药并配合饮食治疗。针对该名患者，护士应遵医嘱或处方给药，观察血糖、尿量等变化；密切关注患者的用药反应，症状是否得到改善，不良反应有无出现。

3. 要求护士不仅要熟练地应用所学的知识，正确地联合用药；还要求护士做好心理护理，向患者介绍糖尿病为终身性疾病，需要限制饮食、终身治疗，提升患者及家属对糖尿病的认识程度，提高治疗依从性。

【用药护理程序】

用药前	用药评估	①阅读医嘱或处方：明确用药目的、药品名称、规格、数量、剂量等相关信息 ②健康评估：观察患者健康状况和精神状态，了解既往病史、过敏史、治疗史等 ③用药禁忌评估：评估患者是否有胰腺炎、肝硬化、肾炎等情况。胰岛素避免与肾上腺素、β 受体拮抗药等合用
	调配药品	①胰岛素注射剂：400U/10ml、800U/10ml；饭前半小时皮下注射，中型糖尿病患者一日 5～10U，重型糖尿病患者一日 40U 以上，一日 3～4 次，必要时可静脉注射或肌内注射 ②其他药品及制剂参见相关项目任务
	提示建议	①胰岛素给药时间和用餐时间要搭配好，避免出现药物引起的低血糖现象 ②胰岛素 2～8℃ 避光保存 ③皮下注射时需要更换注射部位 ④未明事项应查阅药品说明书或向医师、药师等反馈
用药中	护理问题	①患者的血糖、尿量、血压、心率、血酮体等变化 ②与药物不良反应有关症状的处理 ③药物正确的给药方法等 ④其他可能影响疗效的问题等
	护理措施	①遵医嘱或处方，严格掌握剂量及给药途径，并注意观察血糖、尿量、血压、心率、血酮体等变化 ②密切关注患者的用药反应，症状是否得到改善，配合进行日常起居的生活指导
	监护要点	①胰岛素引起的过敏反应一般轻微短暂，表现为皮疹、血管神经性水肿，必要时可用糖皮质激素等治疗 ②加强不良反应观察和处置，尤其是头晕、出汗、震颤、饥饿和注意力不集中等低血糖症状

续表

用药后	健康宣教	①适度介绍药物治疗方案和有关康复常识，引导患者正确认识糖尿病，配合治疗，按时用药、控制饮食，适当运动等 ②进行心理护理，缓解因终身治疗、出现严重并发症等引起的焦虑抑郁情绪 ③对病情较紧急危重，应待病情稳定后再做宣教等
	评价效果	①客观评价药物疗效、安全性及近远期治疗效果，血糖水平是否得到控制、酮症酸中毒症状有无改善等 ②采取的用药护理措施、方法的适宜性 ③对药物治疗和不良反应及防治相关知识的知晓度是否提高，能否坚持和配合治疗等
	回顾总结	①整理物品、记录资料，回顾合理使用胰岛素等药物的要点 ②总结本任务用药护理心得；查找不足，制订改进措施等

学习小结

本任务主要介绍了影响药物作用的因素，其中重点是药物配伍禁忌概念及其在用药护理中的意义，难点是依据相关因素，理解和解释用药护理措施。可采取任务驱动的教学方法，完成学习目标；提高自主探究的学习能力。

目标检测

答案解析

一、单项选择题

1. 在机体方面影响药物作用的因素不包括（　　）

    A. 年龄　　　　　　　　B. 性别　　　　　　　　C. 给药途径

    D. 心理因素　　　　　　E. 疾病因素

2. 一般来说，起效速度最快的给药途径是（　　）

    A. 吸入给药　　　　　　B. 口服给药　　　　　　C. 静脉注射

    D. 皮下注射　　　　　　E. 贴皮给药

3. 病原微生物对抗菌药的耐受性降低的现象称为（　　）

    A. 耐受性　　　　　　　B. 耐药性　　　　　　　C. 成瘾性

    D. 习惯性　　　　　　　E. 快速耐受性

4. 下列属于不可见的配伍禁忌的是（　　）

    A. 混浊　　　　　　　　B. 沉淀　　　　　　　　C. 产气

    D. 变色　　　　　　　　E. 效价下降

5. 下列关于老年人用药中，错误的是（　　）

    A. 对药物的反应性与成人可有不同

    B. 对某些药物的反应特别敏感

    C. 对某些药物的耐受性较差

    D. 老年人用药剂量一般与成人相同

    E. 老年人对药物的反应与成人不同，反映在药效学和药动学上

二、简答题

1. 简述小儿、老年人用药时应注意的影响因素。

2. 简述药物方面的影响因素。

3. 简述耐受性和耐药性的区别和用药护理意义。

三、案例分析题

患者，男，51 岁。因患失眠症，医生处方给予地西泮，开始每晚服用地西泮 5mg 即可入睡，但 3 个月后再服用此量却无法入睡，必须增加剂量才能达到原来的效果。

请分析并回答：①该患者出现该现象的原因是什么？②采取哪些用药护理措施可避免此现象的发生？③护士在上述用药护理中如何体现职业素养？

（赵　梦　秦博文）

书网融合……

重点小结	微课1	微课2	微课3	习题

项目二 传出神经系统药物与用药护理

📖 **项目简介**

　　传出神经系统药物主要是通过影响受体或递质产生药理作用的，其种类繁多，作用用途广泛，常用于心搏骤停、各种休克、青光眼、重症肌无力等。本项目包括胆碱受体激动药、胆碱受体拮抗药、肾上腺素受体激动药和肾上腺素受体拮抗药四类药物及其用药护理，设计为三个工作任务。通过本项目的学习，有助于学生在未来职业岗位更好地完成相应的用药护理工作任务。

任务一 认识传出神经系统药物

PPT

◎ **学习目标**

　　1. 知识与技能　掌握传出神经系统神经递质、受体的分类与功能；熟悉受体的分布与生物效应及传出神经系统药物的作用方式与分类；了解递质的合成、储存、释放与消除的过程。学会综合运用传出神经系统知识开展用药护理的技能。

　　2. 过程与方法　建议采用混合式教学法等，通过布置青光眼临床症状分析的任务，引导学生自主学习，分组讨论或开展竞赛激发学习兴趣，完成学习目标，培养自主式、合作式、探究式等学习能力。

　　3. 情感态度与价值观　通过本次任务，使学生初步具备尊重、关心帮助患者及家属的工作态度，培养积极、细致、认真的服务意识和职业精神，提高严谨、熟练地实施用药护理的岗位能力和职业素养。

　　神经系统是人体内起主导作用的功能调节系统，由中枢神经系统和周围神经系统组成。传出神经系统是周围神经系统中传递来自中枢神经系统的冲动进而支配效应器活动的一类神经系统。

≫ 情境导入

　　情景描述　患者，女，45岁。因工作繁忙，经常熬夜，出现眼睑水肿，眼结膜充血，伴有头痛、眼胀、视觉障碍、视物模糊等症状。就医检查眼压明显升高（40mmHg）、视野缩小、视神经萎缩。医生结合患者临床症状，诊断为青光眼。

　　任务要求　1. 针对该患者，医生应该给予哪些药物治疗？

　　　　　　　　2. 患者用药后会有哪些表现，护士应做好哪些用药护理措施？

　　　　　　　　3. 护士在对该患者进行用药护理的同时，还需做好哪些工作以助于患者恢复？

一、传出神经系统的分类与功能

　　1. 按解剖学分类　传出神经主要包括自主神经和运动神经。自主神经自中枢发出后，需在神经节内更换神经元后到达所支配的效应器，故分为节前纤维和节后纤维。而运动神经自中枢发出后，中途不更换神经元，直接到达骨骼肌，故无节前和节后纤维之分。

2. 按神经末梢释放递质分类 神经递质是神经末梢兴奋时释放出的能够传递信息的化学物质，主要包括乙酰胆碱（ACh）、去甲肾上腺素（NA）、多巴胺（DA）等。根据神经末梢释放递质不同，传出神经可分为胆碱能神经（释放ACh）、去甲肾上腺素能神经（释放NA）、多巴胺能神经（释放DA）等。胆碱能神经包括运动神经、交感神经和副交感神经的节前纤维、副交感神经节后纤维、极少数交感神经节后纤维（支配汗腺和骨骼肌血管舒张）；绝大多数交感神经节后纤维为去甲肾上腺素能神经。此外，某些效应器上还有多巴胺能神经。传出神经系统分类见图2-1-1。

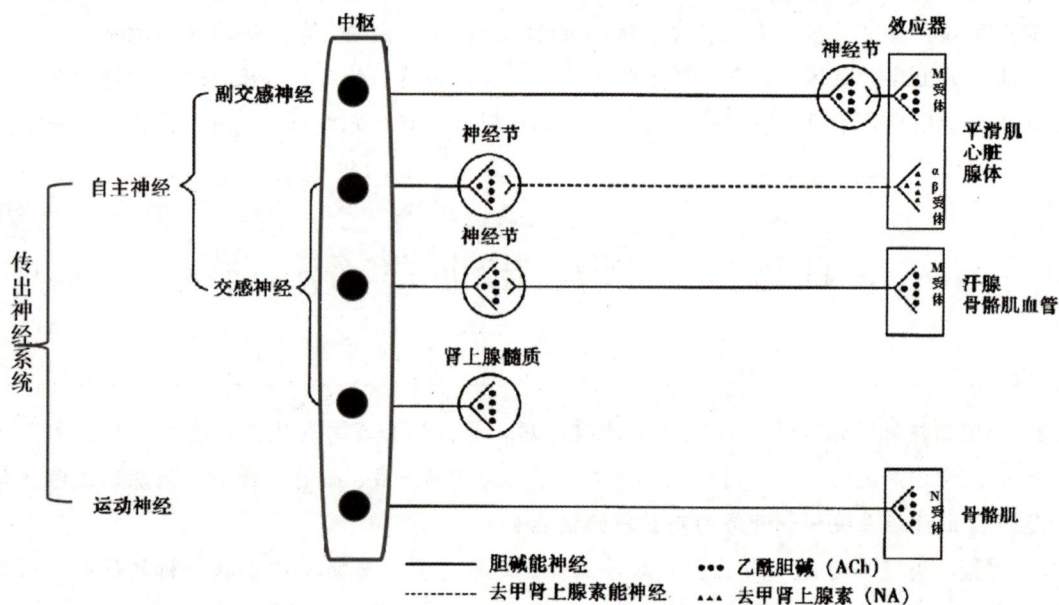

图2-1-1 传出神经系统分类示意图

二、传出神经系统的递质与受体

1. 化学传递 传出神经的化学传递主要借助突触或运动终板。神经末梢与效应器或次一级神经元之间的交接处称为突触，而运动神经与骨骼肌交接处称为运动终板，均由前膜、间隙、后膜组成，其功能主要为完成信号的传递。当神经冲动到达神经末梢时，神经末梢囊泡中的神经递质以胞裂外排的方式释放到间隙，与前膜或后膜上的受体结合产生效应后迅速解离，被酶分解或被突触前膜重新摄取利用。

💡 **拓展提升**

野生蕈与毒蕈碱

野生蕈俗称野生蘑菇，因其味道鲜美、富有营养深受人们喜爱，但其中有很多是毒蘑菇，野生蕈种类多，形态千差万别，准确鉴别比较困难，故食用野生蕈中毒的病例时有发生。毒蘑菇的主要毒性成分是毒蕈碱，一般烹饪方法无法将其完全破坏，误食后可在30~60分钟内出现中毒症状，如：流涎、流泪、恶心、呕吐、头痛、视觉障碍、腹部绞痛、腹泻、支气管痉挛、心动过缓、血压下降和休克等，严重者出现多器官衰竭和死亡。抢救应先采取催吐、洗胃、导泻和生命体征支持措施等，同时配合M受体拮抗药阿托品等药物，必要时采取血液透析等提高救治效果。向社会公众普及野生蕈等食品安全和健康常识是预防其中毒的主要措施。

2. 传出神经递质 e微课1

（1）乙酰胆碱 主要在胆碱能神经末梢内合成，以胆碱和乙酰辅酶A为原料，在胆碱乙酰化酶作用下合成乙酰胆碱，后即进入囊泡并与ATP和囊泡蛋白共同贮存于囊泡中；当神经冲动到达末梢，产生除极化，引起Ca^{2+}内流，促使囊泡前移与突触前膜融合，产生胞裂外排；乙酰胆碱被释放于间隙，继而与前膜或后膜上的受体结合产生效应，后迅速被胆碱酯酶（AChE）分解为胆碱和乙酸，其中胆碱被前膜重新摄取利用。故通过抑制胆碱酯酶，可影响乙酰胆碱的代谢，从而发挥增强胆碱能神经功能的作用。

（2）去甲肾上腺素 主要在去甲肾上腺素能神经末梢内合成，原料酪氨酸从血液进入神经元后，在酪氨酸羟化酶作用下生成多巴，再经多巴脱羧酶催化脱羧生成多巴胺，后者进入囊泡后，经多巴胺羟化酶的作用转变为去甲肾上腺素，后与ATP的嗜铬颗粒蛋白结合，贮存于囊泡中。当神经冲动到达末梢，去甲肾上腺素释放于间隙，后与前膜或后膜上的受体结合产生效应。大多数去甲肾上腺素被突触前膜重新摄取利用，少数被单胺氧化酶（MAO）或儿茶酚氧位甲基转移酶（COMT）灭活。

3. 传出神经系统受体与效应 传出神经受体主要根据能与之相结合的递质或药物，分为胆碱受体、肾上腺素受体及多巴胺受体，它们广泛分布于骨骼肌、心肌及各种平滑肌等部位。e微课2

（1）胆碱受体 能选择性地与乙酰胆碱结合的受体，主要分为毒蕈碱型胆碱受体（M受体）和烟碱型胆碱受体（N受体）。M受体又有M_1、M_2和M_3之分，兴奋时主要表现为心脏抑制、血管扩张、内脏平滑肌收缩、腺体分泌增多和瞳孔缩小等效应。N受体又可分为N_1和N_2两种亚型。兴奋时，自主神经节兴奋和肾上腺髓质分泌、骨骼肌收缩等。

（2）肾上腺素受体 能选择性地与去甲肾上腺素或肾上腺素结合的受体，主要分为α肾上腺素受体（α受体）和β肾上腺素受体（β受体）。α受体又分为$α_1$和$α_2$两种亚型，其兴奋时，表现为血管收缩（皮肤、黏膜、内脏）、瞳孔扩大和去甲肾上腺素释放减少等效应。β受体也分为$β_1$和$β_2$两种亚型，其兴奋时可引起心脏兴奋、支气管松弛、骨骼肌血管和冠状血管扩张、去甲肾上腺素释放增多等效应。

> **要点提示**
>
> 胆碱受体、肾上腺素受体的分型与生理效应

（3）多巴胺受体 外周多巴胺受体（DA受体）分布于肾血管、冠状血管、肠系膜血管，被激动时可使血管扩张。此外，多巴胺受体在中枢也有分布。

人体内多数器官接受胆碱能神经及去甲肾上腺素能神经双重支配。在同一效应器上，两种神经所产生的效应往往是相互拮抗的，但在中枢神经系统的调节下，其功能既拮抗又统一，这种对立统一保证了内脏器官活动的协调性（表2-1-1）。

表2-1-1 传出神经受体的类型、分布及效应

受体类型	分布脏器或部位	激动时所产生的效应
胆碱受体		
M受体	中枢和胃壁细胞	中枢兴奋、胃酸分泌增多
	心脏	收缩力减弱、心率减慢、传导减慢
	内脏平滑肌、腺体、血管	平滑肌收缩、腺体分泌增多、血管舒张
	瞳孔括约肌	缩瞳
N受体		
N_1受体	自主神经节、肾上腺髓质	神经节兴奋、肾上腺素分泌增多
N_2受体	骨骼肌运动终板	骨骼肌收缩
肾上腺素受体		
α受体		
$α_1$受体	血管（皮肤、黏膜、内脏）	血管收缩、血压升高

续表

受体类型	分布脏器或部位	激动时所产生的效应
	瞳孔开大肌	扩瞳
α_2受体	突触前膜	去甲肾上腺素释放减少
β受体		
β_1受体	心脏	收缩力加强、心率加快、传导加速
	脂肪、肾小球旁器细胞	脂肪分解加强、肾素分泌增多
β_2受体	支气管等内脏平滑肌	支气管扩张等
	血管（冠脉、骨骼肌血管）	血管舒张
	肝脏	糖原分解加强、促进糖异生、血糖升高
	突触前膜	去甲肾上腺素释放增多

✎ 边学边练

1. 异丙肾上腺素（激动 β_1、β_2受体）和沙丁胺醇（激动 β_2受体）治疗支气管哮喘时，有何不同？为什么？

2. 肾上腺素（激动 α、β受体）和异丙肾上腺素（激动 β_1、β_2受体）治疗支气管哮喘时，有何不同？为什么？

参考答案

💡 拓展提升

探索生命奥秘需要坚持不懈的创新精神

人类一直在思考，什么是记忆？知觉是什么？为什么我能感知冷热？这一切都与神经传递密不可分。德国科学家 Loewi 通过著名的离体双蛙心灌流实验发现了具有心脏抑制作用的乙酰胆碱，他也因发现了神经递质乙酰胆碱而获得 1936 年诺贝尔生理学或医学奖。随后，中国著名学者张锡钧等多位学者也首次发现了哺乳类动物脑内同样存在乙酰胆碱。此后，众多科学家不断致力于神经递质的发现研究，逐渐揭示了周围神经系统的作用机制，为阐明感觉、知觉等神经活动奠定了基础。科学探究永无止境，科学家们继续专注于疾病与神经递质的研究，其中瑞典科学家 Arvid Carlsson 突破固有观念，大胆探索，用开拓性的实验方法证明了多巴胺作为一种神经递质在帕金森病和精神分裂症中的重要作用，并在 1982 年获得了诺贝尔生理学或医学奖。

以上事例告诉我们，科学发现需要几代人坚持不懈的努力，需要百折不饶、开拓进取的创新精神。生命奥秘未知的部分还有很多，等待着新一代的我们去探索。

请结合拓展素材思考讨论，开展合理用药宣教等活动，培养职业素养和专业精神。

三、传出神经系统药物的分类

（一）传出神经系统药物的作用方式 🅔 微课3

1. 直接作用于受体 许多传出神经系统药物可直接与胆碱受体或肾上腺素受体结合，若产生与递质相似的作用，称为激动药。如结合后不产生或较少产生拟似递质的作用，却能妨碍递质与受体结合，阻断冲动传递，从而产生与递质相反的作用，称为拮抗药。

2. 影响递质 个别药物可通过影响神经递质发挥作用，如新斯的明能抑制胆碱酯酶，妨碍乙酰胆碱的水解，产生拟胆碱作用；麻黄碱可促进去甲肾上腺素的合成与释放而发挥作用。

（二）传出神经系统药物的分类

按作用性质、作用选择性和作用部位，传出神经系统药物分类见表2-1-2。

🔅 **要点提示**

传出神经系统药物分类及代表药

表 2 - 1 - 2　传出神经系统药物分类

拟似药/激动药	拮抗药
1. 拟胆碱药	1. 抗胆碱药
胆碱受体激动药	胆碱受体拮抗药
M 受体激动药（毛果芸香碱等）	M 受体拮抗药（阿托品等）
N 受体激动药（烟碱等）	N 受体拮抗药（泮库溴铵等）
胆碱酯酶抑制药（新斯的明等）	胆碱酯酶复活药（氯解磷定等）
2. 拟肾上腺素药	2. 抗肾上腺素药
肾上腺素受体激动药	肾上腺素受体拮抗药
α、β 受体激动药（肾上腺素等）	α、β 受体拮抗药（拉贝洛尔等）
α 受体激动药（去甲肾上腺素等）	α 受体拮抗药（酚妥拉明等）
β 受体激动药（异丙肾上腺素等）	β 受体拮抗药（普萘洛尔等）

岗位对接

【任务解析】

1. 医生针对这位青光眼患者，应该给予毛果芸香碱药物治疗，其药理依据是毛果芸香碱为 M 受体激动药。具体机制见任务二毛果芸香碱相关内容。

2. 患者用药后头痛、眼内压高等表现会缓解和消失，护士应做好毛果芸香碱滴眼剂的正确使用指导，降低使用不当药物吸收入血引起多汗、流涎等不良反应的发生。

3. 护士还需做好用眼健康宣教及用药期间的健康指导，协助专科医生提高患者用药依从性，合理调控情绪、改善生活习惯等帮助患者尽快恢复和防止复发。

【用药护理程序】

用药前	用药评估	①阅读医嘱或处方：明确用药目的、药品名称、规格、数量、剂量等相关信息 ②健康评估：观察患者健康状况，了解既往病史、过敏史、治疗史等及基本体征监测 ③用药禁忌评估：评估患者是否有急性结膜炎与角膜炎、急性虹膜炎、支气管哮喘、胃溃疡等情况
	调配药品	①硝酸毛果芸香碱滴眼液：5ml/0.1g；用于急性闭角型青光眼急性发作期，每次1滴，每5~10分钟1次，3~6次后每1~3小时1次，直至眼压下降；慢性青光眼，每次1滴，一日4次 ②其他药品及制剂参见相关项目任务
	提示建议	①滴眼后可出现视远物模糊，故此期间不宜进行有关眼的精细工作和驾驶作业 ②滴眼时按压内眦，减少药物经鼻泪管流入鼻腔增加吸收引起全身不良反应 ③未明事项应查阅药品说明书或向医师、药师等反馈

续表

用药中	护理问题	①患者的视力、视野、前房角镜检查等的变化 ②与药物不良反应有关症状的处理 ③药物正确的给药剂量及给药方法掌握，如清洁手部等 ④其他可能影响疗效的问题等
	护理措施	①遵医嘱或处方，严格掌握剂量及给药方法，并注意监测患者观察视力变化 ②密切关注患者用药反应，症状是否得到改善 ③配合日常起居进行生活指导及眼部康复指导
	监护要点	①毛果芸香碱滴眼时按压内眦，避免吸收入血 ②滴眼液出现浑浊或变色，切勿再用 ③滴眼剂的正确使用及日常储存的注意事项，如开封后最多使用 4 周 ④加强不良反应观察和处置
用药后	健康宣教	①适度介绍青光眼药物治疗方案和有关康复常识，恰当地向患者解释用药中可能出现的不适反应，提高用药依从性 ②加强沟通，消除患者及家属对视力损害的紧张、焦虑等情绪，青光眼患者需注意用眼健康，及时眼科复查，达到长期改善的目标
	评价效果	①客观评价药物疗效、安全性及远近期治疗效果 ②综合判断采取的用药护理措施与方法是否适宜 ③患者对青光眼及治疗药物知识的知晓度是否提高，能否坚持和配合治疗等
	回顾总结	①整理物品、记录资料，回顾合理使用毛果芸香碱等药物的要点 ②总结本任务用药护理心得；查找不足，制订改进措施等

学习小结

本任务主要介绍了传出神经系统神经递质、受体及作用于传出神经系统药物的分类等基础知识，其中重点是传出神经系统神经递质、受体及作用于该系统药物的分类，难点是传出神经系统受体的分布及激动效应。可采取混合式教学方法，完成学习目标；培养自主式、合作式、探究式等学习能力；提高严谨、熟练地实施用药护理岗位能力和职业素养。

目标检测

答案解析

一、单项选择题

1. 有关 β 受体分布及其对应效应，表述正确的是（　　）

    A. 激动 β_1 受体，心肌收缩力减弱　　　　　B. 激动 β_1 受体，脂肪分解减少

    C. 激动 β_2 受体，去甲肾上腺素分泌减少　　D. 激动 β_2 受体，支气管平滑肌收缩

    E. 激动 β_1 受体，肾素分泌增多

2. 关于 M 受体分布及其对应效应，表述错误的是（　　）

    A. 激动 M 受体，腺体分泌增多　　　　　　B. 激动 M 受体，心脏兴奋

    C. 激动 M 受体，支气管平滑肌收缩　　　　D. 激动 M 受体，瞳孔缩小

    E. 激动 M 受体，血管舒张

3. 胆碱能神经合成与释放的递质是（　　）

    A. 琥珀胆碱　　　　　　B. 乙酰胆碱　　　　　　C. 胆碱

    D. 醋甲胆碱　　　　　　E. 贝胆碱

4. 受体激动时，可引起支气管平滑肌松弛的是（　　）

A. M 受体　　　　　　B. β_1 受体　　　　　　C. β_2 受体

D. α_1 受体　　　　　　E. α_2 受体

二、简答题

1. 简述传出神经系统受体的类型及其效应。

2. 传出神经系统药物是如何分类的？各举出一个代表药名称。

3. 简述传出神经系统神经递质的分类及分布。

三、案例分析题

患者，男，35 岁，因眼睑下垂、手部肌肉无力就诊，经有关检查诊断重症肌无力。采用胆碱酶抑制药新斯的明等药物治疗后情况逐渐好转。

请分析并回答：①患者出现的眼睑下垂、手部肌肉无力等症状可能与哪种受体的效应有关？②新斯的明是如何提高胆碱能神经功能的？使用该药时，应注意做好哪些护理措施？③护士在上述护理中如何体现职业素养和专业精神？

（郑　丹）

书网融合……

重点小结　　微课1　　微课2　　微课3　　习题

PPT

任务二　胆碱能神经系统药物与用药护理

学习目标

1. 知识与技能　掌握毛果芸香碱、阿托品和新斯的明的药理作用、临床用途和不良反应及禁忌证；熟悉东莨菪碱、山莨菪碱等药物的作用特点；了解其他胆碱能神经系统药物的特点。学会观察药物的疗效及不良反应，综合分析、判断及采用相应护理措施，正确指导患者合理用药。

2. 过程与方法　建议采用任务驱动教学法等，通过布置内脏绞痛合理用药的任务，引导学生网络学习，分组讨论及开展竞赛激发学习兴趣，完成学习目标，培养自主式、合作式、探究式等学习能力。

3. 情感态度与价值观　通过本次任务，使学生初步具备尊重、关心帮助患者及家属的工作态度，培养积极、细致、认真的服务意识和职业精神，提高严谨、熟练地实施用药护理的岗位能力和职业素养。

情境导入

情景描述　患者，男，35 岁。天气炎热，剧烈运动后立即食用大量冷饮出现腹痛、腹泻等症状。医生结合患者临床症状，诊断为胃肠道绞痛。

任务要求　1. 针对该患者，医生应该给予哪些药物治疗？

2. 患者用药后会有哪些表现，护士应做好哪些用药护理措施？

3. 护士在对该患者用药护理的同时，还需做好哪些工作以助于患者恢复？

一、胆碱受体激动药和胆碱酯酶抑制药

胆碱受体激动药又称拟胆碱药，主要通过激动胆碱受体，从而产生与胆碱能神经递质乙酰胆碱作用相似的药物。包括 M 受体激动药，如毛果芸香碱、卡巴胆碱等和 N 受体激动药，如烟碱等。

胆碱酯酶抑制药又称抗胆碱酯酶药，与胆碱酯酶以共价键或非共价键结合，抑制胆碱酯酶活性，导致乙酰胆碱在体内蓄积而呈拟胆碱作用，产生 M 样和 N 样效应。根据药物与胆碱酯酶结合方式和稳定程度不同，又可分为易逆性抗胆碱酯酶药（如新斯的明等）和难逆性抗胆碱酯酶药（具体见解毒药与用药护理部分）。

> **要点提示**
>
> 胆碱受体激动药的分类及代表药物

（一）M 受体激动药

毛果芸香碱

毛果芸香碱（pilocarpine）又称匹鲁卡品，是从毛果芸香属植物叶中提取的生物碱，现可人工合成。

【药理作用】 本药选择性直接激动 M 受体，对眼和腺体作用尤为明显。

1. 对眼的作用 滴眼后可引起缩瞳、降低眼内压和调节痉挛等作用（图 2-2-1）。

（1）缩瞳 激动瞳孔括约肌 M 受体，括约肌向瞳孔中心方向收缩而缩小瞳孔。

（2）降低眼压 房水由睫状体上皮细胞分泌及后房血管渗出产生，经瞳孔流入前房，到达前房角间隙，主要经小梁网（滤帘）流入巩膜静脉窦，最后进入血液循环。本药通过缩瞳作用，使虹膜向瞳孔中心拉动，虹膜根部变薄，前房角间隙扩大，房水易于经小梁网（滤帘）进入巩膜静脉窦，而后进入血液循环，从而使眼内压下降。

（3）调节痉挛 眼在视近物时，通过调节晶状体的屈光度，使物体成像于视网膜上，从而看清物体的过程，即为眼调节作用。本药激动睫状肌环状纤维上 M 受体，使睫状肌向瞳孔中心方向收缩，与之相连的悬韧带放松，晶状体变凸，屈光度增加，即视远物模糊，视近物清晰，药物的这种作用称为调节痉挛。

> **要点提示**
>
> 毛果芸香碱对眼睛的作用

2. 对腺体的作用 本药（较大剂量）可使腺体分泌增多，尤以汗腺和唾液腺作用最明显。

【临床用途】

1. 青光眼 多以视神经乳头凹陷及视力减退为特征，并常伴有眼压增高症状，严重者可致失明。毛果芸香碱通过缩瞳作用可使患者瞳孔缩小，前房角间隙扩大，房水回流通畅，从而降低眼压，临床常用于治疗闭角型青光眼，对开角型青光眼治疗效果较差。 📱微课1

2. 虹膜睫状体炎 常与扩瞳药交替使用，使虹膜交替收缩与舒张，以防止虹膜与晶状体粘连。

3. 其他 可用于抗胆碱药阿托品中毒的解救。

【不良反应】 过量给药可出现流涎、多汗、支气管痉挛等 M 受体过度兴奋症状，可用阿托品对症处理。

> **要点提示**
>
> 毛果芸香碱治疗青光眼的正确给药方法

【用药护理要点】 滴眼后应轻轻压迫内眦泪囊处，保持 1~2 分钟，使药液在眼内充分发挥作用，并避免药液流入鼻腔增加吸收引起全身不良反应。用药期间定期眼科检查。眼用制剂在启用后最多

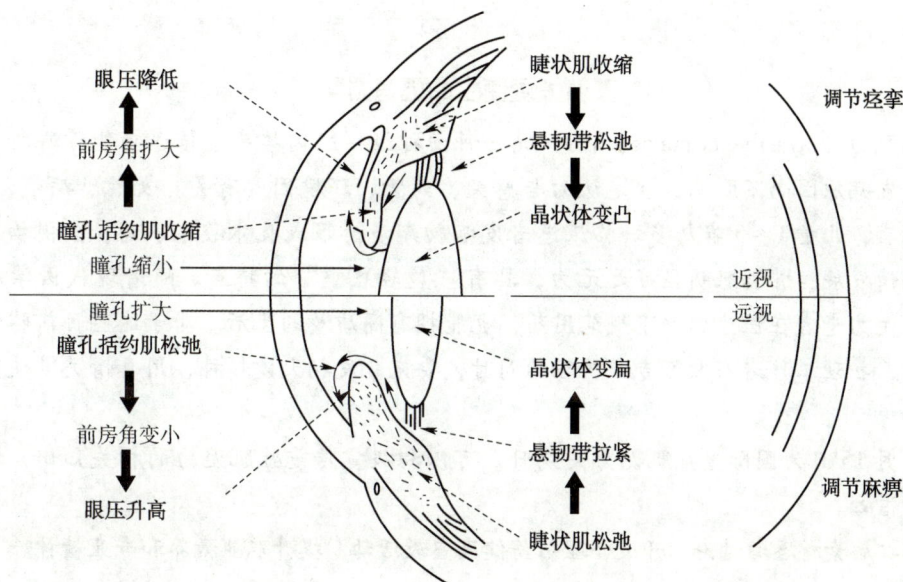

图 2 - 2 - 1　M 受体激动药（上）和 M 受体拮抗药（下）对眼的作用

可使用 4 周。

（二）胆碱酯酶抑制药

新斯的明

新斯的明（noestigmine，普洛斯的明）口服吸收少而不规则，约 1 小时显效，维持 3 ~ 4 小时；皮下或肌内注射约 15 分钟起效，维持 2 ~ 4 小时。本药为季胺类化合物，脂溶性低，主要分布在肌肉组织，不易过血脑屏障及角膜，故对中枢和眼睛作用较弱。

【药理作用】与胆碱酯酶可逆性地结合，抑制胆碱酯酶活性，使 ACh 在体内短暂蓄积而呈现 M 样和 N 样作用，对骨骼肌兴奋作用最明显，对胃肠道和膀胱平滑肌作用较强，对腺体、眼、心血管及支气管平滑肌作用较弱。

1. 兴奋骨骼肌　通过抑制胆碱酯酶或直接激动 N_2 受体，并促进运动神经末梢释放 ACh 而发挥作用，因此对骨骼肌作用最强。

2. 兴奋平滑肌　抑制胆碱酯酶的活性，激动胃肠道平滑肌和膀胱逼尿肌的 M 受体，增强胃肠蠕动及膀胱逼尿肌张力，促进排气排尿，作用较强。

3. 减慢心率　间接激动 M 受体，兴奋迷走神经对心脏抑制，减慢心率。

【临床用途】

1. 重症肌无力　一般口服给药，但口服吸收不规则，需采取个体化给药方案。严重时也可皮下或肌内注射给药；静脉注射时应缓慢给药，需备用阿托品。 微课 2

2. 手术后腹气胀和尿潴留　本药增加肠蠕动及膀胱张力，尤其对术后麻痹性腹气胀和尿潴留效果良好。

3. 阵发性室上性心动过速　本药间接激动 M 受体，从而导致心率减慢。对迷走张力较低的心动过速较为明显。

4. 非去极化型肌松药中毒解救　如筒箭毒碱、泮库溴铵等药物过量中毒的解救。

拓展提升

真情关爱使生命更有力量

重症肌无力（myasthenia gravis，MG）是一种由神经－肌肉接头处传递功能障碍所引起的自身免疫病，发病原因尚不明确，普遍认为与感染、药物、环境因素有关。女性患病率大于男性，各年龄段均有，儿童 1～5 岁居多。临床患者发病初期多感眼或肢体酸胀不适，或视物模糊，易疲劳；随病情发展，骨骼肌明显疲乏无力，具有"晨轻暮重"的特点。随着现代医学水平的进步，重症肌无力患者在医生指导下规范用药，也能拥有高质量的生活。对于这些目前临床上无法治愈的患者，护理工作者在做好专业护理的同时，要充分发扬大爱精神，用真情关爱使生命更有力量。

每年 6 月 15 日为国际重症肌无力关爱日。可以积极宣传重症肌无力的相关知识，增强患者战胜疾病的信心。

请结合拓展素材思考讨论，开展合理用药健康宣教活动，提升职业素养和专业精神。

【不良反应】过量可引起呕吐、腹痛、心动过缓和肌束颤动等。剂量过大时可引起"胆碱能危象"，加重肌无力，应立即停药并用阿托品对抗。因明显降低心率，心动过缓应慎用。机械性肠梗阻、尿路梗阻及支气管哮喘等患者禁用。

【用药护理要点】用药期间监测患者心率、呼吸、吞咽功能及握力等是否改善，病情无缓解反而加重时及时报告医生。发生胆碱能危象静脉注射阿托品等缓解症状，必要时安装辅助呼吸装置。

边学边练

下列不属于新斯的明药理作用的是（　）

A. 兴奋胃肠道平滑肌　　B. 小剂量兴奋中枢　　C. 减慢心率

D. 兴奋膀胱逼尿肌　　E. 兴奋骨骼肌

参考答案

毒扁豆碱

毒扁豆碱（physostigmine，依色林）为豆科植物毒扁豆种子中提取的一种生物碱，现已人工合成。外周作用与新斯的明相似，表现为 M 样和 N 样作用。因其脂溶性高，易透过血脑屏障进入中枢，可抑制 AChE 活性而产生中枢作用（小剂量兴奋、大剂量抑制）。全身用药毒性大，故临床仅用于治疗青光眼。与毛果芸香碱相比，显效较快，但刺激性强，长期给药时，患者不易耐受。

其他同类药还有溴吡斯的明、安贝氯铵、依酚氯铵等（表 2－2－1）。

表 2－2－1　其他胆碱酯酶抑制药

药物	作用特点
吡斯的明 （pyridostigmine）	作用起效慢而持久，不良反应轻，可口服。用于治疗重症肌无力、腹气胀和尿潴留
安贝氯铵 （ambenonium chloride）	作用强而持久，可口服。主要用于治疗重症肌无力，尤其是不能耐受新斯的明、吡斯的明的患者
依酚氯铵 （edrophonium chloride）	作用迅速而短暂，1 分钟起效，维持约 10 分钟。用于诊断重症肌无力和抢救筒箭毒碱等中毒。副作用少见

二、抗胆碱药

抗胆碱药主要包括：M 受体拮抗药，如阿托品、山莨菪碱、东莨菪碱；N 受体拮抗药，如琥珀胆碱、筒箭毒碱等，其中 M 受体拮抗药作用繁多，用途广泛，临床价值高。

（一）M 受体拮抗药

本类药可选择性地与 M 受体结合，一般无内在活性，能阻断 ACh 或胆碱受体激动药与受体结合，从而拮抗胆碱受体激动药或 ACh 的激动效应，通常对 N 受体影响较小。

阿托品

阿托品（atropine）是从茄科植物颠茄、曼陀罗、莨菪等天然植物中提取的生物碱，也可人工合成。口服吸收迅速，1 小时达血药高峰，2~4 小时后作用消失。分布广泛，可透过血脑屏障和胎盘屏障，主要经尿排泄。

💡 **知识链接**

阿托品药物知多少

自然界中茄科植物如颠茄、洋金花（曼陀罗）等的主要药用成分是莨菪类生物碱，其中混旋莨菪碱就是阿托品，其左旋体又称莨菪碱。人们早就了解了上述植物的药用价值，如华佗的中医麻醉方剂麻沸散被考据认为含有洋金花（曼陀罗）成份。古代地中海妇女以瞳孔大为美，因颠茄汁可散瞳而广泛使用，所以颠茄的拉丁名（belladonna）也隐喻美女的含义。中国学者于 1965 年及 1970 年从植物中提取山莨菪碱和东莨菪碱，丰富了阿托品类药物品种，而人工合成的丙胺太林、托吡卡胺等也因方便易得而广泛应用。

【药理作用】阻断 M 受体，竞争性拮抗乙酰胆碱的 M 样作用；随剂量增加，各器官对药物的敏感性亦不同，可依次出现腺体分泌减少、瞳孔扩大、心率加快、调节麻痹、胃肠道及膀胱平滑肌抑制，大剂量可出现中枢症状。

1. 抑制腺体分泌 对汗腺、唾液腺抑制作用最强，表现为口干和皮肤干燥；随着剂量增加，泪腺、呼吸道腺体也表现出较强抑制作用，同时汗腺分泌进一步抑制可导致体温升高。大剂量也可减少胃液分泌，但对胃酸浓度影响小。

2. 松弛内脏平滑肌 能松弛多种内脏平滑肌，尤其对过度活动或痉挛的平滑肌作用显著。其中对胃肠平滑肌作用最强，可缓解胃肠绞痛；其次是膀胱逼尿肌，对胆管、支气管和子宫平滑肌的解痉作用较弱。

3. 对眼的作用

（1）扩瞳 阻断瞳孔括约肌 M 受体，括约肌松弛，使肾上腺素能神经支配的瞳孔扩大肌功能占优势而扩瞳。

（2）升高眼压 扩瞳作用使虹膜移向外侧缘，前房角间隙变窄，房水回流受阻，导致眼压升高（图 2-2-1）。

（3）调节麻痹 阻断睫状肌 M 受体，使睫状肌松弛，悬韧带拉紧，晶状体变扁平，故视近物不清。药物的此种调节称为调节麻痹。

4. 兴奋心脏 较大剂量能阻断迷走神经对心脏的抑制，引起心率加快，房室传导加速。

5. 舒张血管 较大剂量可使血管扩张、改善微循环而缓解休克症状。但扩血管作用与阻断 M 受体无关，可能是机体对阿托品所致体温升高进行的代偿性散热反应。

6. 中枢神经系统 治疗量对中枢神经系统的影响不明显；较大剂量（1~2mg）可轻度兴奋延髓和大脑，剂量加大中枢兴奋明显增强，出现焦虑不安、多言等症状；中毒量（10mg以上）可见明显中枢兴奋症状，继续增量，中枢兴奋转为抑制，甚至引起昏迷与呼吸麻痹而导致死亡。

要点提示

阿托品的药理作用

【临床用途】

1. 治疗胃肠绞痛、膀胱刺激征 如尿频、尿急等疗效较好；但治疗胆绞痛及肾绞痛时，常需联用镇痛药（如哌替啶）。

2. 腺体分泌过多相关病症 因减少呼吸道腺体及唾液腺分泌，防止分泌物阻塞呼吸道及吸入性肺炎的发生，可用于全身麻醉前给药，目前多用其他副作用少的药物替代；严重盗汗及流涎症。

3. 用于眼科疾病 如虹膜睫状体炎，验光及检查眼底，因其作用维持较长，临床已少用。但儿童验光时仍需用阿托品。

4. 治疗心律失常 阿托品能解除迷走神经对心脏的抑制作用，可治疗迷走神经兴奋过度引起的心动过缓和房室传导阻滞等缓慢型心律失常。

5. 治疗中毒性菌痢、中毒性肺炎等所致的感染中毒性休克 早期应用效果良好，但对休克伴有心率过快或高热患者，不宜使用。

6. 解救有机磷酸酯类中毒 阿托品要足量反复使用，直至出现"阿托品化"且需与胆碱酯酶复活药合用。具体见项目十三任务三"解毒药与用药护理"的相关内容。

【不良反应】随剂量增加而增多并加重。

1. 副作用 可见口干、视物模糊、心悸、皮肤干燥潮红、体温升高、排尿困难及便秘等。

2. 毒性反应 较大剂量（超过5mg）阿托品可引起中枢兴奋，表现为烦躁不安、谵妄、幻觉、呼吸加深加快、体温上升等。中毒解救常为对症治疗。中枢兴奋症状可用短效巴比妥类等对抗；外周症状可用新斯的明或毛果芸香碱对抗；呼吸抑制时，可采用尼可刹米、吸氧等措施。但在有机磷酸酯类中毒者使用阿托品过量时，不能用新斯的明等胆碱酯酶抑制药解救。

要点提示

阿托品的不良反应

前列腺肥大及青光眼患者禁用。

【用药护理要点】用药前必须确认是否存在用药禁忌证；解释用药期间可能引起的副作用，嘱咐其排尿、排便，口干时可用冷开水含漱，以减轻口腔干燥感；视近物模糊者避免驾驶、机械操作或高空作业。用药后密切关注患者的心率、体温变化等。

东莨菪碱

东莨菪碱（scopolamine）的外周作用和阿托品相似，但作用强度略有不同。抑制腺体、扩瞳、调节麻痹强于阿托品，而对心血管作用较弱；中枢抑制作用强，具有中枢抗胆碱作用，临床多用于麻醉前给药、帕金森病及晕动病。

山莨菪碱

山莨菪碱（anisodamine）是从茄科植物唐古特莨菪中天然分离出的生物碱，为左旋品，简称654；常用人工合成的为消旋体，称654-2，具有明显的外周抗胆碱作用。与阿托品相似而稍弱。扩血管和胃肠解痉作用较强，抑制腺体和扩瞳作用较弱；因不易通过血脑屏障，故中枢作用很弱。常用于感染性休克、内脏绞痛等。

后马托品、托吡卡胺

后马托品（homatropine）、托吡卡胺为合成扩瞳药，扩瞳与调节麻痹作用均较阿托品明显短暂，适用于一般眼科检查；而托吡卡胺（tropicamide）起效快而持续时间短，应用更加广泛。

溴丙胺太林

溴丙胺太林（propantheline bromide）为合成解痉药，胃肠解痉和抑制胃液分泌作用强而持久，常用于胃溃疡及妊娠呕吐等。

（二）N 受体拮抗药

1. 神经节拮抗药　即 N_1 受体拮抗药，能与 N_1 受体结合竞争性地阻断 ACh 与受体结合，使 ACh 不能引起神经节细胞除极化，从而阻断了神经冲动的传递。本类药缺乏选择性，作用较为广泛，故临床应用受限。

2. 骨骼肌松弛药　即 N_2 受体拮抗药，能选择性阻滞神经肌接头处神经兴奋的传递，使骨骼肌松弛，临床用作全身麻醉的辅助用药，从而提高麻醉及手术的安全性。按其作用方式不同，可分为去极化型和非去极化型两类。前者直接兴奋 N_2 受体，使终板超极化而降低其对乙酰胆碱的反应性，代表药物有琥珀胆碱等；后者直接阻断 N_2 受体，代表药物有筒箭毒箭、泮库溴铵、罗库溴铵等。

岗位对接

【任务解析】

1. 医生针对这位内脏绞痛患者，应该给予阿托品治疗，其药理依据是阿托品通过阻断 M 受体松弛痉挛的平滑肌，且对胃肠平滑肌作用较强。

2. 患者用药后由于阿托品选择性差，药理作用广泛，阻断 M 受体后眼睛会出现调节麻痹、腺体分泌减少等作用，因此患者会出现视物模糊、口干、燥热等症状。护士应做好相关解释工作以及不良反应预防等措施。

3. 护士还需做好健康宣教，嘱患者用药前排便排尿，多吃富含纤维食物；注意排尿情况，尿潴留时应予导尿；嘱用药后适度卧床，以免出现直立性低血压引起摔伤，合理饮食，注意起居、调控情绪等有助于患者恢复和防止复发。

【用药护理程序】

用药前	用药评估	①阅读医嘱或处方：明确用药目的、药品名称、规格、数量、剂量等相关信息 ②健康评估：观察患者健康状况和精神状态，了解既往病史、过敏史及基本体征监测 ③用药禁忌评估：评估患者是否有青光眼、反流性食管炎、幽门梗阻、前列腺肥大等情况
	调配药品	①硫酸阿托品注射剂：0.5mg/1ml，1mg/2ml；缓解内脏绞痛，每次 0.5mg，皮下注射；麻醉前给药，每次 0.5mg，皮下注射；眼科 1% ~3% 眼药水或眼膏涂眼 ②其他药品及制剂参见相关项目任务
	提示建议	①不宜与胃肠促动力和导泻药硫酸镁合用 ②未明事项应查阅药品说明书或向医师、药师等反馈

续表

用药中	护理问题	①患者的血压、视力、排便等变化 ②与药物不良反应有关症状的处理，如口干、视物模糊等 ③其他可能影响疗效的问题等
	护理措施	①遵医嘱或处方，定时监测患者心率、血压、视力等体征 ②密切关注患者用药反应，症状是否得到改善；改变药物剂型时，应注意剂量调整。如过量出现中毒症状时，应及时报告医生；腹气胀、尿潴留应先采取其他措施如肛管排气、导尿等，尽量避免药物 ③对患者日常起居的生活指导等，鼓励患者早采取半卧位，早离床活动；无禁忌证时鼓励早进全流食。嘱患者用阿托品前排便排尿，多吃富含纤维食物；注意排尿情况，尿潴留时应予导尿；嘱用药后卧床，以免出现直立性低血压引起摔伤
	监护要点	①阿托品药理作用广泛，且药理作用与不良反应与给药剂量和途径密切相关。皮下或肌内注射给药缓解内脏绞痛后，可改为口服或换用颠茄片等 ②加强不良反应观察和处置
用药后	健康宣教	①适度介绍药物治疗方案和有关康复常识，引导患者正确认识疾病，缓解焦虑紧张情绪，配合治疗 ②加强与患者家属沟通，普及相关健康科普知识，家属配合对患者悉心照护，建立良好护患关系
	评价效果	①客观评价阿托品药物疗效、安全性及远近期治疗效果 ②综合判断采取的用药护理措施、方法的适宜性 ③了解患者对本类疾病防治知识的知晓度是否提高，能否坚持和配合治疗等
	回顾总结	①整理物品、记录资料，回顾合理使用阿托品等药物的要点 ②总结本任务用药护理心得；查找不足，制订改进措施等

学习小结

本任务主要介绍了胆碱能神经系统药物及用药护理，其中重点是毛果芸香碱、阿托品、新斯的明的药理作用、临床用途、不良反应及禁忌证，难点是毛果芸香碱降低眼压的机制和阿托品不同剂量产生的作用差异。可采取任务驱动教学方法，完成学习目标；培养积极、细致、认真的服务意识和职业精神，提高严谨、熟练地实施用药护理岗位能力和职业素养。

目标检测

答案解析

一、单项选择题

1. 治疗重症肌无力应首选的药物是（　　）
   A. 毛果芸香碱　　　　　　B. 毒扁豆碱　　　　　　C. 新斯的明
   D. 琥珀胆碱　　　　　　　E. 山莨菪碱

2. 下列药物中，通过抑制胆碱酯酶活性发挥作用的是（　　）
   A. 毛果芸香碱　　　　　　B. 新斯的明　　　　　　C. 琥珀胆碱
   D. 山莨菪碱　　　　　　　E. 东莨菪碱

3. 阿托品具有阻断 M 受体的作用，下列作用与其无关的是（　　）
   A. 调节麻痹　　　　　　　B. 减少腺体分泌　　　　C. 解除胃肠痉挛
   D. 扩张血管　　　　　　　E. 升高眼内压

4. 青光眼患者，宜选用的药物是（　　）
   A. 毛果芸香碱　　　　　　B. 阿托品　　　　　　　C. 新斯的明

D. 琥珀胆碱　　　　　　　　E. 山莨菪碱

5. 阿托品对眼的作用表现为（　　）

　　A. 散瞳、升高眼压、调节麻痹　　　　　B. 散瞳、降低眼压、调节麻痹

　　C. 散瞳、升高眼压、调节痉挛　　　　　D. 缩瞳、升高眼压、调节痉挛

　　E. 缩瞳、降低眼压、调节痉挛

二、简答题

1. 阿托品随着剂量增加而呈现出哪些不同的药理作用？

2. 比较毛果芸香碱和阿托品对眼的药理作用。

3. 简述新斯的明的作用和用途。

三、案例分析题

患者，男，65岁。因胃溃疡进行手术，采用全麻并配合使用维库溴铵等药物，术后出现肠胀气，排尿困难，但无机械性肠梗阻。

请分析并回答：①针对患者出现的腹胀，排尿困难，宜选用的治疗药物是什么？为何选择本药？②使用该药时，应注意做好哪些护理措施？③护士在上述护理中如何体现职业素养和专业精神？

（郑　丹）

书网融合……

| 重点小结 | 微课1 | 微课2 | 微课3 | 习题 |

PPT

任务三　肾上腺能神经系统药物与用药护理

◎ 学习目标

1. 知识与技能　掌握肾上腺素、去甲肾上腺素、异丙肾上腺素、多巴胺、麻黄碱、酚妥拉明、普萘洛尔的药理作用、临床用途、不良反应及禁忌证；熟悉肾上腺素受体激动药和拮抗药的分类；了解其他肾上腺能神经系统药物的特点。学会观察药物的疗效及不良反应，综合分析、判断及采用相应护理措施，正确指导患者合理用药。

2. 过程与方法　建议采用任务驱动教学法等，通过布置过敏性休克合理用药的任务，引导学生网络学习，分组讨论及开展模拟训练、竞赛激发学习兴趣，完成学习目标，培养自主式、合作式、探究式等学习能力。

3. 情感态度与价值观　通过本次任务，使学生初步具备尊重、关心帮助患者及家属的工作态度，培养积极、细致、认真的服务意识和职业精神，提高严谨、熟练地实施用药护理岗位能力和职业素养。

≫ 情境导入

情景描述　患者，女，20岁。走路时生锈铁钉刺入足底，就诊后医嘱给予破伤风抗毒素治疗。经皮试阴性后，护士行肌内注射，但肌内注射5分钟后，患者突然出现呼吸不畅、双眼紧闭、口唇发绀、

意识模糊等症状，遂进行抢救。查体：脉搏细弱，血压85/50mmHg。医生结合患者临床症状，诊断为：过敏性休克。

任务要求　1. 针对该患者，医生应该给予哪些药物治疗？

　　　　　　　2. 患者用药后会有哪些表现，护士应做好哪些用药护理措施？

　　　　　　　3. 护士在对该患者用药护理的同时，还需做好哪些工作以助于患者恢复？

一、肾上腺素受体激动药

　　肾上腺素受体激动药是一类能结合并激动肾上腺素受体产生肾上腺素样作用的药物，又称拟肾上腺素药。它们大多都有儿茶酚胺结构，主要作用于心血管、呼吸道平滑肌等。根据药物对肾上腺素受体的选择性不同，可将其分为三类：非选择性 α、β 受体激动药，选择性 α 受体激动药和 β 受体激动药。

（一）α、β 受体激动药

肾上腺素 🅔 微课1

　　肾上腺素（adrenaline，AD）性质不稳定，遇光及在中性或碱性溶液中易氧化变为棕红色而失效。口服无效，皮下注射吸收较慢，肌内注射吸收快但持续时间较短。

　　【药理作用】 肾上腺素直接激动 α、β 受体，呈现 α 和 β 样作用。

　　1. 兴奋心脏　激动 β_1 受体，心肌收缩力增强，传导加快，心率加快，心输出量增加，心肌耗氧量也增加。

　　2. 舒缩血管　激动 α_1 受体，皮肤、黏膜及内脏血管收缩（α 受体占优势）；激动 β_2 受体，骨骼肌血管及冠状血管扩张（β 受体占优势），对脑、肺血管收缩作用微弱。

　　3. 影响血压　对血压的影响与用药剂量和给药途径有关。皮下或肌内注射小剂量（0.5~1mg）时，由于兴奋心脏，心输出量增加，故收缩压升高；因骨骼肌血管扩张作用几乎抵消或超过了对皮肤、黏膜及内脏血管的收缩作用，故舒张压不变或稍降。但较大剂量静脉注射时，因强烈的缩血管反应，使收缩压和舒张压均升高，多表现为双相反应，即给药后迅速出现明显的升压作用，而后出现微弱的降压反应，后者持续作用时间较长。

　　4. 舒张支气管　激动 β_2 受体，使支气管平滑肌舒张，并可抑制肥大细胞释放组胺；激动支气管黏膜血管 α 受体，使其收缩，毛细血管通透性降低，有利于消除支气管黏膜水肿。

　　5. 促进代谢　激动 β 受体，可促进肝糖原和脂肪分解，使血糖和游离脂肪酸升高。

　　【临床用途】

　　1. 心搏骤停　用于房室传导阻滞、溺水、传染病、药物中毒及手术意外等所致的心搏骤停。可采取心脏按压、人工呼吸和纠正酸中毒等措施，同时可用 0.5~1mg 肾上腺素或心脏复苏三联针（肾上腺素 1mg、阿托品 1mg 及利多卡因 50~100mg）心内注射。

　　2. 过敏性休克　休克时小血管扩张，毛细血管通透性增加，支气管收缩和心肌抑制因子的生成，使心肌收缩力减弱、心律失常、血压下降、支气管痉挛、呼吸困难，进而出现休克、昏迷直至死亡。而肾上腺素能兴奋心脏、收缩血管并降低毛细血管通透性，扩张支气管，迅速升高血压，并缓解呼吸困难症状，因此，肾上腺素常用作过敏性休克的治疗首选药。

　　3. 支气管哮喘　激动支气管平滑肌及肥大细胞的 β_2 受体，解除支气管痉挛并可抑制过敏介质释放；

还可激动 α_1 受体，使黏膜血管收缩、通透性降低，减轻气道黏膜水肿。本药作用快而强，但维持时间短，故仅用于缓解支气管哮喘急性发作。

4. 与局麻药合用 在局麻药内加微量肾上腺素（1∶250000），可因其收缩局部血管而延缓局麻药吸收，故能延长局麻时间并可减少局麻药吸收中毒机会。但禁用于肢端末梢局麻手术，以免引起局部组织缺血坏死。

> **要点提示**
>
> 肾上腺素的临床用途

5. 局部止血 用浸有 0.1% 肾上腺素的纱布或棉球压塞局部，使微血管收缩而止血，如口、鼻黏膜或牙龈出血等。

【不良反应】治疗量时，可见皮肤苍白、出汗和心悸等，一般停药后自行消失。剂量过大时可出现心律失常、室颤、血压急剧上升，甚至脑出血等。高血压、动脉硬化、器质性心脏病、甲状腺功能亢进、糖尿病患者禁用。

【用药护理要点】使用前观察药液是否变色，保证用药安全。用药时应严格掌握剂量，应稀释后缓慢静脉注射或静滴，用药过程中必须密切观察心率及血压变化。

多巴胺

多巴胺（dopamine，DA）是去甲肾上腺素合成的前体，口服吸收很少，需注射给药。

【药理作用】多巴胺能激动 DA、α_1 及 β_1 受体。

1. 兴奋心脏 激动 β_1 受体而增强心肌收缩力，使心输出量增加，但对心率影响不大。

2. 舒缩血管 治疗量时激动 α_1 受体，使皮肤、黏膜及骨骼肌血管收缩；激动 DA 受体，使肾脏和肠系膜血管扩张。

> **要点提示**
>
> 多巴胺的药理作用

3. 影响血压 兴奋心脏使心输出量增加，收缩血管使外周阻力增加，故可使收缩压和舒张压都升高。

4. 影响尿量 小剂量主要激动 DA 受体，使肾血管扩张，肾血流量增加，肾小球滤过率增加，尿量增加。但大剂量时激动肾血管 α 受体，可使肾血管明显收缩，尿量减少。

【临床用途】用于各种休克，如感染性休克、出血性休克和心源性休克等，对心肌收缩力减弱或尿少的患者尤为适用；也可防治急性肾功能衰竭，常与利尿药合用。

【不良反应】偶见恶心、呕吐及头痛等。剂量过大或滴速过快可致心律失常，故心动过速者禁用。

【用药护理要点】抗休克前需补充血容量及纠正酸中毒。静滴给药时需密切观察血压、脉搏和尿量的变化。静滴外漏可引起组织坏死。

麻黄碱 🅴 微课2

【药理作用】麻黄碱（ephedrine）作用似肾上腺素，其特点是：①化学性质稳定，口服有效；②能收缩皮肤黏膜血管，可用于鼻黏膜充血所致的鼻塞、荨麻疹及血管神经性水肿；③升压作用温和而持久，常用于防治硬膜外麻醉、脊椎麻醉时引起的低血压；④能舒张支气管，可用于支气管哮喘预防或轻症治疗；⑤中枢兴奋作用显著，适用于中枢抑制药的中毒解救。

> **要点提示**
>
> 麻黄碱的作用特点及临床用途

【不良反应】常见失眠、不安等中枢兴奋症状，晚间用药时可加服地西泮等。可引起心动过速和血压升高，器质性心脏病及高血压患者禁用。

💡 **拓展提升**

对麻黄碱认识的波澜起伏

　　麻黄很早就被认识和使用，在许多方剂和成药中都有应用。同时也发现了麻黄的一些特殊之处，如《伤寒论》记载服用麻黄会"使人烦"应采取"先煮麻黄，减二升，去上沫……"的炮制方法消除此作用。19 世纪随着人们从麻黄中提取出有效成分麻黄碱，其药理作用被逐渐阐明，并在哮喘、黏膜水肿、预防低血压等领域广泛应用，麻黄碱的右旋体又称伪麻黄碱，因其对呼吸道黏膜毛细血管选择性高，多用于复方感冒药成分。20 世纪后麻黄碱被发现滥用于运动员以提高肌肉耐力，遂被国际奥林匹克委员会列为违禁药品。21 世纪随着冰毒、摇头丸等新型毒品危害日益严重，对其主要成分甲基苯丙胺（又称去氧麻黄碱）的管制也十分严格，麻黄碱是合成上述化合物的重要原料，因此我国《易制毒化学品管理条例》明确规定对麻黄碱及其相关化合物和药品实行严格管理。

　　这些事实告诉我们对药物的认识和应用有着逐渐全面和深化的过程，未来的护理人员要不断保持学习热情，孜孜不倦地追求科学真理，只有这样才能更好地胜任未来职业岗位。

　　请结合拓展资料思考讨论，开展相关内容宣教等活动，提升职业素养和专业精神。

（二）α受体激动药

去甲肾上腺素

　　去甲肾上腺素（noradrenaline，NA）的化学性质与来源类似肾上腺素，口服易被破坏，皮下、肌注可引起局部组织坏死，故仅限于缓慢静脉滴注。

　　【药理作用】主要激动 α 受体，对 $β_1$ 受体作用较弱。其特点是：①激动血管 $α_1$ 受体，使血管收缩，以小动脉和小静脉为主，但冠状血管扩张；②激动心脏 $β_1$ 受体，使心肌收缩力加强、传导加速、心率加快，但在整体情况下，因血压升高可反射性兴奋迷走神经，使心率减慢；③兴奋心脏使心输出量增加，血管收缩使外周阻力加大，故收缩压和舒张压都升高。

　　【临床用途】临床仅限小剂量、短期用于神经性休克早期，以迅速维持有效灌注压；用于药物（如酚妥拉明或氯丙嗪等）中毒时出现的低血压；也可用于上消化道出血，适当稀释后口服。

　　【不良反应】

　　1. 局部组织缺血坏死　静滴时间过长、浓度过高或药液外漏，可致局部缺血坏死。如发现外漏或注射部位皮肤苍白，应停止注射并更换部位，进行热敷，用普鲁卡因或 α 受体拮抗药如酚妥拉明作局部浸润注射，以扩张血管。

　　2. 急性肾功能衰竭　滴注剂量过大或时间过久，可使肾血管收缩，引起少尿、无尿甚至肾实质性损伤。故用药期间尿量至少保持在每小时 25ml 以上。

💡 **要点提示**

去甲肾上腺素引起局部坏死和肾衰竭的原因及防治护理措施

间羟胺

　　间羟胺（metaraminol，阿拉明）既能直接激动肾上腺素受体，又可促进去甲肾上腺素释放。

　　【药理作用】作用与去甲肾上腺素相似。特点有：①升压缓慢而持久；②对心率影响小，较少引起心律失常；③对肾血管收缩作用弱，较少引起肾功能衰竭；④可作肌注、静脉注射或静滴。

　　【临床用途】常替代去甲肾上腺素用于各种休克早期及手术或脊髓麻醉后的休克。

【不良反应】较轻，可有血压升高、心律失常等。高血压及甲状腺功能亢进患者应慎用或禁用。药液外漏可引起局部组织坏死，应注意观察。

去氧肾上腺素

去氧肾上腺素（phenylephrine，新福林、苯肾上腺素）可直接和间接地激动 α_1 受体，亦称 α_1 受体激动药。

【药理作用】与去甲肾上腺素相似，但弱而持久。因升高血压，可反射性兴奋迷走神经而减慢心率；激动 α 受体，收缩眼内血管，可减少房水生成而降低眼压。

【临床用途】可用于抗休克及防治脊髓麻醉等所致低血压；治疗阵发性室上性心动过速；也可作为快速短效扩瞳剂用于开角型青光眼及眼底检查。

（三）β受体激动药

异丙肾上腺素

异丙肾上腺素（isoprenaline，喘息定）为人工合成品，口服无效，常可舌下、气雾吸入或静脉滴注给药等。

【药理作用】主要激动 β 受体，对 β_1、β_2 受体无选择，对 α 受体几乎无作用。

1. 兴奋心脏　激动心脏 β_1 受体，使心肌收缩力加强、传导加速、心率加快，心输出量增加。

2. 舒张血管　激动 β_2 受体，使骨骼肌血管扩张，对肾脏、肠系膜血管及冠状血管等作用较弱。

3. 影响血压　由于兴奋心脏使心输出量增加，故收缩压升高；可激动骨骼肌血管 β_2 受体，使血管扩张，舒张压下降。

> 💡 **要点提示**
>
> 异丙肾上腺素对心脏、支气管平滑肌的药理作用

4. 舒张支气管　激动支气管平滑肌 β_2 受体并抑制肥大细胞过敏介质释放，使支气管舒张。

5. 促进代谢　激动 β 受体，促进糖原和脂肪分解。

【临床用途】

1. 心搏骤停　适用于重度房室传导阻滞或窦房结功能衰竭而并发的心搏骤停。多做抢救药物使用，应注意预防心律失常的发生。

2. 房室传导阻滞　尤其是Ⅱ、Ⅲ度房室传导阻滞，可舌下给药或静脉滴注。

3. 支气管哮喘急性发作　舌下或气雾给药疗效快而强。舌下含服时宜将药片嚼碎含于舌下。

4. 感染性休克　应早期应用并注意及时补充血容量。

【不良反应】常见心悸、头痛；剂量过大，特别是支气管哮喘患者伴有明显缺氧时，易致心律失常甚至诱发或加剧心绞痛。冠心病、心肌炎及甲状腺功能亢进患者禁用。过多、反复应用气雾剂可产生耐受性，疗效降低，支气管痉挛加重，应限制吸入次数和吸入量。

【用药护理要点】用药期间应密切注意患者的血压和心率。当出现心律失常或心率超过 120 次/分（成年人）或 140 次/分（小儿）时应减量或停药。本药可使痰或唾液呈粉红色，应预先告知患者。使用气雾剂剂型时，应注意限制每日吸入次数。

✕ 边学边练

下列关于肾上腺素、去甲肾上腺素、异丙肾上腺素的描述，不正确的是（　　）

A. 均为儿茶酚胺类药物　　　　　　　B. 均可以口服给药

C. 对 α 和 β 受体有不同程度的选择性　D. 大剂量均能表现为血压升高

E. 均为肾上腺髓质分泌的天然激素

参考答案

二、肾上腺素受体拮抗药

肾上腺素受体拮抗药是一类能与肾上腺素受体结合，拮抗去甲肾上腺素或肾上腺素激动药作用的药物。根据药物对肾上腺素受体的选择性不同，主要包括 α 受体拮抗药、β 受体拮抗药。

（一）α受体拮抗药

α 受体拮抗药能选择性地与 α 受体结合，从而阻断去甲肾上腺素或肾上腺素受体激动药与 α 受体的结合，产生抗肾上腺素作用。若先给 α 受体拮抗药，再静脉注射大剂量肾上腺素，可将肾上腺素的升压翻转为降压作用，这种现象称为"肾上腺素升压作用的翻转"。这是因为 α 受体拮抗药选择性阻断了与血管收缩相关的 α 受体，却对血管舒张相关的 $β_2$ 受体无明显作用，所以肾上腺素的血管收缩作用被取消，而其激动 $β_2$ 受体产生的血管舒张得以充分体现。

根据药物对 $α_1$ 和 $α_2$ 受体选择性不同，可分为：①非选择性 α 受体拮抗药，如酚妥拉明等；②选择性 $α_1$ 受体拮抗药，如哌唑嗪等；③选择性 $α_2$ 受体拮抗药，如育亨宾等（仅作为科研工具用药，无临床应用价值）。非选择性 α 受体拮抗药与受体结合牢固程度不同，作用时间也不同，据此分为短效和长效 α 受体拮抗药。

> **要点提示**
>
> 肾上腺素升压作用的翻转原理

酚妥拉明

酚妥拉明（phentolamine，立其丁）为短效 α 受体拮抗药，口服生物利用度低，故常采用肌内注射或静脉给药。药物代谢迅速，肌内注射维持时间为 30～45 分钟，大多数以无活性代谢产物形式经肾排泄。

【药理作用】 本药主要通过阻断 α 受体发挥作用。

1. 舒张血管 通过阻断血管 $α_1$ 受体，或直接扩张血管。可使外周阻力降低，血压下降。

2. 兴奋心脏 因血压下降可反射性兴奋交感神经，心脏兴奋，使心肌收缩力增强、心率加快、心输出量增加；也可阻断去甲肾上腺素能神经末梢突触前膜 $α_2$ 受体，使去甲肾上腺素释放增多而兴奋心脏。

3. 其他 具有拟胆碱、拟组胺作用，可使胃肠平滑肌收缩，胃酸分泌增加，皮肤潮红等。

【临床用途】

1. 外周血管痉挛性疾病 可用于肢端动脉痉挛性疾病（如雷诺综合征）、血栓闭塞性脉管炎及冻伤后遗症等。

💡 **知识链接**

雷诺综合征

雷诺综合征又称肢端动脉痉挛征，于 1862 年由雷诺医生首先提出而得名。多是因寒冷或情绪激动引起发作性的手指（足趾）苍白、发紫继而变为潮红的一组综合征，起病缓慢，多发生在 20～40 岁，女性多于男性，一般以上肢较为严重，偶见于下肢。

该病病因目前仍不完全明确，可能与遗传及环境因素相关。寒冷刺激、情绪激动或精神紧张为主要激发因素，其他诱因还有感染、疲劳等。无特别诱因者称为特发性雷诺综合征；继发于其他疾病者，则称为继发性雷诺综合征。

2. 去甲肾上腺素静脉滴注外漏 多用酚妥拉明 10mg 溶于 10～20ml 生理盐水作局部浸润注射，通过其舒张血管可防止局部组织缺血坏死。

3. 休克 适用于感染性休克、心源性休克以及神经源性休克。本药可舒张血管、降低外周阻力，改善微循环；还可增强心肌收缩力，使心输出量增加，从而有效改善重要脏器的血流灌注，但应注意给药前补足血容量，以免因血压骤降而加重休克症状。

4. 顽固性充血性心力衰竭 心力衰竭发生时，因心输出量减少，可反射性兴奋交感神经，外周阻力增加，肺动脉压升高，易产生肺水肿。而酚妥拉明可舒张血管，减少回心血量，降低外周阻力，使心脏前、后负荷明显降低，心力衰竭症状得以缓解。

> **要点提示**
> 酚妥拉明的临床用途

5. 嗜铬细胞瘤 用于嗜铬细胞瘤所致的高血压危象及术前准备，亦可用于嗜铬细胞瘤的鉴别诊断。

【不良反应】

1. 心血管反应 常见直立性低血压，静脉给药可引起心率加快、心律失常和心绞痛，故冠心病患者慎用。用药过程中注意监测血压、脉搏变化。

2. 胃肠道反应 可引起腹痛、腹泻、呕吐、胃酸分泌增多等，甚至诱发或加剧消化性溃疡，故溃疡病患者慎用。

其他同类药：妥拉唑林（toalzoline）与酚妥拉明属同类药，但作用略弱，拟胆碱及组胺样作用较强。酚苄明（phenoxybenzamine）属于长效、非竞争性 α 受体拮抗药，以口服或静脉注射给药为主，起效慢，作用强大而持久，治疗外周血管痉挛病疗效优于酚妥拉明，但因起效慢，治疗休克不如酚妥拉明。

边学边练

患者在服用 α 受体拮抗药酚妥拉明期间，晨起出现眩晕等症状，试问其原因可能是什么？应如何指导患者用药以减轻此反应？

参考答案

哌唑嗪

哌唑嗪（prazosin）选择性阻断 α_1 受体，使血管扩张，外周阻力降低，血压下降；因较少影响突触前膜 α_2 受体，故心率加快等副作用轻。临床主要用于治疗高血压以及心力衰竭。常见不良反应为"首剂现象"（first - dose phenomenon），即部分患者在用药 30~90 分钟内出现严重的直立性低血压、眩晕、心悸等，若首次剂量减少，并于睡前服用可避免或减轻此反应；此外，还可出现轻度头晕、头痛、嗜睡等。

同类药还有：①特拉唑嗪（terazosin），结构与哌唑嗪相似，但作用较哌唑嗪稍弱；②坦洛新（tam-sulosin），生物利用度高，对 α_{1A} 受体（主要存在于前列腺）拮抗作用明显强于 α_{1B} 受体（主要存在于血管），对良性前列腺增生疗效好，对心率和血压无明显影响。

（二）β 受体拮抗药

β 受体拮抗药能选择性地与 β 受体结合，阻断去甲肾上腺素或肾上腺素受体激动药与 β 受体结合，拮抗 β 受体激动作用。根据其对受体的选择性不同，可分为非选择性 β 受体拮抗药和选择性 β_1 受体拮抗药两类，临床应用广泛、疗效确切。

【药理作用】

1. β 受体阻断作用

（1）抑制心脏 阻断心脏 β_1 受体，使心率减慢，心肌收缩力减弱，心输出量减少，心肌耗氧量下降，血压降低。

（2）收缩血管　因非选择性β受体拮抗药阻断血管β$_2$受体，再加上心功能受抑，反射性兴奋交感神经，引起血管收缩、外周阻力增加，从而使肝、肾和骨骼肌等血流量减少。本药对正常人血压影响小，但可使高血压患者血压降低。

（3）收缩支气管　非选择性β受体拮抗药可阻断支气管平滑肌β$_2$受体，使支气管收缩而增加呼吸道阻力，可诱发或加重哮喘的急性发作。该作用对正常人影响小。

（4）影响代谢　本药可抑制交感神经兴奋所引起的脂肪、糖原分解。普萘洛尔对正常人的血糖水平和胰岛素的降血糖作用并无直接作用，但可抑制肾上腺素引起的高血糖反应。

（5）抑制肾素分泌　阻断肾小球旁器细胞β$_1$受体而减少肾素的释放，从而参与降压作用。尤以普萘洛尔作用最强。

2. 内在拟交感活性　少数β受体拮抗药（如吲哚洛尔、醋丁洛尔）除能阻断β受体外，尚对β受体具有弱的激动效应，称为内在拟交感活性。但作用较弱，多被其β受体阻断作用所掩盖。

3. 膜稳定作用　某些β受体拮抗药高浓度时可阻断钠通道，降低细胞膜对离子的通透性，称为膜稳定作用。因该作用所需剂量远高于临床治疗量，故无临床意义。

【临床用途】

1. 心律失常　对多种原因引起的快速型心律失常均有效，尤以交感神经兴奋性过高、甲状腺功能亢进等引起的窦性心动过速疗效较好；也可用于运动过度或情绪激动所致的室性心律失常。

2. 心绞痛和心肌梗死　对心绞痛有良好的疗效，因其可引起心室容积增大，故常与硝酸甘油合用，长期应用可降低心肌梗死复发率和猝死率。本药可收缩冠状动脉，故变异性心绞痛患者禁用。

3. 高血压　是治疗高血压的基础药物，常联合用药纠正其他降压药引起的心悸等不良反应。详见项目四抗高血压药部分。

4. 充血性心力衰竭　对扩张性心肌病引起的心衰疗效好，在心肌状况严重恶化之前早期应用，可有效改善衰竭心脏的血流动力学，提高远期疗效。

> 💡 **要点提示**
> β受体拮抗药的种类和主要用途

5. 甲状腺功能亢进的辅助治疗　对甲亢患者心悸、容易激动等症状有良好的控制作用。详见项目九治疗甲状腺功能亢进药部分。

【不良反应】

1. 副作用　可有恶心、呕吐、轻度腹泻等消化道症状。偶见过敏反应，如皮疹、血小板减少等。

2. 心脏抑制　因阻断心脏β$_1$受体，可导致心脏抑制，尤以窦性心动过缓、房室传导阻滞、心功能不全患者较为敏感，甚至造成严重心功能不全、肺水肿或心搏骤停等恶性后果。

3. 诱发或加重支气管哮喘　因能收缩支气管，使气道狭窄，常可诱发或加重哮喘，故支气管哮喘患者禁用。

4. 外周血管痉挛收缩　因阻断血管平滑肌β$_2$受体，可使血管收缩，引起皮肤苍白或发绀、四肢发冷等，出现雷诺症状或间歇性跛行，甚至造成肢端溃疡和坏死。

5. 停药反应　长期应用β受体拮抗药，若突然停药可使疾病原有症状重现甚至加重。因此，长期用药时不宜突然停药，须渐减量停药。

6. 其他　可抑制交感神经兴奋，掩盖低血糖所引起的心动过速、出汗等症状，使低血糖不易及时察觉，而延误时机导致严重后果，故糖尿病患者应用胰岛素期间，应予以注意。

普萘洛尔

普萘洛尔（propranolol，心得安）口服吸收完全，首关消除明显，血浆蛋白结合率约为90%。分布广泛，易透过血脑屏障和胎盘，也可分泌于乳汁。主要在肝代谢，其代谢产物90%以上经肾排出，$t_{1/2}$为3~5小时。此外，血药浓度个体差异明显，故用药时应注意剂量个体化，宜从小剂量开始，渐增至适当剂量。

【药理作用】本药为非选择性β受体拮抗药，可阻断$β_1$受体使心率减慢、心肌收缩力减弱，心输出量减少；同时还可抑制肾素释放，从而降低血压。

【临床用途】主要用于治疗高血压、心绞痛、快速型心律失常和甲状腺功能亢进等。

【不良反应】常见恶心、呕吐、腹泻等胃肠道反应，还可引起嗜睡、心动过缓等；少数患者还可出现粒细胞缺乏症、支气管哮喘、过敏反应等。禁用于严重心功能不全、窦性心动过缓、重度房室传导阻滞、支气管哮喘以及肝功能不全等患者。

> 💡 **要点提示**
>
> 普萘洛尔的临床用途及禁忌证

其他同类药有：吲哚洛尔（pindolo，心得静）应用同普萘洛尔。噻吗洛尔（timolol，噻吗心安）口服和滴眼均可减少房水生成，降低眼压，临床常用于治疗青光眼。

美托洛尔

美托洛尔（metoprolol，美多心安）为选择性$β_1$受体拮抗药。口服吸收好，生物利用度约50%，可透过血脑屏障和胎盘，也可从乳汁分泌。血药浓度个体差异明显，故须剂量个体化。临床可用于治疗各型高血压、心绞痛以及室上性心律失常。副反应较少，偶见胃部不适、眩晕、头痛、失眠等症状。

其他同类药有：①阿替洛尔（atenolol，氨酰心安），属长效药，口服吸收快，作用持久且较安全，对心脏有较强选择性，对血管及支气管影响较小；②醋丁洛尔（acebutolol），属中长效药物，不良反应同其他β受体拮抗药，但其内在拟交感活性较强，减慢心率作用比普萘洛尔、阿替洛尔等要轻。

岗位对接

【任务解析】

1. 医生针对这位过敏性休克患者，及时给予肾上腺素治疗，本药是过敏性休克首选药，通过激动α和β受体发挥显著疗效。

2. 患者用药后会出现心跳恢复正常、呼吸畅通、血压升高等效应。护士应做好肾上腺素注射液使用，皮下或肌内注射0.1%肾上腺素0.5~1mg，必要时重复给药；遵医嘱建立静脉输液通道，配伍使用地塞米松、抗组胺药、血管活性药等；采取支持措施，如吸氧、心肺复苏等；随时评估患者生命体征、尿量，并记录；冬季应注意为患者保暖，防止寒冷加重循环衰竭等护理任务。

3. 护士还需做好健康宣教，普及相关合理用药知识，加强与患者及其家属的沟通，重视发挥语言、态度在药物治疗中的作用，引导患者正确认识疾病，缓解焦虑紧张情绪，促进患者康复。

【用药护理程序】

<table>
<tr><td rowspan="3">用药前</td><td>用药评估</td><td>①阅读医嘱或处方：明确用药目的、药品名称、规格、数量、剂量等相关信息
②健康评估：观察患者健康状况和精神状态，了解患者既往病史、过敏史及治疗史
③用药禁忌评估：评估患者是否有高血压、动脉硬化、器质性心脏病、甲状腺功能亢进及糖尿病等情况，避免与其他拟交感药、单胺氧化酶抑制剂、三环类抗抑郁药等合用</td></tr>
<tr><td>调配药品</td><td>①盐酸肾上腺素注射剂：0.5mg/0.5ml，1mg/1ml；皮下注射，一次0.25～1mg；心室内注射，一次0.25～1mg
②其他药品及制剂参见相关项目任务</td></tr>
<tr><td>提示建议</td><td>①盐酸肾上腺素注射液应避光贮存，变色不宜使用
②应避免与碱性药物配伍使用
③静脉或心内注射时，必须用0.9%氯化钠注射液稀释后才能注射，否则有引起血压骤升和脑出血的危险
④未明事项应查阅药品说明书或向医师、药师等反馈</td></tr>
<tr><td rowspan="3">用药中</td><td>护理问题</td><td>①与药物不良反应有关的头痛、头晕等症状处理
②患者的血压、脉搏、心率等变化
③药物正确的给药方法和配制操作
④其他可能影响疗效的问题等</td></tr>
<tr><td>护理措施</td><td>①遵医嘱或处方，严格掌握剂量及给药途径，定时监测患者血压、心率、脉搏等生命体征
②密切关注患者情绪、睡眠等变化
③密切关注患者用药反应，症状是否得到改善，日常起居的生活指导等，嘱患者从平卧位转为坐位或直立位时应缓慢，避免头晕或摔倒
④反复在同一部位给药可导致组织坏死，注射部位必须轮换</td></tr>
<tr><td>监护要点</td><td>①静滴给药严防药液外漏，并做好相关救治措施
②肾上腺素剂量过大或皮下注射刺入血管有脑出血危险，与局麻药合用时，一次用量不得超过0.3mg。手及脚趾等处局麻不可加肾上腺素
③抗过敏性休克时，由于血管的通透性增加，有效血容量不足，需同时补充血容量
④加强不良反应观察和处置</td></tr>
<tr><td rowspan="3">用药后</td><td>健康宣教</td><td>①适度介绍药物治疗方案和有关康复常识，重视发挥语言、态度在药物治疗中的作用，引导患者正确认识疾病，缓解焦虑紧张情绪，配合治疗
②与患者家属加强沟通，悉心照护，建立良好护患关系</td></tr>
<tr><td>评价效果</td><td>①客观评价药物疗效、安全性及近远期治疗效果
②采取的用药护理措施、方法的适宜性
③对药物治疗和不良反应及防治相关知识的知晓度是否提高，能否坚持和配合治疗等</td></tr>
<tr><td>回顾总结</td><td>①整理物品、记录资料，回顾合理使用肾上腺素等药物的要点
②总结本任务用药结护理心得；查找不足，制订改进措施等</td></tr>
</table>

学习小结

本任务主要介绍了肾上腺能神经系统药物及用药护理，其中重点是肾上腺素、去甲肾上腺素、异丙肾上腺素、多巴胺、麻黄碱、酚妥拉明、普萘洛尔的药理作用、临床用途、不良反应及禁忌证，难点是肾上腺素受体激动药对心血管的影响及临床应用。可采取任务驱动教学方法，完成学习目标；培养积极、细致、认真的服务意识和职业精神，提高严谨、熟练地实施用药护理岗位能力和职业素养。

目标检测

答案解析

一、单项选择题

1. 心搏骤停患者应首选的复苏药物是（　　）

    A. 去甲肾上腺素　　　　　　B. 肾上腺素　　　　　　C. 去氧肾上腺素

    D. 多巴胺　　　　　　　　　E. 间羟胺

2. 下列休克中，常用肾上腺素作为首选药的是（　　）

    A. 过敏性休克　　　　　　　B. 感染中毒性休克　　　C. 心源性休克

    D. 神经性休克　　　　　　　E. 创伤性休克

3. 下列药物静滴过程中，外漏易引起局部组织缺血坏死的是（　　）

    A. 肾上腺素　　　　　　　　B. 异丙肾上腺素　　　　C. 去甲肾上腺素

    D. 普萘洛尔　　　　　　　　E. 酚妥拉明

4. 属于普萘洛尔禁忌证的是（　　）

    A. 心绞痛　　　　　　　　　B. 支气管哮喘　　　　　C. 高血压

    D. 窦性心动过速　　　　　　E. 甲状腺功能亢进

二、简答题

1. 简述肾上腺素、去甲肾上腺素、异丙肾上腺素的异同点。

2. 简述 α 受体拮抗药、β 受体拮抗药的代表药和主要特点。

3. 肾上腺素主要用途有哪些，其药理依据是什么？

三、案例分析题

患者，女，32 岁，在静滴去甲肾上腺素治疗神经性休克时，发现穿刺处皮肤苍白，疼痛、皮温下降等情况。

请分析并回答：①请分析穿刺处皮肤苍白、疼痛的原因是什么？②对于该患者应采取哪些用药护理措施？③护士在上述护理中如何体现职业素养和专业精神？

（郑　丹）

书网融合……

重点小结　　　　微课1　　　　微课2　　　　微课3　　　　习题

项目三　中枢神经系统药物与用药护理

📖 **项目简介**

　　中枢神经系统包括脑、脊髓等重要而复杂的器官，其相关病症和应用药物也纷繁多样，本项目主要介绍其中常见药物，如镇静催眠药、抗癫痫药、抗惊厥药、抗帕金森病药、抗阿尔茨海默病药、抗精神障碍药、抗心境障碍药、镇痛药、中枢兴奋药和大脑复健药等，治疗发热、疼痛、炎症等的解热镇痛抗炎药由于作用机制的缘故，也在本项目进行介绍。通过本项目的学习，有助于学生在未来岗位上提高职业能力和职业素养，更好地完成相应的用药护理工作任务。

任务一　镇静催眠药与用药护理

PPT

◎- **学习目标**

　　1. 知识与技能　掌握地西泮的药理作用、临床用途、不良反应和用药护理；熟悉新型非苯二氮䓬类药物的作用特点；了解其他镇静催眠药的作用特点。学会观察镇静催眠药的疗效及不良反应，能对患者采取正确的护理措施和用药指导，及时避免、发现、处置或汇报药物不良反应。

　　2. 过程与方法　建议采用头脑风暴、翻转课堂等方法，通过教师布置任务，学生自主查找资料，激发学生学习兴趣，强化合理使用镇静催眠药的观念。

　　3. 情感态度与价值观　了解失眠的症状和不适，能对失眠患者感同身受，并能结合镇静催眠药滥用的危害性正确指导患者合理用药，养成认真负责、严谨细心、关爱生命的职业素养和敬业精神。

　　镇静催眠药是一类通过抑制中枢神经系统功能，引起镇静和近似生理性睡眠作用的药物。小剂量时起镇静作用，随着剂量增加，相继出现催眠、抗惊厥、抗癫痫和麻醉作用，中毒剂量可产生昏迷及呼吸中枢麻痹甚至死亡。除镇静催眠作用外，很多药物还有抗焦虑作用。

≫ 情境导入

　　情景描述　患者，女，62岁，已退休，半年前诊断为神经官能症，近日因家中琐事而病情加重，记忆力下降，白天精神紧张，夜不能寐，情绪低落，入院就诊。某医生结合患者病情，制订用药方案：①地西泮片一次5mg，每日3次；②阿普唑仑片一次0.4mg，睡前服；③氯氮䓬片一次10mg，每日3次。

　　任务要求　1. 该处方用药是否合理？

　　　　　　　2. 应如何选择合理的用药方案？

　　　　　　　3. 护士在对该患者用药护理的同时，还需做好哪些工作以助于患者的恢复？

💡 **知识链接**

生理性睡眠和睡眠障碍

正常生理性睡眠可分为快速眼动睡眠（REMS）和非快速眼动睡眠（NREMS），一般成年人每夜两种时相反复交替4~6次，其中NREMS有利于体力的恢复，而REMS有利于脑力的恢复，且多有梦境发生。

睡眠障碍包括失眠、睡眠相关呼吸障碍、中枢性过度嗜睡、昼夜节律－睡眠觉醒障碍、异态睡眠、睡眠相关运动障碍、其他类型睡眠障碍等。其中，失眠是睡眠障碍中最常见的一种，而镇静催眠药是治疗失眠的主要药物。

目前镇静催眠药可分为三类：苯二氮䓬类、新型非苯二氮䓬类、巴比妥类和其他类。 📱微课1

一、苯二氮䓬类

苯二氮䓬类药物于20世纪60年代开始应用，主要通过激动中枢抑制性的氨基丁酸（GABA）受体相耦合的苯二氮䓬受体，引起Cl^-内流增加，发生膜超极化，从而增强中枢抑制作用。具有抗焦虑、镇静催眠、抗惊厥、抗癫痫、肌肉松弛等作用。此类药物种类较多、作用效果好、安全范围大、不良反应相对较少。临床常用的药物有地西泮、氟西泮、硝西泮、劳拉西泮、奥沙西泮、三唑仑、阿普唑仑、艾司唑仑、咪达唑仑等。

地西泮

地西泮（diazepam，安定）口服吸收快而完全，约1小时血药浓度达峰值，$t_{1/2}$为20~100小时。肌内注射吸收慢且不规则，静脉注射给药起效快。由于脂溶性较高，静脉注射后易透过血脑屏障，可迅速分布于脑组织，随后再分布于脂肪和肌组织中，故中枢抑制作用起效快，但维持时间较短。主要在肝脏代谢转化为去甲地西泮、奥沙西泮等，仍具药理活性，产物经肾排泄，也可经乳汁排泄。

【作用与用途】

1. 抗焦虑作用 小剂量地西泮具有较好的抗焦虑作用，对各种原因引起的焦虑均有显著疗效，能有效缓解患者恐惧、紧张、忧虑以及由焦虑引起的失眠、出汗、震颤等症状。是各种原因引起的焦虑状态或焦虑症的首选药。

2. 镇静、催眠作用 随着剂量增大，地西泮分别表现出镇静、催眠作用，能明显缩短入睡时间，显著延长睡眠持续时间，减少觉醒次数。与巴比妥类药物相比有以下优点：①主要延长非快速眼动睡眠时相（NREMS），对快速眼动睡眠时相（REMS）影响较小，停药后出现反跳性REMS延长较轻，噩梦发生率低；②治疗指数高，对呼吸影响小，一般不出现麻醉作用，安全范围大；③对肝药酶几乎无诱导作用，不影响其他药物的代谢；④依赖性、戒断症状较轻。对各种原因引起的失眠都有效。

3. 抗惊厥、抗癫痫作用 地西泮有较强的抗惊厥作用，临床用于辅助治疗破伤风、子痫、小儿高热惊厥及药物中毒性惊厥。静脉注射地西泮是治疗癫痫持续状态的首选药物。

💡 **要点提示**

地西泮的临床用途

4. 中枢性肌肉松弛作用 地西泮有较强的肌肉松弛作用，静脉注射作用更明显，可缓解大脑损伤所致的肌肉僵直，也可用于脑血管意外或脊髓损伤等引起的中枢性肌肉强直，缓解局部关节病变、腰肌劳损及内镜检查所致的肌肉痉挛，并可加强全麻药的肌松作用。

5. 其他作用 ①心血管作用，地西泮可使血压下降，心率降低，其程度与剂量、给药途径和机体状态有关；②麻醉前给药，可缓解患者对手术的恐惧情绪，减少麻醉药用量而增加其安全性，同时较大剂量的地西泮可引起暂时性的记忆缺失，使患者对术中的不良刺激不复记忆。

【不良反应】

1. 中枢神经系统反应 最常见的是嗜睡、头晕、乏力和记忆力下降。大剂量偶见共济失调，故驾驶员、高空作业和机械操作者慎用。

2. 耐受性和依赖性 长期应用可产生耐受性和依赖性，停药时可出现 REMS 时相延长的反跳现象和戒断症状，如失眠、焦虑、激动、震颤等，故宜短期或间断性用药。连续用药超过 2 ~ 3 周，停药时应逐渐减少剂量。

3. 急性中毒 静脉注射速度过快可引起呼吸和循环功能抑制，严重者可致呼吸及心跳停止。过量服用中毒时除采用洗胃、对症治疗外，还可用特效拮抗药氟马西尼进行抢救。

> 要点提示
> 地西泮中毒的特效解救药

【用药护理要点】 应重点关注禁忌证，如睡眠呼吸暂停者、重症肌无力者、重度呼吸功能不全者、闭角型青光眼者等。长期应用可致耐受与依赖性，突然停药有戒断症状，应提醒患者按医嘱服药，不可擅自停药。老年患者更易出现头晕、乏力等不良反应，注意提醒患者服药后，尽量不随意走动，防止摔伤。

其他常用苯二氮䓬类药物见表 3 - 1 - 1。

表 3 - 1 - 1 其他苯二氮䓬类药物的作用特点和临床用途

类别	药物	作用特点和临床用途
长效 （$t_{1/2}$ > 24 小时）	氟西泮 （flurazepam）	作用与地西泮相似，催眠作用更强，肝脏代谢产物仍有活性，短期用于各种类型失眠症，尤其适用于对其他催眠药物不耐受的患者
	氯氮䓬 （chlordiazepoxide）	肝脏代谢产物仍有活性，久用有蓄积，临床用于焦虑症、神经官能症和失眠症
中效 （$t_{1/2}$ ≈ 6 ~ 24 小时）	氯硝西泮 （clonazepam）	作用与地西泮相似，抗惊厥、抗癫痫作用强。用于各种癫痫、舞蹈症、药物引起的多动症及慢性多发性抽搐等
	劳拉西泮 （lorazepam）	作用比地西泮强，用于焦虑症或暂时性心理紧张所致的失眠症
	阿普唑仑 （alprazolam）	作用与地西泮相似，但抗焦虑作用强，临床用于焦虑、抑郁、顽固性失眠、癫痫及术前镇静
	艾司唑仑 （estazolam）	口服吸收快，催眠作用强，临床用于各种类型的失眠和麻醉前给药
短效 （$t_{1/2}$ < 6 小时）	奥沙西泮 （oxazepam）	作用与地西泮相似，抗焦虑、抗惊厥作用强，用于神经官官能症、失眠及癫痫
	三唑仑 （triazolam）	催眠作用强而短，用于焦虑、失眠及神经紧张等，属于一类精神药品，易成瘾，故短期使用
	咪达唑仑 （midazolam）	作用与地西泮相似，但无抗癫痫作用，起效快，持续时间短，毒性小，安全范围大，可用于治疗失眠症以及麻醉前给药，某些诊疗前需要镇静和诱导睡眠

二、新型非苯二氮䓬类

本类属于新型的镇静催眠药，可选择性作用于苯二氮䓬 GABA 受体，由于半衰期短，次日残余效应较低，一般不产生日间困倦，药物致依赖的风险较苯二氮䓬类低，治疗失眠安全、有效。常见药物有唑吡坦、佐匹克隆、右佐匹克隆、扎来普隆等。

佐匹克隆

佐匹克隆（zopiclone）为环吡咯酮类催眠药，口服后可迅速分布于全身组织并能维持约6小时，经肝脏代谢成有活性的 N - 氧化物，最后由肾脏排出，半衰期约5小时。

【作用与用途】佐匹克隆有抗焦虑、镇静、催眠、抗惊厥和肌肉松弛作用。主要用于催眠，催眠时通过缩短入睡潜伏期，延长睡眠时间，提高睡眠质量，对记忆功能几乎无影响；能延长 NREMS 时相，对 REMS 时相无明显作用。与苯二氮䓬类相比具有高效、低毒、成瘾性小的特点。用于各种类型的失眠症，且无明显的耐受性和依赖性。

【不良反应】相对较少，偶有嗜睡、头晕、口苦、口干、肌肉无力、健忘等。长期用药后突然停药可出现戒断症状。

右佐匹克隆

右佐匹克隆是佐匹克隆的右旋体，二者药理作用相似，都属于快速起效的催眠药物，能够诱导睡眠始发，治疗入睡困难和睡眠维持障碍，但右佐匹克隆作用时间更长，不良反应更小，总体安全性比佐匹克隆更高，目前已成为治疗失眠的首选催眠药之一。

唑吡坦

唑吡坦（zolpidem）为咪唑吡啶类药物，口服吸收迅速，作用时间短，半衰期约为2.5小时，血浆蛋白结合率较高，经肝脏代谢，代谢产物无药理活性，主要经胆汁从粪中排泄。

【作用与用途】唑吡坦具有较强的镇静、催眠作用，抗焦虑、肌肉松弛和抗惊厥作用较弱。唑吡坦治疗失眠症作用快，能缩短入睡时间，延长睡眠时间，减少梦境和觉醒次数，不破坏睡眠周期，类似于生理状态。主要用于原发性失眠症、躁狂症或抑郁症等引起的睡眠障碍。长期服用不易产生耐受性、依赖性和戒断症状。

【不良反应】主要有眩晕、嗜睡、恶心、头痛等，少见记忆障碍、噩梦等。驾驶员和机器操作者慎用，儿童、孕妇和哺乳期妇女须在医生或药剂师指导下用药。

扎来普隆

扎来普隆（zaleplon）口服吸收很快，达峰浓度时间约为1小时，半衰期很短，约为1小时，一般一天给药一次就能达到较理想的药动学特征。

【作用与用途】作用类似于唑吡坦，属于速效镇静催眠药，在维持正常睡眠的同时对 REMS 无影响，不仅能缩短睡眠潜伏期、增加睡眠时间、提高睡眠质量，还无明显"宿醉"反应，对认知功能无影响，依赖性、撤药反应等均较苯二氮䓬类小。主要治疗入睡困难型失眠症的短期治疗，但不能明显减少睡眠中的觉醒次数。

【不良反应】多为头痛、嗜睡、眩晕。其药物依赖性比苯二氮䓬类药物弱，常作为替换药物，但仍应予以关注。

三、巴比妥类和其他类

（一）巴比妥类

巴比妥类药物是巴比妥酸（丙二酰脲）的衍生物，这类药物的治疗指数较低，易产生耐受性和依赖性，随着大量新型镇静催眠药物的上市，其在镇静催眠等方面的用途日益减少，目前主要用于抗惊厥、抗癫痫和麻醉及麻醉前给药。常用的药物有：苯巴比妥、异戊巴比妥、司可巴比妥、硫喷妥钠等，各药特点具体见表 3 - 1 - 2。

表 3 - 1 - 2　部分巴比妥类药物的作用比较

分类	药物	显效时间（分钟）	作用维持时间（小时）	主要用途
长效	苯巴比妥（phenobarbital）	30 ~ 60	6 ~ 8	抗惊厥、抗癫痫
中效	异戊巴比妥（amobarbital）	15 ~ 30	3 ~ 6	镇静催眠
短效	司可巴比妥（secobarbital）	15	2 ~ 3	抗惊厥、镇静催眠
超短效	硫喷妥钠（thiopental sodium）	立即静脉注射	0.25	静脉麻醉、诱导麻醉

【作用与用途】巴比妥类药物随剂量增加，依次表现为镇静、催眠、抗惊厥及抗癫痫、麻醉等作用。大剂量对心血管系统也有抑制作用。由于安全性差，易发生依赖性，主要用于抗惊厥、抗癫痫和静脉麻醉。

1. 镇静催眠　可改变正常睡眠模式，缩短 REMS 时相，久用停药后，可"反跳性"地显著延长 REMS 时相，引起多梦等睡眠障碍。故已不作常规镇静催眠药使用。

2. 抗惊厥、抗癫痫　大于催眠剂量的巴比妥类有较强的抗惊厥作用，临床用于小儿高热、破伤风、子痫、脑膜炎、脑炎及中枢兴奋药引起的惊厥。苯巴比妥常用于治疗癫痫大发作和癫痫持续状态。

3. 增强其他中枢抑制药作用　镇静剂量的巴比妥类与解热镇痛药合用，可增强后者的镇痛作用，某些复方止痛片中常含有巴比妥类药物。

4. 麻醉及麻醉前给药　硫喷妥钠可用做静脉麻醉和诱导麻醉。长效、中效巴比妥类亦可作麻醉前给药，以消除患者术前的恐惧情绪，但疗效不及地西泮。

【不良反应】

1. 后遗效应　催眠剂量的巴比妥类药物作用时间较长，次日晨可出现眩晕、困倦、嗜睡、精神不振及定向力障碍等，又称为"宿醉"现象。

2. 耐受性与依赖性　长期连续服用巴比妥类可使患者对该药产生精神依赖性和躯体依赖性，长期服药停药后易出现戒断症状，表现为激动、失眠、焦虑，甚至惊厥。

💡 拓展提升

合理使用镇静催眠药 🅔 微课 2

《中华人民共和国药品管理法》规定，国家对麻醉药品、精神药品、医疗用毒性药品、放射性药品实行特殊管理。其中，精神药品指直接作用于中枢神经系统，使之兴奋或抑制，连续使用能产生依赖性的药品，包括兴奋剂、致幻剂、镇静催眠剂等。本任务介绍的三唑仑、司可巴比妥等属于第一类精神药品，其余大多属于第二类精神药品。精神药品的开具、使用和储存均要严格按照《麻醉药品和精神药品管理条例》进行，如果使用不当，易发生相关神经及精神功能异常，甚至群体性健康问题，长期大量使用还会产生精神依赖、戒断症状和记忆障碍等，给患者带来极大痛苦。

请结合拓展素材思考讨论：①如果对精神药品不实施严格管控，会出现什么不良后果？②作为护理学生在今后工作中应如何做好精神药品的管理和使用？

3. 其他 少数患者可出现荨麻疹、血管神经性水肿、药物热等过敏反应，个别患者可出现剥脱性皮炎等较严重的变态反应。

4. 急性中毒 口服 5~10 倍催眠剂量的巴比妥类可导致急性中毒，15~20 倍则可引起严重急性中毒。出现昏迷、呼吸抑制、血压下降甚至死亡，呼吸衰竭是致死的主要原因。中毒时的解救措施如下。

（1）排出毒物 口服未超过 3 小时者，可用温生理盐水或 1∶2000~1∶5000 的高锰酸钾溶液洗胃，再用硫酸钠（不可用硫酸镁）导泻。同时静脉滴注碳酸氢钠或乳酸钠碱化血液、尿液，以加速药物排泄。也可用利尿药或甘露醇促进药物的排泄。

（2）对症疗法和支持疗法 保持呼吸道通畅，吸氧或人工呼吸。必要时气管切开或气管插管，使用呼吸兴奋药或升压药，以维持呼吸和循环功能。严重者可进行血液透析。

边学边练

在巴比妥类药物中毒抢救措施中，碱化尿液的原理是什么？（参考药动学体内过程的相关知识）

参考答案

（二）其他类

丁螺环酮

丁螺环酮（busprione）为 $5-HT_{1A}$ 受体的部分激动药，反馈抑制 $5-HT$ 释放，发挥抗焦虑作用，但无镇静、肌肉松弛和抗惊厥作用。抗焦虑作用与地西泮相似，但在服药后 1~2 周才能显效，4 周达到最大效应。临床主要用于焦虑性激动、内心不安和紧张等急慢性焦虑状态。不良反应有头晕、头痛及胃肠功能紊乱等，无明显的生理依赖性。

水合氯醛

水合氯醛（chloral hydrate）是三氯乙醛的水合物，有镇静、催眠和抗惊厥作用。口服吸收迅速，15 分钟起效，催眠作用较强，维持 6~8 小时。不缩短 REMS 时相，无后遗效应。临床主要用于顽固性失眠或对其他催眠药效果不佳的患者。也用于儿童辅助检查前的镇静催眠。

常用量毒性小。口服刺激性强，须稀释服用，不宜用于胃炎及溃疡患者。严重心、肝、肾疾病患者禁用。一般以 10% 溶液口服或直肠给药，以减少刺激性。久用可产生耐受和成瘾，应防止滥用。

岗位对接

【任务解析】

1. 该处方不合理。选用的三种药物同属于苯二氮䓬类，此种配伍易产生严重的中枢抑制现象，会出现呼吸抑制和心血管抑制等不良反应。

2. 一般针对以焦虑症为主要表现的神经官能症患者，多选用一种药物，如地西泮等，疗效不佳时可更换其他作用更强的药物或新型抗焦虑药，如丁螺环酮等。

3. 在用药的过程中，护士应做好患者的心理辅导，加强与患者的沟通，及时发现和了解患者的心理变化，转移患者注意力或者指导患者做一些放松活动提高药物疗效。

【用药护理程序】 e 微课3

用药前	用药评估	①阅读医嘱或处方：确认药物名称、适应证、剂量和给药方法 ②健康评估：评估患者的健康状况和精神状态，了解既往病史、过敏史、用药史、病期等，询问有无应激事件发生、大量饮茶、咖啡或正常的作息时间改变等情况 ③用药禁忌评估：检查评估患者的心、肺、肝、肾功能情况，如是否有严重心肺功能不全、重症肌无力、青光眼、妊娠期、哺乳期妇女、婴幼儿、颅脑损伤、肝肾功能损害、支气管哮喘、颅内压增高等情况。避免与其他中枢抑制药、有依赖性药物合用，并避免同时饮酒
	调配药品	①地西泮片剂：2.5mg，5mg；抗焦虑、镇静，一次2.5～5mg，催眠，一次5～10mg，睡前服用 ②其他药品及制剂参见相关项目任务
	提示建议	①静脉注射给药宜慢，2～5mg/min，避免引起中枢过度抑制而导致昏迷 ②与西咪替丁、扑米酮、异烟肼、地高辛、利尿药、抗高血压药等合用时，应调整剂量 ③服药期间预防跌倒，且不可从事驾车、操作机械或登高等作业 ④未明事项应查阅药品说明书或向医师、药师等反馈
用药中	护理问题	①患者呼吸、脉搏、血压、心率等指标的监测 ②患者长期连续用药可能产生依赖性和成瘾性的预防和处理 ③患者过量用药引起的嗜睡、心率减慢、呼吸困难等急性中毒反应的预防和处理 ④正确给药方法的执行 ⑤其他可能影响疗效的问题等
	护理措施	①遵医嘱或处方，严格执行给药途径和给药剂量，用药后注意监测呼吸、血压、心率、脉搏、体温等的变化 ②密切关注患者用药后症状的改善情况，避免患者长期使用和滥用，一般采取短期或间断性用药，逐渐减量至停药 ③若患者发生急性中毒，应及时采取催吐、洗胃和呼吸循环支持等对症治疗，并用氟马西尼解救 ④指导患者正确服药，应看到患者将药物服下后方可离开，以防患者囤积药物发生意外 ⑤提醒患者缓慢行走，不到高处活动
	监护要点	①地西泮可采用口服、肌内和静脉注射，肌内注射时应深部肌注，用于催眠，宜睡前服用 ②婴幼儿、老年人对该药敏感性较强，应慎用 ③部分药物有肝肠循环，代谢产物也有药理活性，应避免长期用药 ④加强不良反应观察和处置
用药后	健康宣教	①适度介绍药物治疗方法和健康睡眠知识，引导患者放松心情，减轻压力，按医嘱服药 ②适度介绍药物依赖性和合理保管药物知识，避免误服和滥用 ③对病情较紧急危重患者，可先向家属作健康宣教或待病情稳定后再作健康宣教
	评价效果	①客观评价焦虑、失眠等疾病的用药疗效、安全性及近远期治疗效果 ②综合判断用药护理措施和方法的适宜性 ③了解患者对所用药物相关知识的知晓度是否提高，能否坚持和配合治疗等
	回顾总结	①整理物品、记录资料，回顾合理使用地西泮等药物的要点 ②总结本任务用药护理心得，查找不足，制订改进措施等

◀◀◀ 学习小结 ▶▶▶

　　本任务主要介绍了镇静催眠药及用药护理，其中重点是苯二氮䓬类药物和新型非苯二氮䓬类药物的作用特点，难点是各类镇静催眠药的作用机制。可采取翻转课堂、小组探究式等教学方法和归纳、类比、模拟等学习方法，促使学生完成学习目标；培养学生自主学习习惯和关爱生命、认真负责的职业精神，提高学生将药物理论和用药护理操作有机结合的能力和育人效果。

答案解析

目标检测

一、单项选择题

1. 属于苯二氮䓬类药物的是（　）
    A. 异戊巴比妥　　　　　　B. 地西泮　　　　　　　　C. 司可巴比妥
    D. 唑吡坦　　　　　　　　E. 硫喷妥钠

2. 地西泮的作用不包括（　）
    A. 抗焦虑　　　　　　　　B. 抗癫痫　　　　　　　　C. 抗抑郁
    D. 镇静催眠　　　　　　　E. 中枢性肌肉松弛

3. 解救巴比妥类药物中毒用碳酸氢钠的目的是（　）
    A. 中和毒物　　　　　　　B. 加速代谢　　　　　　　C. 加速排泄
    D. 对症治疗　　　　　　　E. 直接对抗

4. 下列关于巴比妥类的描述，正确的是（　）
    A. 长期应用会产生依赖性　　　　　　B. 中毒时立即用硫酸镁导泻
    C. 药物中毒可酸化尿液促进排泄　　　D. 小剂量有抗焦虑作用
    E. 循环衰竭是该类药物中毒死亡原因

5. 治疗癫痫持续状态的首选药是（　）
    A. 地西泮　　　　　　　　B. 水合氯醛　　　　　　　C. 苯巴比妥
    D. 苯妥英钠　　　　　　　E. 以上都不是

二、简答题

1. 以地西泮为例，说出苯二氮䓬类药物的药理作用、临床用途及不良反应。
2. 巴比妥类药物急性中毒时如何抢救？
3. 列表比较三类镇静催眠药的主要特点，并说出代表药物。

三、案例分析题

患者，男，50岁，身体一直健康，近2个月出现入睡困难，睡眠表浅，易惊醒，由于睡眠时间减少，导致白天精神不振，嗜睡、乏力、体力不支，近期出现记忆力下降，反应迟钝，头痛、心悸、易怒、情绪低落的症状。诊断为失眠症。

请分析并回答：①该患者应选择哪些药物治疗？②如何做好用药护理？③护士还应采取哪些措施帮助患者恢复正常睡眠？在上述用药护理中如何体现职业素养？

（杨　丹）

书网融合……

重点小结　　　　微课1　　　　　微课2　　　　　微课3　　　　　习题

任务二　抗癫痫药与用药护理

PPT

◎- 学习目标

1. 知识与技能　掌握苯妥英钠的药理作用、临床用途、不良反应和用药护理程序；熟悉卡马西平、丙戊酸钠、乙琥胺及其他抗癫痫药的作用特点；了解癫痫的发作类型。能全面观察抗癫痫药的疗效及不良反应，综合分析、判断及采取相应护理措施，合理开展癫痫患者的健康宣教工作。

2. 过程与方法　建议采用观看视频、情景模拟等方法，通过教师引导，学生参与，引发学生学习思考，增强学生的合理用药观念和职业责任感。

3. 情感态度与价值观　通过了解癫痫的症状和发作的危害性，能积极主动关心癫痫患者，指导患者合理用药、正确对待不良反应，为患者提供安全的治疗环境，培养救死扶伤、认真负责的职业素养和敬业精神。

≫ 情境导入

情景描述　患者，女，14岁，一天在学校跟老师交流时，说话突然停止，双目凝视，眼球上翻，意识丧失，持续15秒后恢复正常，恢复正常后对自己发病毫无记忆，入院后诊断为失神性发作，医嘱给予乙琥胺口服治疗。

任务要求　1. 解释医生为什么选用乙琥胺？
　　　　　　2. 患者用药后会出现哪些变化？
　　　　　　3. 护士应如何进行用药护理，提高药物效果，促进患者康复？

一、概述 e 微课1

　　癫痫是由多种原因引起的大脑局部神经元出现异常高频放电，并向周围正常脑组织扩散所导致的大脑功能短暂失调的慢性脑病。该病发作时具有短暂性、突发性、反复性，常伴短暂性的运动、感觉、意识和（或）精神障碍和脑电图异常。2022年国际抗癫痫联盟（ILAE）提出，根据重要的发作体征和症状，癫痫发作类型主要分为局灶性、全面性及未知起始发作。癫痫治疗以药物治疗为主，但药物治疗只能减少或阻止发作，无法预防和治愈该病，故患者需长期甚至终生服用抗癫痫药。抗癫痫药主要通过影响钠通道、钙通道、γ-GABA、谷氨酸等方式，抑制病灶异常放电或向周围脑组织扩散而发挥作用。常用的抗癫痫药有传统的苯妥英钠、苯巴比妥、乙琥胺、丙戊酸钠、卡马西平及新型的奥卡西平、托吡酯、左乙拉西坦、拉莫三嗪（表3-2-1）。

表3-2-1　癫痫的主要类型及临床常用药物

类型	发作类型	临床常用药物
全面性发作	强直-阵挛发作	丙戊酸钠、苯妥英钠、左乙拉西坦、拉莫三嗪
	失神发作	乙琥胺、丙戊酸钠、左乙拉西坦、拉莫三嗪
	肌阵挛发作	丙戊酸钠、左乙拉西坦、托吡酯
局灶性发作	局灶性发作	奥卡西平、卡马西平、丙戊酸钠、左乙拉西坦、拉莫三嗪
	局灶性继发全面性发作	奥卡西平、卡马西平、丙戊酸钠、左乙拉西坦、拉莫三嗪
未知起始发作	丙戊酸钠、左乙拉西坦、托吡酯	

💡 **知识链接**

癫痫的主要诱因

癫痫是由多种原因引起的大脑局部神经元出现异常高频放电，并向周围正常脑组织扩散所导致的大脑功能短暂失调的慢性脑病。根据病因不同，癫痫可分为原发性癫痫（又称特发性癫痫）和继发性癫痫两种。前者一般与遗传等因素有关，后者常因脑部外伤、肿瘤、感染、发育异常、脑血管疾病或某种代谢异常引起：①脑部病变，发育异常、颅脑外伤、颅内肿瘤、脑血管意外、中枢神经系统感染、寄生虫病等；②代谢性疾病，低钙血症、低血糖、高钠血症、低钠血症、苯丙酮尿症等；③中毒，乙醇、异烟肼、一氧化碳、铅、汞等；④其他，缺氧、子痫、中枢神经系统变性疾病等。

二、常用药物

苯妥英钠

苯妥英钠（phenytoin sodium，大仑丁）口服吸收慢且不规则，血药浓度个体差异大，临床应注意剂量个体化，癫痫持续状态时可静脉注射。其钠盐呈强碱性（pH = 10.4），刺激性大，故不宜肌内注射，可静脉给药。血浆蛋白结合率约90%，游离型药物脂溶性高，易通过血脑屏障，主要经肝脏代谢，肾排泄。

【作用与用途】

1. 抗癫痫　苯妥英钠可阻断神经细胞上电压依赖性钠、钙通道，抑制异常高频放电的扩散，稳定膜电位，是治疗癫痫大发作和部分局灶性发作的首选药物之一，对癫痫持续状态也有效，对肌阵挛性发作和小发作无效，有时甚至使小发作恶化。

2. 抗外周神经痛　对三叉神经痛疗效较好，对舌咽神经痛和坐骨神经痛也有一定疗效。

💡 **要点提示**

苯妥英钠的不良反应

3. 抗心律失常　是治疗强心苷中毒所致的室性心律失常的首选药。

【不良反应】

1. 局部刺激　本药为强碱性，口服可致恶心、呕吐、上腹疼痛、食欲缺乏等胃肠反应，宜饭后服用，静脉注射可致静脉炎，宜适当稀释再用。

2. 牙龈增生　长期用药可导致牙龈增生，多见于青少年。服药后注意口腔清洁，按摩牙龈、服用维生素C可预防或减轻牙龈增生。一般停药后3~6个月可恢复。

3. 神经系统反应　用量过大或用药时间过长，可出现眩晕、共济失调、头痛、眼球震颤等，严重者可出现精神错乱、昏睡、昏迷。

4. 造血系统反应　长期服用可抑制二氢叶酸还原酶，导致叶酸吸收及代谢障碍，引起巨幼细胞贫血，宜补充甲酰四氢叶酸和维生素 B_{12} 防治。

5. 过敏反应　可见皮疹，严重皮肤反应如血小板减少、粒细胞减少、再生障碍性贫血等。

6. 其他　苯妥英钠为肝药酶诱导剂，可加速维生素 D 代谢，长期服用导致低钙血症、佝偻病、软骨病，可同服维生素 D 预防；偶见男性乳房增大，女性多毛和肝损害。偶见致畸胎，故孕妇慎用；久用骤停可使癫痫发作加剧，甚至诱发癫痫持续状态，故宜逐步减量停药。静脉注射过快时，可致心脏抑制、血压下降，宜在心电监护下进行。

【用药护理要点】　本药应饭后口服，且与酸性药物间隔2~3小时分开服用。不宜肌注，静脉注射时单独通道，选取粗大血管缓慢给药。长期用药的患者应注意补充足量的维生素 D、维生素 C，且久服不可骤停，防止发作加剧。提醒患者按医嘱剂量服药，防止患者一次性用量过大产生神经系统不良反应。

边学边练

患者，女，18岁，因儿时从楼上跌落，经常性出现全身强直阵挛性抽搐，诊断为癫痫强直－阵挛性发作（大发作）。药物治疗方案为：苯妥英钠100mg，每天口服2次，3周内增加至300mg/d，癫痫症状得到控制；8周后患者出现牙龈增生的现象。该治疗方案是否合理？如何对该患者的牙龈增生问题做好护理工作？

参考答案

拓展提升

关爱助力癫痫康复 微课2

很多人对癫痫的认识不科学，对癫痫患者会有一些消极态度，最终让患者感到羞愧、尴尬和耻辱（即"病耻感"）。一方面，这种病耻辱感可能会使患者缺乏自尊，心理健康状况变差，出现抑郁和焦虑等精神问题，从而使疾病发作次数更多甚至病情恶化；另一方面，可能会阻碍患者主动寻求治疗的积极性，降低患者的生活质量。所以，护理人员应积极做好科普宣传，让更多人对癫痫有正确的认知，不仅有利于癫痫疾病的管理和治疗，也更有利于癫痫患者更快融入社会，健康生活。

请结合拓展素材思考讨论，开展合理用药宣教等活动，培养职业素养和人文精神。

卡马西平

卡马西平（carbamazepine，酰胺咪嗪）口服吸收慢且不规则，给药后4~8小时血药浓度达峰值。经肝代谢生成的环氧化物仍有抗癫痫活性，活性近似于卡马西平。本药为肝药酶诱导剂，可加速自身代谢，长期用药后血浆半衰期可缩短，应注意调整剂量。

【作用与用途】

1. 抗癫痫作用　机制和强度与苯妥英钠相似，是广谱抗癫痫药，也是部分局灶性发作的首选药，对典型或不典型失神性发作、肌阵挛性发作无效。对伴有精神症状的癫痫亦有效。

2. 抗外周神经痛　治疗三叉神经痛和舌咽神经痛的疗效优于苯妥英钠。

3. 抗躁狂抑郁症　对躁狂抑郁症有明显治疗作用，可减轻或消除精神分裂症患者的躁狂、妄想症状，对锂盐治疗无效的躁狂症也有效。

【不良反应】常见恶心、呕吐、眩晕、嗜睡、共济失调等，亦可见皮疹、粒细胞减少、血小板减少等。少数人可有骨髓造血功能抑制、肝损害，一旦出现应立即停药，用药期间应定期检查血常规和肝功能。饭后服可减少胃肠反应，漏服应尽快补服。

苯巴比妥

苯巴比妥（phenobarbital）对强直－阵挛性发作和癫痫持续状态疗效好，对局灶性发作不如卡马西平，对小发作疗效差。因有明显的中枢抑制作用，均不作首选药，多作为苯妥英钠不良反应严重患者的替代治疗。临床也可用于抗惊厥治疗。

扑米酮

扑米酮（primidone）的作用和强度与苯巴比妥相近，属广谱抗癫痫药。主要用于苯妥英钠和苯巴比妥不能控制的大发作，也可作为部分局灶性发作的辅助药。不良反应与苯巴比妥相似。

丙戊酸钠

丙戊酸钠（sodium valproate）为广谱抗癫痫药，可用于各型癫痫。对大发作疗效不及苯妥英钠和苯巴比妥，但仍为癫痫大发作的首选药物之一；对小发作疗效优于乙琥胺，但因有肝毒性，不作为首选药；对部分局灶性发作的疗效与卡马西平相似。临床广泛用于混合型癫痫及肌阵挛发作，是癫痫大发作合并小发作的首选。常见不良反应有：食欲缺乏、恶心、呕吐等胃肠反应；嗜睡、震颤、共济失调等中枢神经系统症状；也可致肝损害，用药期间应定期检查肝功能；有致畸作用，妊娠早期禁用。

乙琥胺

乙琥胺（ethosuximide）对小发作的疗效虽不如氯硝西泮、丙戊酸钠，但副作用及耐受性的产生较少，常作为小发作的首选药。常见不良反应有恶心、呕吐、食欲减退等胃肠道反应和头痛、眩晕、嗜睡、幻觉等中枢神经系统反应，偶见粒细胞减少、再生障碍性贫血。长期用药应定期检查血象。个别患者会出现过敏反应，应立即停药。孕期及哺乳期妇女慎用。

苯二氮䓬类

地西泮静脉注射为治疗癫痫持续状态的首选药，硝西泮对肌阵挛性发作、失神性发作和婴儿痉挛有较好疗效。氯硝西泮对各型癫痫都有效，对肌阵挛性发作、失神性发作尤佳。但该类药中枢抑制作用明显，久用可产生耐受性，突然停药会出现反跳和戒断症状。

其他新型的抗癫痫药物还有拉莫三嗪（lamotrigine）、托吡酯（topiramate）、左乙拉西坦（levetiracetam）、奥卡西平（oxcarbazepine，OXC）等（表3-2-2）。

> **要点提示**
>
> 各型癫痫的首选治疗药物

表3-2-2　其他新型抗癫痫药的主要特点

药名	作用用途	不良反应
托吡酯（topiramate）	成人及2~16岁儿童癫痫发作	厌食、语言、记忆障碍
拉莫三嗪（lamotriginc）	广谱，对各类癫痫均有作用	易怒、头晕、头痛、共济失调
奥卡西平（oxcarbazepine）	癫痫大发作和局灶性发作	嗜睡、头晕、恶心、疲劳
左乙拉西坦（levetiracetam）	成人及≥4岁儿童癫痫发作	嗜睡、易激动、食欲减退

知识链接

抗癫痫药合理用药原则 ⒠ 微课3

1. 及早实施药物治疗　若一年内有2次及以上出现癫痫发作，经专科医生明确诊断，应按照规范治疗方案启动药物治疗；结合癫痫发作类型、药物特点和患者状况及经济条件，综合考虑制定治疗方案。首次多采取单药治疗，自小剂量缓慢增量至最大程度地控制发作而无不良反应；同时具有多种类型癫痫患者可采取广谱抗癫痫药或两种及以上药物合用。

2. 个体化治疗和科学监控　应根据个体差异及时调整剂量，必要时可采取血药浓度检测的手段，以达最佳疗效。严密监测不良反应，让患者及家属知晓常见不良反应表现和防治措施，严密监测因药物相互作用或机体变化带来的毒性反应。

3. 坚持长期规律用药　原发性癫痫通常在控制发作1~2年后，继发性癫痫一般在控制发作3~5年后考虑减量和停药，部分患者需终生服药，应采取心理支持等措施提高患者依从性。

4. 科学确定停药方案　要全面考量患者的停药依据，准确分析影响因素，确定停药时间和方法。通常在病情稳定后的1~2年逐渐减量，如有复发或更换药物，均需及时就医，遵医嘱执行。

岗位对接

【任务解析】

1. 该患者的症状为失神性发作即癫痫小发作。乙琥胺是治疗癫痫小发作的首选药。

2. 患者用药后，发作次数和频率会明显减少，但是随着用药时间和剂量的增加，患者可能会出现恶心、呕吐、嗜睡、眩晕、幻觉等不良反应，应采取相应的护理措施。如不良反应严重，应及时提示医生调整给药剂量。

3. 乙琥胺多采用口服给药，口服制剂宜饭后服药，减轻胃肠道反应；告知患者及家属，用药期间不能突然停药或随意更换其他抗癫痫药物，告知药物的疗效和不良反应，注意加强营养，避免其他精神刺激，做好心理护理。

【用药护理程序】

用药前	用药评估	①阅读医嘱或处方：明确用药目的、药品名称、规格、数量、剂量等相关信息 ②健康评估：观察健康状况和精神状态，了解既往病史等以及患者癫痫发作的类型、频率、持续时间，患者的抽搐部位、意识清醒的程度，肝、肾功能是否正常 ③用药禁忌评估：对乙琥胺过敏者禁用，卟啉症患者禁用；对琥珀酰亚胺类药物如甲琥胺及苯琥胺有交叉过敏反应者应慎用，孕妇及哺乳期妇女慎用
	调配药品	①乙琥胺胶囊剂：250mg，乙琥胺糖浆剂：5g/100ml ②其他药品及制剂参见相关项目任务
	提示建议	①给药剂量应个体化，儿童用药次数与成人不同，一般从小剂量开始，逐渐增量，以控制发作且不引起严重不良反应为宜 ②饭后服药可减轻胃肠道反应 ③久服不可骤停，否则会使发作加剧 ④用药期间应避免饮酒 ⑤未明事项应查阅药品说明书或向医师、药师等反馈
用药中	护理问题	①监测患者的血常规和肝、肾功能变化 ②提高患者及家属对癫痫和药物治疗的认识程度，提高患者用药依从性 ③尽量减轻疾病对患者正常生活带来的负面影响 ④药物正确的给药剂量等 ⑤其他可能影响疗效的问题等
	护理措施	①遵医嘱或处方，严格掌握给药剂量，观察不良反应和各项指标 ②与患者加强沟通，嘱咐患者注意休息，避免劳累，避免精神刺激，清淡饮食，为患者创造安全、安静、舒适的治疗环境 ③饭后服药，可减少胃肠道不良反应 ④用药期间不饮酒，勿过量饮水，药物漏服时尽快补服
	监护要点	①乙琥胺不可随意增减或撤换药物，停药也需逐渐缓慢进行 ②监测不良反应严重程度，若反应轻微，可适当对症处理，并继续用药。如较严重，应及时停药并立即就医调整治疗方案 ③服药期间若出现血液系统不良反应，需立即就医 ④加强不良反应观察和处置
用药后	健康宣教	①适度介绍用药后可能出现的不良反应和用药注意，重视语言、态度在药物治疗中的作用，与患者建立良好的护患关系，加强生活指导和心理护理，培养良好生活习惯，注意清淡饮食，多食蔬菜水果，改善患者用药的依从性 ②对病情较紧急危重，应待病情稳定后再作宣教等
	评价效果	①客观评价药物疗效、安全性及近远期治疗效果，如治疗后的发作频率是否改善，生活质量是否提高 ②综合判断用药护理措施、方法的适宜性 ③调查患者对药物治疗和不良反应及防治相关知识的知晓度是否提高，能否坚持和配合治疗等
	回顾总结	①整理物品、记录资料，回顾合理使用抗癫痫药的要点 ②总结本任务用药护理心得，重视合理用药指导，查找不足，制订改进措施等

学习小结

本任务主要介绍了抗癫痫药及用药护理，其中重点是不同抗癫痫药的作用特点，难点是抗癫痫药的作用机制。可采取观看视频、情景模拟等教学方法，引发学生兴趣和思考，提高用药护理能力和换位思考能力，完成学习目标；培养严谨求实、关爱病患的职业素养，增强学生为人民健康服务的荣誉感和使命感。

目标检测

答案解析

一、单项选择题

1. 癫痫大发作的首选药物为（　　）

    A. 苯妥英钠 　　　　　　B. 苯巴比妥 　　　　　　C. 扑米酮

    D. 丙戊酸钠 　　　　　　E. 氯硝地泮

2. 癫痫小发作的首选药物是（　　）

    A. 乙琥胺 　　　　　　　B. 丙戊酸钠 　　　　　　C. 地西泮

    D. 卡马西平 　　　　　　E. 苯巴比妥

3. 具有抗心律失常作用的抗癫痫药是（　　）

    A. 丙戊酸钠 　　　　　　B. 苯巴比妥 　　　　　　C. 扑米酮

    D. 乙琥胺 　　　　　　　E. 苯妥英钠

4. 下列关于卡马西平的叙述，错误的是（　　）

    A. 对失神性发作首选

    B. 对大发作有效

    C. 对三叉神经痛疗效优于苯妥英钠

    D. 对躁狂抑郁症有效

    E. 对精神运动性发作为首选药

5. 下列有关苯妥英钠的叙述，不正确的是（　　）

    A. 可用于癫痫强直 - 阵挛性发作 　　　　B. 治疗三叉神经痛

    C. 个体差异小 　　　　　　　　　　　　D. 治疗某些心律失常

    E. 可致牙龈增生

二、简答题

1. 简述苯妥英钠的药理作用、临床用途及不良反应。
2. 简述治疗各型癫痫的首选药。
3. 简述抗癫痫药物的用药护理程序。

三、案例分析题

患者，女，9 岁，有癫痫病史 2 年，病情多次反复，此次因癫痫大发作入院，其母叙述曾服苯巴比妥 10 个月，疗效不佳且自感影响认知学习能力，2 日前停掉苯巴比妥，改服治疗量苯妥英钠，服用苯妥英钠后，病情反而加重。

请分析并回答：①该患者病情加重的原因是什么？②应如何做好用药护理？③护士在护理过程中应

如何加强健康宣教，帮助患者提高治疗效果？

（杨 丹）

| 重点小结 | 微课1 | 微课2 | 微课3 | 习题 |

PPT

任务三　抗帕金森病药、抗老年期痴呆药与用药护理

◉ 学习目标

1. 知识与技能　掌握左旋多巴的药理作用、临床用途、不良反应和用药护理程序；熟悉抗帕金森病药物和抗阿尔茨海默病药的分类和作用特点；了解卡比多巴、溴隐亭、金刚烷胺、苯海索、吡拉西坦、胞磷胆碱等药物的作用特点。学会观察抗帕金森病药物、抗老年期痴呆药的疗效及不良反应，能综合分析、判断及采取相应护理措施，并正确开展合理用药宣教工作。

2. 过程与方法　建议采用头脑风暴、问卷调查等方法，通过教师布置任务，学生自主查找资料，激发学生学习兴趣，科学认识帕金森病和老年期痴呆。

3. 情感态度与价值观　了解帕金森病和老年期痴呆的症状，能对患者感同身受，认真实施用药护理，关爱患者，耐心指导、解答患者疑问，减缓患者病痛，提高护士职业素养。

≫ 情境导入

情景描述　患者，男，60岁。2个月前右手出现不自主震颤，静止时明显，1周后又出现步态异常，表现为行走时下肢拖地，上肢摆臂幅度小，行走一段距离后症状稍有缓解，伴有运动迟缓，感觉异常，面部表情呆滞，有流涎症状。入院诊断为：帕金森病。医生医嘱给予多巴丝肼胶囊口服治疗。

任务要求　1. 医生开具多巴丝肼胶囊的依据是什么？

2. 患者用药后可能会有哪些不良反应？

3. 针对此患者，护士应如何进行用药护理，提高患者用药的依从性？

一、抗帕金森病药与用药护理

帕金森病（Parkinson's disease，PD）又称震颤麻痹，是一种主要表现为进行性的锥体外系功能障碍的中枢神经系统退行性疾病。抗帕金森病药是能够增强中枢多巴胺能神经功能或降低中枢胆碱能神经功能，控制或缓解帕金森病临床症状，减少并发症的药物，分为拟多巴胺药和中枢抗胆碱药两类。抗帕金森病药对脑动脉硬化、一氧化碳中毒、脑炎后遗症引起的帕金森综合征也有效。但抗精神病药引起的锥体外系反应（帕金森综合征），使用拟多巴胺类药治疗无效。

> **要点提示**
>
> 抗帕金森病药物的分类及依据

微课1

💡 **知识链接**

帕金森病的病因及分类

　　帕金森病根据病因一般可分为两类。①原发性震颤麻痹：因黑质-纹状体通路中多巴胺能神经元变性，使多巴胺合成减少，纹状体内多巴胺含量降低，造成黑质-纹状体通路多巴胺能神经功能减弱，而使胆碱能神经功能相对占优势，使锥体外系功能亢进，从而出现静止性震颤、肌肉僵直、运动迟缓和共济失调等一系列临床症状，随着疾病的发展还会出现认知及精神障碍，是中老年人的常见病。②继发性震颤麻痹：因感染（如脑炎）、脑动脉硬化、药物、毒物、脑外伤等引起，产生类似帕金森病的症状，又称帕金森综合征。具体发病机制和药物作用方式可见图3-3-1。

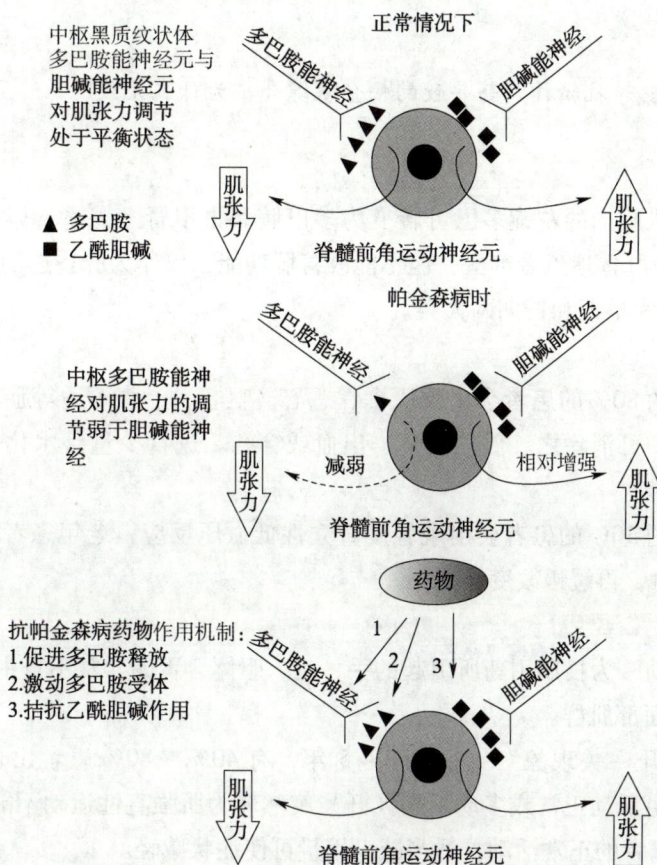

中枢黑质纹状体多巴胺能神经元与胆碱能神经元对肌张力调节处于平衡状态

正常情况下
多巴胺能神经　　胆碱能神经
▲ 多巴胺
■ 乙酰胆碱
肌张力　　肌张力
脊髓前角运动神经元

帕金森病时
多巴胺能神经　　胆碱能神经
中枢多巴胺能神经对肌张力的调节弱于胆碱能神经
减弱　　相对增强
肌张力　　肌张力
脊髓前角运动神经元

药物
抗帕金森病药物作用机制：
1.促进多巴胺释放
2.激动多巴胺受体
3.拮抗乙酰胆碱作用
多巴胺能神经　　1　2　3　　胆碱能神经
肌张力　　肌张力
脊髓前角运动神经元

图3-3-1　帕金森病发病机制与药物作用方式

（一）拟多巴胺药

左旋多巴

　　左旋多巴（levodopa，L-dopa）是多巴胺的前体。口服吸收迅速，药物吸收后95%以上的左旋多巴被外周多巴胺脱羧酶脱羧转化为多巴胺（DA），仅1%左右的左旋多巴能进入中枢神经系统，在脑内脱羧转变为多巴胺发挥中枢作用。临床常与外周脱羧酶抑制剂合用，可使进入中枢的左旋多巴增多，提高疗效，减轻外周不良反应。DA及其代谢产物主要经肾脏排泄。

【作用与用途】

1. 抗帕金森病 进入脑内的左旋多巴在脱羧酶的作用下，转化为多巴胺，增强多巴胺能神经的功能。可用于治疗各种类型的帕金森病患者。其特点为：①起效慢，用药 2~3 周显效，1~6 个月后才获得较好疗效；②作用持久，随用药时间延长而疗效增强，疗程 1 年以上，疗效达 75%；③对轻症和年轻患者疗效好，对重症及年老衰弱患者疗效较差；④对肌肉僵直和运动困难的疗效较好，对肌肉震颤疗效较差；⑤对吩噻嗪类抗精神失常药所引起的帕金森综合征无效，因为该类药物能阻断中枢 DA 受体。

> **要点提示**
>
> 左旋多巴治疗帕金森病的特点

边学边练

左旋多巴对氯丙嗪等抗精神病药导致的帕金森综合征为什么无效？

参考答案

2. 治疗肝昏迷 进入脑内的左旋多巴可转变为多巴胺和去甲肾上腺素，以补充神经递质，改善中枢神经冲动的传导，可使肝昏迷患者苏醒，但不能改善肝功能，仅作为肝昏迷的对症治疗。

【不良反应】 一般分为早期和长期两大类。

1. 早期反应

（1）胃肠道反应 约80%的患者会出现厌食、恶心、呕吐、上腹不适等症状，外周多巴胺受体阻断药多潘立酮（吗丁啉）可消除之。偶见溃疡、出血或穿孔。进食少量碳水化合物后再服药也可减轻消化道反应。

（2）心血管反应 约30%的患者会出现轻度直立性低血压反应，老年患者也可引起心律失常，建议服药后卧床休息 1 小时，再缓慢改变体位。

2. 长期反应（神经系统反应）

（1）不自主异常运动 为长期用药所引起的手、足、躯体、舌的异常不自主运动，服药 2 年以上者发生率达 90%，多见于面部肌群。

（2）症状波动及"开－关现象" 服药 3~5 年，有 40%~80% 患者出现症状波动，重者出现"开－关反应"，即患者由活动正常或多动不安（开）突然转为肌强直性运动不能状态（关），两种状态可交替出现，严重妨碍患者的正常活动。适当减少用量可使症状减轻。

（3）精神障碍 可现失眠、焦虑、噩梦，甚至幻觉、妄想等精神错乱或抑郁，出现精神错乱的病例占 10%~15%，可用氯氮平等对抗。

【用药护理要点】 胃肠道反应为该药的常见不良反应，用药早期护士要提醒患者胃肠道反应的主要症状，一般饭后服药或同服多潘立酮可消除，不必紧张；长期用药护士要密切观察患者神经系统反应，如果出现"开－关现象"或精神障碍，及时报告医生，调整用药方案。

卡比多巴

卡比多巴（carbidopa）又称 α－甲基多巴肼、洛得新，是 α－甲基多巴肼的左旋体，是较强的外周多巴脱羧酶抑制剂，由于不易透过血脑屏障，单独使用基本无效，需与左旋多巴合用，可明显减少左旋多巴在外周组织脱羧，使进入中枢的左旋多巴增多，左旋多巴用量减少 75%，既提高疗效，又减轻外周不良反应，是左旋多巴治疗帕金森病的重要辅助药。常组成复方制剂，如复方卡比多巴片等。

苄丝肼

苄丝肼（benserazide）又称羟苄丝肼、色丝肼。作用与卡比多巴相似，与左旋多巴组成复方制剂多巴丝肼胶囊或片剂，是治疗帕金森病的首选药物之一，可治疗各种原因引起的帕金森病，不良反应相对较少。

✕ 边学边练

复方卡比多巴片由哪两种药物组成，请同学们思考两者配伍的药理学基础是什么？

参考答案

司来吉兰

司来吉兰（selegiline）又称苯炔苯丙胺（deprenyl）。是选择性极高的单胺氧化酶 B（MAO－B）抑制剂，能迅速通过血脑屏障，减少黑质－纹状体内 DA 的降解，发挥疗效。临床主要用于增强左旋多巴的作用，减少左旋多巴的用量和外周副作用，并消除长期单独使用左旋多巴出现的"开－关"现象。

同类药物还有硝替卡朋（nitecapone）、托卡朋（tolcapone）、恩他卡朋（entacapone），作用类似，作为备选药物使用。

溴隐亭

溴隐亭（bromocriptine）又称溴麦角隐亭、溴麦亭。为细胞受体 D₂亚型的激动药，大剂量能激动黑质－纹状体通路的 DA 受体，用于治疗帕金森病，对重症患者疗效佳；小剂量激动结节－漏斗通路的 DA 受体，抑制催乳素及生长激素释放，用于治疗溢乳、闭经综合征和肢端肥大症。不良反应与左旋多巴相似。

同类药物还有罗匹尼罗（ropinirole）、培高利特（pergolide）等。

金刚烷胺

金刚烷胺（amantadine）原为抗病毒药，后发现对帕金森病有效。通过促进黑质－纹状体多巴胺的释放及抑制多巴胺再摄取，用于缓解帕金森病的肌强直、震颤和运动障碍，其疗效优于中枢抗胆碱药，起效快但持续时间较短。常与左旋多巴联用，发挥协同作用。不良反应较少，常见下肢皮肤出现网状青斑、踝部水肿及胃肠道症状。

（二）中枢抗胆碱药

苯海索

苯海索（benzhexol，安坦）外周抗胆碱作用弱，对中枢胆碱受体阻断作用强。临床可用于不能耐受或对左旋多巴有禁忌的患者及其他原因（如氯丙嗪）引起的帕金森综合征。与左旋多巴合用有协同作用。不良反应与阿托品相似，但较轻。

同类药物有丙环定（procyclidine）、苯扎托品（benzatropine）、比哌立登（biperiden）、普罗吩胺（profenamine）、二乙嗪（diethazine）等。

二、抗老年期痴呆药与用药护理

（一）概述

老年期痴呆分为原发性痴呆、血管性痴呆及混合性痴呆。

原发性痴呆又称阿尔茨海默病（Alzheimer's disease，AD），约占老年期痴呆患者总数的70%，是一种与年龄高度相关的、以进行性认知障碍和行为损害为特征的中枢神经系统退行性疾病。临床表现为记忆力、判断力、抽象思维等一般智力的丧失，但视力、运动能力等则不受影响。AD 的发病机制十分复杂，目前尚未完全明确，但研究表明，AD 患者脑内胆碱能系统功能明显缺损，所以目前比较有特异性的、疗效相对肯定的药物治疗办法是使用胆碱酯酶抑制药增加中枢胆碱能神经功能，还可以使用脑代谢激活药、改善微循环药和 N - 甲基 - D - 天冬氨酸（NMDA）受体拮抗药。但该治疗策略主要针对早期或轻中度患者，对晚期和重度患者基本无效。目前临床上主要通过胆碱酯酶抑制药和 NMDA 受体拮抗药来改善患者的认知症状。

血管性痴呆（vascular dementia，VD）则是由于脑供血阻断导致的记忆和认知功能下降，也被称为血管性认知障碍（VCI）。VD 的主要病因是脑出血和脑梗死。VD 的病程表现为波动性、阶梯式进展，且进展较快。临床上用于治疗 VD 的药物主要是脑循环改善药，如二氢麦角碱、尼莫地平、银杏叶提取物等。用于治疗脑创伤、脑血管意外引起的功能损伤的脑代谢改善药也有效，如吡拉西坦、吡硫醇、胞磷胆碱等。

> **要点提示**
>
> 抗阿尔茨海默病药的种类及主要代表药

知识链接

阿尔茨海默病的预防　微课

随着人口老龄化和社会经济及环境因素的变化，预防延缓阿尔茨海默病日益受到重视。研究显示，多种因素与 AD 发病相关。其中，年龄、性别、基因及家族史属于不可调控危险因素；高血压、糖尿病、肥胖、头部外伤、房颤、睡眠障碍等疾病或状态属于可调控危险因素；而教育、体育锻炼、健康饮食模式、维生素 C 摄入及认知刺激活动与社会活动则属于可调控保护因素。总体来说，长期坚持健康生活方式，积极治疗相关疾病，保持良好的工作、生活状态和社会活动是目前行之有效的预防措施。

（二）抗阿尔茨海默病药

·胆碱酯酶抑制药

他克林

他克林（tacrine）是第一代可逆性胆碱酯酶（AChE）抑制药。脂溶性高，易通过血脑屏障。它主要通过抑制血浆和组织中的 AChE 而增加 ACh 的含量，还可直接作用于 M 受体，并可促进 ACh 释放，对 AD 有多方面的治疗作用。能明显改善轻、中度 AD 患者的认知能力和日常生活能力。本药多与卵磷脂合用，平均可延缓病程 6～12 个月，因作用时间相对较短，肝毒性大，现已很少用。

多奈哌齐

多奈哌齐（donepezil）是第二代可逆性胆碱酯酶抑制药。口服吸收好，半衰期长，临床主要用于轻、中度 AD 的治疗，也用于重度 AD、血管性痴呆、帕金森病、脑震荡等疾病所致的认知功能障碍。不良反应轻微，常见有恶心、呕吐、腹泻、流感样胸痛、肌肉痉挛、震颤、眩晕等。与他克林相比，其优点在于：①对中枢 AChE 有更高的选择性和专属性，能改善轻度至中度 AD 患者的认知能力和综合功能；②外周不良反应相对较少，患者耐受性较好。

利斯的明

利斯的明（rivastigmine，卡巴拉汀）是第二代胆碱酯酶抑制药。适用于轻、中度 AD 患者，且具有耐受性好、不良反应轻等优点，尤其适合伴有心、肝、肾等疾病的 AD 患者。本药对日常生活中的认知行为及综合能力疗效相对显著。不良反应与多奈哌齐相似。严重肝、肾损害及哺乳期妇女禁用。

加兰他敏

加兰他敏（galantamine）是第二代胆碱酯酶抑制药。能明显抑制大脑皮层的 AChE，改善学习能力、记忆和认知功能。临床用于治疗轻、中度 AD，疗效与他克林相当，但没有肝毒性，还可用于治疗小儿麻痹后遗症、进行性肌营养不良及重症肌无力等。

石杉碱甲

石杉碱甲（huperzine A）是我国科学家从石杉属植物千层塔中提取分离的生物碱，是一种强效、可逆性胆碱酯酶抑制药，有很强的拟胆碱活性，能易化神经肌肉接头递质传递。临床用于老年性记忆功能减退及 AD 患者，改善其记忆和认知能力效果显著。

·NMDA 受体拮抗药

美金刚

美金刚（memantine，美金刚胺）是第一个在治疗阿尔茨海默病和血管性痴呆方面有显著疗效的非竞争性 NMDA 受体拮抗药。美金刚能显著改善轻度至中度血管性痴呆患者的认知能力，对中度至重度患者还可显著改善其认知障碍、动作能力和社会行为，有较好的耐受性。适用于中、重度老年痴呆和震颤麻痹综合征，与胆碱酯酶抑制药合用或尼莫地平联合治疗的效果优于单独使用。常见的不良反应为头晕、头痛、便秘、意识错乱等，肝功能不全、意识紊乱患者、孕妇及哺乳期妇女禁用。

> ☀ **要点提示**
>
> 治疗阿尔茨海默病的药物种类及代表药

其他的抗阿尔茨海默病药还有 M₁ 受体激动药、氧自由基清除剂、神经生长因子及增强剂等正在研发中。

（三）抗血管性痴呆药

本类药物主要是通过改善脑部血液循环和脑部能量代谢发挥作用的，主要包括：①选择性脑血管扩张药，如倍他司汀、钙通道阻滞剂尼莫地平等；②改善脑代谢的药物，如吡拉西坦、吡硫醇等。中药银杏叶提取物也有确切疗效。具体见项目三任务八中的大脑复健药。

💡 **拓展提升**

综合施策提升阿尔茨海默病患者生活质量 ⓔ 微课3

阿尔茨海默病患者早期首先丧失近期记忆；中期出现认知障碍，掌握运用新知识和社交能力不断下降。出现定向力障碍，语言功能障碍，如言语不畅、理解及复述能力差，丧失简单的计算能力，同时出现情绪不稳、易激惹、挫败感等；还会出现幻觉和妄想等。晚期判断力、认知力几乎消失殆尽，幻觉和妄想也更显著，自理能力

和社会功能极差。阿尔茨海默病目前尚无法得到逆转。因此除了进行必要的药物治疗外，还需要专门护理、营养补充、智力训练、康复运动和心理治疗等综合措施。

医护人员需要用加倍的耐心和热情，用适宜的沟通技能，争取患者的合作和理解，鼓励患者振奋精神，树立信心，保持心情愉快，提高生活质量。请结合拓展素材思考讨论，开展宣教活动，提高专业技能和职业素养。

岗位对接

【任务解析】

1. 该患者症状为典型的帕金森病，属于中、重度症状，有典型的肢体震颤和肌肉强直。该病例中使用的美多巴是由左旋多巴和苄丝肼组成的复方制剂。

2. 患者用药后，肌僵直和运动困难等症状会明显减轻，但是随着药物剂量的增加和疗程的推进，患者会出现恶心、呕吐、焦虑、失眠、低血压、心律失常甚至出现不自主异常运动、"开－关反应"等，应采取相应护理措施。若患者出现严重不良反应须提示医生调整药物剂量。

3. 本类药物多采用口服给药，服用多巴胺类药物应注意空腹服药，因易导致失眠，应避免夜间服用。用药过程中应观察患者身体平衡状况，肢体震颤、步态、症状的改善情况；密切观察心血管系统、中枢神经系统、消化系统反应等，配合采取心理护理、生活支持等。

【用药护理程序】

用药前	用药评估	①阅读医嘱或处方：明确用药目的、药品名称、规格、剂量、给药方法、疗效等相关信息 ②健康评估：帕金森病患者的病史、用药史、家族史、症状和体征，心、肺、肝、肾功能是否正常 ③用药禁忌评估：严重心血管疾病，肝、肾功能不全，内分泌失调、狭角青光眼患者、精神病患者、孕妇和哺乳期妇女禁用。胃与十二指肠溃疡患者慎用。非选择性单胺氧化酶抑制剂（MAOI）类药物不能与左旋多巴/卡比多巴的复方制剂同时服用
	调配药品	①复方卡比多巴片：1号片（含卡比多巴10mg，左旋多巴100mg），2号片（含卡比多巴25mg，左旋多巴250mg）；多巴丝肼胶囊：125mg（含苄丝肼25mg，左旋多巴100mg，），250mg（含苄丝肼50mg，左旋多巴200mg） ②服用剂量应由医生根据患者病情确定服用最佳剂量 ③其他药品及制剂参见相关项目任务
	提示建议	①左旋多巴与卡比多巴或苄丝肼组成的复方制剂，药品名称和含量均不同，应准确区分并遵医嘱指导患者用药 ②服用单胺氧化酶抑制剂（如苯乙肼、苯环丙胺等）的患者，必须停用2周后才能服用复方制剂 ③应注意维生素B_6、吩噻嗪类、丁酰苯类药物及利血平可使左旋多巴疗效降低，不宜合用 ④未明事项应查阅药品说明书或向医师、药师等反馈

用药中	护理问题	①提高患者及家属对帕金森病和药物治疗的认识程度 ②正确对待和处置药物不良反应，提高患者用药的依从性 ③降低药物对患者生活质量带来的负面影响及其他相关问题 ④其他可能影响疗效的问题等
	护理措施	①观察患者的药物治疗效果和不良反应的程度，对患者做好情绪障碍、消化功能障碍、睡眠障碍等护理 ②正确指导患者用药，并根据患者治疗情况，辅导实施吞咽训练、饮食管理等措施 ③进行适当的非药物治疗方式：如运动和形体训练 ④提示患者或家属按时就诊，及时根据病情变化调整药物治疗或进行其他康复治疗手段
	监护要点	①熟知各类复方制剂信息，医嘱或处方足量、足疗程应用，不得自行用药，不得轻易减量、停药 ②正在单服左旋多巴片的患者，若改服复方制剂，应停服左旋多巴片至少12小时 ③当药物引起锥体外反应时，应及时请医生调整治疗方案 ④加强不良反应观察和处置
用药后	健康宣教	①对患者家属适度介绍药物治疗方案和有关康复知识，加强用药指导 ②建议家属给患者采取合理膳食，用药期间避免食用富含酪胺的食品，以免血压升高。同时提高营养支持，改变不良生活习惯，必要时辅以康复训练 ③做好用药心理护理，缓解紧张情绪，减轻患者心理压力，提高患者用药依从性
	评价效果	①患者症状是否得到改善，患者工作情况、社会关系、生活质量是否提高 ②患者用药后的不良反应是否减轻或消除 ③患者及家属是否知晓抗帕金森病药的有关知识
	回顾总结	①整理物品、记录资料，回顾合理使用抗帕金森药的任务要点，尤其是复方制剂、疗程管理和不良反应等方面 ②总结本任务用药护理心得，查找不足，制订改进措施等

学习小结

　　本任务主要介绍了抗帕金森病药、抗老年期痴呆药及用药护理，其中重点是左旋多巴、苯海索的作用特点和不良反应，难点是抗阿尔茨海默病药的分类和作用机制。可采取岗位实践、情景模拟等教学方法，使学生掌握区分各类药物的作用特点和不良反应，并能采用恰当护理措施，正确开展合理用药宣教工作，完成学习目标；同时培养学生善于观察、勤于思考、积极沟通的职业能力，提高学生耐心、细致、关爱患者的品质品格。

目标检测

答案解析

一、单项选择题

1. 单用抗帕金森病无效的药物是（　　）

　　A. 左旋多巴　　　　　　　B. 卡比多巴　　　　　　　C. 金刚烷胺

　　D. 溴隐亭　　　　　　　　E. 苯海索

2. 能提高左旋多巴疗效的药物是（　　）

　　A. 多巴酚丁胺　　　　　　B. 卡比多巴　　　　　　　C. 氯丙嗪

　　D. 甲基多巴　　　　　　　E. 多巴胺

3. 患者，女，54岁，最近记忆力、认知功能明显下降并伴有轻度精神障碍，入院诊断为阿尔茨海默病，下列对阿尔茨海默病没有治疗作用的是（　　）

A. 他克林　　　　　　　B. 吡拉西坦　　　　　　　C. 美金刚

D. 溴隐亭　　　　　　　E. 多奈哌齐

4. 多奈哌齐治疗阿尔茨海默病的机制主要是（　　）

A. 激动脑内 M 受体　　　B. 抑制脑内的 AChE　　　C. 阻断脑内的 NMDA 受体

D. 阻断脑内钙通道　　　E. 中枢抗胆碱作用

5. 典型的治疗阿尔茨海默病的药物不包括（　　）

A. 左旋多巴　　　　　　B. 尼莫地平　　　　　　　C. 他克林

D. 多奈哌齐　　　　　　E. 美金刚

二、简答题

1. 左旋多巴长期用药会导致什么不良反应？用药时应注意哪些问题？

2. 目前临床常用的抗阿尔茨海默病药有哪些种类？每类各举一种代表药。

3. 临床用于抗帕金森病的药物有哪些类别？每类各举一种代表药。

三、案例分析题

患者，女，70 岁，2 年前丈夫病故后，经常独自流泪，近 1 年来常出现当天发生的事、刚说的话和做的事不能记忆，忘记进食或物品放何处，外出找不到家门，失眠，焦躁不安，脑 CT 提示脑皮质萎缩。拟诊断为阿尔茨海默病。

请分析并回答：①目前临床常用的治疗该疾病的药物有哪些？②针对该患者应如何做好用药护理？③护士应采取哪些措施提高治疗效果？

（杨　丹）

书网融合……

重点小结　　　　微课 1　　　　微课 2　　　　微课 3　　　　习题

PPT

任务四　治疗精神障碍药物与用药护理

◎·学习目标

1. 知识与技能　掌握氯丙嗪的作用、用途、不良反应和用药护理程序；熟悉其他治疗精神障碍药物的作用特点。能够观察治疗精神障碍药物的疗效及不良反应，能综合分析、判断及采用相应护理措施。

2. 过程与方法　建议采用任务驱动教学法等，通过布置任务，引导学生收集资料，分组讨论及竞赛机制激发学生的学习兴趣，培养学生自主学习能力和探究学习能力。

3. 情感态度与价值观　通过学习培养尊重、关心帮助精神障碍患者及家属的工作态度，树立积极、细致、认真的服务意识和职业精神，提高严谨、熟练实施用药护理能力及护士职业素养。

精神障碍是以个体认知、情感或意志行为障碍为特征的一种综合征，即影响情绪、思维和行为的疾病。包括焦虑症、强迫症、抑郁症、双向障碍、精神分裂症、进食障碍和酒精药物依赖等。其中精神分裂症是一组病因未明的慢性疾病，多在青壮年缓慢或亚急性起病，临床上往往表现为症状各异的综合征，涉及感知觉、思维、情感和行为等多方面的障碍以及精神活动的不协调。患者一般意识清楚，智能基本正常，但部分患者在疾病过程中会出现认知功能的损害。病程一般迁延，呈反复发作、加重或恶化，部分患者最终出现衰退和精神残疾，但有的患者经过药物治疗与心理治疗后可保持痊愈或基本痊愈状态。

抗精神障碍药是用于治疗精神分裂症及其他精神障碍的药物。在通常的治疗剂量并不影响患者的智力和意识，却能有效地控制患者的精神运动兴奋、幻觉、妄想、敌对情绪、思维障碍和异常行为等精神症状。

> **要点提示**
>
> 常用的抗精神障碍药的种类和代表药特点

目前临床常用药物可分为二代：①第一代抗精神障碍药，又称传统抗精神障碍药，主要有氯丙嗪、奋乃静、氟奋乃静、氟哌啶醇、氟哌利多等；②第二代抗精神障碍药，又称新型抗精神障碍药，代表药物有氯氮平、利培酮等。也可根据其化学结构可分为吩噻嗪类、硫杂蒽类、丁酰苯类和其他类。

》》情境导入

情景描述　患者，男，21 岁。近期无明显诱因出现行为和情绪怪异并逐渐加重，日前上述症状加剧，在公共场所无所顾忌地大声喧哗、手舞足蹈，不能控制，严重影响公共秩序和他人生活而被送入院诊治，患者自述 1 年前开始听到神秘声音，受其支配，要求其这么做，并坚称本人一切正常，只因有重要使命完成等。经一般查体无异常，后由精神专科检查：患者思维过程漫无边际，其思想内容表现有妄想和幻听现象，无自制力，社会功能受损。医生结合患者近期表现及查体，诊断为精神分裂症。

任务要求　1. 针对该患者，医生应该给予哪些药物治疗？

2. 患者用药后会有哪些表现，护士应做好哪些用药护理措施？

3. 护士在对该患者用药护理的同时，还需做好哪些工作以助于患者恢复？

一、第一代抗精神障碍药

氯丙嗪 🄴 微课

氯丙嗪（chlorpromazine，冬眠灵）属于吩噻嗪类代表药，口服吸收慢而不规则，个体差异大，口服相同剂量，不同个体血药浓度可相差 10 倍以上，故给药剂量应个体化。药物分布广泛，因脂溶性高，易透过血脑屏障，脑内浓度可达血浆浓度的 10 倍。主要由肝脏代谢，经肾排泄。

【药理作用】氯丙嗪主要阻断中枢的多巴胺受体产生抗精神障碍作用，此外也可阻断 α 受体、M 受体，故药理作用广泛而复杂，不良反应也较多。

1. 中枢神经系统作用

（1）抗精神障碍作用　氯丙嗪可阻断中脑 - 边缘系统和中脑 - 皮质通路的多巴胺受体，产生抗精神病作用。精神障碍患者用药后，可迅速控制兴奋躁动症状，连续用药（6 周 ~6 个月）可使幻觉、妄想、躁狂及精神运动性兴奋逐渐消失，情绪安定，理智恢复，生活自理。这一作用不产生耐受性。正常人口服治疗量氯丙嗪后表现为镇静、安定，安静环境下易诱导入睡，加大剂量不引起麻醉。

> **要点提示**
>
> 氯丙嗪通过阻断中枢的多巴胺受体发挥抗精神病作用

💡 **知识链接**

精神分裂症的发病机制

精神分裂症的发病机制与脑内的多巴胺能神经系统功能亢进有关。脑内的多巴胺能神经通路主要有4条：①中脑－边缘系统通路；②中脑－皮质通路；③黑质－纹状体通路，与锥体外系运动功能有关；④结节－漏斗通路，与内分泌活动、体温调节等有关。前两条通路与人的精神活动、情感、行为有关，目前认为精神分裂症与这两条通路功能亢进有关。

当抑制脑内的多巴胺能神经通路时可以有效缓解精神分裂症的症状，但同时也会出现相应的锥体外系反应，对内分泌系统、体温调节造成一定影响。

（2）镇吐作用　小剂量能阻断延髓催吐化学感受区（CTZ）的多巴胺受体，大剂量能直接抑制呕吐中枢，具有强大的镇吐作用。但对前庭神经刺激引起的呕吐无效。

（3）影响体温调节　氯丙嗪对下丘脑体温调节中枢有很强的抑制作用，使体温调节功能失灵，既可抑制产热过程又可抑制散热过程，使体温随外界环境温度的变化而变化。辅以物理降温，既可以降低发热患者的体温也可降低正常人体温；若在高温条件下，则可使体温升高。

💡 **要点提示**

比较氯丙嗪与阿司匹林对体温的影响

（4）加强其他中枢抑制药的作用　氯丙嗪可增强镇静催眠药、镇痛药、麻醉药及乙醇等中枢抑制药的作用。故与上述药物合用时应适当减量，以免过度抑制中枢神经系统。

2. 自主神经系统

（1）阻断 α 受体　扩张血管，降低血压，可翻转肾上腺素的升压作用。因其降压作用有耐受性，故不宜用于高血压。

（2）阻断 M 受体　较大剂量可引起口干、便秘、视物模糊等，无临床治疗意义。

3. 内分泌系统　氯丙嗪能阻断下丘脑结节－漏斗系统的多巴胺受体，可减少催乳素抑制因子的释放，促进催乳素分泌；抑制促性腺激素的分泌，出现排卵延迟、停经等；抑制促肾上腺皮质激素和生长激素的分泌。

【临床用途】

1. 治疗精神障碍　氯丙嗪对急、慢性精神分裂症均有效，主要用于Ⅰ型精神分裂症，对急性期患者疗效好。但对精神病无根治作用，需长期甚至终身用药。也可用于治疗躁狂症及其他伴有兴奋、紧张、躁动及妄想的精神障碍。

2. 止吐和顽固性呃逆　氯丙嗪可用于放射病、尿毒症、胃肠炎、药物所致的呕吐，但对前庭神经刺激引起的呕吐（如晕动病）无效。也可治疗顽固性呃逆。

3. 人工冬眠和低温麻醉　配合物理降温，使体温降至正常以下，与异丙嗪、哌替啶组成冬眠合剂，可使患者呈深睡状态，体温、基础代谢及组织耗氧量均降低，称为"人工冬眠疗法"。临床常用于辅助治疗严重创伤、感染性休克、高热、惊厥和甲状腺危象等。还可用于低温麻醉。

【不良反应】

1. 副作用　主要有嗜睡、乏力、淡漠等中枢抑制症状；鼻塞、直立性低血压、口干、便秘、视物模糊等 α、M 受体阻断症状。

2. 锥体外系反应　长期大剂量应用氯丙嗪，可阻断黑质－纹状体通路的多巴胺受体，表现出锥体外系反应，其程度与对受体的选择性和拮抗强度直接相关。

（1）帕金森综合征 表现为肌张力增高、面容呆板（面具脸）、动作迟缓、肌肉震颤、流涎等。

（2）急性肌张力障碍 表现为舌、面、颈背部肌肉痉挛，出现强迫性张口、斜颈、伸舌、呼吸运动障碍、吞咽困难等症状。

（3）静坐不能 表现为肢体无法控制的非自主颤动，坐立不安、反复徘徊。

以上三种症状可通过减少用量、停药或用中枢抗胆碱药缓解。

（4）迟发性运动障碍 表现为反复不自主的刻板运动（口－舌－颊三联症），如吸吮、咀嚼、舔舌等。及早停药或减量可减轻，应用中枢性抗胆碱药反而加重，抗多巴胺药可减轻此症状。

3. 急性中毒 应用超大剂量氯丙嗪可致急性中毒，表现为昏睡、低血压、休克、心动过缓、心电图异常等，应立即进行对症治疗，可用去甲肾上腺素升压，禁用肾上腺素。

4. 过敏反应 常见有皮疹、荨麻疹、光敏性皮炎等，停药可消失；用药期间避免太阳暴晒，有过敏史者慎用。

5. 内分泌系统反应 长期用药可见乳房增大、泌乳、停经、儿童生长发育迟缓等。

6. 其他 少数患者可出现癫痫或惊厥，偶见肝脏损害、粒细胞减少、贫血和再生障碍性贫血。

【用药护理要点】氯丙嗪用途广泛，不良反应多，精神障碍治疗时间长，应做好与患者及家属的沟通，提高用药依从性，注意应提前告知患者在注射氯丙嗪后最好静卧，体位改变应缓慢以防出现直立性低血压，一旦出现应采用去甲肾上腺素抢救，禁用肾上腺素。

其他第一代抗精神障碍药见表3－4－1。

表3－4－1 部分常用抗精神病药的主要特点

药物名称	分类	主要特点
奋乃静（perphenazine）	吩噻嗪类	药理作用与氯丙嗪相似，抗精神病作用强6～10倍。镇吐作用较强，但镇静作用较弱。主要用于伴有焦虑、紧张、幻觉、妄想的精神分裂症及神经官能症。锥体外系反应较重，需配伍中枢抗胆碱药
氟奋乃静（fluphenazine）	吩噻嗪类	抗精神病作用比氯丙嗪强20～40倍，并有镇静作用。用于各型精神分裂症，有振奋和激活作用，适用于单纯型、紧张型及慢性精神分裂症，缓解情感淡漠及行为退缩等症状，锥体外系反应较为严重，需要配伍中枢抗胆碱药
氟哌啶醇（haloperidol）	丁酰苯类	其抗精神病作用、镇吐作用均强于氯丙嗪；主要用于以兴奋、幻觉和妄想为主要表现的各种急、慢性精神分裂症，也可用于止吐及顽固性呃逆。锥体外系反应发生率高、程度严重，以急性肌张力障碍和静坐不能多见，但对心血管系统和肝脏的影响小
氟哌利多（droperidol）	丁酰苯类	作用与氟哌啶醇类似，代谢快，维持时间短。常与镇痛药芬太尼合用，使患者处于精神恍惚、活动减少、痛觉消失但不进入睡眠状态的特殊麻醉状态，称为"神经安定镇痛术"，用于小手术如清创和换药、内窥镜检查、造影等，短期使用不良反应相对较轻

二、第二代抗精神障碍药

氯氮平

氯氮平（clozapine）属于苯二氮䓬类药物。对精神分裂症的疗效与氯丙嗪相当，但作用更迅速，几乎无锥体外系反应。常用于其他药物无效或锥体外系反应明显的精神分裂症患者。但可引起粒细胞减少，所以用药期间应定期检查血常规。

同类药物还有奥氮平（olanzapine）等，选择性更好，不良反应更轻。

利培酮

利培酮（risperidone）属于苯丙异噁唑衍生物。因其用药剂量小、起效快、锥体外系反应轻等特点，明显优于其他抗精神障碍药。对Ⅰ型和Ⅱ型精神分裂症均有效，常用于治疗首发急性患者或慢性患者。该药对精神分裂症患者的认知功能障碍和继发性抑郁亦有治疗作用。目前已成为治疗精神分裂症的一线药物。

其他药物还有舒必利（sulpiride）、五氟利多（penfluridol）、喹硫平（quetiapine）、阿立哌唑（aripi-prazole）、齐拉西酮（ziprasidone）等。与第一代抗精神障碍药相比，具有作用谱广、疗效好、安全性好、副作用小等优点，能提高患者的生活质量。

🔖 拓展提升

增强人文关怀，让护理更有温度

精神分裂症是一种持续的精神障碍，主要表现为感知、情感和行为方面的异常，混乱的思维和情感反应是其典型症状。精神分裂症应积极采取药物治疗，但疗程长，不良反应较多，长期用药依从性会降低，护理工作者要规范执行医嘱，密切观察不良反应并及时和有效处理，同时要真诚友善地对待患者，增强人文关怀，加强心理支持和社会康复措施，帮助患者积极适应自身、环境和社会关系的变化，提高社交应对和沟通能力，通过实施有爱心、有温度、有张力的用药护理，大大提高治疗效果，帮助患者尽快恢复健康生活。

请结合拓展素材思考讨论，开展合理用药健康宣教活动，提升职业素养和人文精神。

岗位对接

【任务解析】

1. 该患者为精神分裂症，以对症治疗为主。可以选用氯丙嗪片剂控制精神分裂症状。

2. 患者用药后可能会出现嗜睡、乏力、淡漠等中枢抑制症状；鼻塞、直立性低血压、口干、便秘、视物模糊等症状。提示患者用药后应卧床1~2小时，针对上述症状可适当选用对症治疗的药物。

3. 护士除熟练实施用药护理措施外，要针对性地做好思想工作，给予用药指导，鼓励引导患者放松精神，增强康复的信心，提高依从性。同时做好家属的工作，以便配合治疗工作顺利进行，力争获得满意的疗效。

【用药护理程序】

用药前	用药评估	①阅读医嘱或处方：明确用药目的、药品名称、规格、数量、剂量等相关信息 ②健康评估：观察患者的健康状况和精神状况，了解既往病史、过敏史、治疗史等 ③用药禁忌评估：评估患者是否有基底神经节病变、帕金森病、帕金森综合征、癫痫病史、青光眼和昏迷等情况；避免与乙醇或其他中枢神经系统性抑制药、抗高血压药、单胺氧化酶抑制剂、三环类抗抑郁药等合用
	调配药品	①盐酸氯丙嗪片：12.5mg，25mg，50mg。口服：一次25~50mg（1~2片），一日2~3次，每隔2~3日缓慢逐渐递增至每日300~450mg（12~18片），分次服，症状减轻后再减至每日100~150mg（4~6片）；盐酸氯丙嗪注射液：10mg/1ml，25mg/1ml，50mg/1ml。肌内注射：一次25~50mg，一日2次，待患者合作后改为口服。静脉滴注：25~50mg稀释于500ml葡萄糖氯化钠注射液中缓慢静脉滴注，一日1次，每隔1~2日缓慢增加25~50mg，治疗剂量一日100~200mg；不宜静脉推注 ②其他药品及制剂参见相关项目任务
	提示建议	①用药期间不宜驾驶车辆、操作机械或高空作业 ②应定期检查肝功能与白细胞计数 ③要注意药物性状的改变，变色或沉淀时禁止使用 ④未明事项应查阅药品说明书或向医师、药师等反馈

续表

用药中	护理问题	①精神分裂症的症状是否缓解 ②患者的血压、脉搏的变化 ③是否存在不合作、藏药或弃药等情况 ④药物不良反应相关症状及处理措施 ⑤其他可能影响疗效的问题等
	护理措施	①遵医嘱或处方，严格按操作规范使用药物，注意静脉注射速度和给药浓度 ②密切关注患者的用药反应，症状是否得到改善，配合进行日常起居的生活指导 ③用药后应卧床 1～2 小时，血压过低可静脉滴注去甲肾上腺素，禁用肾上腺素 ④加强心理护理，指导患者正确服药
	监护要点	①遵循早期、低剂量起始、逐渐加量、足量足疗程的原则 ②注意药物的相互作用 ③加强不良反应如迟发性运动障碍、过敏性皮疹及恶性综合征的观察和处置
用药后	健康宣教	①适度介绍药物治疗方案和有关康复常识，引导患者放松精神，缓解焦虑，配合治疗 ②与患者沟通，进行心理疏导，提高用药的依从性 ③对患者进行心理干预，注意安全护理 ④恰当地向患者说明和解释用药后可能出现的不适反应，改善患者的依从性
	评价效果	①客观评价物疗效、安全性及近远期治疗效果 ②综合采取的用药护理措施、方法的适宜性 ③对药物治疗和不良反应及防治相关知识的知晓度是否提高，能否坚持和配合治疗等
	回顾总结	①整理物品、记录资料，回顾合理使用抗精神病药物要点 ②总结本任务用药及护理心得；查找不足，制订改进措施等

学习小结

本任务主要介绍了抗精神障碍药及用药护理，其中重点是掌握氯丙嗪的作用、用途、不良反应和用药护理程序，难点是能够观察抗精神障碍药的疗效及不良反应，能综合分析、判断及采用相应护理措施。可采取任务驱动教学方法，完成学习目标；培养尊重、关心帮助精神分裂症患者及家属的工作态度，建立积极、细致、认真的服务意识和职业精神，提高严谨、熟练实施用药护理能力及护士职业素养。

目标检测

答案解析

一、单项选择题

1. 下列药物中，属于吩噻嗪类抗精神障碍药的是（　　）

　　A. 氟奋乃静　　　　　　　　B. 利培酮　　　　　　　　C. 舒必利

　　D. 氟哌啶醇　　　　　　　　E. 氯氮平

2. 用于纠正氯丙嗪引起的直立性低血压的药物是（　　）

　　A. 肾上腺素　　　　　　　　B. 去甲肾上腺素　　　　　C. 异丙肾上腺素

　　D. 多巴胺　　　　　　　　　E. 阿托品

3. 选用第一代抗精神障碍药治疗无效或锥体外系反应过重的精神障碍患者可选用（　　）

　　A. 氯氮平　　　　　　　　　B. 氯丙嗪　　　　　　　　C. 氟哌啶醇

  D. 氟哌利多   E. 奋乃静

4. 氯丙嗪对下列何种原因所致的呕吐无效（   ）

  A. 晕动病   B. 妊娠   C. 放射病

  D. 胃肠炎   E. 药物

5. 常与芬太尼配伍用于神经安定镇痛术的是（   ）

  A. 氟哌啶醇   B. 氟哌利多   C. 五氟利多

  D. 氟奋乃静   E. 舒必利

二、简答题

1. 常用的治疗精神障碍的药物可分为几类？

2. 精神障碍患者应用氯丙嗪时出现的锥体外系反应主要有哪些表现？

3. 第二代抗精神障碍药的优点有哪些？

三、案例分析题

  患者，男，22岁，因攻击行为被送入院，诊断为Ⅰ型精神分裂症。医生给予氯丙嗪口服，300mg，一日2次。治疗2周后患者精神症状有所好转，但患者行为出现异常，无论坐或躺，一次均不能超过10分钟，站立时总是不停地来回走动。

  请分析并回答：①患者出现上述行为的原因是什么？②护士应采取哪些用药护理措施？③护士在上述用药护理中如何体现职业素养？

（徐 赛）

书网融合……

重点小结

微课

习题

PPT

任务五　治疗心境障碍药物与用药护理

◎ 学习目标

  1. 知识与技能 掌握氟西汀、丙咪嗪、文拉法辛等代表药的作用、用途、不良反应和用药护理程序；熟悉抗抑郁药的分类，碳酸锂的作用、用途、不良反应。学会观察抗抑郁药及抗躁狂药的疗效及不良反应，能综合分析、判断及采用相应护理措施。

  2. 过程与方法 建议采用任务驱动教学法等，通过布置任务，引导学生收集资料，分组讨论及竞赛机制激发学生的学习兴趣，培养学生自主学习能力和探究学习能力。

  3. 情感态度与价值观 通过学习培养尊重、关心帮助心境障碍患者的工作态度，积极、细致、认真的服务意识和职业精神，提高实施用药护理职业能力。

  心境障碍又称情感性精神障碍，是指以持久的情感高涨伴有思维加速及语言和活动明显增多（躁狂）或者以持久的情感低落伴有思维迟缓及言语和活动明显减少（抑郁）为主要特征的一组精神疾病。可单独一种症状反复发作（单相型），也可两种症状交替出现（双相型）。

情境导入

情景描述 患者，男，60岁。主诉情绪低落伴睡眠欠佳。2个月前退休后出现心烦、做事没兴趣，近期出现入睡困难、早醒、饮食差、记忆力减退等症状。查体：心肺腹无异常，神经系统检查无异常。精神专科检查：意识清楚、定向力完整，表情淡漠，社会功能轻度受损。结合患者近期表现及查体，诊断为抑郁症。

任务要求 1. 针对该患者，医生应该给予哪些药物治疗？

2. 针对此患者，护士应如何完成用药护理程序？

3. 护士在对该患者用药护理的同时，还需做好哪些工作以助于患者恢复？

一、抗躁狂药

目前最常用于治疗躁狂症的药物是碳酸锂。抗癫痫药卡马西平和丙戊酸钠，以及抗精神分裂症药氯丙嗪、氟奋乃静、氟哌啶醇等治疗躁狂症也有比较确切的疗效。

碳酸锂

碳酸锂（lithium carbonate）口服易吸收，主要经肾由尿排出，少量由唾液、汗液、乳汁和粪便排出。增加钠盐摄入，可促进锂排出。

【药理作用】 本药主要通过锂离子调节脑内 NA 和 DA 的释放，发挥抗躁狂作用。治疗量对正常人的精神活动几乎无影响，但可显著改善躁狂症或躁狂抑郁症患者失眠、多动等症状，使行为、言语恢复正常，亦可改善精神分裂症的情感障碍。

【临床用途】

1. 躁狂症 对躁狂和抑郁交替发作的双相情感性精神障碍有很好的治疗和预防复发作用，对反复发作的单相型患者也有预防和治疗效果。一般用药后 6~7 日症状开始好转。因锂盐无镇静作用，一般主张对严重急性躁狂症患者先予氯丙嗪或氟哌啶醇合用，急性症状控制后，再单独予碳酸锂维持。

2. 精神分裂症 碳酸锂对精神分裂症的兴奋躁动等阳性症状也有效。

【不良反应】

1. 一般反应 用药早期出现恶心、呕吐、腹泻、乏力、肌无力、手微细震颤、口渴、多尿等。常在继续治疗 1~2 周后症状逐渐减轻或消失。

2. 抗甲状腺作用 可引起甲状腺功能低下或甲状腺肿大，停药后可恢复。

3. 中毒反应 锂盐安全范围窄，最适浓度为 0.8~1.5mmol/L，超过 2.0mmol/L 即出现中毒症状。可出现脑病综合征，如意识模糊、震颤、反射亢进、癫痫发作等，甚至昏迷、休克、肾功能损害。故用药期间应随时监测血锂浓度，当血药浓度升至 1.6mmol/L 时，应立即停药。

> 🔅 **要点提示**
>
> 碳酸锂的不良反应及应对护理措施

二、抗抑郁药

抑郁症主要表现为抑郁心境、思维迟缓和意志活动减退等，多数病例还存在各种躯体症状。抑郁症的病因并不非常清楚，目前认为生物、心理与社会环境诸多方面因素参与了抑郁症的发病过程。生物学因素主要涉及遗传、神经生化、神经内分泌、神经再生等方面。

> 🔅 **要点提示**
>
> 抗抑郁药的种类及代表药

抗抑郁药是一类能增强5－羟色胺（5－HT）能神经和（或）去甲肾上腺能神经功能，使情绪提高、精神振奋的药物。

根据化学结构或作用机制，分为选择性5－羟色胺再摄取抑制药（SSRIs）、三环类抗抑郁药（TCAs）、四环类抗抑郁药、单胺氧化酶抑制药（MAOI）和其他抗抑郁药。

（一）选择性5－HT再摄取抑制药

选择性5－HT再摄取抑制药（SSRIs）是20世纪80年代研制上市的新型抗抑郁药，几乎无镇静作用，安全性高，且服用方便，现已成为治疗抑郁症的首选药物。目前常用的SSRIs有：氟西汀（fluoxetine）、帕罗西汀（paroxetine）、舍曲林（sertraline）西酞普兰（citalopram）、氟伏沙明（fluvoxamine）等。

氟西汀

氟西汀（fluoxetine）是首个SSRI。口服吸收良好，不受进食影响。经肝脏代谢为仍有抗抑郁作用的活性代谢产物，氟西汀的$t_{1/2}$为2～3天，一般每日给药一次即可。

【作用与用途】氟西汀为强效SSRIs。其抗抑郁作用与三环类药物相似，还具有抗焦虑作用。临床常用于各型抑郁症，起效慢，连续用药4周后显效疗效与TCAs相当。也可用于焦虑症、强迫症及神经性贪食症。

> **要点提示**
>
> 氟西汀治疗抑郁症的临床应用

【不良反应】本药安全范围较大，不良反应轻。偶有恶心、呕吐、头痛、头晕、乏力、失眠、厌食、体重下降、震颤、惊厥等。长期用药可发生食欲减退或性功能下降。与MAOI合用时可导致"5－HT综合征"，表现为神经功能和心血管功能等紊乱，严重者可导致死亡。故禁与MAOI类药物合用。

💡 拓展提升

了解抑郁症疑似症状，提高心理健康水平 🄴微课

抑郁症是常见的心理疾病，对个人、家庭和社会都有很大的不利影响，并且具有渐进性、隐匿性和反复性等特点，了解相关疑似症状，积极就医检查和规范治疗是最重要举措之一。常见疑似症状有：①心情低落，患者在生活工作中长期抱有低落、悲观、拒绝等负性情绪，没有参与社交活动的良好心态和积极想法；②兴趣丧失，对周围事物提不起兴趣，对新鲜事物、热点问题毫无反应，出现情绪淡漠、精神颓废、欲望丧失等；③精力减退，患者时刻处于倦怠状态，无原因地出现持续疲惫感，不爱运动，活动范围和时长明显下降；④思考能力和专注度下降，患者对事物的专注度明显下降，干事情总是"有头无尾"，缺乏耐心和毅力，随着病情加重，会缺乏自主思考能力，出现联想困难；⑤睡眠障碍，患者在长时间处于情绪低落、拒绝社交、封闭卧床等症状或行为的同时，会出现睡眠障碍，表现持续性失眠，昼夜颠倒等；⑥自我评价低，在日常生活和人际交往中，会逐渐降低对自我的评价，出现不自信、自卑、不敢正视自己镜像等；⑦行为过激，抑郁症患者多有心境波动、情绪反复的现象，时而情绪低落，时而情绪亢奋，且伴有对外界事物感知异常，行为过激等；⑧出现自伤自残行为，抑郁症患者各期都会有不同程度的自伤自残行为，严重者还会出现自杀行为，且有随机性和反复性特点。

抑郁症早发现、早治疗能够大大降低其危害性，作为护理工作者应积极发挥专业优势发扬大爱无疆的职业精神，做好防治抑郁症宣教，提高心理健康水平等工作。请同学们结合拓展素材思考讨论，并分组模拟进行抑郁症合理用药宣教活动，进一步提升职业素质和专业水平。

其他常用的选择性5－HT再摄取抑制药见表3－5－1。

表3－5－1 部分常用选择性5－羟色胺再摄取抑制药

药物名称	主要特点
帕罗西汀 （paroxetine）	作用较强，起效较快，远期疗效较好，应用较广泛。治疗伴有焦虑症的抑郁症患及惊恐障碍、社交恐怖症及强迫症的治疗，不良反应较轻
舍曲林 （sertraline）	半衰期介于帕罗西汀和氟西汀之间，作用较强，多用于治疗伴随焦虑、有或无躁狂史的抑郁症。长期应用可防止抑郁症的复发和再发。也用于治疗强迫症
西酞普兰 （citalopram）	选择性较高，镇静作用和对心血管影响是本类药物中最小的，目前评价较高。适用于抑郁性精神障碍，尤其适用于老年人或有精神或心血管并发症患者的长期治疗。不良反应短暂而轻微，且持续疗后逐渐减轻至消失
氟伏沙明 （fluvoxoxamine）	作用强且无中枢兴奋、镇静、抗胆碱、抗组胺等作用，亦不影响单胺氧化酶活性，对心血管系统影响较小。用于治疗各种抑郁症和强迫症，不良反应较轻

（二）三环类抗抑郁药

丙米嗪

丙米嗪（imipramine，米帕明）是三环类抗抑郁药（TCAs）的代表药，口服吸收良好，但个体差异较大。广泛分布于全身组织，以脑、肝、肾及心肌分布较多，主要经肝脏代谢，其中间代谢产物地昔帕明仍有显著抗抑郁作用，代谢产物经肾排泄。

【作用与用途】正常人服用后可出现困倦、嗜睡、头晕、注意力不集中等以镇静为主的症状；而抑郁症患者连续服用后情绪提高、精神振奋现象、思维敏捷，呈现显著的抗抑郁作用。主要用于各种原因引起的抑郁症，起效缓慢，连续用药2~3周才能见效，不能作为应急治疗用。对内源性和更年期抑郁症疗效较好，对反应性抑郁症疗效次之，对精神分裂症的抑郁状态疗效较差。此外，还可用于焦虑症和恐惧症以及小儿遗尿症。

> 💡 **要点提示**
>
> 丙米嗪治疗抑郁症的临床应用及特点

【不良反应】常见有口干、视物模糊、眼压升高、尿潴留等，青光眼、前列腺肥大患者禁用。也可见低血压，大剂量可致心律失常等。可出现乏力、震颤，大剂量可引起精神兴奋、躁狂、癫痫样发作。少数人可出现皮疹、粒细胞减少、黄疸等。

（三）四环类抗抑郁药

本类药物作用类似于三环类药物，常用药物见表3－5－2。

表3－5－2 部分四环类抗抑郁药的主要特点

药物名称	主要特点
马普替林 （maprotiline）	选择性抑制NA再摄取，对5－HT再摄取几乎无影响，作用与丙咪嗪相似，兼有镇静、抗胆碱作用、心血管作用等。用于各型抑郁症。不良反应以阿托品样作用最常见
米塔扎平（mirtazap- ine，米氮平）	阻断突触前膜上的α2受体，使5－HT和NA释放增加。起效快、安全、耐受性好，适用于各型抑郁症，尤其是伴有焦虑、失眠的抑郁症
曲唑酮 （trazodone）	抑制5－HT的再摄取并能阻断中枢α1受体，对M受体无影响。用于各型抑郁症，具有明显的镇静作用，适于夜间给药。不良反应较小，较安全

（四）单胺氧化酶抑制药

吗氯贝胺

吗氯贝胺（moclobemide）通过抑制中枢神经末梢的单胺氧化酶（MAO），使NA分解减少而发挥抗抑郁作用。临床上适用于各种抑郁症，也可用于 TCAs 治疗无效者。与其他抗抑郁药合用时，一般需间隔 2 周以上。

（五）其他抗抑郁药

文拉法辛

文拉法辛（venlafaxine）属二环类非典型抗抑郁药，是 5 - HT 及 NA 再摄取抑制剂（SNRI）的代表药。与传统三环类抗抑郁药不同的是其抑制作用具有选择性，对肾上腺素受体、胆碱受体和组胺受体无亲和力，因此不良反应较少。临床主要用于各种抑郁症和广泛性焦虑症，也可用于强迫症和惊恐发作，对 SSRIs 无效的严重抑郁症患者亦有效。

边学边练

患者，男，60 岁，退休工人。5 个月前退休后出现情感低落、思维迟缓、睡眠障碍、常闭门独居、回避社交、疏远亲友，偶有自杀念头。子女发现及时，入院治疗诊断为轻度抑郁症。医生医嘱给予盐酸氟西汀胶囊治疗。服药 2 周后患者抑郁症状有所改善，患者出现口干、便秘、视物不清等症状。

参考答案

请同学们思考以下问题：①为什么患者用药后会出现口干、便秘、视物不清等症状？②护士在对该患者用药护理的同时，还需做好哪些工作以助于患者恢复？

岗位对接

【任务解析】

1. 该患者为抑郁症，以对症治疗为主。可选用盐酸氟西汀片控制症状，如疗效不佳可替换其他药物。

2. 遵医嘱或处方给药，避免用药过量；密切关注患者的用药症状是否得到改善，不良反应有无出现；是否存在不合作、藏药或弃药等情况。

3. 护士除熟练实施用药护理措施外，还要做好心理护理工作，鼓励患者积极参加家庭活动和社会活动，增强战胜疾病的信心，辅导家属协助药物治疗和社会康复等。

【用药护理程序】

用药前	用药评估	①阅读医嘱或处方：明确用药目的、药品名称、规格、数量、剂量等相关信息 ②健康评估：观察患者的健康状况和精神状况，了解既往病史、过敏史、治疗史等 ③用药禁忌评估：评估患者是否有前列腺肥大、青光眼、急慢性肾炎、肾功能不全、严重心血管疾病、电解质紊乱等情况；避免与乙醇或其他中枢神经系统性抑制剂、抗惊厥药、抗组胺药和甲状腺制剂等合用
	调配药品	①盐酸氟西汀片：10mg；盐酸氟西汀分散片：20mg；盐酸氟西汀肠溶片：90mg；盐酸氟西汀胶囊：20mg。口服治疗抑郁症每日一次，一次 20mg，最大剂量不超过一日 60mg；盐酸氟西汀肠溶片每周口服一次 ②盐酸丙咪嗪片：25mg；开始一次 25～50mg，一日 2 次，逐渐加量，一日不超过 300mg，维持量一日 50～150mg ③其他药品及制剂参见相关项目任务
	提示建议	①不得与单胺氧化酶抑制药合用，应在停用单胺氧化酶抑制剂后 14 天，才能使用盐酸氟西汀、盐酸丙咪嗪等 ②使用盐酸丙咪嗪期间，应定期检查血常规，肝肾功能 ③用药期间不宜驾驶车辆、操作机械或高空作业 ④未明事项应查阅药品说明书或向医师、药师等反馈

续表

用药中	护理问题	①抑郁或躁狂的症状是否缓解或出现新的症状（如抑郁症出现躁狂症状） ②药物不良反应有关症状及处理措施 ③是否存在不合作、藏药或弃药等情况 ④其他可能影响疗效的问题等
	护理措施	①遵医嘱或处方，严格掌握剂量及给药途径，定期检查血常规、肝肾功能等 ②注意对患者要进行安全照护，保护隐私等 ③注意患者是否出现了中毒先兆如恶心、呕吐、腹泻等消化道症状，应及时通知医生，给予相应的处理 ④加强用药的依从性，防止不合作、藏药或弃药等 ⑤其他可能影响疗效的问题等
	监护要点	①抗抑郁药、抗躁狂药应个体化用药，切忌频繁换药，调整方案需谨慎 ②加强不良反应观察与处置 ③全程严格遵医嘱或处方用药
用药后	健康宣教	①与患者有效沟通，适度介绍药物治疗方案，配合心理疏导等措施 ②建议抑郁患者积极参加家庭和社会活动，注意隐私保护，增强战胜疾病的信心 ③辅导家属协助药物治疗和社会康复等 ④恰当地向患者说明和解释用药后可能出现的不适反应，改善患者的依从性
	评价效果	①客观评价药物疗效、安全性及近远期治疗效果 ②综合判断采取的用药护理措施、方法的适宜性 ③了解患者对治疗药物相关知识的知晓度是否提高，能否坚持和配合治疗等
	回顾总结	①整理物品、记录资料，回顾合理使用盐酸氟西汀、盐酸丙咪嗪等治疗心境障碍药物的要点 ②总结本任务用药及护理心得；查找不足，制订改进措施等

◀◀◀【 学习小结 】▶▶▶

　　本任务主要介绍了治疗心境障碍药物及用药护理，其中重点是掌握氟西汀、丙咪嗪等代表药的作用、用途、不良反应和用药护理程序，难点是能够观察抗抑郁药及抗躁狂症药的疗效及不良反应，能综合分析、判断及采用相应护理措施。可采取任务驱动教学方法，完成学习目标；培养尊重、关心帮助心境障碍患者及家属的工作态度，建立积极、细致、认真的服务意识和职业精神，提高严谨、熟练实施用药护理能力及护士职业素养。

目标检测

答案解析

一、单项选择题

1. 下列药物中属于选择性 5 - 羟色胺再摄取抑制药的是（　　）
   A. 丙米嗪　　　　　　　B. 吗氯贝胺　　　　　　C. 氟西汀
   D. 丙戊酸钠　　　　　　E. 卡马西平

2. 氟西汀的药理作用是（　　）
   A. 抗抑郁　　　　　　　B. 催眠　　　　　　　　C. 抗精神障碍
   D. 抗癫痫　　　　　　　E. 镇吐

3. 可用于治疗抑郁症的药物是（　　）
   A. 氟西汀　　　　　　　B. 氯丙嗪　　　　　　　C. 氟奋乃静

    D. 氟哌啶醇   E. 五氟利多

4. 氟西汀与（　　）合用会产生 5 – HT 综合征

    A. 吗氯贝胺   B. 舍曲林   C. 西酞普兰

    D. 丙咪嗪   E. 氯丙嗪

5. 碳酸锂主要用于治疗（　　）

    A. 精神分裂症   B. 焦虑症   C. 抑郁症

    D. 躁狂症   E. 帕金森综合征

二、简答题

1. 抗抑郁药分为哪几类？代表药物有哪些？

2. 简述碳酸锂的不良反应。

3. SSRI 的用药护理程序有哪些？

三、案例分析题

患者，男，43 岁，某公司销售人员，2 个月前由于工作压力大，逐渐出现失眠、情绪低落、思维缓慢，工作效率下降。自起病以来，精神差，体重下降。入院诊断为抑郁症。服用盐酸丙米嗪片一次 50mg，一日 2 次，2 周后增加到一日 200mg，出现口干、震颤、眩晕、心动过速、视物模糊、排尿困难、便秘。

请分析并回答：①患者出现不良反应的原因是什么？②护士应采取哪些用药护理措施？③护士在上述用药护理中如何体现职业素养？

（徐　赛）

书网融合……

重点小结   微课   习题

PPT

任务六　镇痛药与用药护理

◎ 学习目标

1. 知识与技能　掌握吗啡的作用、用途、不良反应和用药护理程序，镇痛药疗效和不良反应的监护，正确实施用药护理；熟悉哌替啶的作用特点；了解其他镇痛药以及纳络酮的作用特点。学会介绍药物依赖性的危害并指导合理用药。

2. 过程与方法　建议采用案例教学法、PBL 教学法，通过典型岗位任务，引导学生分组讨论，完成学习目标，提高分析、解决用药护理问题的能力。

3. 情感态度与价值观　通过本次任务，初步具备尊重、关心帮助疼痛患者的职业素养，树立主动、严谨、细致的服务意识和同理心，提升爱国主义情怀和抵制毒品的意识。

疼痛是一种因组织损伤而产生的痛苦感觉，常伴有不愉快的情绪或心血管、呼吸等方面的变化，属于机体的保护性反应，也是许多疾病的常见症状。剧烈疼痛不仅给患者带来痛苦和紧张不安等情绪反

应，还可引起机体生理功能紊乱，甚至诱发休克。 🅔 微课1

镇痛药是一类主要作用于中枢神经系统，在不影响意识和其他感觉的情况下消除或减轻疼痛以及疼痛引起的不愉快情绪反应的药物。本类药物作用强大，但多数药物反复应用易产生成瘾性，属于麻醉药品，又称为麻醉性镇痛药或成瘾性镇痛药，部分镇痛药及复方制剂虽成瘾性有所降低，但仍属于精神药品，应严格按照《麻醉药品和精神药品管理条例》使用。镇痛药可分为阿片生物碱类镇痛药、人工合成镇痛药和其他类。

›› 情境导入

情景描述　患者，女，56岁，10个月前体检发现右肺下叶占位，病理报告显示中分化腺癌。行放疗一周期，化疗两周期，半年后出现双肺内多发转移结节，并发骨转移，出现右髂骨疼痛，疼痛剧烈，不能忍受，行走困难，睡眠质量明显下降，诊断为：肺癌并发骨转移。医嘱给予口服硫酸吗啡缓释片治疗。

任务要求　1. 患者使用硫酸吗啡缓释片后会有哪些预期表现？

2. 针对此类患者，护士应如何完成用药护理程序？

3. 在对该患者用药护理的同时，还需做好哪些工作帮助患者？

一、阿片生物碱类镇痛药

阿片是植物罂粟未成熟蒴果浆汁的干燥物，含有20余种生物碱类，用于镇痛的主要有吗啡、可待因。

吗啡

吗啡（morphine）为阿片受体激动药。口服吸收快，首关消除明显，口服生物利用度约为25%，多采用注射给药，仅少量通过血脑屏障但足可发挥中枢作用。可通过胎盘进入胎儿体内，主要在肝脏代谢，代谢产物及其原形药物经肾排泄，少量经胆汁和乳汁排泄，血浆半衰期为2～3小时。

【药理作用】中枢神经系统存在由阿片受体、内源性阿片肽和相应的内阿片肽神经元组成的内源性抗痛系统，吗啡激动阿片受体，增强该抗痛系统活性，提高痛阈，发挥镇痛等一系列复杂作用。

1. 中枢神经系统

（1）镇痛　镇痛作用强大，明显减轻或消除各种疼痛，对慢性持续性钝痛效果优于急性间断性锐痛，镇痛同时不影响意识和其他感觉。

（2）镇静、致欣快　吗啡具有明显的镇静作用，改善因疼痛引起的焦虑、紧张、恐惧等情绪反应，并可产生欣快感。欣快感是产生滥用和成瘾性的原因。

（3）抑制呼吸　治疗量吗啡可抑制呼吸，使呼吸频率减慢，潮气量减小。随着剂量增加，呼吸抑制作用增强。急性中毒时呼吸频率可减慢至3～4次/分，呼吸抑制是吗啡急性中毒致死的主要原因，也是判断中毒的重要依据。

（4）镇咳　吗啡直接抑制延髓咳嗽中枢，使咳嗽反射减弱或消失，镇咳作用强。因易产生依赖性，常用可待因代替。

要点提示

吗啡对中枢神经系统的作用

（5）缩瞳　兴奋动眼神经缩瞳核使瞳孔缩小，中毒时可产生针尖样瞳孔，作为诊断吗啡过量中毒的重要特征之一。

（6）催吐　兴奋延髓催吐化学感受区引起恶心、呕吐。

2. 平滑肌

（1）胃肠道平滑肌　提高胃肠道平滑肌和括约肌张力，使胃排空延迟，推进性肠蠕动减弱；抑制消化液分泌；同时抑制中枢使患者便意迟钝，易引起便秘。

（2）胆道平滑肌　引起胆道平滑肌和括约肌收缩，胆汁排出受阻，使胆囊内压力明显升高，引起上腹部不适，甚至诱发胆绞痛。

（3）其他平滑肌　对抗催产素对子宫平滑肌的兴奋作用而延长产程；提高膀胱括约肌张力，导致排尿困难、尿潴留；大剂量可致支气管平滑肌收缩，诱发或加重支气管哮喘。

3. 心血管系统　扩张外周血管，引起直立性低血压；因抑制呼吸中枢造成 CO_2 潴留，引起脑血管扩张，导致颅内压升高。

4. 免疫系统　对细胞免疫和体液免疫均有抑制作用，长期滥用者机体免疫功能低下，易患感染性疾病。

【临床用途】

1. 镇痛　对各种疼痛均有效，因反复使用易成瘾，临床上主要短期用于其他镇痛药无效的急性锐痛，如严重创伤、烧伤、骨折、手术及晚期癌症等引起的剧烈疼痛；胆、肾绞痛需与阿托品类解痉药合用；对急性心肌梗死引起的剧烈疼痛，应在血压正常情况下使用。

> 🔆 **要点提示**
>
> 吗啡镇痛的临床用途

2. 心源性哮喘　是由于左心衰竭引起的急性肺水肿导致呼吸困难，患者出现呼吸急促、喘息和窒息感。临床采用综合治疗措施，除应用强心苷、氨茶碱、吸氧外，配合静脉注射吗啡可取得良好疗效。机制有：①抑制呼吸中枢，使呼吸变深变慢，减轻喘息症状；②扩张血管，降低心脏前后负荷，利于消除肺水肿；③通过镇静作用消除患者紧张、恐惧的情绪。

3. 止泻　用于治疗急、慢性消耗性腹泻，一般选用阿片酊或复方樟脑酊，如伴有感染，应合用抗微生物药物。

【不良反应】相对较多，且与给药剂量和使用时间有密切关系。

1. 副作用　可引起恶心、呕吐、排尿困难、便秘、直立性低血压、眩晕、嗜睡、呼吸抑制等。

2. 急性中毒　过量引起急性中毒，表现为昏迷、呼吸深度抑制、针尖样瞳孔，伴有发绀及血压降低。中毒致死的主要原因是呼吸中枢麻痹。

3. 耐受性及依赖性　连续多次应用易产生，一般连续用药不得超过 1 周。耐受性表现为对吗啡的需求量增大及用药间隔时间缩短。依赖性表现为突然停药会出现戒断症状，如流泪、流涕、呕吐、腹泻、失眠、疼痛、出汗、虚脱，甚至危及生命。患者有强烈的觅药行为，常不择手段去获取药品，给家庭和社会带来极大的危害，必须依规严格管理使用。

【用药护理要点】吗啡为国家特殊管理的麻醉药品，必须严格遵守国家对麻醉药品的管理条例和单位有关制度，储存处必须加锁，多级保管和使用人员必须按规定做好麻醉药品保管、领用、回收、清单、记录核查等工作。肌内注射时切勿将药液误注入血管。

> 🔆 **要点提示**
>
> 吗啡中毒死亡的原因和中毒特点

使用时应监测患者呼吸抑制和镇静的体征和症状。如出现中毒，可采用人工呼吸、给氧、升高血压以及阿片受体拮抗药如纳洛酮等进行治疗。

可待因

可待因（codeine，甲基吗啡）为阿片受体激动药。口服吸收快而完全，20 分钟起效，作用维持 4~6 小时。药理作用与吗啡相似，但较吗啡弱，镇痛作用为吗啡的 1/12~1/10，镇咳作用为吗啡的 1/4，无明显的镇静作用。呼吸抑制作用较轻，成瘾性较吗啡小，但仍然属于限制性应用的精神药品。临床上用于中等程度的疼痛和剧烈干咳。无明显便秘、尿潴留及直立性低血压等副作用。

二、人工合成镇痛药

吗啡虽有良好的镇痛作用，但其依赖性和呼吸抑制作用较强，限制了其实际应用。因此，人工合成了许多吗啡的代用品，如哌替啶、芬太尼、美沙酮、羟考酮、喷他佐辛等。

哌替啶

哌替啶（pethidine，度冷丁）是临床常用的人工合成镇痛药，口服易吸收，生物利用度40% ~ 60%，皮下或肌内注射吸收更迅速，多采用注射给药。能通过胎盘屏障进入胎儿体内。经肝脏代谢为哌替啶酸及去甲哌替啶，去甲哌替啶有中枢兴奋作用，经肾排出，哌替啶血浆半衰期为3小时。

【药理作用】　哌替啶为阿片受体激动药，其作用与吗啡类似但较弱。

1. 中枢神经系统　特点是：①镇痛作用为吗啡的1/10，起效快，作用持续时间为2 ~ 4小时，镇静作用明显，可消除患者的紧张、焦虑情绪；②抑制呼吸作用与吗啡相当，但作用时间短；③兴奋CTZ，引起恶心呕吐；④无明显镇咳和缩瞳作用。

2. 心血管系统　可引起直立性低血压和颅内压升高，原因与吗啡相似。

3. 平滑肌　作用较吗啡弱而持续时间短，不引起便秘；大剂量可引起支气管平滑肌收缩；对妊娠末期子宫的正常收缩活动无影响，也不对抗催产素的作用，故不延长产程。

【临床用途】

1. 镇痛　替代吗啡用于创伤、术后及晚期癌症等各种剧痛；胆、肾绞痛患者应与解痉药阿托品合用；可用于产妇分娩止痛，但临产前2 ~ 4小时内不宜使用，以免抑制新生儿呼吸。

2. 麻醉前给药　麻醉前给予哌替啶，消除患者手术前的紧张和恐惧情绪，减少麻醉药的用量。

3. 人工冬眠　与氯丙嗪、异丙嗪组成冬眠合剂，用于人工冬眠。

4. 心源性哮喘　可替代吗啡用于心源性哮喘的辅助治疗，效果良好。

【不良反应】

1. 副作用　可致眩晕、出汗、口干、恶心、呕吐、心悸和直立性低血压等。

2. 耐受性和依赖性　较吗啡弱，但仍需按麻醉药品管控使用。

3. 急性中毒　剂量过大可出现呼吸抑制、瞳孔散大、昏迷、震颤、肌肉痉挛、反射亢进甚至惊厥，中毒解救应配合应用抗惊厥药。

> 💡 **要点提示**
>
> 哌替啶与吗啡的异同点

⚙ **知识链接**

癌症三阶梯镇痛治疗　📱微课2

根据世界卫生组织（WHO）"癌痛三阶梯镇痛治疗"原则，应根据患者的疼痛程度，有针对性地选用不同强度的镇痛药物。采用数字评分法（NRS）评分：

轻度疼痛（1分 ≤ NRS ≤ 3分）：可选用非甾体抗炎药（NSAID）。

中度疼痛（4分 ≤ NRS ≤ 6分）：可选用弱效阿片类药物或低剂量的强效阿片类药物，可联合应用NSAID以及辅助镇痛药物，如抗惊厥药、抗抑郁药、糖皮质激素、局部麻醉药和双膦酸盐类药物等。

重度疼痛（7分 ≤ NRS ≤ 10分）：首选强效阿片类药物，并可合用NSAID以及辅助镇痛药物。

此外，还要注意口服给药、按时用药、个体化给药、注意具体细节等原则。

芬太尼

芬太尼（fentanyl）属短效、强效镇痛药，镇痛作用强，为吗啡的 80～100 倍，起效快，维持时间短。静脉注射 1 分钟起效，维持时间 10 分钟。主要用于各种剧烈疼痛、麻醉辅助用药或诱导麻醉；或与氟哌利多配伍用于神经安定镇痛术，适用于外科小手术。

不良反应有眩晕、恶心、呕吐、低血压及胆道括约肌痉挛；大剂量产生明显的肌肉僵直，可用阿片受体拮抗药纳洛酮或肌松药对抗；静脉注射过快产生呼吸抑制，应立即采用吸氧、人工呼吸等抢救措施；依赖性较弱。禁用于支气管哮喘、脑肿瘤或颅脑损伤昏迷者、2 岁以下小儿。

芬太尼类似物有舒芬太尼（sufentanil）和阿芬太尼（alfentanil），舒芬太尼镇痛作用强于芬太尼，阿芬太尼弱于芬太尼，两药皆起效快，作用时间短，常用于手术麻醉和术后镇痛，多采用镇痛泵等给药形式以提高疗效。

羟考酮

羟考酮（oxycodone）为半合成的中效纯阿片受体激动药，其药理作用及作用机制与吗啡相似。通常采用缓控释制剂，12 小时服用一次，用于缓解中重度疼痛及术后镇痛等。常见不良反应为便秘、恶心、呕吐、头晕、瘙痒、头痛、口干、多汗、嗜睡、乏力，可产生耐受性和依赖性。

美沙酮

美沙酮（methadone）的镇痛作用强度与吗啡相当，持续时间较长，镇静作用较弱，耐受性与依赖性发生较慢，戒断症状略轻。适用于创伤、手术及晚期癌症等所致的剧痛；亦可作为吗啡、海洛因成瘾者的脱毒治疗。不良反应可见头晕、恶心、呕吐、口干、便秘及直立性低血压等；不宜静脉注射，皮下注射有局部刺激作用，可致疼痛和硬结，故宜肌注；禁用于分娩止痛。

💡 拓展提升

依法依规使用麻醉性镇痛药

对于中、重度疼痛患者，麻醉性镇痛药发挥着不可替代的作用，但该类药物连续使用易产生强烈的身体和心理依赖，一旦滥用会给个人、家庭及社会造成严重的危害。中国对麻醉性镇痛药的管理极为严格，是世界上最严格的国家之一。《中华人民共和国刑法》中明确界定了非法提供麻醉药品、精神药品罪，并规定了相应的刑罚条款；《中华人民共和国药品管理法》中强调国家对麻精药品实行特殊管理，并制定了配套规章与规范性文件，如《麻醉药品和精神药品管理条例》《麻醉药品和精神药品目录》《麻醉药品、精神药品处方管理规定》《医疗机构麻醉药品、第一类精神药品管理规定》《麻醉药品、第一类精神药品购用印鉴卡管理规定》等；中国还加入了联合国《麻醉药品单一公约》和《精神药物公约》，积极履行国际义务。

请结合拓展素材思考讨论，在未来工作中如何合理使用麻醉性镇痛药，提高职业素养和遵纪守法意识。

喷他佐辛

喷他佐辛（pentazocine，镇痛新）为阿片受体部分激动药。镇痛作用为吗啡的 1/3，呼吸抑制作用为吗啡的 1/2。对心血管的作用与吗啡不同，大剂量可使心率加快和血压升高。适用于各种慢性钝痛。

因成瘾性小，属于第二类精神药品管理范畴。常见不良反应有嗜睡、眩晕、出汗、恶心、呕吐等；剂量过大可导致呼吸抑制、血压升高、心率加快及心律失常等；反复使用也可产生依赖性，但戒断症状比吗啡轻，此时应逐渐减量至停药。

布托啡诺

布托啡诺（butorphanol）为阿片受体部分激动药。镇痛和呼吸抑制作用为吗啡的 3.5~7 倍，对胃肠道平滑肌兴奋作用比吗啡弱，可增加心脏做功。适用于缓解中、重度疼痛，如术后、外伤、癌症疼痛以及胆、肾绞痛等。常见不良反应有嗜睡、头痛、眩晕、恶心、呕吐等；服用本药时禁止喝酒；长期使用也可产生依赖性。

✕ 边学边练

请同学们思考并讨论：①吗啡可用于治疗心源性哮喘，但不能用于支气管哮喘，为什么？②本任务介绍的镇痛药有哪些要严控管理，滥用有何危害，如何做好宣传工作？

参考答案

三、其他镇痛药

曲马多

曲马多（tramadol）的镇痛强度与喷他佐辛相当，无欣快感，抑制呼吸弱，无明显的心血管和胃肠道作用。适用于中度以上急、慢性疼痛，如手术、创伤、分娩及晚期癌症疼痛等。不良反应偶有眩晕、恶心、呕吐、口干、多汗、疲倦等；长期应用亦可成瘾，故曲马多及其复方制剂属于第二类精神药品，应按有关规定严格管理使用。

罗通定

罗通定（rotundine）为非麻醉性镇痛药。具有镇静、安定、镇痛和中枢性肌肉松弛作用。镇痛作用比哌替啶弱，但比解热镇痛药强。对慢性持续性钝痛效果较好，适用于胃肠及肝胆系统的钝痛、一般性头痛、脑震荡后头痛及分娩止痛等。不良反应偶见眩晕、恶心、乏力和锥体外系症状，大剂量可抑制呼吸，不产生耐受性及依赖性。

布桂嗪

布桂嗪（bucinnazine，强痛定）镇痛作用为吗啡的 1/3，作用快，呼吸抑制和胃肠道作用较轻。适用于偏头痛、三叉神经痛、关节痛、痛经、炎症性及外伤性疼痛和晚期癌痛等。不良反应偶见恶心、头晕、困倦等；连续使用也可产生依赖性。

四、阿片受体拮抗药

纳洛酮

纳洛酮（naloxone）口服首关消除明显，应肌内注射或静脉注射给药。其化学结构与吗啡类似，可特异性与阿片受体结合，但无内在活性。主要用于：①阿片类及其他镇痛药的急性中毒，能迅速

💡 要点提示

纳洛酮解救阿片类药物中毒的机制

解救呼吸抑制及其他中枢抑制症状，并使昏迷患者意识清醒；②对吗啡成瘾者可迅速诱发戒断症状，可用于阿片类药成瘾者的鉴别诊断；③急性酒精中毒的解救；④阿片类药物复合麻醉术后，拮抗该类药物所致的呼吸抑制，促使患者苏醒。纳洛酮的不良反应轻微，以胃肠道反应为主。过度使用可出现低血压及神经系统的不良反应等。

同类药物还有纳曲酮（naltrexone），与纳洛酮相比，口服生物利用度较高，作用维持时间较长，临床用途同纳洛酮。

岗位对接

【任务解析】

1. 该患者属于重度疼痛。可选用强阿片类药物，如吗啡、哌替啶、芬太尼、美沙酮等。患者用药后，疼痛会明显减轻，情绪改善，有利于进一步的治疗，但可能会出现恶心、呕吐、便秘等，应采取护理措施。长期应用患者会出现耐受性，需提醒医生合理增加剂量。

2. 该患者属于癌痛的镇痛治疗，可按规定给予长期、规律的镇痛治疗，严格执行麻醉药品管理规定，密切观察耐受、成瘾和中毒症状，优化治疗方案。告知患者及家属成瘾性镇痛药耐受性、依赖性的发生。

3. 癌症属于慢性消耗性疾病，尤其是晚期患者，多数伴有恶病质表现，要对家属进行健康教育，注意给患者提供营养全面、易于消化的食物，改善体质，减轻躯体不适。癌痛会加重癌症对患者的心理创伤，使患者焦虑、恐惧、抑郁等，要积极对患者进行心理护理，并取得患者家属的配合，共同关心患者，提高生存质量。

【用药护理程序】 e 微课3

用药前	用药评估	①阅读医嘱或处方：明确用药目的、药品名称、规格、数量、剂量等相关信息 ②健康评估：患者疼痛的部位、程度、原因，心肺功能是否正常，既往用药史等 ③用药禁忌评估：评估患者是否属于临产妇女、哺乳期妇女、新生儿、婴儿及肺部疾病、颅脑损伤、肝功能严重减退、哮喘、颅内压增高等情况，避免与吩噻嗪类、镇静催眠药、单胺氧化酶抑制剂、三环抗抑郁药等合用
	调配药品	①盐酸吗啡缓释片：30mg；吞服，30mg/次，每12小时1次，或根据处方确定用量。硫酸吗啡注射液：10mg/1ml，20mg/1ml，30mg/1ml；皮下注射，10~30mg/次，3~4次/日 ②其他药品及制剂参见相关项目任务
	提示建议	①本类药物大多数为麻醉药品，应严格遵守国家对麻醉药品的管理规定 ②诊断未明的疼痛不适合使用镇痛药 ③做好中毒治疗的物品准备 ④未明事项应查阅药品说明书或向医师、药师等反馈
用药中	护理问题	①患者用药后的疼痛缓解情况 ②与药物不良反应有关症状的处理 ③药物产生耐受性、依赖性 ④其他可能影响疗效的问题等
	护理措施	①遵医嘱或处方，严格掌握用药剂量、给药时间、给药途径，及时评估疼痛缓解情况，根据镇痛效果反馈给医生调整剂量 ②用药后监测呼吸、血压、瞳孔，如出现急性中毒情况，立即停药并通知医生处理，尿潴留时可予以导尿，用药后卧床以防止低血压跌倒 ③疼痛易受心理、精神因素的影响，应配合心理护理，出现耐受性后及时调整用药，非癌痛患者注意避免长期使用导致成瘾性
	监护要点	①开始使用或者增加剂量后，呼吸抑制容易发生，要注意监测 ②缓释制剂压碎、咀嚼等可能导致吗啡释放不受控制，导致药物过量，镇痛泵使用应注意操作规范 ③加强其他不良反应观察和处置

续表

用药后	健康宣教	①适度介绍药物治疗方案和有关疼痛治疗知识，加强与患者沟通，采用如听音乐、深呼吸、适当锻炼和娱乐活动等方法转移、分散注意力，以减轻对疼痛的感受程度，提高镇痛效果 ②告知患者及家属用药后可能出现的不良反应，鼓励患者多喝水、多食粗粮以防止便秘 ③告知患者及家属滥用麻醉性镇痛药的危害和用药注意事项
	评价效果	①及时评价疼痛是否能够缓解、患者是否出现用药安全风险 ②采取的用药护理措施、方法的适宜性 ③患者及家属是否掌握疼痛防治的相关知识，用药的依从性等
	回顾总结	①整理物品、记录资料，回顾合理使用吗啡等镇痛药物的要点 ②总结本任务用药结护理心得；查找不足，制订改进措施等

◤◤ 学习小结 ◥◥

　　本任务主要介绍了镇痛药及用药护理，其中重点是常用镇痛药的种类及各自的作用、用途、不良反应和用药护理，难点是吗啡、哌替啶的作用特点和合理用药原则。可采取案例教学法、PBL教学法，完成学习目标；养成尊重、关心帮助疼痛患者的职业素养，树立主动、严谨、细致的服务意识。

目标检测

答案解析

一、单项选择题

1. 吗啡的作用有（　　）

　　A. 镇痛、镇静、兴奋呼吸　　　　　　　B. 镇痛、镇静、抑制呼吸

　　C. 镇痛、镇静、镇吐　　　　　　　　　D. 镇痛、镇咳、镇吐

　　E. 镇痛、镇静、松弛内脏平滑肌

2. 慢性钝痛不宜选用吗啡镇痛的主要原因是（　　）

　　A. 对钝痛疗效差　　　　B. 导致便秘　　　　　　C. 缩小瞳孔

　　D. 久用易成瘾　　　　　E. 可引起呕吐

3. 不属于哌替啶适应证的是（　　）

　　A. 麻醉前给药　　　　　B. 术后疼痛　　　　　　C. 心源性哮喘

　　D. 支气管哮喘　　　　　E. 人工冬眠

4. 胆绞痛应首选（　　）

　　A. 吗啡＋阿托品　　　　B. 罗通定＋阿托品　　　C. 哌替啶

　　D. 罗通定　　　　　　　E. 哌替啶＋阿托品

5. 可用于治疗吗啡中毒的阿片受体拮抗药是（　　）

　　A. 阿托品　　　　　　　B. 芬太尼　　　　　　　C. 纳洛酮

　　D. 罗通定　　　　　　　E. 喷他佐辛

二、简答题

1. 简述吗啡的药理作用和临床用途。

2. 比较吗啡和哌替啶作用与用途的异同点。

三、案例分析题

患者，女，30岁，10小时前出现宫缩，疼痛剧烈难忍，浑身大汗淋漓，宫缩无力，出现休克前兆，医生确定胎儿在4小时内不会娩出，为分娩止痛，医嘱给予盐酸哌替啶注射液100mg立即肌内注射。

请分析并回答：①该医嘱是否合理？②对该患者应采取哪些用药护理措施？③护士还可采取哪些措施提高该患者的镇痛效果？

（尹龙武）

书网融合……

| 重点小结 | 微课1 | 微课2 | 微课3 | 习题 |

PPT

任务七　解热镇痛药与用药护理

学习目标

1. 知识与技能　掌握解热镇痛药的共同特点，阿司匹林的作用、用途、不良反应和用药护理程序，熟悉对乙酰氨基酚、布洛芬的作用特点，了解其他解热镇痛药的作用特点。学会解热镇痛药疗效和不良反应的监护，正确实施用药护理，指导患者及家属合理使用阿司匹林等药物。

2. 过程与方法　建议采用探究学习法，引导学生理解解热镇痛药的作用原理，采用案例教学法和比较教学法，提高学生的学习兴趣，培养主动学习能力，完成学习目标。

3. 情感态度与价值观　通过本次任务，初步具备尊重、关心帮助发热疼痛患者的职业素养，养成主动、严谨、细致的服务意识和同理心，提升终身学习、不断创新的意识。

情境导入

情景描述　患者，女，22岁。2天前着凉后出现畏冷、鼻塞、流清涕，今天症状加重，伴咽痛、头痛，浑身酸痛，测体温39.2℃。医生给予口服阿司匹林片及中成药治疗。护士需要完成这项用药护理任务。

任务要求　1. 患者使用阿司匹林片后会有哪些预期表现？

2. 针对此类药物的患者，护士应如何完成用药护理程序？

3. 护士在对该患者用药护理的同时，还需做好哪些工作以助于患者恢复？

一、概述

解热镇痛药是一类具有解热、镇痛，大多数还具有抗炎抗风湿作用的药物，本类药物的化学结构不同，但作用机制均是抑制体内环氧合酶（COX），进而抑制前列腺素（PG）的生物合成，从而发挥解热、镇痛及抗炎作用（图3-7-1）。本类药物与糖皮质激素不同，不含有甾体结构，故又称非甾体抗炎药（NSAIDs）。

细胞膜磷脂

磷脂酶A₂ ←------ (−) ------ 甾体抗炎药

花生四烯酸

脂氧酶 ／ ＼ 环氧合酶 ←------ (−) --- 非甾体抗炎药

5-HPETE　　　　　　　　　PGG₂

PGI₂合成酶（血管内皮）　　　PGH₂　　　TXA₂合成酶（血小板）

LTs　　　异构酶　　还原酶

PGI₂　　　PGE₂　　　PGE₂α　　　TXA₂

诱发炎症
过敏反应
支气管收缩
白细胞趋化

血管扩张
抗血小板聚集

诱发炎症
发热致痛
舒张血管
收缩子宫
保护胃黏膜

收缩血管
收缩支气管
收缩子宫

收缩血管
血小板聚集

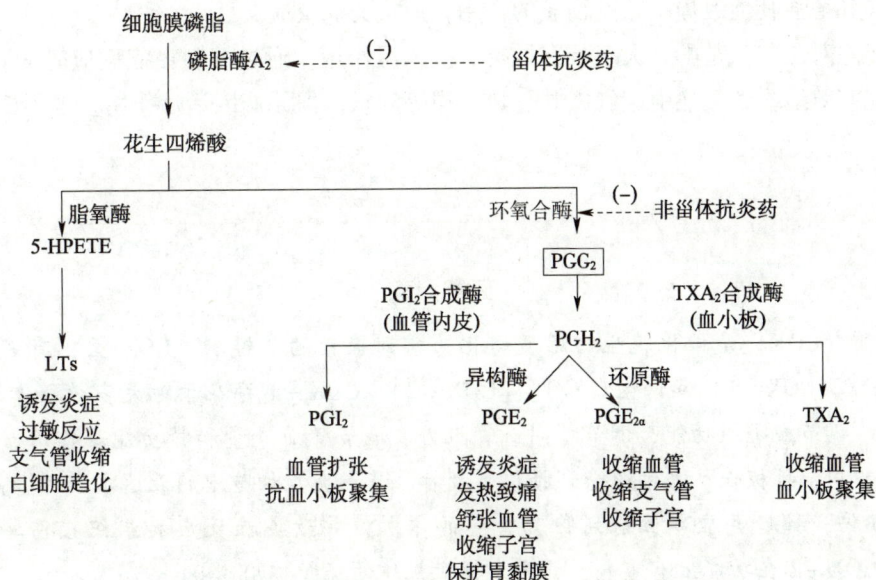

图 3 – 7 – 1　解热镇痛药作用机制示意图

5 – HPETE：5 – 氢过氧二十碳四烯酸；LT：白三烯；PGI₂：前列环素；TXA₂：血栓素 A₂

（一）解热作用

发热是机体的一种防御反应，当各种外热原（如病原体及其产物、炎性渗出物、抗原抗体复合物等）刺激中性粒细胞，产生并释放内热原（白细胞介素 – 1、白细胞介素 – 6、肿瘤坏死因子、干扰素等），刺激下丘脑体温调节中枢，引起 PG 合成释放增多，将体温调定点升高，此时产热增加，散热减少，导致机体发热。

解热镇痛药通过抑制 COX，减少 PG 的合成，使体温调定点恢复到正常水平，通过增加散热使患者体温恢复正常。本类药物仅能降低发热者的体温，但不能使体温降至正常值以下，对正常体温无影响。

发热热型是诊断疾病的重要依据，在发热原因未明确诊断前，不可滥用解热镇痛药，以免掩盖病情，贻误诊治。但持久发热或体温过高，过度消耗患者体力，可能引起头痛、失眠、全身不适、惊厥、昏迷甚至危及生命，此时应用解热镇痛药降低体温，缓解并发症。注意年老体弱及婴幼儿宜小量应用，避免大量出汗引起虚脱或休克，同时应多饮水和及时补充电解质。

> 要点提示
>
> 解热镇痛药对体温的影响

（二）镇痛作用

当组织损伤或炎症反应时，局部产生和释放某些致痛物质，如缓激肽、PG、组胺、5 – 羟色胺等，作用于痛觉感受器，引起疼痛。其中 PG 本身既是致痛物质，又可使痛觉感受器对缓激肽等致痛物质的敏感性增高，使痛觉增敏。

本类药物作用部位主要在外周。通过抑制 COX，减少炎症时 PG 的合成，呈现中等程度的镇痛作用。对组织损伤或炎症引起的慢性钝痛如头痛、牙痛、月经痛、神经痛、肌肉痛、关节痛、神经痛等效果良好，对急性锐痛、创伤性剧痛及内脏绞痛无效。在镇痛剂量下不抑制呼吸，长期使用不易产生耐受性及成瘾性，上述特点与吗啡等镇痛药明显不同，故临床应用较广泛。

> 要点提示
>
> 解热镇痛药的镇痛作用特点

（三）抗炎、抗风湿作用

PG 是参与炎症反应的重要活性物质，不仅能扩张血管，增加血管通透性，引起局部充血、水肿和疼痛，还能协同和增强其他致痛、致炎物质的作用，加重炎症反应。

解热镇痛药除对乙酰氨基酚外大多具有抗炎、抗风湿作用，通过抑制炎症反应时 PG 的合成和释放而发挥作用，能有效地缓解炎症引起红、肿、热、痛等症状，但无病因治疗作用，也不能完全阻止病程发展。 ⓔ 微课 1

💡 知识链接

环氧合酶

环氧合酶（COX）是催化花生四烯酸转化为前列腺素的关键酶。COX 至少有 2 种同工酶，即固有型 COX（COX－1）和诱生型 COX（COX－2）。COX－1 存在于绝大多数人体组织，发挥保护胃黏膜、调节血小板功能、调节外周血管阻力、调节肾血流量和肾功能等作用。COX－2 在正常组织细胞内活性极低，当细胞受到损伤刺激时，其在炎症细胞中的表达水平可升高至正常水平的 $10 \sim 80$ 倍，引起炎症部位前列腺素含量的增加，导致炎症反应和组织损伤。目前认为，COX－1 和 COX－2 在功能上有重叠，共同发挥对机体的保护作用。

二、常用药物

阿司匹林

阿司匹林（aspirin）又称乙酰水杨酸，口服后吸收快而完全，小部分在胃吸收，大部分在小肠吸收，食物可降低吸收速率，但对吸收量无影响，肠溶片剂吸收慢。吸收后在胃肠道、肝及血液内很快水解为水杨酸，迅速分布至全身组织，血浆蛋白结合率为 $80\% \sim 90\%$，可进入关节腔及脑脊液，并可通过胎盘屏障。经肝脏代谢后由肾脏排出，也有部分原形经肾脏排出。

【作用与用途】

1. 解热、镇痛　作用较强，用于感冒发热、头痛、牙痛、肌肉痛、神经痛、痛经等慢性钝痛。常与其他解热镇痛药配成复方制剂以提高疗效。

2. 抗炎、抗风湿　大剂量（$3 \sim 5$ g/d）有较强的抗炎抗风湿作用，疗效迅速而确实，可使急性风湿热患者于 $24 \sim 48$ 小时内退热，关节红、肿及疼痛症状缓解，红细胞沉降率下降，主要用于急性风湿热的鉴别诊断和治疗。主要用于风湿性关节炎及类风湿性关节炎的对症治疗，但由于新型 NSAIDs 上市，阿司匹林临床使用较少。

3. 抑制血栓形成　小剂量阿司匹林可抑制血小板中的 COX，减少血栓素 A_2（TXA_2）的生成，抑制血小板聚集，从而防止血栓形成。小剂量（口服 $75 \sim 150$ mg/d）长疗程用于预防血栓形成，治疗缺血性心脏病、心绞痛和心肌梗死，降低病死率及再梗死率。此外，也可用于血管成形术及旁路移植术。对于一过性脑缺血发作者，服用小剂量阿司匹林可预防栓塞。

> 💡 **要点提示**
> 阿司匹林对血栓形成的影响

【不良反应】与剂量密切相关，并有个体差异性。

1. 胃肠道反应　最为常见。口服可直接刺激胃黏膜，引起上腹部不适、恶心、呕吐；较大剂量或长期服用可诱发和加重消化道溃疡、无痛性胃出血，这与其抑制 PG 合成，胃黏膜防御和修复功能受损有关。

2. 凝血障碍　小剂量抑制血小板聚集，延长出血时间；大剂量长期使用，抑制凝血酶原的形成引起凝血障碍，导致出血时间和凝血时间延长，易引起出血，可用维生素 K 预防。严重肝病、有出血倾向的疾病、产妇和孕妇禁用，术前 1 周应停用。

3. 过敏反应　少数患者可出现荨麻疹、血管神经性水肿、过敏性休克；某些哮喘患者用药后可诱发支气管哮喘，称为"阿司匹林哮喘"，这与药物抑制 COX，导致通过脂氧酶途径产生白三烯增多，进而收缩支气管有关。

边学边练

患者，女，51 岁，诊断为类风湿性关节炎，给予阿司匹林片 0.6g，一日 3 次，饭后服。2 天后，患者关节肿胀疼痛明显缓解。1 个月后患者出现上腹部疼痛、恶心、呕吐，近期刷牙时牙龈出血，并伴有鼻黏膜出血。胃镜检查提示十二指肠球部溃疡。

参考答案

请同学们思考讨论：①该患者使用阿司匹林是否合理？②如何解释患者服用阿司匹林后出现的症状？如何处理？③继续治疗应如何调整治疗方案？

4. 水杨酸反应　大剂量使用（5g/d）时，可出现头痛、眩晕、恶心、呕吐、耳鸣、视力和听力减退，严重者可出现高热、脱水、酸碱平衡失调，精神错乱、昏迷等，称为水杨酸反应。应立即停药，给予对症治疗，并静脉滴注碳酸氢钠以碱化尿液，加速药物排泄。

5. 瑞夷综合征　病毒感染性疾病伴有发热的儿童或青少年，如流感、水痘、流行性腮腺炎和麻疹等应用阿司匹林退热时，可能会出现严重肝损害、惊厥、昏迷及急性脑水肿等称瑞夷综合征（急性肝脂肪变性 - 脑病综合征），虽少见，但可致死。病毒感染儿童不宜选用阿司匹林，可用对乙酰氨基酚代替。

> **要点提示**
>
> 阿司匹林长期以及大剂量应用的不良反应

【用药护理要点】阿司匹林应餐后服用或用肠溶制剂，减少胃肠道反应。不能与其他含解热镇痛药的药品同时使用。仅能缓解症状，不能治疗引起疼痛和发热的病因，需同时针对病因进行治疗。年老体弱或体温在 40℃ 以上者，解热时宜用小剂量并及时补液等。　微课 2

拓展提升

百年老药阿司匹林

问世于 1899 年的阿司匹林，与青霉素、地西泮等并称医药史上重要发现的新药。虽然阿司匹林在解热、镇痛、抗炎方面运用非常广泛，但其作用机制并未完全阐明。直至 20 世纪 70 年代，瑞典和英国科学家终于发现，阿司匹林通过抑制前列腺素的合成而发挥作用，并推动了自体活性物质药理作用的一系列新发现。这一发现让研究者获得了 1982 年诺贝尔生理学或医学奖。尽管阿司匹林是一种古老的药物，随着科学家们不断深入研究，陆续发现新的作用和用途，如阿司匹林可以有效地降低心肌梗死和脑卒中的风险，目前已成为阿司匹林的主要适应证；长期服用阿司匹林可降低普通人群结直肠癌、胃癌等肿瘤的发生风险，最新证据显示，其还有预防认知障碍的诸多作用等。

阿司匹林百年研究和应用的历史告诉我们，药物的研发是一个长期的过程，需要我们坚持不懈的探索，严谨认真的研究，更要敢于尝试和创新。

请结合拓展素材思考讨论，并采用模拟岗位训练和健康宣教等形式，进一步提升专业技能和职业素养。

对乙酰氨基酚

对乙酰氨基酚（acetaminophen，扑热息痛）口服吸收快而完全，半衰期约 2 小时。主要在肝代谢，由肾排泄。本药解热作用较强而持久，类似阿司匹林，镇痛作用较弱，几乎无抗炎、抗风湿作用，对血小板及凝血机制无影响。临床主要用于感冒发热、头痛、神经痛、肌肉痛等，还可用于对阿司匹林过敏、不耐受或不适于应用阿司匹林的患者。

不良反应少见，对胃肠道刺激小，不引起溃疡、出血及凝血障碍等，偶见皮疹、药物热等过敏反应。少数病例可发生粒细胞缺乏、血小板减少、高铁血红蛋白症、贫血及肝、肾功能损害等。

> **要点提示**
>
> 对乙酰氨基酚的作用特点

布洛芬

布洛芬（ibuprofen）口服吸收迅速，1～2 小时血药浓度达峰值，半衰期约 2 小时，血浆蛋白结合达 99%，可进入滑膜腔并保持高浓度，主要经肝代谢、肾排泄。布洛芬作用与阿司匹林类似，具有较强的解热、镇痛、抗炎、抗风湿作用，主要用于风湿性、类风湿性关节炎、骨关节炎以及解热、镇痛。胃肠道反应较阿司匹林轻，但长期用药仍可出现消化性溃疡，偶见头痛、头晕、耳鸣、视物模糊。

> **要点提示**
>
> 布洛芬的作用特点

吲哚美辛

吲哚美辛（indomethacin，消炎痛）为最强的 COX 抑制药之一，解热、镇痛、抗炎抗风湿作用强，但不良反应多且重，一般不用于解热镇痛，仅用于其他药物不能耐受或疗效不显著的风湿及类风湿性关节炎、骨关节炎和急性痛风性关节炎等，还可用于癌性发热及难以控制的发热。

不良反应主要包括：①胃肠道反应，恶心、腹痛、腹泻、诱发加重溃疡出血等；②中枢神经系统反应，头痛、眩晕、精神失常等；③血液系统反应，粒细胞减少、血小板减少等；④过敏反应，皮疹、哮喘等，与阿司匹林有交叉过敏现象，对本药和阿司匹林过敏者不宜使用。肝、肾功能不全者、高血压、心功能不全、孕妇及儿童禁用。

双氯芬酸

双氯芬酸（diclofenac）与甲芬那酸（mefenamic acid）、氯芬那酸（chlofenamic acid）均为邻氨基苯甲酸衍生物。具有解热、镇痛、抗炎、抗风湿作用，其中双氯芬酸起效较快，抗炎作用强大。适用于风湿性及类风湿性关节炎、骨关节炎、强直性脊柱炎、痛风性关节炎以及轻中度疼痛和各种原因引起的发热治疗。

不良反应较轻，可出现上腹部疼痛、头痛、头晕、视觉障碍、出血等，大剂量或长期使用可见溶血性贫血、骨髓抑制和暂时性肝、肾功能异常。禁用于胃肠道溃疡、对双氯芬酸过敏者、对其他非甾体抗炎药过敏者。妊娠 3 个月内禁用。甲芬那酸不良反应多，临床少用，氯芬那酸不良反应为头痛、头晕等。

尼美舒利

尼美舒利（nimesulide）选择性抑制 COX－2，具有很强的抗炎、镇痛和解热作用，主要用于类风湿性关节炎和骨关节炎、痛经、手术和急性创伤后疼痛和发热等。治疗量对 COX－1 抑制作用弱，不良反应的发生率较低，偶见恶心和胃痛、出汗、脸部潮红、兴奋过度、皮疹、红斑和失眠。罕见头痛、眩晕。禁用于活动期消化性溃疡、中重度肝功能不全、严重的肾功能障碍以及妊娠期妇女、12 岁以下儿童。

塞来昔布

塞来昔布（celecoxib）选择性抑制 COX - 2，对 COX - 2 的作用较 COX - 1 高 375 倍。用于骨关节炎、类风湿性关节炎、强直性脊柱炎以及急性疼痛的治疗。胃肠道不良反应、出血和溃疡发生率低。心血管系统不良反应较为严重，长期使用塞来昔布可能增加严重的心血管血栓性不良事件、心肌梗死和卒中的风险。有血栓形成倾向的患者需慎用；对塞来昔布、磺胺类过敏的患者，心脏搭桥的患者禁用。

其他常用解热镇痛药见表 3 - 7 - 1。

表 3 - 7 - 1 其他解热镇痛药特点

药物	作用特点与用途	主要不良反应
保泰松（phenylbutazone） 羟基保泰松（oxyphenylbutazone）	解热镇痛作用较弱，抗炎抗风湿作用强，适用于风湿性及类风湿性关节炎、强直性脊柱炎及急性痛风	不良反应多且严重，对胃肠刺激性较大、水钠潴留、过敏反应等
萘普生（naproxen）	长效解热镇痛药，作用及应用与布洛芬相似。适用于治疗风湿性及类风湿性关节炎、轻中度疼痛	毒性低，与阿司匹林有交叉过敏现象
酮洛芬（ketoprofen）	作用比布洛芬强，适用于类风湿性关节炎、风湿性关节炎、骨关节炎、强直性脊柱炎及痛风	不良反应与布洛芬相似而较轻，一般易于耐受
舒林酸（sulindac）	具有长效抗炎作用，适用于风湿性关节炎、强直性脊柱炎、肩关节周围炎等，尤其适用于老年人、肾血流量有潜在不足者	胃肠反应发生率较低
吡罗昔康（piroxicam） 美罗昔康（meloxicam）	长效强效解热镇痛药，作用强而持久，适用于风湿性和类风湿性关节炎，疗效同阿司匹林	不良反应较小，但长期用药也可引起消化性溃疡及出血，应注意检查血常规及肝肾功能，消化性溃疡、儿童及孕妇禁用

三、感冒药的复方制剂 微课3

为增强疗效，减少不良发应，解热镇痛药常与收缩鼻黏膜血管药、镇咳药、抗过敏药、抗病毒药等制成复方制剂，用于缓解感冒引起的发热、头痛、鼻塞、流涕、咳嗽及全身肌肉酸痛等症状。临床常用抗感冒药复方制剂的组成见表 3 - 7 - 2。

表 3 - 7 - 2 常用解热镇痛药复方制剂

药品名称	解热镇痛药	缩血管药	镇咳药/祛痰药	抗过敏药	中枢兴奋药	抗病毒药
氨麻美敏片	对乙酰氨基酚	伪麻黄碱	右美沙芬	氯苯那敏		
双扑伪麻片	对乙酰氨基酚	伪麻黄碱		氯苯那敏		
复方氨酚溴敏胶囊	对乙酰氨基酚	去氧肾上腺素	溴己新	溴苯那敏	咖啡因	
氨苯伪麻片	对乙酰氨基酚	伪麻黄碱		苯海拉明		
氨麻美明分散片	对乙酰氨基酚	伪麻黄碱	右美沙芬	苯海拉明		
复方氨酚烷胺片	对乙酰氨基酚	伪麻黄碱			咖啡因	金刚烷胺
氨酚伪麻美芬片（日片）	对乙酰氨基酚	伪麻黄碱	右美沙芬			
氨酚伪麻美芬片（夜片）	对乙酰氨基酚	伪麻黄碱	右美沙芬	氯苯那敏		
氨愈美麻分散片	对乙酰氨基酚	伪麻黄碱	右美沙芬、愈创甘油醚			
复方金刚烷胺氨基比林片	氨基比林			氯苯那敏		金刚烷胺

岗位对接

【任务解析】

1. 该患者感冒伴有发热症状，体温超过 38.5℃，可选用解热镇痛药如阿司匹林、对乙酰氨基酚等解热镇痛药或其复方制剂治疗。用药后患者的体温可降低，逐渐恢复正常，头痛、全身肌肉痛等症状可缓解。但患者可能会出现上腹部不适、恶心、呕吐等不良反应，应采取相应护理措施。

2. 护士在用药前、用药中、用药后要根据患者个体情况进行细心的护理和用药指导。

3. 同时还需主动与患者进行沟通交流，了解患者发病的原因，指导患者养成良好的生活方式，提高健康素养，坚持合理用药。

【用药护理程序】

用药前	用药评估	①阅读医嘱或处方：明确用药目的、药品名称、规格、数量、剂量等相关信息 ②健康评估：观察患者健康状况和精神状态，了解既往病史、过敏史、治疗史等 ③用药禁忌评估：评估患者是否有活动性溃疡病或其他原因引起的消化道出血、严重肝病、维生素 K 缺乏症、低凝血酶原血症、血友病，对阿司匹林等过敏史、儿童病毒感染、支气管哮喘、鼻息肉及慢性荨麻疹、妊娠哺乳等情况，避免与其他解热镇痛药以及氨甲蝶呤、促尿酸排泄药、抗凝药物等合用
	调配药品	①主要有肠溶制剂、泡腾片等，规格有50mg、100mg、300g、500mg 等。解热镇痛每次 0.3～0.6mg，3 次/日；抗炎、抗风湿 3～5g/d，分 4 次服；抗血栓每天 50～100mg，1 次/日 ②其他药品及制剂参见相关项目任务
	提示建议	①应注意感冒药多为非处方复方制剂，要了解所含药物成份，避免重复用药 ②根据症状选用合适的复方制剂 ③未明事项应查阅药品说明书或向医师、药师等反馈
用药中	护理问题	①患者发热、疼痛等症状缓解情况 ②胃肠刺激、过敏等不良反应的处理 ③药物正确的给药方法等 ④其他可能影响疗效的问题等
	护理措施	①遵医嘱或处方，严格掌握剂量及给药途径，监测患者退热、止痛情况，及时调整治疗方案 ②注意患者是否出现过敏、哮喘、出血等不良反应，如出现及时停药并对症处理 ③饭后服药、同服抗酸药或服用肠溶制剂，服药期间避免刺激性饮食
	监护要点	①解热疗程不宜超过 1 周 ②解热镇痛同时应注意对病因的治疗，病毒感染患儿应慎用阿司匹林 ③加强不良反应观察和处置
用药后	健康宣教	①适度介绍药物治疗方案和有关疾病知识，引导患者正确认识疾病，配合治疗 ②嘱咐患者多喝温开水，注意保暖，饮食清淡易消化，室内保持空气流通
	评价效果	①及时评价发热疼痛等是否缓解、患者是否出现用药安全风险 ②判断采取的用药护理措施、方法的适宜性 ③了解患者患者是否能坚持正确使用药物，知晓疾病治疗的有关知识
	回顾总结	①整理物品、记录资料，回顾合理使用解热镇痛药物的要点 ②总结本任务用药护理心得；查找不足，制订改进措施等

学习小结

本任务主要介绍了解热镇痛药及用药护理，其中重点是阿司匹林的作用、用途、不良反应和用药护理，难点是解热镇痛药的作用机制。可采取探究学习法、案例教学法和比较教学法，完成学习目标；养成尊重、关心帮助发热疼痛患者的职业素养，树立主动、严谨、细致的服务意识。

目标检测

答案解析

一、单项选择题

1. 阿司匹林的不良反应不包括（　　）

    A. 过敏反应　　　　　　B. 凝血障碍　　　　　　C. 依赖性

    D. 胃肠道反应　　　　　E. 水杨酸反应

2. 阿司匹林禁用于（　　）

    A. 支气管哮喘　　　　　B. 感冒发热　　　　　　C. 头痛

    D. 肌肉痛　　　　　　　E. 月经痛

3. 阿司匹林用于预防心肌梗死应选择（　　）

    A. 小剂量　　　　　　　B. 大剂量　　　　　　　C. 常用量

    D. 大于治疗量　　　　　E. 任何剂量

4. 有关对乙酰氨基酚的叙述中，错误的是（　　）

    A. 无成瘾性　　　　　　B. 用于躯体钝痛　　　　C. 抑制PG的合成

    D. 抑制呼吸　　　　　　E. 无抗炎抗风湿作用

5. 过量服用可引起肝损害的药物是（　　）

    A. 丙磺舒　　　　　　　B. 布洛芬　　　　　　　C. 阿司匹林

    D. 对乙酰氨基酚　　　　E. 吲哚美辛

二、简答题

1. 简述阿司匹林的作用和不良反应。

2. 简述解热镇痛药的作用机制和共同作用。

3. 比较阿司匹林与氯丙嗪、吗啡分别在体温调节、镇痛等方面的异同点。

三、案例分析题

患者，男，60岁，患脑动脉粥样硬化5年，医嘱给予阿司匹林肠溶片100mg/d，长期口服，定期复查血脂等指标。

请分析并回答：①该医嘱是否合理？②对该患者应采取哪些用药护理措施？③针对患者病情，如何在工作中进一步展现护理人员的专业精神和职业素养？

（尹龙武）

书网融合……

| 重点小结 | 微课1 | 微课2 | 微课3 | 习题 |

任务八 中枢兴奋药、大脑复健药与用药护理

PPT

◎ 学习目标

1. 知识与技能 掌握中枢兴奋药及大脑复健药疗效和不良反应的监护，正确实施用药护理；熟悉咖啡因、尼可刹米、洛贝林的作用、用途、不良反应；了解其他中枢兴奋药的作用特点、大脑复健药的作用与用途。学会开展本类药物合理用药的宣教工作。

2. 过程与方法 建议采用案例教学法、混合式教学法等，引导学生归纳总结，完成学习目标，初步形成自主学习分析能力。

3. 情感态度与价值观 通过本次任务，使学生初步具备尊重、关心帮助中枢抑制状态患者的职业素养，培养主动、严谨、细致的服务意识，提升勤奋学习、不断进步的意识。

≫ 情境导入

情景描述 患者，男，62岁，吸烟40余年，咳嗽、咳痰、气喘10年，因烦躁不安、呼吸急促、困难2小时急诊入院，诊断为"慢性阻塞性肺疾病，急性呼吸衰竭"，给予输液、机械通气、间歇性反复静脉注射尼可刹米。

任务要求 1. 患者使用尼可刹米后会有哪些预期表现？

2. 针对此类患者，护士应如何完成用药护理程序？

3. 在对该患者用药护理的同时，还需做好哪些工作帮助患者改善病情？

一、中枢兴奋药 e 微课1

中枢兴奋药是一类兴奋中枢神经系统，提高中枢神经功能活动的药物，可用于改善各种情况所致的中枢抑制状态。本类药物应用逐步减少，因其对中枢神经系统不同部位的选择性不高，随剂量的增加，其作用强度和范围也随之增大，可引起中枢神经系统广泛兴奋，甚至导致惊厥，严重时随即转入抑制甚至麻痹死亡，且本类药物多需要反复用药，更易导致中毒；重症患者使用中枢兴奋药会增加体内能量的消耗，导致缺氧更加严重。临床实践也证明，中枢抑制药中毒，除支持疗法外，可采用洗胃、导泄以及透析等方法清除毒物，而出现中枢性呼吸衰竭时，采用人工呼吸机更加安全有效。因此呼吸中枢兴奋药已不作为以上疾病的主要治疗药物。

本类药物根据其作用部位和功能可分为：大脑皮质兴奋药、呼吸中枢兴奋药以及脊髓兴奋药等。

咖啡因

咖啡因（caffeine）是从咖啡豆、可可豆和茶叶中提取的黄嘌呤类生物碱，现可人工合成。

【作用与用途】

1. 兴奋中枢神经 兴奋作用较弱，作用强度和范围与剂量有关：①小剂量（50~200mg）选择性兴奋大脑皮质，使人精神振奋、睡意消失，提高工作效率；②较大剂量（250~500mg）直接兴奋延髓呼吸中枢和血管运动中枢，并提高呼吸中枢对 CO_2 的敏感性，使呼吸加深加快，血压升高，在呼吸中枢受抑制时作用更显著，临床用于解救严重传染病及中枢抑制药过

> 💡 **要点提示**
>
> 咖啡因对中枢神经系统的影响

量所致的呼吸抑制和循环衰竭；③中毒量时兴奋脊髓，可导致惊厥。

2. 收缩脑血管 咖啡因对脑血管有收缩作用，减少脑血管搏动的幅度，缓解头痛症状。常与阿司匹林或对乙酰氨基酚配伍治疗头痛；与麦角胺配伍可治疗偏头痛。

3. 其他 具有舒张胆道和支气管平滑肌、利尿及刺激胃酸和胃蛋白酶分泌等作用，可作为复方成分或辅助用药。

【不良反应】治疗量较少，常见胃部不适、恶心、呕吐、胃酸增多。较大剂量可引起激动、不安、失眠、头痛、心悸；过量中毒（>800mg）引起中枢神经兴奋，可致惊厥，婴幼儿高热时应避免使用含咖啡因的制剂退热，消化性溃疡患者禁用。

哌甲酯

哌甲酯（methylphenidate，哌醋甲酯）治疗量可兴奋大脑皮质和皮质下中枢，作用温和，能改善精神活动，振奋精神，解除轻度中枢神经抑制，消除疲劳。较大剂量能兴奋呼吸中枢，过量亦可引起惊厥。临床用于巴比妥类、水合氯醛等中毒，也用于轻度抑郁症、小儿遗尿症及注意缺陷多动障碍等。 微课2

不良反应相对较少，偶有失眠、心悸、焦虑等，大剂量可引起血压升高、眩晕、头痛甚至惊厥。久用可致耐受性和依赖性，小儿长期应用影响其生长发育。癫痫、高血压患者及6岁以下小儿禁用。

匹莫林（pemoline）的作用与哌甲酯相似，但作用维持时间长，只需一日用药一次。

💡 **拓展提升**

不能乱用的"聪明药"

到考试季时，网上流传可在短时间内提升学习成绩的"聪明药"，一些家长和学生似乎看到希望。这些药物主要有哌甲酯、莫达非尼、右苯丙胺等第一类精神药品。它们并没有提高智商的作用，只是对于注意力缺陷患者有治疗作用，如果滥用会导致成瘾性，有可能抑制青少年的生长发育，断药后还会出现注意力不集中、精神萎靡、暴躁等戒断症状。因此必须依法依规管理使用有关药品。国家市场监督管理总局曾发布消费提示，我国从未批准过提高智商功能的药品。

请结合拓展素材思考讨论，开展多种形式的模拟训练或健康宣教，进一步提升专业水平和职业素养。

尼可刹米

尼可刹米（nikethamide，可拉明）能直接兴奋延髓呼吸中枢，也可通过刺激颈动脉体和主动脉体化学感受器，反射性兴奋呼吸中枢，作用短暂，需反复、间歇性给药；对血管运动中枢有微弱兴奋作用。临床用于各种原因导致的中枢性呼吸抑制，对阿片类药物中毒的解救效果较好，对吸入麻醉药中毒次之，对巴比妥类中毒引起的呼吸抑制效果较差。

治疗量时不良反应较少，大剂量可出现血压升高、心率加快、呕吐、震颤、惊厥等。

✎ **边学边练**

请同学们思考讨论：①中枢兴奋药过量应用的主要危险是什么，如何防治？②治疗感冒的复方制剂中咖啡因起哪些作用？

参考答案

洛贝林

洛贝林（lobeline，山梗菜碱）通过刺激颈动脉体和主动脉体化学感受器反射性兴奋呼吸中枢，使呼吸加深加快，作用时间短。主要用于新生儿窒息，一氧化碳中毒引起的窒息，吸入麻醉药及其他中枢抑制药如阿片、巴比妥类中毒，肺炎、白喉等传染病引起的呼吸衰竭等。安全范围大，不易导致惊厥。剂量较大可兴奋迷走神经出现传导阻滞、恶心、呕吐，剂量过大时兴奋交感神经系统出现心动过速、甚至惊厥。

> 要点提示
>
> 尼可刹米、洛贝林的作用特点

💡 知识链接

呼吸衰竭的治疗 📱微课3

呼吸衰竭是指各种原因引起的肺通气和（或）换气功能严重障碍，使静息状态下都不能维持足够的气体交换，导致低氧血症伴（或不伴）高碳酸血症，进而引起一系列病理生理改变和相应临床表现的综合征，如病毒感染导致的重型、危重型肺炎的表现之一就是急性呼吸衰竭。

其治疗主要是：①保持呼吸道通畅，是最基本、最重要的治疗措施；②氧疗，指通过吸氧装置增加肺泡内氧分压以纠正低氧血症，吸氧方法有鼻导管或鼻塞、面罩、经鼻高流量氧疗等；③正压机械通气，机体出现严重的通气和（或）换气功能障碍时，以人工辅助通气装置来改善通气和（或）换气功能；④体外膜式氧合（ECMO），将患者静脉血引出体外后经氧合器进行充分的气体交换，然后再输入患者体内；⑤病因治疗，如对病毒性肺炎进行有效的抗病毒治疗，是治疗的根本；⑥一般支持疗法，纠正水、电解质、酸解平衡等；⑦其他重要脏器功能的监测与支持。

二甲弗林

二甲弗林（dimefline，回苏灵）直接兴奋呼吸中枢，作用比尼可刹米强100倍，起效快，维持时间短。能显著改善呼吸，使呼吸加深加快。临床用于治疗各种原因引起的中枢性呼吸抑制，对肺性脑病有较好的促苏醒作用。

安全范围小，过量易致惊厥，小儿尤易发生。静脉给药需用葡萄糖稀释后缓慢注射，并严密观察患者反应。孕妇禁用。

多沙普仑

多沙普仑（doxapram）为人工合成的新型呼吸中枢兴奋药，作用强于尼可刹米，小剂量刺激颈动脉体化学感受器反射性兴奋呼吸中枢，大剂量直接兴奋延髓呼吸中枢。具有安全范围大、作用强、起效快、疗效确实等特点。临床用于治疗麻醉药或中枢抑制药引起的呼吸抑制、急性肺通气不全。不良反应有恶心、呕吐、腹泻、头痛等，过量也可致惊厥。

二、大脑复健药

大脑复健药主要是改善脑循环和脑能量代谢，用于脑血管后遗症、血管性痴呆、智力发育迟缓等疾病的治疗。

（一）改善脑血管循环的药物

二氢麦角碱

二氢麦角碱（dihydroergotoxine）为 α 受体阻断药。能舒张外周及脑内血管，降低血管阻力，从而起到改善脑组织血液循环的作用。临床可用于脑供血不足、脑动脉硬化症、脑梗死后遗症、血管性痴呆、老年痴呆引起的认知障碍、脑外伤后遗症等。不良反应有面部潮红、鼻塞、恶心、直立性低血压、心动过缓等。

倍他司汀

倍他司汀（betahistine）是新型 H_1 受体激动药，对脑部多个血管具有舒张作用，能明显改善耳蜗、前庭等组织血液循环，适用于内耳眩晕症（梅尼埃综合征）。对慢性缺血性脑血管炎症、多种原因导致的耳鸣、头痛亦有效。不良反应相对较少，偶见过敏反应。

尼莫地平

尼莫地平（nimodipine）为选择性作用于脑血管平滑肌的钙通道阻滞剂。对缺血性脑损伤有保护作用，尤其对缺血性脑血管痉挛作用显著。有资料显示尚有保护和促进记忆作用。临床常用于治疗脑血管灌注不足、脑血管痉挛、脑卒中、偏头痛、突发性耳聋等。

同类药物还有氟桂利嗪（flunarizine），对脑血管选择性更强，效果更好。

（二）改善脑代谢的药物

吡拉西坦

吡拉西坦（piracetam）是 GABA 的衍生物，能促进脑组织对葡萄糖、氨基酸和磷脂的利用，促进脑内蛋白质和核酸的合成，提高大脑中 ATP/ADP 比值，具有激活、保护和修复脑细胞的作用。可提高大脑的学习和认知功能，改善记忆障碍，有利于缓解痴呆症状。临床用于老年精神衰退综合征、阿尔茨海默病、脑动脉硬化症、脑血管意外等原因引起的思维与记忆功能减退。对一氧化碳中毒后的意识恢复有一定疗效。也可用于儿童智力低下者。

吡硫醇

吡硫醇（pyritinol）为吡哆醇（维生素 B_6）的衍生物，在多个环节参与脑代谢，促进大脑对葡萄糖的摄取，提高脑细胞的能量代谢，增加脑血流量，改进氨基酸代谢，可影响某些神经递质的形成。在临床上可表现为增强记忆，集中注意力，改善学习和认知功能。临床可用于脑功能障碍引起的记忆力减退，注意力不集中等症状的改善，也可用于脑动脉硬化、老年痴呆等精神症状。

胞磷胆碱

胞磷胆碱（citicoline）为核苷酸衍生物，作为辅酶参与脑细胞内磷脂酰胆碱的合成。能增加脑血流量和氧的消耗，对改善脑组织代谢、促进大脑功能恢复和苏醒有一定作用。主要用于急性颅脑外伤和脑手术后所致意识障碍，以及脑卒中而致偏瘫患者，也用于耳鸣及神经性耳聋。

同类药物还有丙戊茶碱，通过激活腺苷酸激酶增加脑内 ATP 含量，作用用途类似于胞磷胆碱，不良反应较少。

银杏叶提取物

银杏叶提取物（ginkgo biloba leaf extract）是一种抗氧化剂。对脑部血液循环及脑细胞代谢有改善和促进作用，对神经细胞有保护作用，还能清除自由基和抑制细胞膜脂质过氧化。临床主要用于脑部、外周血管及冠状动脉血管障碍的患者，阿尔茨海默病、血管性痴呆及混合性痴呆患者应用本品后，智力可有所提高。

岗位对接

【任务解析】

1. 尼可刹米通过直接兴奋延髓呼吸中枢，以及刺激颈动脉体和主动脉体化学感受器，反射性兴奋呼吸中枢，可解除呼吸抑制状态。患者反复用药后，可增加呼吸频率和幅度，迅速有效增加通气量，呼吸困难症状缓解。

2. 护士在用药前、用药中、用药后要根据患者个体情况进行仔细护理和健康教育。

3. 护士还需要在患者病情稳定后做好健康教育，指导患者注意日常护理。

【用药护理程序】

用药前	用药评估	①阅读医嘱或处方：明确用药目的、药品名称、规格、剂量等相关信息 ②健康评估：患者呼吸困难程度及原因，有无异常呼吸音，有无其他症状，以及既往史、治疗史等 ③用药禁忌评估：评估患者是否有抽搐惊厥、妊娠哺乳、过敏、高热等情况，避免与其他中枢兴奋药等合用
	调配药品	①尼可刹米注射液：375mg/1.5ml，500mg/2ml；皮下注射、肌内注射、静脉注射，常用量 0.25～0.5g/次，必要时 1～2小时重复给药。极量，1.25g/次 ②其他药品及制剂参见相关项目任务
	提示建议	①作用时间短，应视情况间隔给药 ②与其他中枢兴奋药合用，可能引起惊厥 ③用药时要确保呼吸道通畅 ④未明事项应查阅药品说明书或向医师、药师等反馈
用药中	护理问题	①患者呼吸抑制的改善情况 ②与药物不良反应有关症状的处理 ③药物正确的给药方法等 ④其他可能影响疗效的问题等
	护理措施	①遵医嘱或处方，严格掌握剂量及给药次数，注意观察呼吸是否加深加快，血氧饱和度是否正常 ②密切关注患者的用药反应，是否出现心律失常、高血压、肌肉抽搐等情况，出现惊厥时停药对症处理 ③静脉给药时，将单剂量药物稀释在 10ml 生理盐水中输注 1～3 分钟
	监护要点	①各类呼吸衰竭应及时纠正病因，配以吸氧、机械通气等生命支持措施，中枢兴奋药因安全性较低，不作为主要措施 ②密切观察患者神志恢复情况，随时调整药量和给药间隔 ③加强不良反应观察和处置
用药后	健康宣教	①适度介绍药物治疗方案和有关康复常识，帮助缓解焦虑紧张情绪，配合治疗 ②对病情较紧急危重，应待病情稳定后再作宣教等 ③指导患者识别与疾病有关的诱发因素，如吸烟、刺激性气体的吸入、呼吸道感染等，鼓励患者进行呼吸功能锻炼，教会患者及其家属家庭氧疗知识
	评价效果	①结合患者的缺氧症状改善以及血氧饱和度等指标，观察生命体征是否恢复正常，肌腱和咽喉反射是否正常，客观评价药物疗效 ②采取的用药护理措施、方法的适宜性 ③对药物治疗和不良反应及防治相关知识的知晓度是否提高，能否坚持和配合治疗等
	回顾总结	①整理物品、记录资料，回顾合理使用尼可刹米等药物的要点 ②总结本任务用药护理心得；查找不足，制订改进措施等

学习小结

本任务主要介绍了中枢兴奋药与大脑复健药及其用药护理，其中重点是咖啡因、尼可刹米的作用、用途、不良反应和用药护理，难点是中枢兴奋药的作用机制。可采取案例教学法和讲授法，完成学习目标；养成尊重、关心帮助相关疾病患者的职业素养，树立主动、严谨、细致的服务意识。

目标检测

答案解析

一、单项选择题

1. 下列关于尼可刹米的叙述，错误的是（ ）
   A. 直接兴奋血管平滑肌
   B. 直接兴奋呼吸中枢
   C. 吗啡中毒解救效果较好
   D. 巴比妥类中毒解救效果较差
   E. 刺激颈动脉体和主动脉体的化学感受器

2. 下列关于中枢兴奋药的说法，错误的是（ ）
   A. 咖啡因除兴奋大脑皮质外还可使呼吸加快
   B. 中枢兴奋药过量均可导致惊厥
   C. 尼可刹米只通过兴奋延髓呼吸中枢而加快呼吸
   D. 洛贝林只通过刺激颈动脉体和主动脉体化学感受器而加快呼吸
   E. 以上都不对

3. 新生儿窒息时宜首选（ ）
   A. 可拉明　　　　　B. 洛贝林　　　　　C. 回苏灵
   D. 咖啡因　　　　　E. 肾上腺素

4. 抢救吗啡中毒引起的呼吸抑制效果较好的药物是（ ）
   A. 氯酯醒　　　　　B. 回苏灵　　　　　C. 咖啡因
   D. 洛贝林　　　　　E. 尼可刹米

5. 患者，女，21岁，大学生，在密闭浴室使用燃气热水器洗澡后发现昏迷，伴口唇樱桃红色1小时。急诊入院，确诊为一氧化碳中毒。此时兴奋呼吸最好选用（ ）
   A. 咖啡因　　　　　B. 二甲弗林　　　　C. 洛贝林
   D. 尼可刹米　　　　E. 以上均可以

二、简答题

1. 咖啡因的作用和应用有哪些？
2. 比较尼可刹米、洛贝林、二甲弗林的作用机制、作用、应用的区别。

三、案例分析题

患儿，男，3岁，感冒发热后，服用小儿氨咖黄敏颗粒（每包6g，含对乙酰氨基酚125mg、人工牛黄5mg、马来酸氯苯那敏0.5mg、咖啡因7.5mg）2次，每次1包，第2次服用后出现躁动不安、呼吸急促、肌肉抽搐等症状。

请分析并回答：①该患儿服药后症状出现的原因？②针对该患儿应如何开展用药护理？③作为护理人员还应采取哪些措施体现专业水平和职业素养？

（尹龙武）

书网融合……

| 重点小结 | 微课1 | 微课2 | 微课3 | 习题 |

项目四　心血管系统药物与用药护理

项目简介

　　近年来，随着人们生活水平的提高以及生活方式的改变，心血管疾病已成为现代社会危害人类健康的常见病。心血管疾病主要包括高血压、心绞痛、心肌梗死、心律失常以及心力衰竭等。虽然目前治疗心血管疾病的方法越来越多，但是药物治疗仍然是基础，是最为重要和首选的方法之一，因此，合理使用药物预防和治疗心血管疾病显得尤为重要，这也对心血管内科护士的工作提出了更高的要求。

　　做好心血管疾病的用药护理，必须掌握临床常用的各类药物，本项目主要包括抗高血压药、抗心律失常药、抗心力衰竭药、抗心绞痛药和调血脂药，完成本项目后，将有助于同学们在岗位工作中更好地进行心血管疾病的用药护理。

任务一　抗高血压药与用药护理

PPT

学习目标

　　1. 知识与技能　掌握利尿药、β受体拮抗药、钙通道阻滞剂、血管紧张素转化酶抑制药及血管紧张素Ⅱ受体拮抗药的药理作用、临床用途、不良反应和用药护理；熟悉哌唑嗪、硝普钠的主要特点及用药护理；了解可乐定、利血平的临床用途。学会观察抗高血压药的疗效并正确指导患者用药，对于药物的不良反应能够正确进行用药护理。

　　2. 过程与方法　建议采用任务驱动教学法，通过布置高血压合理用药的学习任务，引导学生收集资料，培养学生自主探究的学习能力。

　　3. 情感态度与价值观　通过本次任务，使学生明确正确实施用药护理对提高抗高血压药疗效的重要性，培养职业使命感，具备关心帮助高血压患者的工作态度，养成严谨求实的工作作风。

情境导入

　　情景描述　患者，男，60岁，体形肥胖，高血压病史8年，平时血压180/120mmHg，心率84次/分，近日头痛头晕症状加重，遂就诊。医生检查发现：患者视网膜动脉狭窄、动脉交叉压迫，肾功能轻微受损，伴有血脂异常、糖尿病等疾病。诊断为：3级高血压。医生制定用药方案：①福辛普利片10mg，每日1次；②硝苯地平控释片30mg，每日1次；③美托洛尔片25mg，每日1次；另同时给予控制血糖和改善血脂的药物。

　　任务要求　1. 患者服用的三种药物是否合理？为什么？

　　　　　　　　2. 针对此患者，护士应采取哪些用药护理措施？

　　　　　　　　3. 护士在对该患者进行用药护理的同时，还需做好哪些工作以助于患者恢复？

高血压是常见的心血管疾病之一，其主要危害是导致心、脑、肾等重要器官的严重病变。高血压按病因不同可分为原发性高血压和继发性高血压。原发性高血压的发病机制尚未完全阐明，一般认为与交感神经系统、肾素－血管紧张素－醛固酮系统（RAAS）等血管调节功能失调有关，受遗传、环境等因素影响，导致多种靶器官病理损害并致功能障碍。继发性高血压继发于某种疾病，如肾动脉狭窄、嗜铬细胞瘤等，也可由妊娠及药物所致。

💡 **知识链接**

血压水平分级（《中国高血压防治指南》，2018 年修订版）

分级	收缩压（mmHg）		舒张压（mmHg）
正常血压	<120	和	<80
正常高值	120~139	和（或）	80~89
高血压	≥140	和（或）	≥90
1 级高血压（轻度）	140~159	和（或）	90~99
2 级高血压（中度）	160~179	和（或）	100~109
3 级高血压（重度）	≥180	和（或）	≥110
单纯收缩期高血压	≥140	和	<90

注：当收缩压和舒张压分属于不同级别时，以较高的分级为准。

另：2022 年 11 月 13 日，由国家心血管病中心、中国医师协会、中国医师协会高血压专业委员会、中华医学会心血管病学分会及海峡两岸医药卫生交流协会高血压专业委员会联合制定的新版《中国高血压临床实践指南》（简称"指南"）正式发布。该指南将中国成人高血压的诊断标准由≥140/90mmHg 下调至≥130/80mmHg，采用了两级分类法，将收缩压≥140mmHg 和（或）舒张压≥90mmHg 的高血压归类为 2 级高血压。

抗高血压药又称降压药，合理应用抗高血压药，不仅能平稳控制血压，还能减轻心、脑、肾等靶器官受损引起的并发症，降低高血压的病死率和致残率，延长患者寿命，提高生活质量。

抗高血压药可分为以下几类（表 4－1－1）。 e 微课 1

表 4－1－1　抗高血压药的分类及常用药物

	药物分类	常用药物
常用抗高血压药（一线抗高血压药）	利尿药	氢氯噻嗪、吲达帕胺、氯噻酮
	钙通道阻滞剂（CCB）	硝苯地平、氨氯地平、非洛地平
	血管紧张素转化酶抑制药（ACEI）	卡托普利、依那普利、福辛普利
	血管紧张素Ⅱ受体拮抗药（ARB）	氯沙坦、缬沙坦、厄贝沙坦
	β 受体拮抗药	普萘洛尔、美托洛尔、比索洛尔
其他抗高血压药	中枢性降压药	可乐定、莫索尼定
	去甲肾上腺素能神经末梢阻滞药	利血平、胍乙啶
	α₁ 受体拮抗药	哌唑嗪、特拉唑嗪、多沙唑嗪
	α、β 受体拮抗药	拉贝洛尔、阿罗洛尔
	肾素抑制药	阿利吉仑
	直接舒张血管药	硝普钠、肼屈嗪、米诺地尔
	钾通道开放药	吡那地尔、二氮嗪
	神经节拮抗药	樟磺咪芬

一、利尿药

利尿药降压作用温和，无耐受性，常用药物主要有氢氯噻嗪、吲达帕胺和氯噻酮等。

氢氯噻嗪

氢氯噻嗪（hydrochlorothiazide，双氢克尿噻）为中效能利尿药，是临床常用的基础降压药。

【药理作用】氢氯噻嗪通过排钠利尿，产生温和而持久的降压作用，多数患者在用药后 2～4 周显效。降压作用机制包括：①用药初期因排钠利尿、减少有效血容量而使血压降低；②长期用药则因持续排钠使血管平滑肌细胞内 Na^+ 减少，Na^+-Ca^{2+} 交换减少，使细胞内 Ca^{2+} 含量降低，血管平滑肌舒张而降压。老年高血压患者，长期小剂量用药可较好地控制血压。利尿药的降压效应与饮食中摄入钠量有关，限制钠盐摄入量可增强其降压效果。

【临床用途】单独用于 1 级高血压。作为基础降压药，也可与其他降压药（如 ACEI、ARB 或 β 受体拮抗药）合用治疗 2、3 级高血压。

【不良反应】长期应用可导致低钾血症，应注意补钾或与保钾利尿药合用。还可引起高血糖、高血脂、高尿酸血症，故糖尿病、血脂异常、痛风患者慎用。

> **要点提示**
> 氢氯噻嗪的临床用途与不良反应

部分患者因血容量减少，代偿性增加肾素和醛固酮的分泌，拮抗其降压作用，可与 ACEI 或 β 受体拮抗药合用进行纠正。

吲达帕胺

吲达帕胺（indapamide）属于磺胺类利尿药，为长效、强效降压药。口服吸收完全，生物利用度高，降压作用可维持 24 小时。

吲达帕胺具有利尿和钙通道阻滞作用。利尿作用强于氢氯噻嗪，主要通过阻滞钙离子内流松弛血管平滑肌使血压明显下降。临床适用于 1、2 级高血压的治疗，不影响血脂和碳水化合物代谢，故对伴有血脂异常和（或）糖尿病患者可用吲达帕胺代替噻嗪类利尿药。

不良反应较轻而短暂，偶有头痛、头晕、恶心、食欲减退等。禁用于对磺胺过敏、严重肾功能不全、肝性脑病及低钾血症者。

二、β 受体拮抗药

β 受体拮抗药可用于治疗快速型心律失常、心绞痛及高血压等心血管疾病。不仅能安全有效降压，还能降低心血管并发症如脑卒中、心肌梗死的发生率和死亡率。

普萘洛尔

普萘洛尔（propranolol）为非选择性 β 受体拮抗药，口服吸收完全，首关消除明显，生物利用度 25%，且个体差异较大，半衰期约 4 小时，但降压作用持续时间较长，可达 1～2 天。

【药理作用】普萘洛尔的降压作用温和、持久，不引起水钠潴留和直立性低血压。通过阻断不同部位的 β 受体而发挥降压作用：①阻断心肌 $β_1$ 受体，抑制心肌收缩力，减慢心率，使心输出量减少而降压；②阻断肾脏 $β_1$ 受体，抑制肾素释放，使血管紧张素原不能转化为血管紧张素Ⅰ，抑制 RAAS 活性而降压；③阻断去甲肾上腺素能神经突触前膜的 $β_2$ 受体，减少去甲肾上腺素的释放，使血压下降；④阻断中枢 β 受体，降低外周交感神经活性而降压。

【临床用途】 主要用于1、2级高血压，对心输出量及肾素活性偏高的高血压患者疗效较好，特别适用于伴心绞痛、快速型心律失常、脑血管疾病、偏头痛、焦虑症及甲状腺功能亢进的高血压患者。

【不良反应】

1. 一般不良反应 常见恶心、呕吐、轻微腹泻等消化道症状。

2. 心血管系统反应 包括：①阻断心脏上的 β_1 受体，可出现窦性心动过缓、房室传导阻滞和心功能不全等，并会掩盖糖尿病患者用药后的低血糖症状（如心动过速）而出现严重后果；②阻断 β_2 受体，使冠状动脉收缩，加重变异型心绞痛；使外周血管收缩痉挛，出现四肢发冷、皮肤苍白、雷诺症状或间歇性跛行，甚至引起足趾溃烂和坏死。

3. 呼吸系统反应 阻断 β_2 受体，使支气管收缩，增加呼吸道阻力，诱发或加重支气管哮喘等呼吸系统疾病。

4. 反跳现象 长期应用切忌突然停药，否则会加重病情，甚至诱发心绞痛、严重心律失常或猝死。

> **要点提示**
>
> 普萘洛尔尤其适用于高血压的类型及依据

美托洛尔（metoprolol）为选择性 β_1 受体拮抗药，口服吸收完全，服药后 1~2 小时作用达高峰，控释剂一次给药后降压作用可维持 24 小时，不良反应较普萘洛尔少。对支气管平滑肌的收缩作用较普萘洛尔弱，对呼吸道的影响小。

拉贝洛尔（labetalol）和卡维地洛（carvedilol）虽属于 α、β 受体拮抗药，但两者均对 β 受体有较强阻断作用，临床适用于各型高血压。静脉注射拉贝洛尔可用于治疗高血压危象，卡维地洛还可用于充血性心力衰竭。

三、血管紧张素转化酶抑制药

血管紧张素转化酶抑制药（ACEI）能防止和逆转心肌肥厚和血管壁增厚，进而保护高血压患者的靶器官。其降压机制主要是：抑制血管紧张素转化酶（ACE），减少血管紧张素Ⅱ（AngⅡ）的生成并减少缓激肽的降解（图4-1-1）。

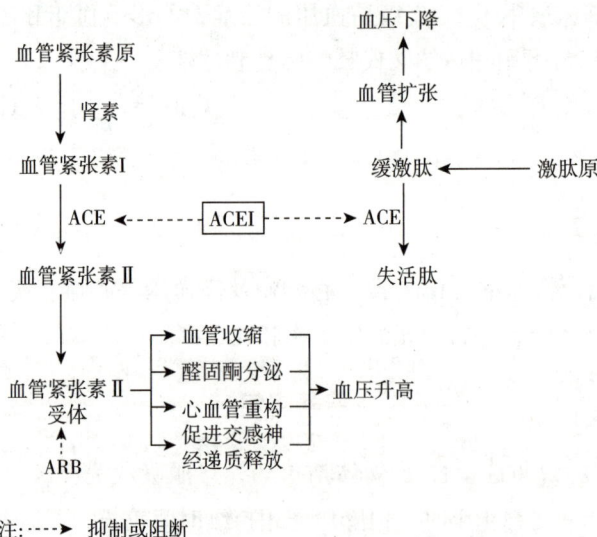

图4-1-1 ACEI 和 ARB 的作用机制示意图

卡托普利

卡托普利（captopril，巯甲丙脯酸）起效快，作用强。食物可使本药吸收减少，故宜在餐前 1 小时服药，经肝代谢，肾排泄，可通过乳汁排出。

拓展提升

卡托普利的发现

1933 年，席尔瓦发现被巴西蝮蛇咬伤的患者会出现低血压症状，由此推测该蛇毒中可能含有"降血压物质"。1948 年，他从蛇毒中提取出该物质并命名为"缓激肽"。1965 年费雷拉从蛇毒中提取出缓激肽增强因子（BPF），药理学教授范恩认为 BPF 是 ACE 抑制剂。1968 年，昂德替和库斯曼在范恩的支持下共同研制 ACE 抑制剂，数年后，二人终于得到了理想的 ACE 抑制剂——卡托普利。卡托普利的成功不仅证明了 ACE 概念的正确性，也是药物合理设计的典范，为治疗高血压开辟了新途径。

卡托普利的发现使我们认识到科学发现需要百折不饶的创新精神和传承，没有席尔瓦和费雷拉的关键性研究、范恩的远见卓识以及库斯曼和昂德替的坚持不懈，就不会有卡托普利的问世。作为护士，在护理岗位上要有认真求索、不断奋进的职业素养和专业精神。

请结合拓展素材思考讨论，开展合理用药宣教活动，进一步提升专业水平和职业素养。

【药理作用】本药通过抑制 ACE 活性，产生降压作用，其降压特点为：①降压时不伴有反射性心率加快；②可防止和逆转心肌与血管壁重构；③增加胰岛素受体对胰岛素的敏感性；④扩张肾血管，增加肾血流量，改善肾功能；⑤对于糖尿病患者，由于肾小球内压下降，可降低肾小球对蛋白的通透性，使尿蛋白减少，延缓糖尿病肾病进程。

【临床用途】

1. 高血压　各级高血压均有效，60% ~70% 患者单用本药能使血压控制在理想水平，加用利尿药则 95% 患者有效。尤其适用于伴肾素活性高、糖尿病及胰岛素抵抗、左心室肥厚、冠心病、充血性心力衰竭、慢性肾病的高血压患者。

2. 充血性心力衰竭　详见本项目任务三。

【不良反应】

1. 刺激性干咳　女性较为多见，与缓激肽蓄积相关，严重者可换用氯沙坦、缬沙坦等 ARB 治疗。

2. 低血压　初次用药剂量过大可出现低血压，故宜从小剂量开始使用。

3. 高血钾　一般不会引起，在肾功能不全、与保钾利尿药合用的患者较多见。

4. 肾功能损伤　对肾动脉阻塞或肾动脉硬化的患者，ACEI 通过扩张血管，降低肾灌注压，易引起肾功能损伤。

> **要点提示**
>
> 卡托普利最常见的不良反应及处理措施

5. 对胎儿的影响　在妊娠中、后期长期应用会引起胎儿颅盖及肺发育不全、生长迟缓甚至引起胎儿死亡。

6. 其他　皮疹、瘙痒、味觉迟钝、脱发、血管神经性水肿等。

边学边练

患者，女，73 岁，患慢性肾炎 6 年，血压 160/110mmHg。医嘱给予卡托普利片 25mg，口服，每日 3 次，螺内酯片 20mg，口服，每日 2 次。两药联合应用 1 周后，患者出现下肢软弱无力、疲乏等症状。血钾检测结果为 5.7mmol/L（正常参考范围：3.5~5.5mmol/L）。请同学们思考并回答以下问题：①患者出现上述症状最可能的原因是什么？②医生给予的处方是否合理？为什么？

参考答案

依那普利

依那普利（enalapril）是不含 – SH 的强效 ACEI。口服吸收迅速，且不受胃内食物影响。作用强而持久，降压作用约为卡托普利的 10 倍。主要用于各级高血压及充血性心力衰竭。不良反应与卡托普利类似但较少。

本类药物还有赖诺普利（lisinopril）、福辛普利（fosinopril）、贝那普利（benazepril）、雷米普利（ramipril）、培哚普利（perindopril）、西拉普利（cilazapril）和喹那普利（quinapril）等，它们的共同特点是长效，每天只需服用一次。

四、血管紧张素 II 受体拮抗剂

血管紧张素 II 受体（Ang II 受体）有 AT$_1$ 和 AT$_2$ 两个亚型，血管紧张素 II 受体拮抗药（ARB）是强效选择性 AT$_1$ 受体拮抗药，可竞争性拮抗血管紧张素 II（Ang II）与 AT$_1$ 受体结合，使血管扩张、血压下降，还可保护肾功能，对于糖尿病患者可延缓糖尿病肾病进程，并可防止和逆转心肌和血管重构。

目前用于临床的 ARB 主要包括氯沙坦（losartan）、缬沙坦（valsartan）、厄贝沙坦（irbesartan）、坎地沙坦（candesartan）、替米沙坦（telmisartan）、奥美沙坦（olmesartan）、依普沙坦（eprosartan）、阿奇沙坦（azilsartan）、阿利沙坦（allisartan）等。

与 ACEI 相比，此类药物较少引起干咳和血管神经性水肿，其他不良反应也较轻微。

> **💡 要点提示**
>
> 血管紧张素 II 受体拮抗药治疗高血压的优势

临床广泛用于 1、2 级高血压，对伴有糖尿病、肾功能不全、左心室肥厚、充血性心力衰竭的高血压患者有良好疗效，尤其是不能耐受 ACEI 所致干咳的高血压患者。

五、钙通道阻滞剂

钙通道阻滞剂（CCB）可选择性抑制 Ca^{2+} 进入心肌和血管平滑肌细胞内，具有扩张血管和负性肌力作用，广泛用于高血压、心绞痛、心律失常等疾病，疗效确切，不良反应少，使用方便。其降压具有以下特点：①不降低重要器官的血流量；②可改善心肌与血管壁重构，但效果弱于 ACEI 和 ARB；③对胰岛素分泌及糖、脂质、尿酸和电解质代谢无明显影响，具有抗动脉粥样硬化作用；④增加肾血流量，保护肾功能，水钠潴留少见。

硝苯地平

硝苯地平（nifedipine，心痛定）是最早用于临床的钙通道阻滞剂。常用硝苯地平长效制剂，服药一次能维持最低有效血药浓度达 12 小时以上。主要经肝脏代谢，代谢产物及少量原形药物经尿液排出。

【药理作用】硝苯地平通过阻滞钙通道，抑制 Ca^{2+} 内流，起到降压、扩张冠状动脉的作用。同时，该药还能改善心肌和血管重构，延缓动脉粥样硬化的发展，松弛支气管平滑肌。

【临床用途】适用于各级高血压，尤其适用于伴有心绞痛、左心室肥厚、哮喘的高血压患者，也可用于伴有糖尿病、高脂血症、肾功能不全的高血压患者。

【不良反应】常见颜面潮红、头痛、眩晕，长期使用可出现踝部水肿、牙龈增生。硝苯地平短效制剂会引起血压波动较大，反射性引起心率加快、心输出量增加及肾素活性增高，故临床上常使用缓释剂和控释剂。

氨氯地平

氨氯地平（amlodipine）是目前临床常用的长效钙通道阻滞剂，作用与硝苯地平相似，但降压作用缓和、持久、平稳，极少反射性引起心率加快。临床常用于治疗高血压和心绞痛。

其他用于降压的钙通道阻滞剂还有尼莫地平（nimodipine）、非洛地平（felodipine）、拉西地平（lacidipine）、尼群地平（nitrendipine）等。尼莫地平能显著舒张脑血管，增加脑血流量，减少和防止脑细胞死亡，尤其适用于伴有脑血管疾病的高血压患者。尼群地平对冠状动脉有较强的选择作用，能降低心肌耗氧量，对缺血性心肌细胞有保护作用。

六、其他抗高血压药

可乐定

可乐定（clonidine）为第一代中枢降压药，是 α_2 受体激动药。降压作用中等偏强，口服易吸收，能透过血脑屏障，降压同时伴有镇静和抑制胃肠分泌的作用。临床用于 2 级高血压，尤其适用于伴有溃疡病的高血压患者，还可用于阿片类镇痛药成瘾者的脱瘾治疗。

常见的不良反应有口干、便秘、嗜睡等。久用可致水钠潴留，故常与利尿药合用。久用骤停可引起头痛、心悸、血压突然升高等交感神经亢进症状。

莫索尼定

莫索尼定（moxonidine）为第二代中枢降压药，通过激动中枢咪唑啉受体发挥作用。降压作用弱于可乐定，适用于 1、2 级高血压，并可逆转高血压所致的心肌肥厚，每日给药一次即可，不良反应少。

哌唑嗪

哌唑嗪（prazosin）可选择性阻断血管平滑肌上的 α_1 受体，迅速扩张动脉和静脉，降低心脏前、后负荷，降压作用快而强。能改善前列腺肥大患者的排尿困难，还可降低血浆甘油三酯、总胆固醇、低密度脂蛋白和极低密度脂蛋白，增加高密度脂蛋白，对缓解冠状动脉病变有利。临床常用于各级高血压，尤其是伴有高脂血症或前列腺肥大的高血压患者，也可用于难治性心力衰竭。

常见的不良反应为首剂现象，部分患者首次用药后出现严重的直立性低血压，多发生在用药后 1 小时内，若首次用量减为 0.5mg，卧位或睡前服用可避免。其他副作用有口干、头痛、鼻塞、皮疹等，停药后可消失。需要注意的是，哌唑嗪服药后会出现尿频、尿急，驾驶员应慎用。

本类药物尚有特拉唑嗪（terazosin）、多沙唑嗪（doxazosin）等。

阿利吉仑

阿利吉仑（aliskiren）为非肽类肾素抑制剂，可选择性抑制肾素活性，调节肾素 - 血管紧张素 - 醛固酮系统对体液的影响从而发挥降压作用。适用于治疗各型高血压，但不推荐作为 ACEI/ARB 的替代药物使用。用药期间可出现腹泻，但无干咳、血管神经性水肿不良反应。

硝普钠

硝普钠（sodium nitroprusside）为速效、强效、短效的血管扩张药，口服不吸收，只能静脉滴注给药。能直接松弛小动脉和小静脉，降低心脏前、后负荷。主要用于高血压危象和难治性心功能不全的紧急救治。

血压下降过快可出现恶心、呕吐、出汗、头痛、心悸等不良反应，故应在监测血压基础上严格控制滴速。代谢产物氰化物（中间代谢物）和硫氰酸盐（最终代谢产物）均具有毒性，导致甲状腺功能低下，可用硫代硫酸钠防治。该药遇光易被破坏，因此静脉滴注时应避光，且溶液应新鲜配制。

> **要点提示**
>
> 硝普钠的临床应用及用药注意事项

利血平

利血平（reserpine）的降压机制为影响儿茶酚胺的摄取、贮存或释放而产生温和、持久的降压作用，但因不良反应较多，长期应用会导致抑郁、消化性溃疡，故伴有抑郁症及消化性溃疡的高血压患者应禁用。目前，临床上主要使用含利血平的复方制剂。

知识链接

高血压药物治疗的原则 微课2

高血压的治疗目的是降低发生心脑肾及血管并发症和死亡的总风险，药物治疗是主要手段，应遵循以下原则。

（1）平稳控制血压在目标水平　一般高血压患者应降至＜140/90mmHg；能耐受者或部分高危及以上患者可进一步降至＜130/80mmHg（《中国高血压防治指南》，2018年修订版）。

（2）用药时间依从生物钟规律　对于"一峰一谷"的高血压患者，建议清晨7：00服药一次；对于"两峰一谷"的高血压患者，建议清晨7：00和下午14：00各服药一次。

（3）坚持长期治疗　为了有效控制血压，减少并发症，目前主张患者终身用药。

（4）剂量个体化　根据患者的具体情况来确定给药剂量。

（5）合理联合用药　联合应用抗高血压药已成为治疗高血压的基本方法。例如：利尿药＋β受体拮抗药、利尿药＋ACEI/ARB、CCB＋β受体拮抗药、CCB＋利尿药、CCB＋ACEI/ARB等。

（6）高血压伴有并发症的患者，应在熟悉各类抗高血压药用途和不良反应的基础上，确定首选药物和禁用或慎用的药物。

岗位对接

【任务解析】

1. 该患者服用的三种药物合理。福辛普利可逆转心肌肥厚，延缓糖尿病肾病进程，并增加胰岛素的敏感性；硝苯地平可改善心肌肥厚；联合应用美托洛尔可提高降压效果。

2. 用药前了解患者用药史及对药物的认知情况。三种药物均采用口服，其中硝苯地平控释片晨起7时给药，整片吞服。患者用药后可能出现干咳、血钾高、血管神经性水肿、踝部水肿、面色潮红、心动过缓等不良反应，护士应观察患者有无上述不良反应，一旦出现要及时正确处理。

3. 应加强与患者的沟通交流，了解其心理状态及对高血压的认知情况，鼓励患者以积极乐观的心态配合治疗，帮助患者树立信心；向患者做好高血压相关知识的健康宣教，使患者知晓遵医嘱长期规律用药的重要性，指导患者改变不良的饮食习惯及生活方式，从而提高药物治疗的疗效。微课3

【用药护理程序】

用药前	用药评估	①阅读医嘱或处方：明确用药目的、药品名称、规格、数量、剂量等相关信息 ②健康评估：观察患者的精神状态和健康情况，了解患者的既往病史、高血压分级和危险度分级，并向患者介绍高血压常识及合理使用抗高血压药的重要性 ③用药禁忌评估：伴有痛风或糖尿病的患者禁用噻嗪类利尿药；伴有严重窦性心动过缓、房室传导阻滞、心功能不全、变异型心绞痛及支气管哮喘的患者禁用β受体拮抗药；伴有高钾血症的患者禁用 ACEI 或 ARB 类药物
	调配药品	①本任务使用的药品均为片剂：福辛普利片 10mg，每日 1 次；硝苯地平控释片 30mg，每日 1 次；美托洛尔片 25mg，每日 1 次 ②其他药品参见相关项目任务
	提示建议	①了解患者与高血压有关的高危因素，监测血压水平 ②告知患者长期控制血压的重要性 ③告知患者服用药物的名称、用法用量，强调规律用药的重要性 ④提示患者用药期间可能出现的不良反应，警惕可能出现的危险因素 ⑤对未明事项应查阅药品说明书或向医师、药师等进行咨询反馈
用药中	护理问题	①患者的血压、心率、头痛、头晕等变化 ②药物不良反应的正确处理 ③正确的给药方法 ④其他可能影响疗效的问题等
	护理措施	①遵医嘱或处方，严格掌握剂量及给药途径 ②密切关注患者用药后的反应，症状是否得到改善，是否发生药物相关不良反应 ③告知患者要遵医嘱正确、规律用药，不可擅自调整用药剂量或停药，辅导家属协助老年患者规范用药 ④对服用可引起直立性低血压的抗高血压药的患者，应指导其避免该不良反应的方法
	监护要点	①控释剂和缓释剂应整片或整粒吞服 ②氢氯噻嗪可引起血钾异常、诱发血糖升高、痛风发作 ③硝苯地平短效制剂可引起反射性心率加快 ④ACEI 可引起刺激性干咳 ⑤β受体拮抗药可引起心率减慢、间歇性跛行、哮喘 ⑥哌唑嗪首次应用时部分患者可引起严重的直立性低血压 ⑦可乐定可引起嗜睡 ⑧硝普钠可引起甲状腺功能减退 ⑨加强不良反应观察和处置
用药后	健康宣教	①适度介绍高血压药物治疗方案和康复常识，指导患者正确认识高血压，缓解焦虑紧张情绪 ②指导患者有利于高血压治疗的健康饮食 ③鼓励患者改变不利于高血压治疗的不良生活习惯 ④教会患者正确测量血压的方法 ⑤对于老年患者，有必要时需对其家属进行上述健康宣教
	评价效果	①患者血压是否下降到或接近正常水平，患者的症状和心理状态是否改善，客观评价药物疗效、安全性及近远期治疗效果 ②判断用药护理措施的适宜性 ③了解患者的用药依从性，对所用药物相关知识的知晓度是否提高，能否坚持遵医嘱用药
	回顾总结	①整理物品、记录资料，回顾合理使用抗高血压药的要点 ②总结本任务用药护理的心得；查找用药护理中的不足，制订改进措施等

◀◀◀ **学习小结** ▶▶▶

本任务主要介绍了抗高血压药与用药护理，其中重点是利尿药、β受体拮抗药、钙通道阻滞剂、血管紧张素转化酶抑制药及血管紧张素 II 受体拮抗药的药理作用、临床用途、不良反应和用药护理，难点是各类抗高血压药的降压机制。可采取任务驱动教学法完成学习目标，培养学生的职业使命感，具备关心帮助高血压患者的工作态度，养成严谨求实的工作作风。

目标检测

答案解析

一、单项选择题

1. 氯沙坦的降压机制是（ ）
    A. 抑制血管紧张素转化酶
    B. 阻滞钙通道，抑制 Ca^{2+} 内流
    C. 抑制缓激肽的水解
    D. 抑制醛固酮的释放
    E. 阻断血管紧张素Ⅱ受体

2. 长期应用氢氯噻嗪降压时应注意补充（ ）
    A. Ca^{2+}
    B. Na^+
    C. K^+
    D. Mg^{2+}
    E. Fe^{2+}

3. 普萘洛尔的降压机制是（ ）
    A. 抑制 Ca^{2+} 内流
    B. 阻断 β 受体
    C. 阻断 α 受体
    D. 抑制血管紧张素转化酶
    E. 阻断血管紧张素Ⅱ受体

4. 血管紧张素转化酶抑制药的不良反应不包括（ ）
    A. 咳嗽
    B. 低血压
    C. 味觉异常
    D. 腹泻
    E. 高钾血症

5. 下列属于钙通道阻滞剂的是（ ）
    A. 美托洛尔
    B. 可乐定
    C. 硝苯地平
    D. 依那普利
    E. 硝普钠

二、简答题

1. 简述常用抗高血压药有哪几类？列举各类药的常用药物。
2. 简述氢氯噻嗪作为基础抗高血压药应用时的药理作用和临床用途。
3. 试述卡托普利的降压机制、临床用途和不良反应。

三、案例分析题

患者，男，60 岁，有 20 年吸烟史。就诊时血压 170/105mmHg，心率 65 次/分。心电图示左心室肥厚，空腹血糖 7.1mmol/L（正常值参考范围 3.9～6.1mmol/L）。医生给予：①氢氯噻嗪片 25mg，口服，2 次/日；②硝苯地平缓释片 30mg，口服，1 次/日。

请分析并回答：①该患者的给药方案是否合理？为什么？②对于该患者应采取哪些用药护理措施？③结合案例，如何在未来护理工作体现职业素养和人文精神？

（高　琳）

书网融合……

重点小结　　　微课1　　　微课2　　　微课3　　　习题

任务二　抗心律失常药与用药护理

PPT

◎ 学习目标

1. 知识与技能　掌握常用抗心律失常药的临床用途、不良反应和用药护理；熟悉抗心律失常药的分类和代表药物；了解抗心律失常药的作用机制。学会观察抗心律失常药的疗效，能够综合分析、判断其不良反应及采取相应护理措施，正确开展合理使用抗心律失常药的宣教工作。

2. 过程与方法　建议采用任务驱动教学法，以学习小组为单位布置关于心律失常分类的学习任务，引导学生采集线上资源，培养学生团结协作的学习能力。

3. 情感态度与价值观　通过本次任务，使学生明确正确实施用药护理对提高抗心律失常药疗效的重要性，培养积极、细致、认真的服务意识和职业精神，提高正确实施用药护理的岗位能力。

心律失常是指心脏活动的起源和（或）传导障碍导致心脏搏动的频率和（或）节律异常。导致心脏泵血功能障碍，使全身组织和器官供血减少，严重者可危及生命。临床上可分为缓慢型和快速型两类。缓慢型心律失常包括窦性心动过缓、房室传导阻滞等，可应用阿托品、异丙肾上腺素或起搏器治疗。快速型心律失常包括房性期前收缩、房性心动过速、阵发性室上性心动过速、心房扑动、心房颤动以及室性期前收缩、室性心动过速和心室纤颤等。本任务介绍的抗心律失常药主要用于治疗快速型心律失常。

≫ 情境导入

情景描述　患者，男，58岁。风湿性关节炎病史15年，近20天出现间歇性胸闷、气短。今天在无明显诱因的情况下突发胸痛、心悸，休息后症状无缓解，持续约5小时，遂就诊。医生检查发现：二尖瓣关闭不全合并主动脉瓣关闭不全、预激综合征、阵发性室上性心动过速。诊断为：①风湿性心脏瓣膜病；②预激综合征；③阵发性室上性心动过速。入院后经刺激迷走神经治疗无效，给予普罗帕酮70mg，加入5%葡萄糖注射液20ml缓慢静脉推注。

任务要求　1. 普罗帕酮属于哪一类抗心律失常药？

2. 患者用药后会有哪些预期表现？护士应采取哪些用药护理措施？

3. 护士在对该患者进行用药护理的同时，还需做好哪些工作以助于患者恢复？

一、心律失常的电生理学基础

（一）正常心肌电生理基础

心室肌细胞的静息电位约为$-90mV$。当心室肌细胞受到刺激时，细胞膜对离子通透性发生改变，产生去极化和复极化，形成动作电位（AP）。心室肌细胞AP分为5个时相（图4-2-1）。

0相：快速除极期，是Na^+经细胞膜快钠通道迅速内流所致。0相上升最大速度和幅度与兴奋传导速度相关。

1相：快速复极初期，由短暂K^+外流所致。

2相：缓慢复极期，主要由于K^+缓慢外流和Ca^{2+}以及少量Na^+缓慢内流所致。复极过程进展缓慢，形成平台，又称平台期。

3相：快速复极期，是由于K^+快速外流所致。

4 相：静息期，通过离子泵（Na^+，K^+ - ATP 酶）主动转运，使细胞内外离子浓度恢复到除极前状态。

其中，0 相至 3 相所需要的时间称为动作电位时程（APD）。心肌细胞从除极开始到膜电位恢复到 $-60 \sim -50mV$ 这段时间内，刺激不能产生可扩布的动作电位，称为有效不应期（ERP）。

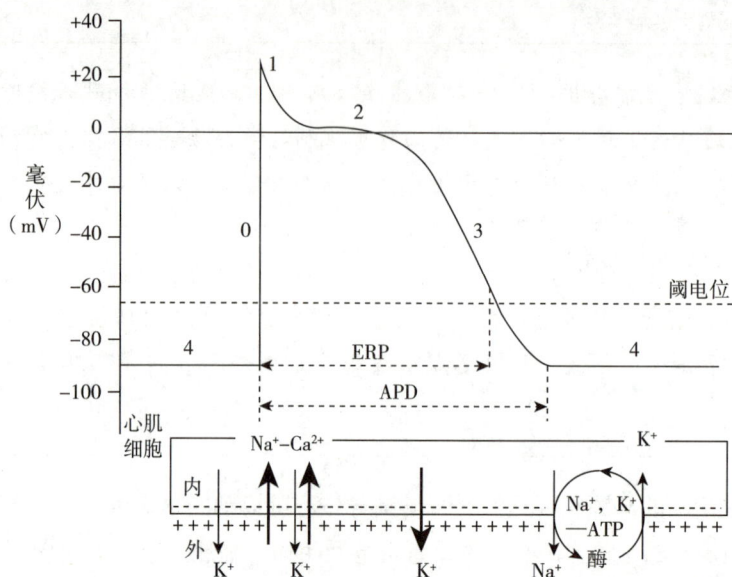

图 4-2-1　心肌细胞动作电位与离子转运示意图

心肌细胞可分为自律细胞和非自律细胞（也叫工作细胞），二者膜电位变化的最大区别在于 4 相。对于自律细胞，当动作电位 3 相复极末期达最大值（称最大复极电位或最大舒张电位）之后，4 相的膜电位并不是稳定在一个水平，而是立即开始自动除极，除极达阈电位后引起兴奋，出现另一个动作电位。其中，快反应自律细胞（如浦肯野细胞）4 期自动除极主要是由特殊的 Na^+ 内流和衰减的 K^+ 外流所致，而慢反应自律细胞（如窦房结、房室结细胞）4 期自动除极主要是由 Ca^{2+} 缓慢内流所致。

（二）快速型心律失常形成的机制

快速型心律失常形成的机制包括冲动形成异常和冲动传导异常或二者兼有。

1. 冲动形成异常

（1）自律性增高　自律性主要取决于自律细胞 4 相自动除极的速度、舒张期最大电位水平及阈电位水平。4 相自动除极速度越快，从最大舒张期电位到达阈电位的时间越短，则自律性越高。最大舒张电位水平上移（负值减小）或阈电位水平下移（负值增大），均使最大舒张电位到达阈电位的时间缩短，自律性增高。

心房肌和心室肌细胞等非自律细胞，在心肌缺血缺氧、电解质紊乱及药物的影响下也会形成异常自律性。

（2）后去极化与触发活动　后去极化是指心肌细胞在 0 相去极化后所发生的去极化。可分为早后去极化和迟后去极化。早后去极化发生在 2 相和 3 相，由 Ca^{2+} 内流增加引起。迟后去极化发生在 4 相早期，由细胞内 Ca^{2+} 超负荷，而诱发 Na^+ 内流所致。触发活动指由后除极电位诱发的异常冲动。

2. 冲动传导异常

（1）单向传导阻滞　当冲动下传时正逢心肌的相对不应期或绝对不应期，则冲动传导延缓或中断，包括传导减慢、传导阻滞、单向传导阻滞等。其中，单向传导阻滞是形成折返的条件之一。

（2）折返激动　正常情况下，冲动可沿浦肯野纤维的 A 支和 B 支传导，并同时到达心室肌，激发去极化产生一次心跳，且冲动各自消失在对方的不应期中，不产生逆向传导。在病理情况下，若 A 支发生单向传导阻滞，冲动只能沿 B 支下传，激动心室肌后，还可逆向通过阻滞区，再折回至原心室肌，若此冲动落在原心室肌的有效不应期外，则形成折返激动（图 4 - 2 - 2）。单次折返引起期前收缩，连续多次折返引起快速型心律失常。折返激动的形成主要与单向传导阻滞有关。📱微课1

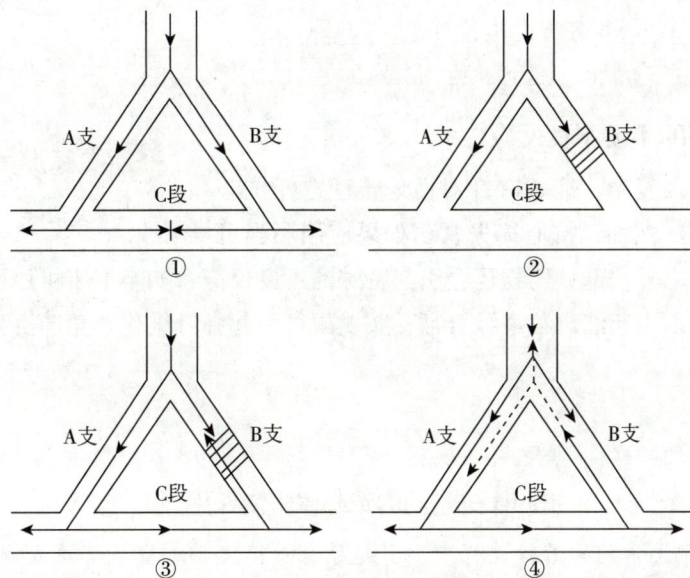

①正常传导过程；②传导阻滞区发生单向传导阻滞；③传导阻滞区发生反向传导；④折返形成

图 4 - 2 - 2　折返激动机制形成示意图

（三）抗心律失常药的作用机制

1. 降低自律性　通过抑制快反应自律细胞 4 相 Na^+ 内流或抑制慢反应自律细胞 4 相 Ca^{2+} 内流，使自律性降低，或通过促进 K^+ 外流而使膜复极电位与阈电位距离增大而降低自律性。

2. 减少后去极化　钙通道阻滞剂可抑制 Ca^{2+} 内流而减少早后去极化；钠通道阻滞药可抑制 Na^+ 内流，进而抑制迟后去极化的 0 相去极化；缩短动作电位时程的药物可减少早后去极化。

3. 改变膜反应性（传导）　增强膜反应性，加快传导，取消单向传导阻滞而终止折返激动；减弱膜反应性，减慢传导，使单向传导阻滞变为双向阻滞，亦可终止折返。

4. 延长 ERP　绝对延长或相对延长 ERP 都可使更多冲动落入 ERP 而消除折返。

（四）抗心律失常药的分类

根据药物对心肌电生理特征的影响及作用机制，可将抗心律失常药分为 4 类（表 4 - 2 - 1）。

表 4 - 2 - 1　抗心律失常药物的分类

分类	药物作用	代表药物
Ⅰ类——钠通道阻滞药		
ⅠA 类	适度阻滞钠通道，抑制 Na^+ 内流、K^+ 外流	奎尼丁、普鲁卡因胺
ⅠB 类	轻度阻滞钠通道，抑制 Na^+ 内流、促进 K^+ 外流	利多卡因、苯妥英钠
ⅠC 类	明显阻滞钠通道，抑制 Na^+ 内流	普罗帕酮
Ⅱ类——β 受体拮抗药	阻断 β 受体	普萘洛尔
Ⅲ类——延长动作电位时程药	阻滞钾通道	胺碘酮
Ⅳ类——钙通道阻滞剂	阻滞钙通道	维拉帕米、地尔硫䓬

边学边练

抗心律失常药中，普萘洛尔属于_____类药物，其作用是_____；利多卡因属于_____类药物，其作用是_____；维拉帕米属于_____类药物，其作用是_____；胺碘酮_____类药物，其作用是_____。

参考答案

（五）抗心律失常药的主要不良反应

心律失常类型多、病因复杂，能否有针对性地合理选择抗心律失常药是治疗成功的关键。然而，抗心律失常药如果应用不当可导致心律失常的发生，除此之外，部分药物还会引起特殊的不良反应：如奎尼丁可以引起奎尼丁晕厥和金鸡纳反应；普鲁卡因胺可以引起红斑狼疮综合征；胺碘酮可引起肺纤维化、角膜沉积物和甲状腺功能紊乱等。

> **要点提示**
>
> 抗心律失常药的分类及代表药

知识链接

抗心律失常药的致心律失常作用

服用治疗量抗心律失常药的治疗过程中，引起原有心律失常加重或者诱发新的心律失常称为抗心律失常药的致心律失常作用，可表现为快速型和缓慢型两大类。其中，最常见的为室性心动过速，最严重的是尖端扭转型室性心动过速，也是造成停药的主要原因。

二、常用抗心律失常药

（一） I 类——钠通道阻滞药

· I A 类药物——适度阻滞钠通道药

奎尼丁

奎尼丁（quinidine）是金鸡纳树皮的提取物。口服吸收好，心肌浓度可达血药浓度的 10~20 倍，主要经肝代谢，20% 以原形随尿液排出。

【药理作用】奎尼丁能适度阻滞钠通道，并能抑制 K^+ 外流和 Ca^{2+} 内流，降低浦肯野纤维的自律性，减慢传导，延长 APD 和 ERP，还具有抗胆碱作用及阻断 α 受体作用。

【临床用途】奎尼丁是广谱抗心律失常药，用于心房颤动、心房扑动，室上性或室性心动过速的治疗。对于心房颤动与心房扑动，在电复律前后可减慢心室率及维持窦性心律，但由于不良反应较多，目前已少用。

【不良反应】奎尼丁安全范围小，治疗指数低，尤其是老年人和多种并发症患者发生率可达 30% 以上。早期是胃肠道反应和低血压反应；剂量过大会出现耳鸣、听力减退、眩晕，视物模糊、复视、色觉障碍等特征性的金鸡纳反应。严重者出现心脏毒性，如心动过缓，重度房室及室内传导阻滞、尖端扭转型室速；其他还有特异质反应和变态反应等。

普鲁卡因胺

普鲁卡因胺（procainamide）是局麻药普鲁卡因的衍生物。可口服，也可静脉注射。

作用与奎尼丁相似但较弱，无 α 受体阻断作用，抗胆碱和抑制心肌收缩力的作用较弱。普鲁卡因胺阻滞开放状态的钠通道，降低自律性，减慢房室传导，延长 ERP 和 APD。对房性和室性心律失常均有效，但对心房扑动和心房颤动疗效较差。因不良反应多，不作为首选，仅推荐用于危及生命的室性心律失常。

不良反应表现为：致心律失常作用、胃肠道反应和变态反应，长期用药会出现红斑狼疮综合征。静脉给药（血药浓度 >10μg/ml）可引起低血压。另见粒细胞、血小板减少等。

· Ⅰ B 类药物——轻度阻滞钠通道药

心脏电复律

利多卡因

利多卡因（lidocaine）是常用的局麻药，也广泛用于治疗室性心律失常。因首关消除明显，且对胃刺激性强，故不宜口服，常作静脉给药。静脉注射后，1～2 分钟起效，作用维持 10～20 分钟。主要在肝脏代谢，约 10% 以原形经肾排出。

【药理作用】

1. 降低自律性 抑制 Na^+ 内流，促进 K^+ 外流，对快反应自律细胞作用明显。

2. 相对延长 ERP 抑制 Na^+ 内流，促进 K^+ 外流而缩短 APD 和 ERP，但缩短 APD 更显著，使 ERP 相对延长，有利于消除折返激动。

3. 对传导速度的影响 在心肌缺血时，减慢传导，使单向传导阻滞变为双向阻滞，消除折返激动；当血钾降低时，传导速度加快，消除单向传导阻滞。高浓度对传导系统有直接抑制作用。

【临床用途】主要用于室性心律失常，如室性期前收缩、室性心动过速、室颤。尤其是急性心肌梗死并发的室性心律失常可作为首选药。对强心苷中毒引起的室性心律失常疗效肯定，但对室上性心律失常效果较差。

【不良反应】主要表现为中枢神经系统症状，如嗜睡、眩晕、头痛等，严重者可致意识模糊、呼吸抑制。大剂量可致房室传导阻滞或窦性停搏、低血压等。眼球震颤是利多卡因毒性反应的早期信号。心功能不全或肝功能障碍患者易产生药物蓄积，需减少剂量和减慢静滴速度。

> 🔆 **要点提示**
> 利多卡因的抗心律失常作用特点

苯妥英钠

苯妥英钠（phenytoin sodium）为常用的抗癫痫药，亦具有抗心律失常作用。药理作用与利多卡因相似，且能与强心苷竞争 Na^+,K^+ – ATP 酶，抑制强心苷中毒引起的迟后去极化。本药主要用于室性心律失常，尤其适用于强心苷中毒引起的室性心律失常，对其他原因引起的室性心律失常亦有效。

主要不良反应为静脉注射过快引起低血压、呼吸抑制和心律失常。原有窦性心动过缓或严重房室传导阻滞的患者禁用。因该药有致畸作用，孕妇禁用。

美西律

美西律（mexiletine）又称慢心律，化学结构及作用与利多卡因类似。口服吸收迅速、安全，作用可维持 8 小时，主要用于治疗室性心律失常。不良反应与剂量相关，可出现恶心、呕吐等胃肠道不适；久用会出现神经症状，如共济失调、震颤等；大剂量或静脉给药可致低血压、心动过缓、传导阻滞。

· I C 类药——明显阻滞钠通道药

普罗帕酮

普罗帕酮（propafenone）又称心律平，口服吸收良好，但首关消除明显，生物利用度只有24%。主要经肝代谢，经肾排泄。普罗帕酮通过明显抑制 Na^+ 内流，降低浦肯野纤维自律性并减慢传导；适度延长 APD 和 ERP，且有局部麻醉作用。因其化学结构与普萘洛尔类似，所以具有较弱的 β 受体阻滞作用，且有较弱的钙通道阻滞作用。临床主要用于治疗室上性和室性心律失常。不良反应有口干、舌唇麻木、恶心、呕吐、味觉改变等；心血管反应可出现心力衰竭加重、窦性心动过缓、房室传导阻滞及支气管痉挛等。窦房结功能障碍，严重房室传导阻滞、心力衰竭及心源性休克患者禁用。一般不宜与其他抗心律失常药合用，以避免心脏抑制。

拓展提升

普罗帕酮的"一波三折"

1970 年，普罗帕酮作为新型 I C 类抗心律失常药在德国研制成功，并于 1977 年投入临床使用，由于其疗效好、不良反应轻而广受欢迎。20 世纪90 年代，一项针对 I C 类经典药物氟卡尼、英卡尼、莫雷西嗪的"心律失常抑制试验（CAST 试验）"显示，上述药物对心律失常疗效确切，但却提升了心梗后室性心律失常的死亡率，普罗帕酮作为同类药物也受到波及而被冷落。数年后，中国科学家在进行心律失常治疗攻关研究中，全面系统地对普罗帕酮进行了再评价，发现该药对于非心梗后及心功能正常的心律失常患者是相对安全的，而且疗效较好，普罗帕酮又重获新生。近年来的临床实践也进一步印证了上述结论。普罗帕酮的"一波三折"经历告诉我们对医药科学的正确认识需要在实践的基础上不断探索和完善，只有始终秉承实事求是、严谨细致的科学精神才能真正实现维护人民群众健康的责任和使命。

请结合拓展素材思考讨论，采用实训或健康宣教等形式，进一步提升专业能力和职业素养。

（二）Ⅱ类——β 受体拮抗药

普萘洛尔

普萘洛尔（propranolol）通过阻断窦房结 β 受体，防止交感活动对 4 相去极化和异位起搏的影响，降低自律性，对运动、情绪激动、精神紧张或窦房结功能异常引起的心率加快作用更加明显。普萘洛尔主要用于室上性心律失常的治疗，如窦性心动过速、心房颤动、心房扑动、阵发性室上性心动过速，对甲亢、情绪激动或嗜铬细胞瘤等引起的室性心律失常也有效。特别适合于伴有心绞痛或高血压的心律失常患者。不良反应是可导致窦性心动过缓、房室传导阻滞、低血压等，并可诱发心力衰竭和支气管哮喘。

美托洛尔

美托洛尔（metoprolol）为选择性 β_1 受体拮抗药，其抗心律失常作用与普萘洛尔类似，可抑制窦房结和房室结的自律性和传导性，主要用于室上性心律失常。对于心肌梗死患者，可明显减少室性心动过速或室颤的发生，降低死亡率。本药不良反应较少，在治疗剂量时，收缩周围血管和支气管的作用不明显，安全性较高。

（三）Ⅲ类——延长动作电位时程药

胺碘酮

胺碘酮（amiodarone）结构与甲状腺素类似，药理作用广泛，为广谱、高效、长效抗心律失常药。本药口服、静脉注射均可。连续服用 1 周左右才出现作用，3 周达高峰，停药后作用可维持 1 个月左右。静脉注射后 10 分钟左右即起效，维持 1~2 小时。几乎全部在肝中代谢，主要随胆汁排泄，少量经肾排泄。

【药理作用】胺碘酮能阻滞钠通道、钙通道及钾通道，降低窦房结和浦肯野纤维的自律性，减慢房室结传导，明显延长心房肌、心室肌及浦肯野纤维的 APD 和 ERP。对 α 和 β 受体也有一定的阻断作用，能扩张冠脉和外周血管，增加心肌供氧并降低心肌耗氧，并可缩小心肌梗死范围，改善心肌梗死患者预后。

【临床用途】广谱抗心律失常药，可用于各种室上性、室性心律失常，对房性期前收缩、室性期前收缩、心房颤动、心房扑动、阵发性室上性心动过速、室性心动过速及室颤均有效。因能降低心肌耗氧，故也适用于冠心病并发的心律失常。静脉注射适用于阵发性心动过速及经利多卡因治疗无效的室性心动过速。

【不良反应】常见的心血管反应为窦性心动过缓、房室传导阻滞。因分子中含碘，长期使用会引起甲状腺功能亢进或低下；用药 1 个月左右可出现角膜棕色颗粒沉着，不影响视力，停药后可逐渐消失；个别患者出现间质性肺炎或肺纤维化。因本药不良反应与剂量大小及用药时间长短成正比，故不宜长期连续使用。心动过缓、房室传导阻滞、甲状腺功能异常、对碘过敏的患者禁用。

索他洛尔

索他洛尔（sotalol）是非选择性 β 受体拮抗药，并能阻滞钾通道，从而降低自律性、减慢房室结传导，延长 APD 和 ERP。临床主要用于各种严重室性心律失常，也可用于治疗阵发性室上性心动过速和心房颤动。不良反应相对较少，Q-T 间期延长者应用偶可出现尖端扭转型心动过速。

（四）Ⅳ类——钙通道阻滞剂

维拉帕米

维拉帕米（verapamil，异搏定）口服吸收迅速完全，首关消除明显，生物利用度仅有 10%~30%，大部分经肝代谢。

【药理作用】选择性阻滞心肌细胞膜上的钙通道，并抑制钾通道，使窦房结、房室结等慢反应自律细胞的自律性降低，减少或取消后去极化，减慢传导，延长 ERP，消除折返。维拉帕米还可减弱心肌收缩力，扩张血管，降压作用相对温和。

【临床用途】维拉帕米是治疗阵发性室上性心动过速的首选药。可降低心房颤动和心房扑动的心室率。对伴有冠心病及高血压的心律失常患者尤为适用。对室性心律失常疗效差。

【不良反应】可致恶心、呕吐、头痛、眩晕等胃肠道和中枢神经系统症状。静脉给药时可引起低血压、心动过缓、房室传导阻滞，甚至是心搏暂停，尤其发生在先用 β 受体拮抗药配伍者。

禁用于房室传导阻滞、心力衰竭、心源性休克和低血压患者。

> 💡 **要点提示**
>
> 普萘洛尔、胺碘酮、维拉帕米常用的心律失常类型

地尔硫䓬

地尔硫䓬（diltiazem）的药理作用、临床用途与维拉帕米类似，可抑制窦房结及房室结功能，使房室结传导减慢、ERP 延长。可用于阵发性室上性心动过速。

三、抗心律失常药的用药原则

心律失常的药物治疗方案应根据患者的具体情况并结合抗心律失常药的特点来制订。

1. 排除诱因 如低钾血症、甲状腺功能亢进、心肌缺血等均可诱发心律失常，应注意预防和及时治疗。

2. 用药策略 抗心律失常药本身就可引起心律失常发生，应先考虑降低危险性，再考虑缓解症状。选药时应充分注意药物的不良反应及致心律失常作用。一般宜单独用药，疗效不佳时可联合用药，但同类药物之间不能联合使用。选用剂量时不能过大，宜以最小的剂量取得满意的治疗效果。

3. 药物选用 根据心律失常类型合理选药。

（1）窦性心动过速 宜用 β 受体拮抗药或维拉帕米。

（2）房性期前收缩 频繁发生选用 β 受体拮抗药、维拉帕米、胺碘酮。

（3）心房纤颤或心房扑动 转律可选用奎尼丁、胺碘酮；控制心室率可用强心苷、β 受体拮抗药、维拉帕米。

（4）阵发性室上性心动过速 选用维拉帕米、普萘洛尔、胺碘酮、普罗帕酮等。

（5）室性期前收缩 急性心肌梗死所致者宜选用利多卡因，强心苷中毒所致者宜选用苯妥英钠，其他情况可选用普鲁卡因胺、胺碘酮、美西律等。

（6）室性心动过速 选用利多卡因、普鲁卡因胺、胺碘酮。

（7）心室颤动 选用利多卡因、胺碘酮、普鲁卡因胺。

4. 个体化用药 不同个体的身体状况如年龄、心功能状态、肝肾功能状态、体内电解质情况及用药反应等方面存在差异，均可影响疗效，因此必须根据患者的具体情况制订用药方案。

岗位对接

【任务解析】

1. 任务中选用的普罗帕酮是属于 ⅠC 类抗心律失常药。

2. 患者用药后预期阵发性室上性心动过速的症状将有所缓解，患者可能会出现消化系统症状、低血压、房室传导阻滞等症状，护士应注意观察，一旦发生应及时处理。

3. 应加强与患者的沟通交流，了解其心理状态，鼓励患者以积极乐观的心态配合治疗，帮助患者树立信心；向患者做好心律失常相关知识的健康宣教，使患者知晓遵医嘱用药的重要性。

【用药护理程序】 微课3

用药前	用药评估	①阅读医嘱或处方：明确用药目的、药品名称、规格、数量、剂量等相关信息 ②健康评估：观察患者的精神状态和健康状况，了解有无器质性心脏病或诱发心律失常的心外病理因素 ③用药禁忌评估：钙通道阻滞剂、β受体拮抗药、普罗帕酮延缓房室传导的作用显著，禁用于房室传导阻滞患者
	调配药品	①本任务使用的药品为普罗帕酮70mg，加入5%葡萄糖注射液20ml缓慢静脉推注 ②抗心律失常药主要有片剂和注射液两种剂型，各类抗心律失常药的用法用量不同，例如盐酸奎尼丁片为0.2g，维持量0.2g/次，3次/日；普罗帕酮片为50mg、100mg、150mg，100～200mg/次，3～4次/日，饭后口服，不得嚼碎，起效后剂量减半；盐酸利多卡因注射液为0.1g/5ml、0.4g/20ml，50～100mg/次，静脉注射，见效后改为静脉滴注，100mg溶于5%葡萄糖注射液100～200ml，1～2ml/min ③避免配伍禁忌：利多卡因不能与头孢哌酮钠、二羟丙茶碱配伍；胺碘酮不能与氨茶碱、呋塞米、碳酸氢钠、头孢他啶、亚胺培南、哌拉西林钠配伍；维拉帕米不能与阿莫西林钠配伍 ④其他药品参见相关项目任务
	提示建议	①熟知合理用药原则和用药注意事项，如低钾血症的患者应用利多卡因前应先补钾、服用胺碘酮期间要避免日光下暴晒等 ②指导患者熟悉服用药物的名称、用法用量，强调规律用药的重要性 ③告知患者用药期间可能出现的不良反应 ④对未明事项应查阅药品说明书或向医师、药师等进行咨询反馈
用药中	护理问题	①患者用药后症状是否改善，血压、心率及心电图等变化 ②药物不良反应的预防与正确处理 ③正确的给药方法 ④其他可能影响疗效的问题等
	护理措施	①遵医嘱或处方，严格掌握剂量及给药途径 ②密切关注患者用药后的反应，症状是否得到改善，是否发生药物相关不良反应 ③告知患者要遵医嘱正确、规律用药，不可擅自调整用药剂量或停药，不可自行应用其他药物
	监护要点	①奎尼丁可引起金鸡纳反应 ②普鲁卡因胺可引起红斑狼疮综合征 ③利多卡因可致眼球震颤 ④胺碘酮可引起肺纤维化、角膜棕色颗粒沉着、甲状腺功能紊乱 ⑤抗心律失常药可致原有心律失常加重或出现新的心律失常 ⑥加强不良反应观察和处置
用药后	健康宣教	①适度介绍心律失常药物治疗方案和康复常识，指导患者正确认识心律失常，缓解焦虑紧张情绪 ②指导患者采取有利于心律失常治疗的健康饮食和生活习惯，如低盐、低脂、高蛋白、多维生素饮食，不饮用浓茶、咖啡，保持大便通畅，注意劳逸结合，适度体育锻炼等 ③教会患者自测脉搏和血压等 ④对反复发生严重心律失常或危及生命者，教会家属心肺复苏术以备应急 ⑤定期复查心电图，病情发生变化时及时就诊
	评价效果	①患者心律失常症状和心理状态是否改善，心电图检查是否恢复正常水平，客观评价药物疗效、安全性及近远期治疗效果 ②判断用药护理措施的适宜性 ③了解患者的用药依从性，对所用药物相关知识的知晓度是否提高，能否坚持遵医嘱用药
	回顾总结	①整理物品、记录资料，回顾合理使用抗心律失常药的要点 ②总结本任务用药护理的心得；查找用药护理中的不足，制订改进措施等

◀◀◀ **学习小结** ▶▶▶

　　本任务主要介绍了抗心律失常药与用药护理，其中重点是常用抗心律失常药的临床用途、不良反应和用药护理，难点是抗心律失常药的作用机制。可采取任务驱动教学法，完成学习目标，明确正确实施用药护理对提高抗心律失常药疗效的重要性，培养积极、细致、认真的服务意识和职业精神，提高正确实施用药护理的岗位能力。

目标检测

一、单项选择题

1. 治疗窦性心动过速宜选用的药物是（　　）

    A. 胺碘酮 　　　　　　B. 苯妥英钠 　　　　　　C. 利多卡因

    D. 普萘洛尔 　　　　　E. 普罗帕酮

2. 治疗急性心肌梗死引起的室性心律失常的首选药物是（　　）

    A. 普萘洛尔 　　　　　B. 奎尼丁 　　　　　　　C. 利多卡因

    D. 苯妥英钠 　　　　　E. 维拉帕米

3. 具有抗癫痫作用的抗心律失常药是（　　）

    A. 维拉帕米 　　　　　B. 苯妥英钠 　　　　　　C. 利多卡因

    D. 普萘洛尔 　　　　　E. 普鲁卡因胺

4. 强心苷中毒所致的快速型心律失常的最佳治疗药物是（　　）

    A. 胺碘酮 　　　　　　B. 苯妥英钠 　　　　　　C. 维拉帕米

    D. 普萘洛尔 　　　　　E. 奎尼丁

5. 治疗窦性心动过缓的药物是（　　）

    A. 普萘洛尔 　　　　　B. 胺碘酮 　　　　　　　C. 利多卡因

    D. 阿托品 　　　　　　E. 奎尼丁

二、简答题

1. 简述抗心律失常药的主要作用机制。

2. 简述抗心律失常药的分类及代表药。

3. 试述利多卡因、苯妥英钠、普萘洛尔、维拉帕米抗心律失常的药理作用和临床用途。

三、案例分析题

患者，女，57 岁，因与人发生争执，又喝了大量咖啡，感到心悸气短，自测心率 125 次/分，遂就诊。诊断为：窦性心动过速。医生给予盐酸普萘洛尔片一次 10mg，3 次/日治疗。

请分析并回答：①普萘洛尔属于哪一类抗心律失常药？②针对该患者，如何完成用药护理程序？③护士在上述用药护理中如何体现专业精神和职业素养？

（高　琳）

书网融合……

重点小结　　　　微课1　　　　微课2　　　　微课3　　　　习题

任务三　抗心力衰竭药与用药护理

PPT

🎯 学习目标

1. 知识与技能　掌握强心苷类药物的临床用途、不良反应和用药护理；熟悉抗心力衰竭药的分类和代表药；了解 RAAS 抑制药、β 受体拮抗药和非强心苷类正性肌力药的药理作用和临床用途。学会综合分析、判断及采用相应护理措施，能够正确开展合理使用抗心力衰竭药的宣教工作。

2. 过程与方法　建议采用混合式教学法，激发学生的学习兴趣，提高其主动参与度，促进学生学习经验的逐渐累积，提升其学习的广度和深度。

3. 情感态度与价值观　通过对抗心力衰竭药与用药护理的学习，明确正确实施用药护理对提高抗心力衰竭药疗效的重要性，培养学生爱岗、敬业、全心为患者健康服务的职业素养。

心力衰竭（heart failure，HF）简称心衰，是由多种心脏疾病导致心功能不全的一种临床综合征。绝大多数情况下是指心肌收缩力下降，心输出量减少，导致器官、组织血液灌流量不足，回心血量减少，出现体循环和（或）肺循环淤血的表现，称收缩性心力衰竭；少数情况下心肌收缩力尚可维持正常心输出量，但由于左心室充盈压异常增高，导致肺静脉回流受阻，肺循环淤血，称舒张性心力衰竭。心力衰竭时通常伴有体循环和（或）肺循环的被动性充盈，故又称为充血性心力衰竭（congestive heart failure，CHF）。心力衰竭可分为急性心力衰竭和慢性心力衰竭，以慢性居多。

心衰时心输出量不足，激活交感神经系统和肾素 - 血管紧张素 - 醛固酮系统（RAAS）（图4 - 3 - 1），导致心肌负荷加重，耗氧量增加，心肌肥厚，从而加重心衰，诱发心律失常甚至猝死。目前药物治疗仍是治疗心衰的主要手段。📱微课1

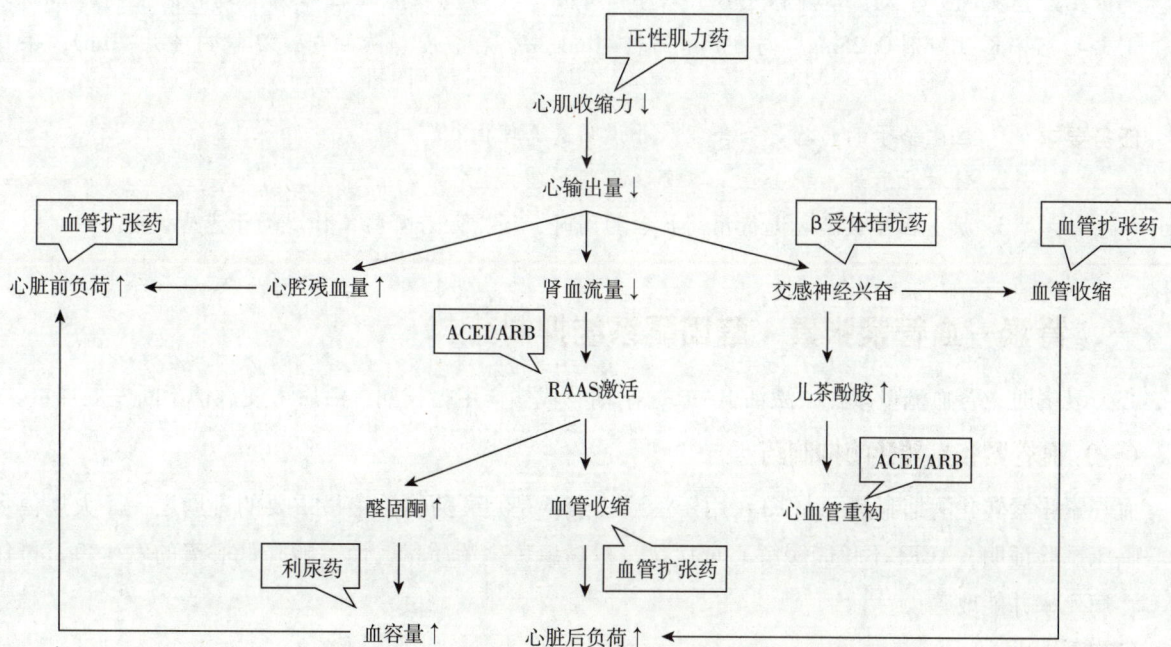

图 4 - 3 - 1　心力衰竭发病机制及药物作用环节示意图

抗心力衰竭药主要通过加强心肌收缩力，减轻心脏前、后负荷，从而改善心脏泵血功能，增加心输出量，缓解心衰症状。根据其作用机制不同，可分为以下几类（表4-3-1）。

表4-3-1 抗心力衰竭药的分类及代表药

药物分类		代表药物
肾素-血管紧张素-醛固酮系统抑制药	血管紧张素转化酶抑制药（ACEI）	卡托普利、依那普利
	血管紧张素Ⅱ受体拮抗药（ARB）	氯沙坦、缬沙坦
	醛固酮拮抗药	螺内酯、依普利酮
利尿药		呋塞米、氢氯噻嗪
β受体拮抗药		美托洛尔、卡维地洛
正性肌力药	强心苷类	地高辛、去乙酰毛花苷
	非强心苷类	多巴酚丁胺、米力农、维司力农、左西孟坦
血管扩张药	硝酸酯类	硝酸甘油、硝酸异山梨酯
	直接扩血管药	硝普钠、肼屈嗪
	α_1受体拮抗药	哌唑嗪
	钙通道阻滞剂	氨氯地平、非洛地平
其他类药	窦房结I_f电流抑制剂	伊伐布雷定
	血管紧张素受体脑啡肽酶抑制剂（ARNI）	沙库巴曲缬沙坦钠
	人重组脑钠肽（rhBNP）	奈西立肽
	钠-葡萄糖耦联转运体2抑制剂（SGLT-2I）	达格列净

虽然强心苷类是治疗心衰的经典药物，但目前已不再是临床必用或首选药物，对于急性心衰常选择速效利尿药，而慢性心衰常选择 ACEI 或 ARB。

> ☀ **要点提示**
>
> 抗心力衰竭药的分类及代表药

》》 情境导入

情景描述 患者，女，55岁。近期劳动后出现呼吸困难，休息后可逐渐缓解，双脚时有肿胀，遂就诊。医生检查发现：肝大，颈静脉怒张，双下肢水肿。诊断为：充血性心力衰竭。医生制订用药方案：①毒毛花苷 K 注射剂 0.25mg，与5% 葡萄糖 40ml 混合后缓慢静脉注射；②螺内酯片 20mg，每日3次。

任务要求 1. 医生给予的药物是否合理？并说明选药理由。

2. 针对此患者，护士应采取哪些用药护理措施？

3. 护士在对该患者进行用药护理的同时，还需做好哪些工作以助于患者恢复？

一、肾素-血管紧张素-醛固酮系统抑制药

心力衰竭时，肾血流量减少，激活 RAAS，早期有代偿作用，长期激活后可使病情不断发展加重。

（一）血管紧张素转化酶抑制药

血管紧张素转化酶抑制药（ACEI）用于治疗心衰，是心衰药物治疗最重要的进展之一。大规模多中心临床试验证明，ACEI 不仅能缓解心衰症状，提高患者生活质量，而且能降低心衰的发生率、再住院率、病死率并能改善预后。

【药理作用】

1. 改善血流动力学 通过抑制 ACE 使血管紧张素Ⅱ的生成减少，致全身血管扩张；抑制去甲肾上

腺素释放；抑制醛固酮分泌。改善心衰时的血流状态。

2. 抑制心肌及血管重构 血管紧张素转化酶抑制药（ACEI）可防止和逆转心衰患者心肌和血管壁重构，提高心肌和血管的顺应性，改善心脏功能，降低心衰病死率。

【临床用途】ACEI 作为治疗心衰的一线药物广泛用于临床。单用治疗轻度心衰，中度至重度心衰应与利尿药、β 受体拮抗药及强心苷合用，发挥协同作用，降低心衰的发生率、病死率，改善预后，提高生活质量。特别是对舒张性心力衰竭疗效明显优于地高辛。

【不良反应】详见本项目任务一。

💡 **知识链接**

NYHA 心功能分级

纽约心脏学会（NYHA）将心功能不全分为四级。

Ⅰ级：活动不受限，日常体力活动不引起明显的气促、疲乏或心悸。

Ⅱ级：活动轻度受限，休息时无症状，日常活动可引起明显的气促、疲乏或心悸。

Ⅲ级：活动明显受限，休息时可无症状，轻于日常活动即引起显著气促、疲乏、心悸。

Ⅳ级：休息时也有症状，任何体力活动均会引起不适。

（二）血管紧张素Ⅱ受体拮抗药

血管紧张素Ⅱ受体拮抗药（ARB）可直接阻断 Ang Ⅱ 与其受体（AT_1）结合，对多种途径产生的 Ang Ⅱ 均有拮抗作用，能预防和逆转心血管重构，降低心衰患者的再住院率和病死率。治疗心衰疗效与 ACEI 类似，因不影响缓激肽代谢，不良反应少，几乎没有干咳及血管神经性水肿等不良反应。

（三）醛固酮拮抗药

短期使用血管紧张素转化酶抑制药或血管紧张素Ⅱ受体拮抗药均可降低循环中的醛固酮水平，但连续使用超过 3 个月以上，循环中的醛固酮水平不能持续保持降低，反而有所升高，且升高的程度与疾病的严重性和预测的死亡率相关。醛固酮主要通过影响心、血管和肾脏，促进心衰的发生和发展。对心脏可使心肌细胞肥厚、间质纤维化及冠状动脉粥样硬化等；对血管可使内皮细胞及平滑肌细胞肥厚、动脉粥样硬化、血管舒缩功能障碍等；对肾脏可产生水钠潴留、肾小球硬化、肾小管间质纤维化等。

醛固酮拮抗药有螺内酯和依普利酮，适用于已接受 ACEI 或 ARB 以及 β 受体拮抗药治疗，但仍持续存在症状的心衰患者。依普利酮是选择性醛固酮受体拮抗药，拮抗醛固酮的活性是螺内酯的 2 倍，不良反应少。肾功能不全、高钾血症患者及孕妇禁用。

二、利尿药

心衰与体内水钠潴留之间可形成恶性循环。利尿药作为治疗心衰的一线药，通过排钠利尿，减轻心脏前、后负荷，改善心功能，并能有效消除或缓解静脉淤血引起的肺水肿及外周水肿。轻度心衰可单用噻嗪类；中度心衰可加用留钾利尿药；严重心衰或急性肺水肿，宜首选静脉注射呋塞米。

三、β 受体拮抗药

β 受体拮抗药治疗 CHF 由禁忌到提倡使用，是近年来 CHF 治疗的重要进展之一。传统观念认为 β

受体拮抗药具有负性肌力作用，应禁用于 CHF；但发现在 CHF 的病理生理过程中，交感神经系统长期代偿性增强，对心血管系统造成损害。长期应用 β 受体拮抗药，可通过直接或间接抑制交感神经系统的活性，有效抑制心肌重构，改善心功能和心肌缺血状态，并有抗心律失常作用。

目前临床上已经证明，可有效降低 CHF 患者死亡危险的 β 受体拮抗药有美托洛尔（metoprolol）、比索洛尔（bisoprolol）、卡维地洛（carvedilol）等。

四、正性肌力药

（一）强心苷类

强心苷类药物是一类选择性作用于心脏，具有正性肌力作用的苷类化合物，其临床应用迄今为止已有 200 多年。强心苷主要来源于植物，临床常用药物有洋地黄毒苷（digitoxin）、地高辛（digoxin）、毛花苷丙（lanatoside C，西地兰）、去乙酰毛花苷（deslanoside，西地兰 D）和毒毛花苷 K（strophanthin K）等，其中口服以地高辛最常用，注射以去乙酰毛花苷最常用。

拓展提升

洋地黄药用发现带给我们的启示

1775 年，英国医生威瑟林接待了一位因心衰出现双下肢严重水肿的患者，由于当时此类疾病尚无理想治疗方法，只能对其进行心理安抚。然而 1 周后，威瑟林听闻该患者服用了一些草药后水肿明显减轻，他在大为诧异的同时激起了强烈的科学探求精神，于是对患者服用过的 20 多种药物进行细致调查，发现是一种叫作洋地黄的植物产生了这样的奇效。从此，威瑟林开始对洋地黄进行了长达 9 年的研究，最终发现以开花前采得的叶子研成的粉末制剂效果最为显著，并确定了适用剂量。威瑟林将自身研究成果撰写成医学名篇《论洋地黄》。这个经历告诉我们新药研发源于医药科研工作者的职业敏感、严谨执着的探索精神以及艰苦卓绝的努力。

请结合拓展素材思考讨论，开展合理用药宣教等活动，进一步培养认真求索、不断奋进的职业素养和专业精神。

【药理作用】

1. 正性肌力作用 在治疗量下，强心苷对心脏具有高度的选择性，能显著增强衰竭心脏的收缩力。其作用特点如下。微课 2

（1）加快心肌收缩速度，相对延长舒张期 强心苷使心肌收缩有力而敏捷，收缩期缩短，舒张期相对延长。有利于衰竭心脏充分休息，增加静脉回流及冠状动脉灌注。

（2）增加衰竭心脏的心输出量 对于心衰患者，强心苷可增强心肌收缩力，降低代偿性增高的交感神经兴奋性，外周血管扩张，心脏射血阻力减小；同时静脉回流增加，使衰竭心脏的心输出量增加。

> **要点提示**
> 强心苷正性肌力的特点及机制

（3）降低衰竭心脏的耗氧量 强心苷的正性肌力作用使衰竭心脏每搏射血量增加，心室内残余血量减少，心室壁张力降低；同时因抑制交感神经活性，使心率减慢。二者共同作用使心肌耗氧量明显下降，抵消或超过心肌收缩力增强所致的心肌耗氧量增加，故心肌总耗氧量降低。

强心苷正性肌力作用的机制是：与心肌细胞膜上的 Na^+,K^+-ATP 酶结合，适度抑制其活性，使 Na^+-K^+ 交换减少，细胞内 Na^+ 浓度增加，而通过 Na^+-Ca^{2+} 交换，使心肌细胞中 Ca^{2+} 浓度升高，心肌收缩力加强。

2. 负性频率作用 治疗量的强心苷可增强心肌收缩力，心输出量增多，作用于颈动脉窦和主动脉弓压力感受器，反射性兴奋迷走神经，降低交感神经兴奋性，抑制窦房结，使心率减慢。

3. 负性传导作用 治疗量的强心苷反射性兴奋迷走神经，使心脏抑制，房室传导速度减慢。

4. 其他作用 强心苷对心衰患者还具有利尿和扩血管作用。

【临床用途】

1. 心力衰竭 强心苷类药物对病因不同的心衰疗效不一。①对心瓣膜病、先天性心脏病、冠心病引起的心衰效果良好，对伴有心房颤动、心室率快的心衰患者疗效最好；②对甲状腺功能亢进、严重贫血、维生素 B_1 缺乏等引起的心衰疗效较差；③对缩窄性心包炎、严重二尖瓣狭窄等引起的心衰疗效很差或无效；④对肺源性心脏病、活动性心肌炎、严重心肌损伤引起的心衰不但疗效差，还易引起强心苷中毒。

2. 某些心律失常

（1）心房颤动 是指心房肌发生快速不规则的纤维颤动，心房率达 350～600 次/分。强心苷通过抑制房室传导速度，避免过多的冲动传至心室，使心室率减慢。尤其是房颤伴心衰时可首选。

（2）心房扑动 是指心房异位节律达到 250～350 次/分，引起心房快而规则的收缩。与心房颤动相比，心房扑动更易引起严重循环障碍。强心苷可缩短心房有效不应期，产生折返，使心房扑动转变为心房颤动，然后再通过抑制房室传导速度控制过快的心室率。

> 要点提示
>
> 强心苷的临床用途

（3）阵发性室上性心动过速 强心苷通过反射性兴奋迷走神经而发挥作用，有效但少用。

【不良反应】强心苷类的安全范围小，一般治疗量已接近中毒量的 60%，且个体差异大，易发生中毒。中毒症状与心衰症状易混淆，为保证用药安全，应注意监测血药浓度，一般地高辛的血药浓度在 3ng/ml、洋地黄毒苷的血药浓度在 45ng/ml 即可诊断为中毒。

1. 胃肠道反应 是强心苷中毒早期最常见的症状，表现为厌食、恶心、呕吐、腹痛等，也是强心苷中毒的先兆症状，为强心苷兴奋延髓催吐化学感受区的结果，但应注意与用量不足、疾病未得到控制所致的胃肠道淤血症状相区别。此外，剧烈呕吐可导致血钾低而加重强心苷中毒，应注意补钾。

2. 中枢神经系统症状 有眩晕、头痛、疲倦、失眠、谵妄及视觉障碍等。视觉障碍表现为黄视、绿视等，是强心苷中毒的特有症状，也是停药指征。

3. 心脏毒性 是强心苷最严重的毒性反应，也是强心苷致死的主要原因。表现为心衰症状的加重及各种类型的心律失常。心律失常包括：①快速型心律失常，最常见及最早出现的是室性期前收缩，约占心脏毒性的 1/3，也可出现二联律、三联律，严重者会出现室性心动过速，甚至心室纤颤；②缓慢型心律失常，主要有窦性心动过缓和房室传导阻滞。其中，出现一定次数的室性期前收缩及窦性心动过缓（心率低于 60 次/分），是停药的指征。

> 要点提示
>
> 强心苷的不良反应及中毒防治措施

【中毒防治措施】

1. 预防措施 ①避免诱发强心苷中毒的因素：低钾血症、低镁血症、高钙血症、酸中毒、缺血缺氧等。②警惕中毒先兆：若出现恶心、呕吐等胃肠道症状，应加强监测；当出现室性期前收缩、窦性心动过缓、视觉障碍时，应及时减量或停用强心苷类和排钾利尿药。

2. 治疗措施 ①快速型心律失常者应补充钾盐，症状轻者可口服，重者可缓慢静脉滴注钾盐，对严重快速型心律失常者宜选用苯妥英钠，也可选用利多卡因；②缓慢型心律失常者不宜补钾，可用阿托品治疗；③对危及生命的重度中毒者宜静脉注射地高辛抗体 Fab 片段。

【给药方法】 🔗 微课 3

1. 负荷量加维持量疗法 先给予全效量，后用维持量维持疗效。全效量又称"洋地黄化"量，指短期内给予足量强心苷以发挥最大疗效。根据达到全效量的时间不同分为速给法和缓给法,速给法适用于病情紧急且2周内未用过强心苷的患者,24小时内给足全效量,常采用去乙酰毛花苷或毒毛花苷K静脉注射给药;缓给法适用于病情较缓慢的患者,常采用地高辛或洋地黄毒苷口服给药,3~4天达全效量。维持量即补充体内每日消除的药量,以维持疗效。

💡 **知识链接**

心功能不全药物治疗方案

依据纽约心脏学会(NYHA)的有关建议,可根据心功能不全分级采取如下方案。①NYHA心功能Ⅰ级:控制危险因素、ACEI。②NYHA心功能Ⅱ级:ACEI、利尿药、β受体拮抗药、地高辛用或不用。③NYHA心功能Ⅲ级:ACEI、利尿药、β受体拮抗药、地高辛。④NYHA心功能Ⅳ级:ACEI、利尿药、β受体拮抗药、地高辛、ARB,病情稳定者谨慎应用β受体拮抗药。

2. 逐日恒量给药法 每日恒定给予维持量,经4~5个半衰期后,血药浓度达到稳态浓度而发挥疗效。此法简便易行,安全有效。适用于轻、中度心衰患者,对病情较重者,可联合应用高效利尿药及ACEI。

(二)非强心苷类

多巴酚丁胺

多巴酚丁胺(dobutamine)主要激动心肌上的β_1受体,增强心肌收缩力,对血管上的β_2受体有微弱的激动作用,轻度扩张血管,降低外周阻力,减轻心脏负荷,增加心输出量。用于器质性心脏病时心肌收缩力下降引起的心力衰竭,剂量过大会引起血压升高,心率加快,有诱发心绞痛和心律失常的可能。

米力农和维司力农

米力农(milrinone)和维司力农(vesnarinone)为磷酸二酯酶抑制药,兼具正性肌力作用和扩血管作用,可降低心肌耗氧量,改善心功能,缓解心衰症状。米力农注射用于对强心苷、利尿药、血管扩张药治疗无效或效果欠佳的急、慢性顽固性充血性心力衰竭。维司力农主要采用口服给药。

左西孟坦

左西孟坦(levosimendan)通过与心肌细胞上的肌钙蛋白C结合,增强心肌收缩,并通过介导三磷酸腺苷敏感的钾通道,扩张冠状动脉和外周血管,改善心肌功能,减轻缺血并纠正血流动力学紊乱。左西孟坦适用于利尿药、ACEI和洋地黄类疗效不佳,无显著低血压倾向的,需要增加心肌收缩力的急性失代偿心力衰竭的短期治疗。本药应用于住院患者仅可采用静脉给药,给药前需稀释,且剂量过大或给药过快会出现明显心血管不良反应,需加强相关监测手段。

五、血管扩张药

血管扩张药通过舒张容量血管,减少静脉回心血量,降低前负荷,有利于缓解心衰时肺水肿症状;扩张阻力血管,可降低外周阻力,减轻后负荷,心输出量增加,有利于缓解组织缺血症状。

硝酸甘油和硝酸异山梨酯

硝酸甘油(nitroglycerin)及硝酸异山梨酯(isosorbide dinitrate)主要扩张小静脉,减少回心血量,降低心脏前负荷,可明显减轻肺淤血和呼吸困难等症状。还能选择性地扩张心外膜血管,增加冠状动脉流量，有利于改善心功能。适用于伴有冠心病及肺淤血症状明显的患者。

肼屈嗪

肼屈嗪（hydralazine）主要扩张小动脉，降低外周血管阻力，减轻心脏后负荷，增加心输出量，同时可使肾血流量增加。因反射性加快心率，并使肾素 – 血管紧张素系统活性增高，长期单独应用疗效不佳。主要用于肾功能不全或不能耐受 ACEI 的 CHF 患者。

硝普钠

硝普钠（sodium nitroprusside）对小动脉、小静脉均有明显的舒张作用，能降低心脏的前、后负荷，静脉给药能迅速改善心功能，故可迅速控制危急的 CHF。适用于需迅速降低血压和肺楔压的急性肺水肿、高血压急症等危重病例。

哌唑嗪

哌唑嗪（prazosin）为选择性的 α_1 受体拮抗药，可扩张小动脉和小静脉，降低心脏前、后负荷，增加心输出量，但容易产生耐受性，治疗 CHF 长期疗效不佳。

氨氯地平和非洛地平

氨氯地平（amlodipine）和非洛地平（felodipine）是新一代二氢吡啶类钙通道阻滞剂，其作用出现较慢，维持时间较长，舒张血管作用强，而负性肌力作用弱，且反射性激活神经内分泌系统作用较弱，降低左心室肥厚的作用与 ACEI 相当，可用于 CHF 的治疗。此外，氨氯地平尚具有抗动脉粥样硬化、抗肿瘤坏死因子 – α 及白介素等作用，后者也参与其抗 CHF 的作用。长期应用可治疗左心室功能障碍伴有心绞痛、高血压的患者，也可降低非缺血者的病死率。钙通道阻滞剂最适用于继发于冠心病、高血压及舒张功能障碍的 CHF，尤其是其他药物无效的病例；但对于 CHF 伴有房室传导阻滞、低血压、左心室功能低下伴后负荷低以及有严重收缩功能障碍的患者，不宜使用钙通道阻滞剂。

六、其他抗心力衰竭药

其他抗心力衰竭药的主要特点见表 4 – 3 – 2。

表 4 – 3 – 2　其他抗心力衰竭药的主要特点

药物	作用特点	临床用途
伊伐布雷定 （ivabradine）	选择性抑制窦房结 I_f 电流，减慢窦性心律，延长舒张期，改善左心室功能，对心内传导、心肌收缩或心室复极化无影响，无 β 受体拮抗药的不良反应或反跳现象	用于窦性心律且心率≥75 次/分、伴有心脏收缩功能障碍的 NYHA Ⅱ～Ⅳ级慢性心衰患者
沙库巴曲缬沙坦钠 （sacubitril Valsartan sodium）	通过沙库巴曲代谢产物 LBQ657 抑制脑啡肽酶，同时通过缬沙坦阻断 AT_1 受体，抑制血管收缩，改善心肌重构，改善心衰症状	用于左心室射血分数≤40% 的 NYHA Ⅱ～Ⅳ级慢性心衰患者，可代替 ACEI 或 ARB，与其他抗心力衰竭药合用
奈西立肽 （nesiritide）	与血管平滑肌和内皮细胞上的鸟苷酸环化酶受体结合，增加细胞内环磷酸鸟苷的含量，扩张静脉和动脉，从而降低心脏前、后负荷，并具有排钠利尿、抑制 RAAS 和交感神经系统等作用，改善心衰患者症状和血流动力学状态	用于急、慢性失代偿性心衰。妊娠和哺乳期女性慎用
达格列净 （dapagliflozin）	为钠 – 葡萄糖耦联转运体 2 抑制剂，主要通过抑制肾小管中近曲小管上的葡萄糖转运体，促进渗透性利尿，降低 2 型糖尿病患者血糖水平，另外具有逆转心室重构、改善血管重构和纤维化的作用，具有一定的治疗心衰的作用	用于治疗 2 型糖尿病、射血分数降低型心衰和慢性肾病患者的治疗

岗位对接

【任务解析】

1. 情境导入中的治疗方案合理。毒毛花苷 K 能增强心肌收缩力，螺内酯可拮抗醛固酮而产生保钾利尿作用，合用后可使抗心衰的疗效增强，且可避免低血钾诱发的强心苷中毒。

2. 用药前了解患者用药史及对药物的认知情况。患者用药后呼吸困难、静脉怒张，双下肢水肿等心衰症状会有所缓解，但需要长期用药。护士应注意监测患者是否发生中毒，一旦出现中毒症状，需向医生反馈并采取正确、有效的解救措施。

3. 应加强与患者的沟通交流，鼓励患者以积极乐观的心态配合治疗，树立信心；向患者做好心力衰竭相关知识的健康宣教，使患者明确遵医嘱长期规律用药的重要性，指导患者低盐或限盐、低脂饮食，改变不良的生活方式，增强心力衰竭药物治疗的疗效。

【用药护理程序】

用药前	用药评估	①阅读医嘱或处方：明确用药目的、药品名称、规格、数量、剂量等相关信息 ②健康评估：观察患者的精神状态和健康情况，了解患者的既往病史、NYHA 心功能分级情况 ③用药禁忌评估：心率 <60 次/分时暂停服用强心苷；强心苷使用期间禁止静脉使用钙剂；对严重心动过缓、严重左心室功能减退、严重房室传导阻滞及支气管哮喘患者禁用 β 受体拮抗药
	调配药品	①本任务使用的药品为毒毛花苷 K 注射剂 0.25mg，与 5% 葡萄糖 40ml 混合后缓慢静脉注射，毒毛花苷 K 不宜与氨茶碱、奥美拉唑、呋塞米、新斯的明、肾上腺素、地塞米松、钙剂、碳酸氢钠等配伍；螺内酯片 20mg，每日 3 次 ②抗心力衰竭药主要有片剂和注射液两种剂型，各类抗心力衰竭药的用法用量不同，例如：地高辛片为 0.25mg，一般首剂 0.25~0.75mg，以后每隔 6 小时服 0.25~0.5mg，直至洋地黄化，改用维持量 0.125~0.5mg/d；去乙酰毛花苷注射液为 0.4 mg/2ml，首剂 0.4~0.8mg，必要时 4~6 小时再注射 0.2~0.4mg，以 25% 或 50% 葡萄糖注射液稀释后缓慢静脉注射，全效量 1.0~1.2mg ③其他药品参见相关项目任务
	提示建议	①告知患者服用药物的名称、用法用量，强调规律用药的重要性 ②提示患者用药期间可能出现的不良反应，警惕可能出现的危险因素，并采取预防措施，如强心苷类药物避免低钾血症、高钙血症、低镁血症等诱发中毒的因素 ③对未明事项应查阅药品说明书或向医师、药师等进行咨询反馈
用药中	护理问题	①患者用药后心衰症状的改善情况，血压、心率、脉搏、心电图等变化 ②药物不良反应症状的辨别与处理措施 ③其他可能影响疗效的问题等
	护理措施	①遵医嘱或处方，严格掌握剂量及给药途径，监测血压、心率、脉搏、心电图、血电解质等变化 ②观察患者用药后心衰症状是否改善 ③指导患者警惕药物的不良反应，如强心苷引起的胃肠道反应、中枢神经系统症状、心脏毒性等 ④告知患者，若漏服强心苷一次，不可自行随意加服一次或下一次服药时加倍，避免中毒 ⑤治疗中出现不明情况及时报告医生，配合做好相关处置
	监护要点	①氢氯噻嗪或呋塞米可引起低钾血症 ②氢氯噻嗪可致尿酸、血糖升高 ③强心苷可引起胃肠道反应、中枢神经系统症状、心脏毒性 ④ACEI 或螺内酯可引起高钾血症 ⑤加强不良反应观察和处置

续表

用药后	健康宣教	①适度介绍心衰的药物治疗方案和康复常识，指导患者正确认识心力衰竭，缓解焦虑紧张情绪 ②有针对性地进行饮食指导，如低盐或限盐、低脂饮食 ③指导患者改变不良的生活习惯，如戒烟戒酒、控制体重 ④根据患者的病情轻重，科学合理地安排运动 ⑤教会患者及家属观察及判断病情，及时就医
	评价效果	①患者的心力衰竭症状和心理状态是否改善，客观评价药物疗效、安全性及近远期治疗效果 ②判断用药护理措施的适宜性 ③了解患者的用药依从性，对所用药物相关知识的知晓度是否提高，能否坚持遵医嘱用药
	回顾总结	①整理物品、记录资料，回顾合理使用抗心力衰竭药的要点 ②总结本任务用药护理的心得；查找用药护理中的不足，制订改进措施等

学习小结

　　本任务主要介绍了抗心力衰竭药与用药护理，其中重点是强心苷类药物的临床用途、不良反应和用药护理，难点是学会综合分析、判断各类药物不良反应表现及相应护理措施。可采取混合式教学法完成学习目标，明确正确实施用药护理对提高抗心力衰竭药疗效，及早发现强心苷中毒并解救的重要性，培养学生爱岗、敬业、全心为患者健康服务的职业素养。

目标检测

答案解析

一、单项选择题

1. 服用强心苷药物后，患者将白色衣服看成绿色，可能是因为（　　）
   A. 强心苷中毒　　　　　B. 心力衰竭症状好转　　　　C. 血钠过高
   D. 血钾过高　　　　　　E. 血镁过高

2. 解救地高辛严重中毒的特效药物是（　　）
   A. 普鲁卡因胺　　　　　B. 地高辛抗体 Fab 片段　　　C. 氯化钾
   D. 苯妥英钠　　　　　　E. 利多卡因

3. 强心苷产生正性肌力作用的机制是（　　）
   A. 兴奋心肌 β₁ 受体　　　　　　　　　B. 兴奋心肌 M 受体
   C. 增加心肌细胞内 Ca^{2+} 浓度　　　　D. 增加心肌细胞内 Na^+ 浓度
   E. 增加心肌细胞 K^+ 浓度

4. 强心苷中毒引起窦性心动过缓，应选用（　　）
   A. 苯妥英钠　　　　　　B. 氯化钾　　　　　　　　　C. 普萘洛尔
   D. 阿托品　　　　　　　E. 人工起搏

5. 强心苷毒性反应中最严重的是（　　）
   A. 恶心、呕吐　　　　　B. 头昏、乏力　　　　　　　C. 心脏反应
   D. 干咳　　　　　　　　E. 食欲减退、腹泻

二、简答题

1. 举例说明抗心力衰竭药的分类及代表药。

2. 简述强心苷增强心肌收缩力的作用特点。

3. 试述强心苷的不良反应及中毒的防治措施。

三、案例分析题

患者，男，53岁，风湿性心脏病病史20余年，并出现心力衰竭。医嘱给予地高辛等药物治疗后心衰症状缓解，近2天来出现恶心和黄视症状，心率55次/分。

请分析并回答：①该患者可能发生了什么情况？②针对该患者应采取哪些用药护理措施？③结合案例，护士如何在工作中体现职业素养？

(高　琳)

书网融合……

| 重点小结 | 微课1 | 微课2 | 微课3 | 习题 |

PPT

任务四　抗心绞痛药与用药护理

◎· 学习目标

1. 知识与技能　掌握硝酸甘油的作用用途、不良反应和用药护理程序；熟悉其他抗心绞痛药的主要特点和用药护理程序。学会判断抗心绞痛药常见不良反应并采取相应护理措施，能够开展合理使用抗心绞痛药的宣教工作。

2. 过程与方法　建议采用任务驱动教学法等，通过布置心绞痛合理用药的任务，引导学生收集资料，分组讨论及开展竞赛激发学习兴趣，完成学习目标，培养自主式、合作式、探究式等学习能力。

3. 情感态度与价值观　通过本次任务的学习，使学生初步具备尊重、关爱心绞痛患者及家属的工作态度，培养积极、细致、认真的服务意识和职业精神，提高严谨、熟练地实施用药护理岗位能力和职业素养。

心绞痛是冠状动脉粥样硬化性心脏病（冠心病）的常见症状，是由于冠状动脉供血不足引起的心肌急剧的、暂时性缺血缺氧临床综合征。其特点为阵发性前胸压榨性疼痛或憋闷感，主要位于胸骨后部，可放射至心前区和左上肢尺侧。 微课1

心绞痛的病理生理基础是冠状动脉粥样硬化或痉挛，导致心肌灌流不足，心肌组织氧的供需失衡，造成心肌暂时性缺血缺氧，使无氧代谢产物（乳酸、丙酮酸、组胺、K^+等）大量聚积于心肌组织，刺激心肌传入神经纤维末梢引起疼痛（图4-4-1）。 微课2

临床上将心绞痛分为三种类型。①稳定型心绞痛：在劳累、情绪激动等时发作，休息或舌下含服硝

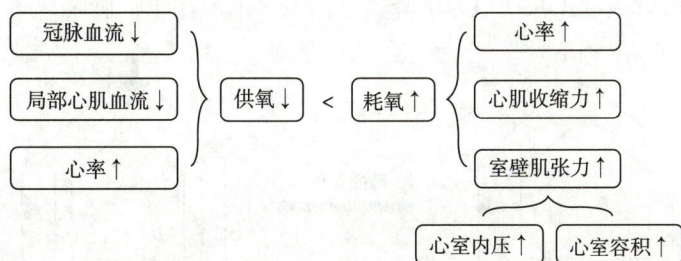

图 4 - 4 - 1　心绞痛发生机制示意图

酸甘油可缓解。②变异型心绞痛：由冠状动脉痉挛诱发，常在安静时发作，在一般活动或夜间休息时也可发作，易发生心肌梗死。③不稳定型心绞痛：疼痛与心肌耗氧量增加无明显关系，与粥瘤表面的纤维斑块破裂及血小板黏附有关。

抗心绞痛药主要通过降低心肌耗氧，增加缺血区心肌的血流供应，恢复心肌氧的供需平衡，纠正心肌代谢紊乱，保护受损心肌细胞。目前常用的抗心绞痛药包括以下四类。

1. 硝酸酯类　包括硝酸甘油、硝酸异山梨酯、单硝酸异山梨酯等。

2. β 受体拮抗药　包括普萘洛尔、阿替洛尔、美托洛尔等。

3. 钙通道阻滞剂　包括硝苯地平、地尔硫䓬、维拉帕米等。

4. 其他类　包括曲美他嗪、尼可地尔、吗多明等。

≫ 情境导入

情景描述　患者，男，58 岁。1 个月前劳累后反复出现胸闷、心悸气短、胸骨后压榨性疼痛，休息 2～3 分钟可缓解。近半个月来上述症状发生频率增加，症状加重，遂就诊。查体：脸色苍白、面容痛苦、皮肤潮湿、呼吸急促，心率 96 次/分，血压 130/100mmHg。医生结合患者近期表现及查体，诊断为稳定型心绞痛。

任务要求　1. 针对该患者，医生应该给予哪些药物治疗？

2. 患者用药后会有哪些表现，护士应做好哪些用药护理措施？

3. 护士在用药护理的同时，还需做好哪些工作以助于患者恢复？

一、硝酸酯类药 ⓔ微课3

硝酸甘油

硝酸甘油（nitroglycerin）用于治疗心绞痛已有百余年历史，至今仍是最常用的药物。口服给药首关消除达 90% 以上，故多采用舌下含服，1～3 分钟起效，5 分钟作用达高峰，药效维持 20～30 分钟。主要经肝代谢，经肾排泄。本药也可静脉滴注或经皮肤给药。

【药理作用】本药的基本作用是促进 NO 释放，NO 为血管内皮舒张因子，能够松弛血管平滑肌，扩张血管。

1. 扩张外周血管，降低心肌耗氧量　硝酸甘油可舒张静脉血管，使回心血量减少，减轻心脏前负荷、心室容积缩小，右心室压力及心室壁张力下降，降低心肌耗氧量；同时可舒张动脉血管，降低心脏射血阻力，减轻心脏后负荷，降低室壁肌张力及左心室内压，降低心肌耗氧量。

2. 扩张冠状动脉及侧支循环，增加缺血区血液灌注　硝酸甘油能明显舒张输送血管及侧支血管，对阻力血管作用弱。冠状动脉粥样硬化或冠状动脉痉挛时，心肌缺血缺氧，代谢产物大量聚积于心肌组织，使缺血区域的阻力血管极度扩张而阻力下降，血流更多地灌注于缺血区（图4-4-2）。

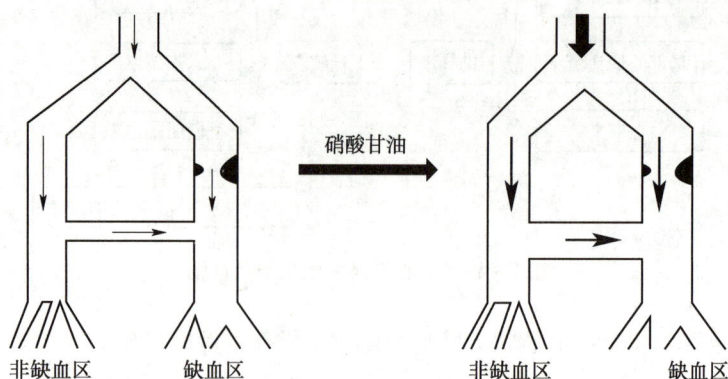

非缺血区　缺血区　　　　　非缺血区　缺血区

图4-4-2　硝酸甘油对冠状动脉的作用部位示意图

3. 降低心室内压力，增加缺血心内膜血液供应　冠状动脉从心外膜发出分支垂直穿过心室壁分布于心内膜下层，当心绞痛发作时，心室壁张力和心室内压增高，心内膜下层血管受压明显，缺血最为严重。硝酸甘油通过降低心室壁张力及心室内压力，有利于血液从心外膜流向严重缺血的心内膜。

> **要点提示**
>
> 硝酸甘油的主要特点

【临床用途】

1. 心绞痛　可用于防治各型心绞痛。舌下含服可迅速控制症状，作为心绞痛急性发作的首选药。经皮肤给药也可预防心绞痛发作。

2. 急性心肌梗死　早期、静脉给药能改善缺血区供血，缩小梗死范围，减轻心肌缺血损伤。但应控制用药剂量，以免血压过低，加重心肌缺血。

3. 急、慢性心力衰竭　通过扩张动脉、静脉减轻心脏前、后负荷。急性左心衰竭时，可采用静脉给药；慢性心力衰竭时可采用长效制剂，并与正性肌力药合用。

【不良反应】

1. 血管扩张反应　表现为搏动性头痛、颅内压和眼内压升高、颜面潮红等。较大剂量可导致直立性低血压，反射性心率加快，使心肌供血减少而耗氧增多，不利于心绞痛的治疗。还可能出现视物模糊，驾驶员应慎用。

2. 高铁血红蛋白血症　常在剂量过大或频繁用药时发生，表现为呕吐、发绀等缺氧症状。

3. 快速耐受性　连续用药2~3周可出现，停药1~2周可消失。宜采用小剂量、间歇给药法减少耐受性的发生。

边学边练

　　患者，男，55岁，看球赛时情绪紧张，突发胸骨后压榨性疼痛，硝酸甘油舌下含服后缓解，而后出现面红耳赤、头晕目眩、心慌气短等症状。请同学们思考并解释以下问题：①该患者为何会出现上述症状？②硝酸甘油的哪项作用对缓解心绞痛不利？该如何解决？

参考答案

　　硝酸酯类药物还有硝酸异山梨酯（isosorbide dinitrate）和单硝酸异山梨酯（isosorbide mononitrate），均为长效制剂，可口服，但作用弱于硝酸甘油，常用于预防心绞痛，也可用于心肌梗死后心力衰竭的长期治疗。

拓展提升

硝酸甘油发现带来的启示

　　1847 年，化学家索布雷洛首次合成了硝酸甘油，但由于其化学性质不稳定，易发生爆炸而限制了其使用。1862 年，诺贝尔经过反复研究解决了硝酸甘油稳定性问题，使之作为炸药而广泛使用。1878 年，莫雷尔等发现硝酸甘油可以明显缓解心绞痛症状，随着成为最有效药物之一而广泛使用，但作用机制一直未明。直到 20 世纪 80 年代，弗奇戈特、伊格纳罗及穆拉德三位科学家研究证实，硝酸甘油抗心绞痛的机制是通过一氧化氮介导而松弛血管平滑肌，对于硝酸甘油的认识终于有了答案。硝酸甘油的发现历程告诉我们，科学发现需要坚持不懈的努力，百折不饶、开拓进取的创新精神。

　　请结合拓展素材思考讨论，开展合理用药宣教等形式活动，培养认真求索，不断奋进的职业素养和专业精神。

二、β 受体拮抗药

普萘洛尔

普萘洛尔（propranolol）为非选择性 β 受体拮抗药的代表药。

【药理作用】

1. 降低心肌耗氧量　通过阻断 β_1 受体，使心率减慢、心肌收缩力减弱，从而降低心肌耗氧量。

2. 增加缺血区心肌供血　由于阻断心肌 β_1 受体，心率减慢，舒张期延长，冠状动脉灌注时间延长，有利于血液从心外膜流向易缺血的心内膜。

3. 改善心肌代谢　提高缺血区心肌对葡萄糖的摄取利用，改善糖代谢；促进氧合血红蛋白解离，增加组织对氧的摄取利用，提高组织供氧。

【临床用途】

1. 心绞痛　主要用于稳定型心绞痛和不稳定型心绞痛，尤其适用于合并高血压或心律失常的患者。可阻断冠状动脉 β_2 受体，引起冠状动脉收缩，甚至加重痉挛，不宜用于变异型心绞痛。

> **要点提示**
>
> 普萘洛尔抗心绞痛的作用特点

2. 心肌梗死　可减轻缺血损伤，缩小梗死面积。在心肌梗死术后早期，长期应用 β 受体拮抗药可明显降低复发率和病死率。

β 受体拮抗药与硝酸酯类合用，可以取长补短，增强抗心绞痛作用，相互纠正不良反应。β 受体拮抗药可纠正硝酸酯类反射性心率加快，心肌收缩力增强的缺点；硝酸酯类可纠正 β 受体拮抗药引起的冠脉收缩和心室壁张力升高的缺点。但两类药物均可使血压下降，合用时应注意调整用量，监测血压（表 4-4-1）。

> **要点提示**
>
> 硝酸酯类与 β 受体拮抗药合用于治疗心绞痛的意义

【不良反应】可引起窦性心动过缓、房室传导阻滞、低血压、记忆力减退等，有可能诱发心力衰竭和哮喘。禁用于心动过缓、房室传导阻滞、严重心功能不全患者。

表 4 – 4 – 1　硝酸酯类与普萘洛尔配伍的效果

作用	硝酸酯类	普萘洛尔	配伍意义
抗心绞痛作用	+	+	增强疗效
心率	↑	↓	
心肌收缩力	↑	↓	互相纠正
心室壁张力	↓	↑	不良反应
冠脉	扩张	收缩	
血压	↓	↓	注意调整剂量

美托洛尔

美托洛尔（metoprolol）为选择性 β_1 受体拮抗药，对 β_2 受体的拮抗作用很弱，对于心绞痛兼有支气管哮喘患者相对安全。不良反应少于非选择性类药物。

同类药物还有阿替洛尔、索他洛尔、卡维地洛等。

三、钙通道阻滞剂

常用于抗心绞痛的钙通道阻滞剂主要有硝苯地平（nifedipine）、地尔硫䓬（diltiazem）、维拉帕米（verapamil）等。

【药理作用】

1. 降低心肌耗氧量　抑制血管平滑肌细胞膜 Ca^{2+} 内流，使血管扩张，减轻心脏前、后负荷，降低心肌耗氧量；抑制心肌细胞膜 Ca^{2+} 内流，降低心肌收缩力，减慢心率，降低心肌耗氧量。对心脏的抑制作用，以维拉帕米最强，地尔硫䓬次之，硝苯地平最弱。

2. 扩张冠脉，改善缺血区供血　扩张冠脉中的输送血管和阻力血管，解除冠脉痉挛，并可增加侧支循环，增加心肌供血供氧。硝苯地平对冠脉的扩张作用最强。

3. 保护缺血心肌　心肌缺血时，细胞内因"钙超载"可造成心肌细胞，尤其是线粒体功能严重受损。抑制 Ca^{2+} 内流，可保护心肌细胞线粒体结构和功能。

💡 **知识链接**

钙超载简介

钙超载是指一些有害因素引起钙平衡系统功能失调，钙分布紊乱，细胞内钙浓度异常升高，并导致细胞结构损伤和功能代谢障碍的现象。钙超载造成细胞损伤的机制主要有关：①胞浆内高浓度的钙使线粒体摄取钙增加，钙浓度增高使线粒体内形成磷酸钙沉积，影响 ATP 合成；②钙浓度增高激活多种钙依赖降解酶，如激活磷脂酶促进膜磷脂水解，造成细胞膜及细胞器质膜受损；③钙超载激活钙依赖性蛋白酶，促使黄嘌呤脱氢酶转变为黄嘌呤氧化酶，使活性氧生成增加，损害组织细胞。

【临床用途】　各型心绞痛均有效，尤其以变异型心绞痛疗效最佳，对伴有哮喘或阻塞性肺疾病及外周血管痉挛性疾病的心绞痛患者疗效较好。

【不良反应】　与剂量关系密切，主要有颜面潮红、头痛、眩晕、

💡 **要点提示**

钙通道阻滞剂治疗心绞痛的主要特点

恶心、踝部水肿等，可采用缓释或控释制剂减轻上述反应。

四、其他抗心绞痛药

曲美他嗪

曲美他嗪（trimetazidine）通过抑制线粒体长链 3 - 酮酯酰辅酶硫解酶活性，提高丙酮酸脱氢酶的活性，促进葡萄糖代谢生成 ATP，改善心肌能量代谢，阻止缺血心肌细胞内 ATP 水平的下降，有利于维持细胞膜主动转运离子泵的正常功能，减轻 Ca^{2+} 超载，保护缺血心肌细胞。主要用于预防心绞痛发作和配伍其他药物使用。本药会诱发或加重帕金森相关症状，应针对性做好用药监护。

尼可地尔

尼可地尔（nicorandil）通过激活钾通道，松弛血管平滑肌，对冠脉的输送血管有较强的扩张作用，对冠脉的阻力血管影响较轻，并可减轻 Ca^{2+} 超载对缺血心肌的损伤。尼可地尔还可促进 NO 释放，增加细胞内 cGMP 的生成，松弛血管平滑肌。主要用于变异型心绞痛。常见不良反应有心悸、头晕、口腔溃疡和黏膜溃疡等。

吗多明

吗多明（molsidomine）的代谢产物是 NO 的供体，促进 NO 的释放。产生与硝酸酯类相似的药理作用，扩张静脉及动脉，减轻心脏负荷，降低心肌耗氧量，改善侧支循环，增加缺血区心肌供血。主要用于稳定型心绞痛。青光眼、低血压者禁用。

岗位对接

【任务解析】

1. 医生针对这位心绞痛患者，应该给予硝酸甘油片，发作时舌下含服；美托洛尔缓释片口服给药，其药理依据是硝酸甘油通过松弛血管平滑肌，降低心肌耗氧量，还可使缺血区心肌的血流量增加，舌下含服迅速缓解心绞痛症状。美托洛尔是选择性 β_1 受体拮抗药，可降低心肌耗氧量，增加缺血心肌血流量，改善心肌代谢，合用后抗心绞痛疗效增强。

2. 患者用药后胸前区压榨痛、胸闷气短等症状缓解消失，护士应注意监护硝酸甘油扩血管作用所引起的不良反应。

3. 护士还需做好健康宣教，合理调控情绪等有助于患者恢复和防止复发。

【用药护理程序】

用药前	用药评估	①阅读医嘱或处方：明确用药目的，确认用药的种类、剂型、剂量、疗程、给药时间、给药方法等 ②健康评估：患者疼痛的部位、性质、有无诱因、持续时间及缓解方式；观察患者健康状况和精神状态，了解既往病史、过敏史、治疗史等 ③用药禁忌评估：对硝酸酯类药物过敏、休克、严重低血压、肥厚梗阻性心肌病及青光眼患者禁用硝酸酯类；心功能不全、窦房结功能低下和房室传导阻滞患者禁用维拉帕米和地尔硫䓬；严重心动过缓、急性心衰、重度房室传导阻滞及支气管哮喘者禁用 β 受体拮抗药
	调配药品	①硝酸甘油片：0.5mg，0.25～0.5mg/次，舌下含服。硝酸甘油注射液：2mg/ml、5mg/ml 等。一次 5～10mg 溶于 5% 葡萄糖注射液 250～500ml 中，开始以每分钟 5～10μg 速度静脉滴注，后视病情调整 ②美托洛尔缓释片：47.5mg，95mg/次，1 次/日

续表

用药前	提示建议	①硝酸甘油应于坐位或半卧位舌下含服，应有麻刺烧灼感，用药后30分钟内禁饮水进食。1~2分钟起效，药效维持30分钟。疼痛缓解后弃去口中剩余药片，若不缓解，5分钟后再含服1~2片。避光、密封、阴凉处保存，开封3个月后更换新药，用药后个别患者可能出现视物模糊，驾驶员慎用 ②硝酸酯类喷雾剂应喷在口腔黏膜上或舌下，口服缓释制剂应整片吞服，贴膜剂需贴在胸前区或手腕等少毛的皮肤上 ③美托洛尔缓释片、硝苯地平缓释片、控释片应整片吞服 ④β受体拮抗药停用时宜逐渐减量然后停服，以免诱发冠状动脉痉挛 ⑤未明事项应查阅药品说明书或向医师、药师等反馈
用药中	护理问题	①搏动性头痛、颜面潮红、直立性低血压等与硝酸酯类扩血管有关 ②心功能抑制、心率减慢与β受体拮抗药抑制心脏有关 ③支气管哮喘症状加重与β受体拮抗药收缩支气管有关 ④心绞痛症状加重或出现心肌梗死与β受体拮抗药突然停药有关 ⑤踝部水肿与硝苯地平扩张小动脉有关
	护理措施	①遵医嘱或处方，严格掌握剂量及给药途径，指导患者正确服药，注意观察血压、心率、脉搏等变化 ②密切关注患者的用药反应，症状是否得到改善，配合进行日常起居的生活指导 ③嘱患者不要随意停药，定期复查
	监护要点	①应用硝酸甘油时应密切观察患者血压、心率变化 ②应用β受体拮抗药应密切观察患者心率、脉搏及呼吸情况，忌突然停药
用药后	健康宣教	①介绍心绞痛的诱发因素，指导患者调整生活工作方式，日常活动以不感疲倦、无胸部不适和气促为度 ②指导患者缓解期遵医嘱用药，教会患者自我保健：随身携带硝酸甘油等以备发作时急救。一旦心绞痛发作频繁、程度加重、持续时间延长，疗效差，应警惕心肌梗死，立即护送就医 ③合理饮食，控制体重，改变不良生活习惯等 ④适当运动，以不明显增加心脏负担和不引起不适感觉为度
	评价效果	①疼痛、焦虑是否减轻或缓解，情绪是否稳定 ②不出现并发症 ③患者及家属是否了解心绞痛冠心病防治的相关知识 ④患者能否坚持遵医嘱用药
	回顾总结	①整理物品、记录资料，回顾合理使用硝酸酯类、β受体拮抗药等要点 ②总结本任务用药护理心得，查找不足，制订改进措施等

学习小结

本任务主要介绍了硝酸酯类、β受体拮抗药和钙通道阻滞剂及用药护理，其中重点是硝酸甘油和普萘洛尔，难点是两类药物的合用。可采取任务驱动教学法完成学习目标，培养服务意识和职业精神，提高实施用药护理岗位能力和职业素养。

目标检测

答案解析

一、单项选择题

1. 变异型心绞痛最宜选用的药物是（   ）

   A. 硝苯地平　　　　　B. 维拉帕米　　　　　C. 吗多明

   D. 普萘洛尔　　　　　E. 美托洛尔

2. 硝酸甘油抗心绞痛的机制主要是（   ）

A. 选择性扩张冠脉，增加心肌供血　　　B. 拮抗β受体，降低心肌耗氧量

C. 减慢心率，降低心肌耗氧量　　　　　D. 松弛血管平滑肌

E. 抑制心肌收缩力，降低心肌耗氧量

3. 普萘洛尔、硝酸甘油、硝苯地平治疗心绞痛的共同作用是（　　）

A. 减慢心率　　　　　B. 缩小心室容积　　　　　C. 扩张冠脉

D. 降低心肌耗氧　　　E. 心室压力增大

4. 禁用于变异型心绞痛的药物是（　　）

A. 硝酸甘油　　　　　B. 维拉帕米　　　　　　　C. 吗多明

D. 普萘洛尔　　　　　E. 硝苯地平

二、简答题

1. 简述常用抗心绞痛药有哪几类？各说出一个代表药物。

2. 临床上为什么经常采取硝酸甘油和美托洛尔合用治疗心绞痛的方案，其用药护理要点有哪些？

三、案例分析题

患者，男，45岁，1个月前出现胸闷，双侧手臂酸胀，双下肢水肿，偶尔出现心前区疼痛，休息可缓解。近半个月来上述症状反复发生，多发生于轻微活动后，自服丹参滴丸稍有好转，今日突发心前区疼痛难忍，遂就诊。经冠脉造影检查，冠状动脉局限性狭窄60%。根据查体结果及患者近期表现，诊断为心绞痛。给予硝酸甘油静脉滴注，缓解后给予下列药物治疗：①单硝酸异山梨酯20mg，b. i. d.；②美托洛尔缓释片47.5mg，q. d.；③阿司匹林肠溶片100mg，q. d.。

请分析并回答：①医生的药物处置是否合理？依据是什么？②护士应采取哪些用药护理措施？③护士在上述用药护理中如何体现职业素养？

（宋　芸）

书网融合……

重点小结　　　微课1　　　微课2　　　微课3　　　习题

PPT

任务五　调血脂药与用药护理

学习目标

1. 知识与技能　掌握他汀类药物的作用用途、不良反应和用药护理程序；熟悉贝特类药物的主要特点；了解其他调血脂药的种类和应用。学会观察判断调血脂药常见的不良反应并采取相应护理措施，能够开展合理使用调血脂药的宣教工作。

2. 过程与方法　建议采用互动式教学法等，通过病例分析，引导学生开展网络学习，融入竞赛机制激发学生的学习积极性，培养学生自主学习和探究学习能力。

3. 情感态度与价值观　通过本次任务，培养学生尊重、关爱患者的工作态度，建立积极、细致、认真的服务意识和职业精神，提高严谨、熟练地实施用药护理岗位能力与护士职业素养。

血脂是血浆或血清所含脂类的总称，包括甘油三酯（TG）、游离胆固醇（FC）、胆固醇酯（CE）、磷脂（PL）及游离脂肪酸（FFA）等，其中 FC 和 CE 合称总胆固醇（TC）。甘油三酯和胆固醇不溶于水，须与血浆中的载脂蛋白（apo）结合以脂蛋白（LP）的形式进行转运和代谢。人体血浆中的脂蛋白可分为乳糜微粒（CM）、极低密度脂蛋白（VLDL）、中间密度脂蛋白（IDL）、低密度脂蛋白（LDL）、高密度脂蛋白（HDL）等。血脂异常通常指血清中 TC、TG、VLDL、LDL 水平升高，HDL 水平降低。由于在血浆中脂质以脂蛋白的形式存在，血脂异常表现为脂蛋白异常血症（dyslipoproteinemia）（表 4 - 5 - 1）。调血脂药是一类能调整血脂代谢异常，对动脉粥样硬化具有防治作用的药物。 📱微课 1

表 4 - 5 - 1 脂蛋白异常血症表型分类

类型	升高的脂蛋白	血脂变化		风险
		TC	TG	
I	CM	—	↑↑	易发胰腺炎
II a	LDL	↑↑	—	高度易发冠心病
II b	LDL、VLDL	↑↑	↑↑	高度易发冠心病
III	IDL	↑↑	↑↑	中度易发冠心病
IV	VLDL	—	↑↑	中度易发冠心病
V	CM、VLDL	↑	↑↑	易发胰腺炎

》情境导入

情景描述 患者，男，49 岁。脂蛋白异常血症病史 10 余年，间断服用辛伐他汀、非诺贝特、血脂康等药物，血脂仍控制不佳，近期出现头晕、胸闷等症状，遂就诊。查体：体温 36.5℃，血压 135/100mmHg，体重指数 26.26kg/m²。血脂检查：TG 0.86mmol/L，TC 13.2mmol/L，LDL 4.9mmol/L，HDL 0.92mmol/L。医生结合患者近期表现及查体，诊断为脂蛋白异常血症。

任务要求 1. 针对该患者，医生应该给予哪类药物治疗？

2. 患者用药后会有哪些表现，护士应做好哪些用药护理措施？

3. 护士在对该患者用药护理的同时，还需做好哪些工作以助于患者恢复？

一、主要降低 TC 和 LDL 的药物

（一）他汀类

他汀类药物是羟甲基戊二酸单酰辅酶 A（HMG - CoA）还原酶抑制剂，是降低胆固醇最有效的药物。常用药物有洛伐他汀（lovastatin）、普伐他汀（pravastatine）、辛伐他汀（simvastatin）、氟伐他汀（fluvastatine）、阿托伐他汀（atorvastatin）、瑞舒伐他汀（rosuvastatin）等。

口服 1～4 小时达到药峰浓度，有较高的首关消除，生物利用度 5%～30%。洛伐他汀和辛伐他汀为前体药物，在肝脏代谢形成活性药物。氟伐他汀、阿托伐他汀为含氟的活性物质。所有他汀类均在肝脏代谢，约 70% 的代谢物随胆汁排泄。

【药理作用】 📱微课 2

1. 调血脂作用 HMG - CoA 还原酶是肝脏合成胆固醇的限速酶，他汀类药物可竞争性抑制 HMG - CoA 还原酶，使内源性胆固醇合成减少；另一方面，通过自身负反馈调节，代偿性升高肝细胞膜上的 LDL 受体数目和活性，使大量 LDL 被摄取利用，起到降低 TC

💡 **要点提示**

他汀类药物的主要特点

和 LDL 的作用，对 TG 作用较弱；也能通过增加 LDL 前体（VLDL 和 IDL）清除和降低肝 VLDL 的生成而降低 LDL 水平；此外，他汀类可升高 HDL。调血脂作用呈剂量依赖性，用药 2 周后出现明显疗效，4~6 周达高峰。

2. 非调血脂作用 ①可改善内皮功能，提高血管内皮对扩血管物质反应性；②稳定和缩小粥样斑块，防止斑块破裂，继发出血及血栓形成；③抗氧化作用可清除自由基，减轻内皮损伤。以上作用均有利于抗动脉粥样硬化。

【临床用途】 主要用于原发性高胆固醇血症，是治疗 Ⅱ、Ⅲ 型脂蛋白异常血症的首选药。也可用于 2 型糖尿病和肾病综合征伴有多重脂蛋白代谢异常，特别是血清 LDL 和 VLDL 水平过高的患者。

【不良反应】 少数患者出现胃肠道反应、失眠和皮疹；偶有无症状性转氨酶升高，停药后可恢复；严重的不良反应少见，可出现横纹肌溶解症，表现为肌痛、肌无力、发热、肌酸激酶升高等症状，严重者甚至可致急性肾衰竭。用药期间要定期查肝功能，有肌痛、肌无力者应检测肌酸激酶，必要时停药。肝脏疾病者慎用，亦不宜于妊娠期妇女和哺乳期妇女。

拓展提升

拜斯亭事件带来的启示

1997 年，某著名医药公司推出了他汀类新药西立伐他汀，因其属强效调血脂药而广泛应用，全世界 80 多个国家有超过 600 万患者使用该药。2001 年，美国 FDA 药物不良反应监测中心接到全美各地发来的有关该药的严重不良反应多起报告，共计 400 多例横纹肌溶解症，其中 31 人死亡。同年，该药被紧急撤回，停止使用。

由此可见，对新药的正确评价多需要临床实践来验证，护理工作者作为用药护理的直接实施者，必须有严谨认真、细致负责的工作作风和科学精神，才能真正做到安全用药，维护人民群众的健康。

请结合拓展素材思考讨论，开展模拟合理用药宣教活动，提升护理工作者的职业素养。

知识链接

横纹肌溶解症 ｅ 微课 3

横纹肌溶解症是指多病因损伤横纹肌细胞，细胞膜完整性改变，细胞内容物（如肌红蛋白、肌酸激酶、小分子物质等）释放到细胞外液和血液循环中，进而引起的临床综合征。典型表现为肌痛、肌无力、茶色尿三联征，严重者可导致急性肾损伤等问题，甚至危及生命。

（二）胆汁酸结合树脂

胆汁酸结合树脂又称胆汁酸螯合剂，是一类强碱性的阴离子交换树脂。常用的有考来烯胺（choles-tyramine，消胆胺）和考来替泊（colestipol，降胆宁）。

【药理作用】 胆固醇经肝代谢生成胆汁酸，大部分胆汁酸（约 95%）被重吸收形成肝肠循环。本类药物口服后不吸收，与胆汁酸牢固结合形成螯合物，阻碍胆汁酸的肝肠循环，促进其从肠道排出，使肝内胆固醇被大量消耗、降低血浆中 TC 和 LDL 浓度，对 HDL、TG 和 VLDL 影响较小。起效较慢，服后 4~7 天起效，2 周达最大效果。

【临床用途】 主要用于 TC、LDL 升高的胆固醇血症。如 Ⅱ 型脂蛋白异常血症，对杂合子脂蛋白异常血症效果好。与贝特类药物合用于 Ⅱb 型脂蛋白异常血症。

【不良反应】常见胃肠道反应，如食欲减退、嗳气、腹胀、消化不良和便秘等，一般可在 2 周后消失，若便秘时间长，应停药。长期应用可出现脂肪痢，影响脂溶性维生素和叶酸的吸收，应注意补充。

（三）胆固醇吸收抑制剂

依折麦布

依折麦布（ezetimibe）是一种新型胆固醇吸收抑制剂，通过影响小肠刷状缘摄取和转运胆固醇微胶粒的载体活性，抑制食物和胆汁中的胆固醇在小肠的吸收，减少肠道胆固醇向肝脏转运，增加血液中胆固醇的清除，从而降低血浆胆固醇的含量。本药与他汀类合用具有协同作用，可减少他汀类的用药剂量和不良反应，远期降低心血管事件的发生率，不良反应轻微且多为一过性，常见有乏力、腹痛、腹泻、病毒感染等。偶有过敏反应和血管神经性水肿等。

> 💡 要点提示
>
> 依折麦布的主要特点

二、主要降低 TG 和 VLDL 的药物

（一）贝特类

贝特类又称苯氧酸类，主要有吉非贝齐（gemfibrozil）、苯扎贝特（benzafibrate）、非诺贝特（fenofibrate）等。

【药理作用】明显降低血浆中 TG、VLDL 浓度，中等程度降低 TC 和 LDL 浓度，升高 HDL。其作用机制可能与过氧化物酶增殖激活受体 α（PPAR – α）的激活有关。此外，本类药物还有抗血小板聚集、抑制凝血和降低血浆黏度、加速纤维蛋白溶解等作用。

【临床用途】主要用于以 TG 和 VLDL 升高为主的脂蛋白异常血症，如Ⅱb、Ⅲ、Ⅳ、Ⅴ型脂蛋白异常血症，但对家族性高乳糜微粒血症无效。

【不良反应】一般耐受性良好，主要为食欲不振、轻度腹泻、腹痛、恶心等胃肠道反应，其次为乏力、头痛、失眠、皮疹等。偶见肌痛、血清谷丙转氨酶升高等。与他汀类合用可能增加横纹肌溶解症的发生，故一般不建议两类药物合用。

> 💡 要点提示
>
> 贝特类药物对血脂的影响特点

✎ 边学边练

> 患者，男，62 岁，1 个月前因患脂蛋白异常血症（Ⅱb 型），医生开出以下处方治疗：辛伐他汀片，40mg，每晚口服；非诺贝特片，0.1g，3 次/日。服药 2 周后，患者感觉肌肉酸痛。请同学们思考并解释：该患者出现肌肉酸痛最可能的原因是什么？
>
> 参考答案

（二）烟酸类

烟酸

烟酸（nicotinic acid）是一种水溶性 B 族维生素，大剂量应用时为一种广谱调血脂药，对多种脂蛋白异常血症有效，现多用其衍生物。

【药理作用】降低血浆中 TG 和 VLDL 水平作用较强，4～7 天达最大作用；降低 LDL 作用慢而弱，用药 5～7 天后起效，3～6 周达最大效应；同时可明显升高血浆 HDL。此外还能抑制血栓素（TXA_2）的合成，增加前列环素（PGI_2）的生成，产生抑制血小板聚集和扩血管的作用。

【临床用途】广谱调血脂药，对Ⅱ、Ⅲ、Ⅳ、Ⅴ型脂蛋白异常血症及低 HDL 血症、高 Lp（a）血症均有效。与他汀类或贝特类合用，可提高疗效。

【不良反应】开始服用时所用剂量较大，会出现皮肤潮红、瘙痒等，1~2 周后可消退，与阿司匹林合用可减轻。长期应用可致皮肤干燥、棘皮症。因刺激胃黏膜引发消化道症状，诱发加重消化性溃疡，应饭后服药。还可引起高血糖、高尿酸、转氨酶升高，应定期监测血糖、肝肾功能。消化性溃疡、糖尿病、痛风患者禁用。

同类药物还有阿昔莫司（acipimox），作用较烟酸强而持久，不良反应相对较少。

岗位对接

【任务解析】

1. 医生针对这位脂蛋白异常血症患者，应给予他汀类药物，睡前服用，其药理依据是他汀类药物可通过抑制 HMG-CoA 还原酶，明显降低 TC、LDL，升高 HDL。

2. 患者用药后血脂复查，TG 0.79mmol/L，TC 5.73mmol/L，LDL 3.06mmol/L，HDL 1.35mmol/L，护士还应警惕他汀类严重不良反应如横纹肌溶解症。

3. 护士还需做好健康宣教，指导患者改变不良生活方式，改善饮食结构。鼓励患者坚持运动，控制体重。教会患者自我管理，按时就医。

【用药护理程序】

用药前	用药评估	①阅读医嘱或处方：明确用药目的，确认用药的种类、剂型、剂量、疗程、给药时间、给药方法等 ②健康评估：了解患者家族史、饮食习惯及消化系统的状况，是否存在冠心病的高危因素，是否存在其他疾病，如糖尿病、高血压、痛风、甲状腺功能低下等；观察患者健康状况和精神状态，了解既往病史、过敏史、治疗史等 ③用药禁忌评估：胆汁淤积和活动性肝病者禁用他汀类药；消化性溃疡、糖尿病、慢性肝病和严重痛风者禁用烟酸；严重肾病和肝病者禁用贝特类
	调配药品	①阿托伐他汀片：10mg、20mg，10~20mg/d ②辛伐他汀片：10mg、20mg、40mg，20~40mg/d ③瑞舒伐他汀片：10mg、20mg/d 其他药物及制剂见有关内容
	提示建议	①他汀类：采取口服给药，阿托伐他汀、瑞舒伐他汀的血浆半衰期较长，因此给药时间可以不受限制，其余他汀类药物则适宜晚上给药 ②胆汁酸结合树脂：粉剂可加入调味汁中口服，长期口服宜补充维生素 A、D、K 及叶酸、钙 ③依折麦布，10 岁及以上儿童不需要调整剂量，10 岁以下儿童不推荐应用 ④烟酸缓释片晚餐后睡前整片吞服 ⑤未明事项应查阅药品说明书或向医师、药师等反馈
用药中	护理问题	①肌痛、肌无力、发热、尿液呈茶色或酱油色与他汀类或贝特类引起的横纹肌溶解有关 ②腹痛、腹泻、便秘、胃肠胀气与胆汁酸结合树脂引起的胃肠道刺激有关 ③脂肪痢与胆汁酸结合树脂影响食物中脂肪的吸收有关 ④皮肤潮红、瘙痒、血糖升高、尿酸增加、肝功能异常与烟酸有关
	护理措施	①应用他汀类宜从小剂量起，并将肌病的危险性告知患者，警惕肌痛、肌无力、赤褐色尿等情况，一旦发生立即停药，复诊 ②应用胆汁酸结合树脂，出现胃肠道反应时，少食多餐，进食易消化、清淡的食物、少吃刺激辛辣的食物 ③应用烟酸后注意观察患者有无面、颈、耳发红或皮肤瘙痒症状，阿司匹林可缓解
	监护要点	①密切观察患者肌痛、肌无力症状 ②定期检查血脂、肝功能、肌酸激酶及肌红蛋白等安全指标

续表

用药后	健康宣教	①向患者及家属宣传脂蛋白异常血症的相关知识和危害性，引起患者和家属的重视 ②告知患者首先要调节饮食、加强体育锻炼、积极控制脂蛋白异常血症的促发因素，若血脂仍不正常，再用药物治疗 ③做好用药心理护理，向患者说明用药后可能出现的不适反应，减轻患者心理压力 ④教会患者自我管理、不良反应的观察及应对方法，强调遵医嘱规律用药，并定期门诊复查
	效果评价	①患者血脂水平是否下降并接近或维持正常水平 ②患者能否认识脂蛋白异常血症的危害，是否学会健康饮食、合理运动等预防保健措施 ③患者能否坚持遵医嘱用药
	回顾总结	①整理物品、记录资料，回顾合理使用调血脂药的要点 ②总结本任务用药护理心得，查找不足，制订改进措施等

学习小结

本任务主要介绍了他汀类、贝特类药物与用药护理，其中重点是他汀类药物，难点是他汀类药物的作用机制。可采取任务引领教学法等完成学习目标，培养服务意识和职业精神，提高实施用药护理岗位能力和职业素养。

目标检测

答案解析

一、单项选择题

1. 高胆固醇血症首选（ ）
    A. 阿昔莫司　　　　　　　B. 考来烯胺　　　　　　　C. 辛伐他汀
    D. 吉非贝齐　　　　　　　E. 烟酸

2. 抑制胆固醇吸收发挥作用的药物是（ ）
    A. 氯贝丁酯　　　　　　　B. 洛伐他汀　　　　　　　C. 普罗布考
    D. 依折麦布　　　　　　　E. 烟酸

3. 能显著减少肝内胆固醇合成的药物是（ ）
    A. 普伐他汀　　　　　　　B. 普罗布考　　　　　　　C. 烟酸
    D. 考来替泊　　　　　　　E. 考来烯胺

4. 能显著降低甘油三酯的药物是（ ）
    A. 瑞舒伐他汀　　　　　　B. 考来烯胺　　　　　　　C. 普罗布考
    D. 非诺贝特　　　　　　　E. 考来替泊

二、简答题

1. 简述常用调血脂药有哪几类？各说出一个代表药物。
2. 洛伐他汀和非诺贝特是否可以合用？简述其原因。

三、案例分析题

患者，女，49岁，较胖，平时较少运动，未控制饮食，无明显症状体征。体检测得血脂结果如下：TG 10mmol/L，TC 20.3mmol/L，LDL 3.0mmol/L，HDL 0.91mmol/L。诊断为脂蛋白异常血症。医嘱：洛伐他汀胶囊口服，每晚1次，每次20mg。10个月后，该患者TG降低但未完全正常，TC降至正常。

请分析并回答：①医生的药物处置是否合理？依据是什么？②护士应采取哪些用药护理措施？③护士在上述用药护理中如何体现职业素养？

（宋 芸）

书网融合⋯⋯

| 重点小结 | 微课1 | 微课2 | 微课3 | 习题 |

项目五　血液和造血系统药物与用药护理

📖 项目简介

　　血液和造血组织共同构成一个完整的动态平衡系统。血液在血管内保持液态流动，血细胞数量和功能以及血容量的相对稳定是维持正常血液生理功能的重要条件。血液流动性或造血功能改变可导致多种疾病，如出血性疾病、血栓栓塞性疾病、贫血等临床症状，对人体的健康甚至生命造成严重危害。本项目主要介绍这三大类疾病的治疗药物与用药护理程序。掌握上述知识技能为护理工作者在临床工作中正确开展相关疾病的用药护理打下基础。

任务一　影响凝血系统药物与用药护理

PPT

◎ 学习目标

　　1. 知识与技能　掌握促凝血药、抗凝血药的作用用途、不良反应和用药护理程序；熟悉促纤溶药、抗血小板药的种类特点和应用。学会综合分析、判断及采用相应护理措施，能够开展合理使用促凝血药、抗凝血药、促纤溶药、抗血小板药的宣教工作。

　　2. 过程与方法　建议采用任务驱动教学法，通过布置任务，引导学生收集资料，分组讨论及竞赛机制激发学生的学习兴趣，培养学生自主学习和探究学习的能力。

　　3. 情感态度与价值观　通过学习培养学生尊重、关心帮助凝血系统疾病患者及家属的工作态度，建立积极、细致、认真的服务意识和职业精神，提高严谨、熟练地实施用药护理能力和职业素养。

》》 情境导入

　　情景描述　患者，女，30天。足月顺产，出生体重2.2kg。5天前其母亲发现患儿出现间断性呕血、大便为黑色前来就诊。查体：体温36.8℃，意识清醒但精神状态差，有贫血貌，反应尚可，前卤饱满，骨缝轻度分离，口腔黏膜有少量出血点，心、肺、腹无异常，肌张力略高。实验室检查：红细胞2.84×10^{12}/L，血红蛋白85g/L；凝血象：凝血酶原时间19.5秒，活化部分凝血酶时间49.6秒，纤维蛋白原、血小板正常。结合患儿近期表现及查体，诊断为晚发型新生儿出血。

　　任务要求　1. 针对该患儿，医生应该给予哪类药物治疗？

　　　　　　　　2. 患儿用药后会有哪些表现，护士应做好哪些用药护理措施？

　　　　　　　　3. 护士在对该患儿用药护理的同时，还需做好哪些工作有助于患儿恢复？

一、概述

　　血液凝固是由多种凝血因子参与的一系列蛋白质的有限水解活化反应。血液凝固过程可通过内源性凝血途径和外源性凝血途径完成。此过程需多种凝血因子参与，最终生成纤维蛋白，网罗血细胞和血小板产生血凝块，而纤维蛋白又可在抗凝血因子作用下被降解而抗凝。生理情况下，机体内的凝血系统与抗凝系统之间维持着动态平衡，这样既保持了血管内血流的畅通，又能有效地防止出血、失血。一旦此平衡被打破，就会出现血栓或出血性疾病（图5-1-1）。

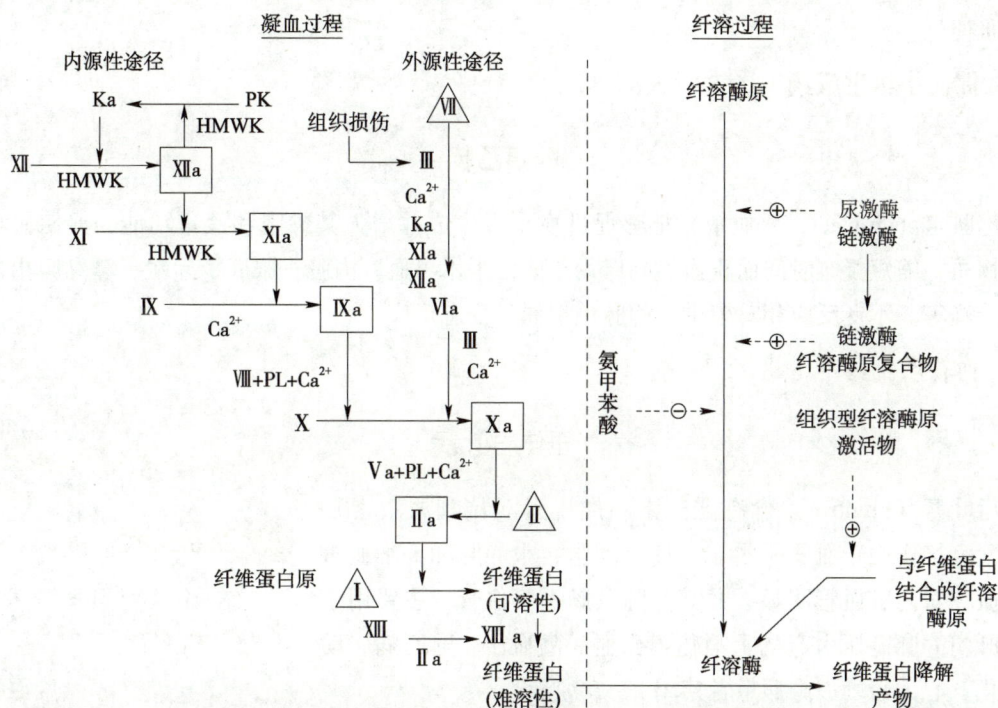

图5-1-1　凝血过程和纤溶过程及药物作用机制示意图

二、促凝血药

（一）促凝血因子生成药

维生素K

维生素K（vitamine K）的基本结构为甲萘醌，包括脂溶性的维生素 K_1、维生素 K_2 和水溶性的维生素 K_3、维生素 K_4，其中 K_1 多存在于绿色植物中，K_2 是由肠道细菌合成的，二者需胆汁协助吸收；K_3、K_4 系人工合成品，为水溶性，可直接吸收。

【药理作用】维生素K作为 γ - 羧化酶的辅酶参与凝血因子Ⅱ、Ⅶ、Ⅸ、Ⅹ的激活，从而促进凝血过程。当维生素K缺乏时，肝脏只能合成有抗原性而无凝血活性的凝血因子前体，导致凝血障碍，造成出血。

【临床用途】主要用于维生素K缺乏引起的出血：①维生素K吸收障碍者，如梗阻性黄疸、胆瘘、肝病及慢性腹泻等患者；②维生素K合成不足者，如早产儿、新生儿及长期应用广谱抗生素的患者肠道菌群合成维生素K不足；③大量使用维生素K拮抗药，如水杨酸类、双香豆素等的患者。

【不良反应】维生素 K_1 静脉注射速度过快，可出现面部潮红、出汗、胸闷、血压骤降。维生素 K_3、K_4 口服可引起恶心、呕吐。较大剂量应用可致新生儿溶血、高铁血红蛋白血症、高胆红素血症及黄疸。

（二）抗纤维蛋白溶解药

氨甲苯酸、氨甲环酸

氨甲苯酸（p - aminomethyl benzoic acid，PAMBA）、氨甲环酸（tranexamic acid，TA）竞争性抑制纤溶酶原激活物，影响纤溶酶原转变为纤溶酶，从而抑制纤维蛋白溶解达到止血效果。临床主要用于纤溶亢进所致的出血，如前列腺、甲状腺、肺、肝、脾、子宫、肾上腺等手术后的出血，鼻、喉、口腔的局部止血和链激酶、尿激酶过量导致的出血。常见的不良反应有胃肠道反应，用量过大可致血栓形成，并可诱发心肌梗死。

（三）促血小板生成药

酚磺乙胺

酚磺乙胺（etamsylate，止血敏）能够促进血小板生成并增强其黏附和聚集功能，促使血小板释放凝血活性物质，缩短凝血时间而止血。临床用于防治手术出血，内脏、眼底、牙龈、鼻黏膜出血及血小板减少性紫癜等。不良反应相对较少，静脉注射偶见变态反应。

（四）血管收缩药

垂体后叶素

垂体后叶素（pituitrin）含有催产素和加压素（抗利尿激素）。其中加压素直接作用于血管平滑肌，使小动脉、小静脉和毛细血管收缩而止血，对内脏血管明显，尤其是肺及肠系膜血管，主要用于肺咯血和肝门静脉高压引起的上消化道出血。高血压、冠心病、动脉粥样硬化、心力衰竭、癫痫患者禁用。

> **要点提示**
>
> 常用促凝血药种类及应用

三、抗凝血药

（一）体内、体外抗凝血药

肝素 e 微课 2

肝素（heparin）是一类黏多糖硫酸酯，带有大量负电荷，呈强酸性，不易通过生物膜，在肠道被破坏失活，故常静脉给药。药用制剂主要提取自猪肠黏膜或牛肺脏。

【药理作用】肝素在体内、体外均有抗凝作用，作用迅速而强大。静脉注射 10 分钟起效，作用维持 3～4 小时。肝素是通过增强抗凝血酶Ⅲ（antithrombin Ⅲ，AT－Ⅲ）对凝血因子Ⅱa、Ⅸa、Ⅹa、Ⅺa、Ⅻa 的灭活而发挥作用。

【临床用途】

1. 血栓栓塞性疾病　主要用于急性心肌梗死、深静脉血栓、肺栓塞、脑栓塞等疾病，早期应用可防止血栓的形成与扩大，但对已经形成的血栓无溶解作用。

2. 弥散性血管内凝血（DIC）　早期应用肝素可防止微血栓形成，改善重要器官的供血，并避免因纤维蛋白原及其他凝血因子的耗竭而出现继发性出血。

3. 体外抗凝　如心导管检查、心血管手术、体外循环及血液透析等。

【不良反应】用药过量可导致自发性出血，表现为黏膜出血、关节腔积血及伤口出血等。轻度者停药即可自行恢复，严重出血需缓慢静脉注射硫酸鱼精蛋白解救，1mg 硫酸鱼精蛋白约中和 100U 肝素，每次用量不能超过 50mg。长期应用可引起骨质疏松和自发性骨折。偶见变态反应，如哮喘、荨麻疹等。少数患者可出现血小板减少症，虽少见，但可致死，故应用肝素期间应监测血小板计数。

知识链接

肝素与动脉粥样硬化

　　肝素是一种带有大量负电荷的大分子物质，用于抗凝已有几十年的历史。近年来，越来越多的研究表明，肝素可防治动脉粥样硬化，其作用机制可能与下列因素有关：①肝素可使血管内皮细胞表面的脂蛋白酯酶释放并激活，降低血中致动脉粥样硬化的 TC、LDL 和 VLDL，升高 HDL，通过调节血脂，避免异常血脂对血管内皮的直接损伤；②肝素带有大量负电荷，吸附结合于血管内皮表面，防止白细胞、血小板以及有害因子的黏附，保护血管内皮免受损伤；③肝素可明显抑制血管平滑肌的有丝分裂，抑制血管平滑肌细胞的迁移和增殖，防止再狭窄。

拓展提升

由肝素发现过程带来的思考

　　1916 年，约翰霍普金斯大学医学院的学生麦克廉（Jay McLean）发现，肝脏提取物可阻止血液凝固。当时，人们认为这种抗凝物质只存在于肝脏，故取名为肝素。1937 年，加拿大的查斯经过持续研究，从肺脏组织的提取物中分离并纯化了肝素。随后经众多科学家的不断努力，肝素的抗凝作用被证实是通过增强抗凝血酶III的活性而发挥的。

　　肝素的发现过程告诉我们，科学发现必须要认真观察，不断探索，努力付出，才会有回报。作为护理岗位工作人员，更应当具备严谨科学的工作态度和追求真理的探索精神。

　　请结合拓展素材思考讨论，开展用药宣教活动，进一步提升专业精神和职业素养。

低分子量肝素

　　低分子量肝素（low molecular weight heparin，LMWH）是由长链肝素经化学或酶裂解方法制备而成。目前临床常用的低分子肝素有依诺肝素（enoxaparin）、替地肝素（tedelparin）等，与肝素相比，本类药物的抗凝时间长，抗凝剂量易于掌握，出血风险低，并有改善循环功能等作用，临床用途广泛。

（二）体内抗凝血药

香豆素类

　　香豆素类（coumarins）因均具有 4 - 羟基香豆素的基本结构而得名。常用药物有华法林（warfarin）、双香豆素（dicoumarol）等。华法林口服吸收快而完全，生物利用度接近 100%，吸收后 99% 以上与血浆蛋白结合，口服后 12～24 小时显效。双香豆素口服吸收慢而不规则，吸收后几乎全部与血浆蛋白结合，代谢后自尿排出。

　　【药理作用】竞争性拮抗维生素 K，阻碍凝血因子合成，但对已合成的凝血因子无影响，需待血液中已合成的凝血因子耗竭后才出现疗效，故显效慢，作用时间长，口服需经 12～24 小时才出现作用，1～3天达高峰，停药后作用还可维持 3～4 天。

　　【临床用途】主要用于防治血栓栓塞性疾病，如心房纤颤和心脏瓣膜病所致的血栓栓塞；对于接受心脏瓣膜修复手术的患者需长期服用华法林；与抗血小板药合用，可减少外科大手术、风湿性心脏病、人工瓣膜置换术后的静脉血栓发生率；肺栓塞、深静脉血栓形成患者，用肝素或溶栓药后，常规用华法林 3～6个月，预防复发。

【不良反应】 主要为自发性出血，表现为牙龈出血、血尿、皮肤和黏膜瘀斑以及胃肠道、泌尿系统、呼吸和生殖系统的出血症状，严重时可引起颅内血肿等。对轻度出血减量或停药即可缓解，中度或严重出血者，应给予维生素 K 治疗。

利伐沙班、达比加群酯

利伐沙班（rivaroxaban）、达比加群酯（dabigatran etexilate）均为直接凝血酶抑制药，可直接影响凝血酶（Ⅱa 因子）活性发挥抗凝作用。口服用于髋关节或膝关节置换手术围术期静脉血栓的预防、房颤患者中风及全身栓塞的预防。不良反应主要是胃肠道反应、出血倾向等。

> 要点提示
> 常用抗凝血药的种类与特点

（三）体外抗凝血药

枸橼酸钠

枸橼酸钠（sodium citrate）的枸橼酸根离子与血浆中的 Ca^{2+} 形成难解离的可溶性络合物，从而降低血中游离 Ca^{2+} 的浓度，发挥体外抗凝作用。仅适用于体外血液保存，每 100ml 全血中加入 2.5% 枸橼酸钠 10ml 可发挥抗凝作用。若输血过快或过量时，血液中枸橼酸钠浓度明显增加而使血钙降低，导致心功能不全、血压骤降、手足抽搐等，新生儿及幼儿因缺乏枸橼酸根氧化酶，更易发生，必要时可静脉注射氯化钙或葡萄糖酸钙解救。

四、促纤维蛋白溶解药和抗血小板药

（一）促纤维蛋白溶解药

促纤维蛋白溶解药是一类能使纤溶酶原转变为纤溶酶，促进纤维蛋白降解，而溶解新鲜血栓的药物，又称溶栓药，是预防和治疗血栓栓塞性疾病的重要药物。常用药物包括链激酶（streptokinase）、尿激酶（urokinase，UK），阿尼普酶（anistreplase）、组织型纤溶酶原激活物（tissue – type plasminogen activator，t – PA）、瑞替普酶（reteplase）等。

链激酶 微课 3

链激酶（streptokinase）是由 β – 溶血性链球菌产生的一种蛋白质，能促进纤溶酶原转变为纤溶酶，迅速水解血栓中的纤维蛋白，使血栓溶解。但对形成时间久并已机化的血栓难以奏效，需早期用药，血栓形成不超过 6 小时疗效最佳。临床用于心肌梗死早期治疗，对深部静脉栓塞及导管给药所致的血栓亦有效。

常见不良反应为自发性出血，可用氨甲苯酸等抗纤维蛋白溶解药解救。还可引起变态反应甚至是过敏性休克。有出血性疾病或出血倾向、严重高血压、产妇分娩前后、溶血性链球菌感染 6 个月以内者、糖尿病以及近期使用过肝素或华法林等抗凝药的患者禁用。

其他促纤维蛋白溶解药作用相同，阿尼普酶、瑞替普酶选择性更高，不良反应相对较少而应用更为广泛。

边学边练

肝素、双香豆素、链激酶的抗凝机制是什么？过量引起的出血分别用什么药物抢救？

参考答案

（二）抗血小板药

血小板在止血、血栓形成和动脉粥样硬化过程中起重要作用。抗血小板药能抑制血小板聚集、黏附和释放等功能，阻止血栓的形成，防止已形成的血栓进一步扩大。

阿司匹林

小剂量阿司匹林（aspirin）可抑制血小板中的 COX，减少 TXA_2 的合成，抑制血小板聚集，防止血栓形成。用于心肌梗死、脑梗死、心绞痛等的预防和治疗，与溶栓药合用能减少缺血性心脏病发作和复发的概率。长期应用需加强不良反应监护。

双嘧达莫

双嘧达莫（dipyridamole，潘生丁）通过抑制磷酸二酯酶，减少 cAMP 的降解，使血小板内 cAMP 的含量升高，从而抑制血小板聚集，产生抗血栓作用。临床用于心脏人工瓣膜置换者以防止血栓形成，使冠脉通畅。与华法林或阿司匹林合用，用于预防心肌梗死再发作及人工瓣膜置换术后血栓形成。不良反应可有头痛、头晕、胃肠道刺激等。少数心绞痛患者用药后会出现"冠脉窃流"现象，诱发心绞痛发作，应慎用。

噻氯匹啶

噻氯匹啶（ticlopidine）特异性地阻碍 ADP 介导的血小板活化，并引起不可逆的、非竞争性的血小板功能抑制，防止血小板聚集及血栓形成。临床主要用于脑血管和冠状动脉栓塞性疾病及不能耐受阿司匹林的患者。不良反应为腹泻、出血，少数患者在用药 3 个月内可出现骨髓抑制，故在此期间应定期检查血常规。

氯吡格雷

氯吡格雷（clopidogrel）的作用机制与噻氯匹啶类似，其主要优点是抗血小板聚集作用强，对骨髓无明显毒性，是应用较广泛的抗血小板药。主要不良反应是胃肠道反应及出血时间延长。

阿昔单抗

阿昔单抗（abciximab）是血小板糖蛋白（GP）Ⅱb/Ⅲa 受体拮抗药。GPⅡb/Ⅲa 受体是诱发血小板聚集的黏附蛋白的特异性识别、结合位点，阻断 GPⅡb/Ⅲa 受体即可有效抑制各种诱导剂激发的血小板聚集。阿昔单抗是第一个用于临床的 GPⅡb/Ⅲa 受体拮抗药，主要作为实施血管成形术患者的辅助用药，通常与阿司匹林或肝素合用。不良反应主要为出血和血小板减少症，偶有变态反应。

依替巴肽

💡 **要点提示**

血栓治疗药物的种类和特点

依替巴肽（eptifibatide）属环状多肽，可阻断 GPⅡb/Ⅲa 受体，选择性、可逆性抑制血小板聚集，临床用于不稳定型心绞痛、冠状动脉成形术。

岗位对接

【任务解析】

1. 医生针对晚发型新生儿出血患儿，应该给予维生素 K，其药理依据是维生素 K 参与凝血因子Ⅱ、Ⅶ、Ⅸ、Ⅹ的激活，促进凝血，可用于防治新生儿出血。

2. 患儿用药后出血症状停止，无新的瘀点、瘀斑出现，应密切观察患儿的相关表现，监测药物治疗效果。

3. 护士还需收集资料，以护理问题为依据，制订出适合新生儿出血患儿的护理计划，用于指导护理活动，同时调节患儿家属情绪，坚定治疗信心，取得更好的治疗效果。

【用药护理程序】

用药前	用药评估	①阅读医嘱或处方：明确用药目的，确认用药的种类、剂型、剂量、疗程、给药时间、给药方法等 ②健康评估：详细询问患者的出血病史，家族史、症状、出血的部位、出血的时间、出血量等。仔细检查患者的出血体征，观察有无皮肤黏膜出血、内脏出血、颅内出血 ③用药禁忌评估：葡萄糖-6-磷酸脱氢酶缺乏的患者禁用维生素K；高血压、冠心病、动脉硬化、心力衰竭、癫痫患者禁用垂体后叶素；有出血性疾病或出血倾向的患者禁用抗凝血药；消化性溃疡、严重高血压、手术前后、产后以及肝、肾功能不全患者禁用肝素；有变态反应史、严重高血压、产妇分娩前后、近期使用过肝素或华法林的患者禁用链激酶
	调配药品	①维生素K₁注射剂：10mg/ml，一次10mg，1~2次/日，肌内或静脉注射 ②酚磺乙胺注射剂：0.5g/5ml、1g/5ml，0.25~0.5g/次，2~3次/日，肌内或静脉注射 ③氨甲苯酸注射剂：0.05g/5ml、0.1g/10ml，0.1~0.3g/次，静脉注射或滴注，每日最大用量0.6g ④肝素钠注射剂：5000U/2ml、12500U/2ml，5000U/次，加入5%葡萄糖注射液或0.9%氯化钠注射液100~200ml中静脉滴注，30~60分钟内滴完，必要时可每隔4~6小时一次，每日总量为25000U ⑤华法林钠片：2.5mg、5mg，首日5~20mg，次日起用维持量，每日2.5~7.5mg ⑥阿司匹林片：25mg、40mg、100mg，预防血栓形成，25~75mg/d ⑦氯吡格雷片：25mg、75mg、300mg，首次负荷量300mg，然后以75mg每日1次，建议服用12个月 ⑧链激酶注射剂：10万U、20万U、30万U，首次剂量为25万~50万U，溶于100ml 5%葡萄糖注射液或0.9%氯化钠注射液中，30分钟静滴完毕，维持量为60万U，溶于5%葡萄糖注射液250~500ml中，加地塞米松1.25~2.5mg，缓慢静脉滴注，每6小时一次，保持每小时10万U ⑨达比加群酯胶囊：150mg，150mg/次，2次/日
	提示建议	①维生素K₁静脉注射速度过快时，可出现面部潮红、出汗、胸闷、血压骤降，甚至发生虚脱，一般宜用肌注 ②华法林过量引发的出血用维生素K予以解救，但维生素K₁需数小时后才能发挥作用，故严重出血应立即同时输注新鲜血、血浆或凝血酶原复合物以迅速止血。华法林可通过乳汁影响婴儿，乳母用药期间必须停止哺乳 ③未明事项应查阅药品说明书或向医师、药师等反馈
用药中	护理问题	①出现面部潮红、出汗、胸闷、血压骤降与K₁静脉注射速度过快有关 ②血栓形成与促凝血药物过量使用有关 ③面色苍白、出汗、心悸、胸闷和胸痛等与垂体后叶素过量有关 ④自发性出血与抗凝血药过量有关 ⑤血小板减少症、一次性的脱发、腹泻及骨质疏松和自发性骨折与肝素应用有关
	护理措施	①维生素K₁静脉注射速度过快时，严密观察患者情况，注意给药速度，或者采用肌注以避免上述反应 ②止血药用量过大会生成血栓，一旦血栓形成，合理选择相应的解救药 ③垂体后叶素过量出现面色苍白、出汗、心悸、胸闷和胸痛等，应注意并备好扩血管药 ④肝素引发的严重出血应缓慢静脉注射硫酸鱼精蛋白解救，每4小时一次，直至出血停止；香豆素类出血用维生素K予以解救；链激酶、尿激酶过量引发出血用氨甲苯酸解救 ⑤肝素用药5~9天左右，部分患者出现血小板减少症，应用肝素期间应监测血小板计数
	监护要点	①维生素K₁静脉注射时密切监测患者血压 ②氨甲苯酸应用中注意防止血栓形成 ③肝素应用密切观察患者出血情况
用药后	健康宣教	①嘱患者观察出血现象，一旦发生，及时入院检查，以便早发现、早治疗 ②嘱患者定期复查凝血酶原时间，严格按医嘱剂量按时服药，如有不适及时就诊 ③出血导致严重贫血者应注意休养，并及时纠正贫血 ④鼓励患者坚持适量活动，加强日常锻炼，不可长时间保持同一姿势，预防静脉血栓形成及复发
	评价效果	①出血性疾病的患者止血效果如何，是否做好了皮肤出血、口腔、牙龈出血、鼻出血、关节腔出血、深部组织血肿、眼底及颅内出血的护理 ②血栓栓塞性疾病患者的血栓是否溶解，问询、观察和评估药物的真实疗效和不良反应发生情况
	回顾总结	①整理物品、记录资料，回顾合理使用促凝血药、抗凝血药、促纤维蛋白溶解药和抗血小板药的要点 ②总结本任务用药护理心得，查找不足，制订改进措施等

　　本任务主要介绍了促凝血药、抗凝血药、促纤维蛋白溶解药和抗血小板药与用药护理，其中重点是维生素 K、肝素，难点是抗血小板药的作用机制。可采取任务驱动教学法完成学习目标，培养服务意识和职业精神，提高实施用药护理岗位能力和职业素养。

目标检测

答案解析

一、单项选择题

1. 维生素 K 对下列何种出血无效（　　）

　　A. 胆道梗阻所致出血　　　　B. 胆瘘所致出血　　　　C. 新生儿出血

　　D. 肝素所致出血　　　　　　E. 华法林所致出血

2. 弥散性血管内凝血（DIC）早期选用的药物是（　　）

　　A. 肝素　　　　　　　　　　B. 维生素 K　　　　　　C. 叶酸

　　D. 氨甲苯酸　　　　　　　　E. 阿司匹林

3. 拮抗肝素过量致出血的药物是（　　）

　　A. 维生素 K　　　　　　　　B. 维生素 B　　　　　　C. 氨甲苯酸

　　D. 氨甲环酸　　　　　　　　E. 硫酸鱼精蛋白

4. 阿司匹林抗血小板作用的作用机制是（　　）

　　A. 抑制凝血酶　　　　　　　B. 激活纤溶酶　　　　　C. 抑制环氧酶

　　D. 抑制叶酸合成酶　　　　　E. 抑制磷酸二酯酶

5. 属于抗血小板药的是（　　）

　　A. 华法林　　　　　　　　　B. 肝素　　　　　　　　C. 氯吡格雷

　　D. 新双香豆素　　　　　　　E. 酚磺乙胺

二、简答题

1. 促凝血药有哪几类？各说出一个代表药物。

2. 比较肝素和华法林抗凝机制、临床用途和不良反应。

3. 常用的抗血栓药有哪些？各有什么特点。

三、案例分析题

　　患者，男，44 岁，于 2 小时前无明显诱因出现右侧肢体活动不灵伴言语不能，无意识丧失，无恶心、呕吐，无口角歪斜及口角流涎，无饮水呛咳，无四肢抽搐及大小便失禁，送至急诊，行颅脑 CT 示："右侧小脑及放射冠区脑梗死"，收入院。诊断：脑梗死。给予链激酶静滴，言语肢体基本恢复正常，24 小时后，未见明显颅内出血，给予下列药物治疗：①阿司匹林肠溶片 100mg，q. d.；②氯吡格雷片 75mg，q. d.。

　　请分析并回答：①医生的药物处置是否合理？依据是什么？②护士应采取哪些用药护理措施？③护

士在上述用药护理中如何体现职业素养?

(宋 芸)

书网融合……

重点小结	微课1	微课2	微课3	习题

任务二 影响造血系统药物与用药护理

PPT

◎ 学习目标

1. 知识与技能 掌握铁剂、叶酸、维生素 B_{12} 的作用用途、不良反应和用药护理程序;熟悉促红细胞生成素及促白细胞生成药的主要特点。学会观察判断造血系统药物的常见不良反应并采取相应护理措施,能够开展合理使用影响造血系统药物的宣教工作。

2. 过程与方法 建议采用情景模拟等教学法,通过问题情景模拟,引导发散思维,激发学生的学习兴趣,提高学生的主观能动性,培养学生自主学习和探究学习的能力。

3. 情感态度与价值观 通过本任务的学习培养学生尊重、关爱造血系统疾病患者及家属的工作态度,建立积极、细致、认真的服务意识和职业精神,提高严谨、熟练地实施用药护理能力及护士职业素养。

贫血是指循环血液中红细胞计数或血红蛋白含量低于正常值的病理现象。根据病因及发病机制的不同,贫血可分为三种类型。①缺铁性贫血:缺乏铁使血红蛋白合成障碍,在我国较多见。②巨幼细胞贫血:缺乏叶酸和(或)维生素 B_{12} 使 DNA 合成障碍。③再生障碍性贫血:由感染、药物等因素引起骨髓造血功能障碍,临床以全血细胞减少为主要表现,较难治愈。

贫血治疗采取针对病因和补充疗法。常用的抗贫血药物有铁剂、叶酸、维生素 B_{12} 等,另外本任务还增加了刺激骨髓造血药物和升高白细胞药物。 ⓔ 微课1

≫ 情境导入

情景描述 患者,女,21 岁。长期头晕、乏力,近日感觉症状加重到医院就诊。查体:体温 36℃,脉搏 80 次/分,呼吸 18 次/分,血压 100/70mmHg,皮肤、黏膜苍白,发毛稀疏无光,指端苍白,指甲脆裂呈匙状。实验室检查:血红蛋白 80g/L,红细胞 3.5×10^{12}/L,白细胞 9.8×10^{9}/L,血小板 146×10^{9}/L,红细胞呈小细胞低色素。医生结合患者近期表现及查体,诊断为缺铁性贫血。

任务要求 1. 针对该患者,医生应该给予哪些药物治疗?

2. 患者用药后会有哪些表现,护士应做好哪些用药护理措施?

3. 护士在对该患者用药护理的同时,还需做好哪些工作以助于患者恢复?

一、治疗缺铁性贫血药物

铁剂 🅴微课2

制造血红蛋白的贮存铁缺乏，血红蛋白合成减少，可引起小细胞低色素性贫血，又称缺铁性贫血，临床上常用铁剂进行治疗。常用的口服铁剂有硫酸亚铁（ferrous sulfate）、枸橼酸铁铵（ferric ammonium citrate）和富马酸亚铁（ferrous fumarate），注射铁剂为右旋糖酐铁（iron dextran）、山梨醇铁（iron sorbitex）等。

【体内过程】外源性铁主要以 Fe^{2+} 的形式在十二指肠和空肠上段吸收。胃酸、维生素 C、果糖、半胱氨酸等有助于 Fe^{3+} 还原成 Fe^{2+}，可促进铁吸收。抗酸药、鞣酸、高磷、高钙、四环素、喹诺酮类药物等均能妨碍铁吸收。内源性铁由破坏和衰老的红细胞释放，几乎能被机体完全利用。铁与转铁蛋白结合转运到肝、脾、骨髓贮存。铁主要通过肠道、皮肤等处的上皮细胞脱落而排泄，少量经尿液、胆汁及汗液等排出。

【作用与用途】铁是红细胞成熟阶段合成血红素的必需物质。吸收到骨髓的铁，吸附在红细胞膜表面并进入线粒体与原卟啉结合，形成血红素，再与珠蛋白结合形成血红蛋白。主要用于以下原因引起的缺铁性贫血：①铁吸收不良者，如萎缩性胃炎、慢性腹泻等患者；②铁流失过多者，如月经过多、子宫肌瘤、痔疮出血、消化性溃疡、钩虫病等慢性失血性疾病患者；③铁补充相对不足，如妊娠及哺乳期妇女、儿童、营养不良等患者。

> **要点提示**
>
> 影响铁吸收的因素

【不良反应】

1. 胃肠道反应　口服铁剂有恶心、呕吐、上腹痛及腹泻等消化道刺激症状，亦可出现便秘、黑便。可能是铁与刺激肠蠕动的 H_2S 相结合形成 FeS，减弱了肠蠕动并造成大便黑染。

2. 急性中毒　小儿误服 1g 以上铁剂可引起急性中毒，表现为坏死性胃肠炎、呕吐、腹痛、血性腹泻、休克、呼吸困难，甚至死亡。中毒的解救主要是早期用磷酸盐或碳酸氢盐洗胃，并以解毒剂去铁胺解救。

💡 知识链接

富含铁的食物

含铁量较高的植物性食物主要包括苔菜和红蘑等，但人体仅能吸收 1%～3%。含铁丰富的动物性食物主要包括动物血、肝脏、瘦肉、鱼、禽类、蛋黄、兔肉等，动物性食品中铁的含量及吸收率都高于植物性食品。因此，饮食结构上要注意荤素搭配，进食铁强化食品，从而保证铁的摄入充足。菠菜的含铁量不高，且含有草酸，不利于铁的吸收，并不是补铁的好选择，但菠菜仍是营养丰富的绿叶蔬菜，富含多种维生素、矿物质和膳食纤维。

二、治疗巨幼细胞贫血药物

叶酸

叶酸（folic acid）主要包括天然叶酸和合成叶酸两类，天然叶酸广泛存在于动植物类食物中，尤以酵母、肝及绿叶蔬菜中含量比较多。正常人叶酸每天摄入量为 $400\mu g$，妊娠期、哺乳期妇女摄入量应增加。

【药理作用】叶酸进入体内转化为具有活性的四氢叶酸（图5-2-1）。四氢叶酸通过传递一碳单位，参与氨基酸的转变和核酸的合成，以促进红细胞的生成与成熟。叶酸缺乏时可引起巨幼细胞贫血。

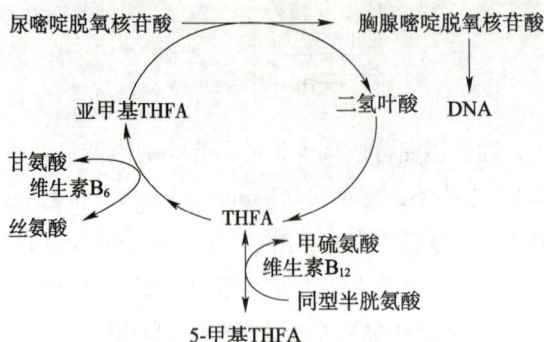

图 5 - 2 - 1　叶酸和维生素 B₁₂ 作用示意图

【临床用途】

1. 巨幼细胞贫血　①营养性诱因如营养不良、婴儿期、妊娠期等对叶酸的需要增加所致的巨幼细胞贫血。治疗时以叶酸为主，辅以维生素 B_{12}，效果更好。②药物性诱因如长期应用二氢叶酸还原酶抑制剂，如甲氨蝶呤、乙胺嘧啶、苯妥英钠等，因二氢叶酸还原酶受抑制，四氢叶酸生成障碍，故应用叶酸无效，需用亚叶酸钙治疗。

> **要点提示**
> 叶酸可用于治疗的贫血类型

边学边练

患者，女，45 岁，癫痫患者，长期服用苯妥英钠，出现巨幼细胞贫血。
请分析并回答：该患者宜选用哪类药物治疗，为什么？

参考答案

2. 恶性贫血　叶酸仅能纠正异常血象，而不能改善神经损害症状。治疗时以维生素 B_{12} 为主，叶酸为辅。

拓展提升

从叶酸预防神经管畸形想到的

　　1931 年，Lucy Wills 博士发现酵母或肝脏抽提物可改善妊娠妇女的巨幼细胞贫血，后来证实其中的有效成分是叶酸。事实上叶酸对于生育健康还有更重要作用——预防新生儿神经管畸形。而我国成为第一个全国范围内实施叶酸干预此病的国家，则始于 1983 年在北京召开的"欧洲中国围产检测研讨会"，北大医院的严仁英教授等多位中外科学家联合启动神经管畸形的研究，后经华北四省 30 余个县（市）超过 12000 名基层卫生人员的共同努力，追踪观察 25 万妊娠妇女得出重要结果：每日单纯服用 0.4mg 叶酸可显著降低神经管畸形新生儿的出生率。这启示我们，科学研究要秉承严谨、认真的原则，科学发现需要锲而不舍的努力才能为人类的健康做出更大贡献。

　　请结合拓展素材思考讨论，开展合理用药宣教等形式，提高科学精神和职业素养。

【不良反应】　相对较少，偶见变态反应，少数患者长期服用可出现厌食、恶心、腹胀等胃肠道症状。大量服用时，可出现黄色尿。

维生素 B₁₂ 📱 微课3

维生素 B$_{12}$（vitamin B$_{12}$）是一种含钴 B 族维生素的总称，广泛存在于动物内脏、牛奶、蛋黄中。在一般情况下，正常饮食可以保证每日 1~2μg 的需要量。

【药理作用】

1. 参与叶酸循环　维生素 B$_{12}$ 缺乏时，使 5-甲基四氢叶酸转化为四氢叶酸减少，妨碍 DNA 和蛋白质的合成，引起巨幼细胞贫血。

2. 维持正常神经功能　维生素 B$_{12}$ 参与合成神经髓鞘，缺乏时，可引起神经系统疾病，如神经炎、神经萎缩等。小儿缺乏维生素 B$_{12}$ 的早期表现是情绪异常、表情呆滞、反应迟钝等。

【临床用途】主要用于恶性贫血。恶性贫血的发生是由于食物中的维生素 B$_{12}$ 需与胃壁细胞分泌的内因子结合，才能免受消化液破坏而被吸收。当胃黏膜萎缩等疾病导致内因子减少，维生素 B$_{12}$ 吸收障碍。维生素 B$_{12}$ 用于治疗恶性贫血，口服无效，须注射给药。本药也可用于巨幼细胞贫血、神经系统疾病的辅助治疗。

【不良反应】本药安全性较高，极少数患者可出现过敏性休克，故不宜滥用。

> 💡 **要点提示**
>
> 维生素 B$_{12}$ 的用途

三、其他治疗贫血药物

红细胞生成素

红细胞生成素（erythropoietin，EPO）是肾脏近曲小管产生的糖蛋白激素，目前临床使用的 EPO 为基因工程技术生产的重组红细胞生成素。

【作用与用途】本药刺激红系干细胞增生和成熟，加速红细胞增殖和血红蛋白合成，促网织红细胞和成熟红细胞从骨髓中释放入血，明显改善贫血导致的缺氧和能量不足的现象；还能稳定红细胞膜，使其抗氧化功能、携氧能力增强。

EPO 对多种原因引起的贫血均有效，临床上主要用于肾功能衰竭合并的贫血（如慢性肾功能不全、肿瘤化疗等）所致的贫血。

【不良反应】主要为血压升高、诱发血栓、心动过速、胸痛及水肿等反应，长期应用发生率较高。本药属于体育运动违禁药品，应按有关要求规范管理使用。

四、促白细胞生成药

由于遗传、病理因素或多种理化因素引起周围血中白细胞总数低于正常值称白细胞减少症。白细胞减少症也是肿瘤化疗和放疗的主要并发症，目前采用各种细胞因子及相关基因重组药物可以达到较好的治疗效果，另外传统的维生素 B$_4$（vitamin B$_4$）、鲨肝醇（batyl alcohol）也有一定升高白细胞的作用，在这里不再介绍。

沙格司亭

沙格司亭（sargramostim）是重组粒细胞-巨噬细胞集落刺激因子（granulocyte - macrophage colony - stimulating factor，GM - GSF）。其作用为刺激粒细胞、巨噬细胞和单核细胞的集落形成和增生，使粒细胞、巨噬细胞、单核细胞的功能增加。主要用于骨髓移植、肿瘤化疗、再生障碍性贫血及艾滋病等引起的白细胞或粒细胞缺乏症。可引起皮疹、发热、肌痛、骨痛等。

非格司亭

非格司亭（filgrasti）是重组人粒细胞集落刺激因子（granulocyte colony – stimulating factor, G – CSF）。可与靶细胞膜受体结合，主要刺激粒细胞系造血，促进中性粒细胞成熟并促进骨髓释放成熟的粒细胞入血，且功能增强。主要用于肿瘤化疗、放疗引起的骨髓抑制，也可用于自体骨髓移植、再生障碍性贫血等，以提高其中性粒细胞数量，减少感染发生率。主要的不良反应为胃肠道反应、轻度骨骼痛、静脉炎、肝功能损害等。

岗位对接

【任务解析】

1. 医生针对这位缺铁性贫血患者，应该给予硫酸亚铁片，0.3g/次，3 次/日。其药理依据是铁是合成血红蛋白必不可少的物质，缺铁时，血红素生成减少，血红蛋白合成减少，出现缺铁性贫血。

2. 患者用药 1 个月后，头晕、乏力有所减轻，血常规：血红蛋白 98g/L，红细胞 4.6×10^{12}/L，白细胞 9.9×10^{9}/L，血小板 149×10^{9}/L，护士还应注意合理应用铁剂，减轻其胃肠道不良反应。

3. 护士还需做好健康宣教，帮助患者培养健康的生活方式和饮食习惯，有助于患者缺铁的纠正及预防贫血的复发。

【用药护理程序】

用药前	用药评估	①阅读医嘱或处方：明确用药目的，确认用药的种类、剂型、剂量、疗程、给药时间、给药方法等 ②健康评估：应评估患者贫血的表现、病史、病因，并结合实验室检查判断贫血的类型 ③用药禁忌评估：消化性溃疡、克罗恩病、溃疡性结肠炎患者慎用口服铁剂，注射用右旋糖酐铁注意过敏史
	调配药品	①硫酸亚铁片：0.3g，0.3g/次，3 次/日，饭后服 ②右旋糖酐铁注射剂：25mg/ml、50mg/2ml，25～50mg/次，1 次/日，深部肌内注射 其他品种和用法见相关任务
	提示建议	①铁剂首选口服，用药 4～5 天网织红细胞上升，7～12 天达高峰，4～10 周血红蛋白接近正常。为使体内铁储备恢复正常，血红蛋白正常后尚需减半量继续服用 2～3 个月。消化道吸收障碍或急需改善贫血状态患者可采用注射铁剂，深部肌内注射 ②治疗恶性贫血，口服维生素 B_{12} 无法吸收，采用肌内注射 ③未明事项应查阅药品说明书或向医师、药师等反馈
用药中	护理问题	①缺铁性贫血用药后得不到纠正与没有对因治疗和铁剂用药不当有关 ②胃肠刺激、黑便与服用铁剂有关 ③颜面潮红、头痛、肌肉关节疼痛、荨麻疹等与铁剂过敏有关 ④骨痛、发热等：与非格司亭和沙格司亭有关，大多数人连续用药后消失
	护理措施	①服用铁剂时，最好与还原性物质同服，禁与弱碱性药物、鞣酸、金属离子、牛奶、茶水、考来烯胺、四环素等同服。铁剂刺激胃肠道，引起恶心、呕吐，应饭后服用；还可出现黑便，告知患者切勿恐惧 ②红细胞生成素用于肾性贫血治疗时，用药后如果疗效不理想，可能机体同时处于缺铁状态，要及时补铁
	监护要点	①应用铁剂时嘱患者妥善保管药品，防止儿童误服中毒 ②使用非格司亭和沙格司亭过程中定期检查血常规
用药后	健康宣教	①缺铁性贫血饮食应补充富含铁食物，如瘦肉、血、肝、蛋黄、豆、海带、香菇、木耳等 ②叶酸缺乏者多吃蔬菜、瓜、果，且烹煮不宜过度。维生素 B_{12} 缺乏者多吃动物肝、肾、瘦肉
	效果评价	①定期监测血常规指标，判断贫血是否纠正，引发贫血的病因是否纠正 ②患者能否注意日常饮食以辅助治疗贫血
	回顾总结	①整理物品、记录资料，回顾合理使用铁剂、叶酸和维生素 B_{12} 的要点 ②总结本任务用药护理心得，查找不足，制订改进措施等

学习小结

本任务主要介绍了铁剂、叶酸和维生素 B_{12} 及用药护理，其中重点是铁剂，难点是叶酸和维生素 B_{12} 治疗巨幼细胞贫血的机制。可采取情景模拟等教学完成学习目标，培养服务意识和职业精神，提高实施用药护理岗位能力和职业素养。

目标检测

答案解析

一、单项选择题

1. 缺铁性贫血最主要的治疗方式是（　　）
　　A. 铁剂治疗　　　　　　　B. 补充矿物质　　　　　　C. 少量输血
　　D. 增加营养　　　　　　　E. 补充维生素

2. 服用铁剂后可排出黑便的原因是（　　）
　　A. 引起肠黏膜溃烂　　　　B. 腐蚀肠壁血管　　　　　C. 生成硫化亚铁所致
　　D. 引起上消化道出血　　　E. 铁剂颜色本身呈黑色

3. 恶性贫血宜用（　　）
　　A. 硫酸亚铁　　　　　　　B. 叶酸　　　　　　　　　C. 维生素 C
　　D. 右旋糖酐铁　　　　　　E. 维生素 B_{12}

4. 肾功能衰竭合并贫血，宜选用（　　）
　　A. 硫酸亚铁　　　　　　　B. 叶酸　　　　　　　　　C. 亚叶酸钙
　　D. 促红细胞生成素　　　　E. 维生素 B_{12}

5. 非格司亭可用于（　　）
　　A. 缺铁性贫血　　　　　　B. 巨幼细胞贫血　　　　　C. 恶性贫血
　　D. 粒细胞减少症　　　　　E. 血小板减少症

二、简答题

1. 简述临床常见的贫血类型及治疗药物。
2. 影响铁剂在消化道吸收的因素有哪些？应如何指导患者合理用药？

三、案例分析题

患者，男，41 岁。1 个月前出现精神不振，疲劳乏力，近日加重，就诊。实验室检查：Hb 87g/L，RBC 4.3×10^{12}/L，WBC 8.7×10^9/L，BPC 123×10^9/L，血清铁蛋白减少。根据查体结果及患者近期表现，诊断为缺铁性贫血。给予下列药物治疗：①硫酸亚铁片，0.3g/次，t.i.d.；②维生素 C 片，0.1g/次，t.i.d.。

请分析并回答：①医生的药物处置是否合理？依据是什么？②护士应采取哪些用药护理措施？③护士在上述用药护理中如何体现职业素养？

（宋　芸）

书网融合……

重点小结　　　微课1　　　微课2　　　微课3　　　习题

项目六　呼吸系统药物与用药护理

📖 **项目简介**

　　呼吸系统疾病种类虽多，但临床症状主要以咳、痰、喘为主。咳嗽是呼吸道黏膜受刺激引起的一种重要防御动作，借以清除呼吸道分泌物和异物，但剧烈而频繁的咳嗽会影响工作和休息。痰是呼吸道炎症的产物，可刺激呼吸道引起咳嗽，同时阻塞支气管而引起呼吸困难等。喘息多见于支气管哮喘和喘息性支气管炎，是支气管平滑肌痉挛和支气管黏膜炎症引起的分泌物增加和黏膜水肿而致的小气道阻塞。这些症状若经久不愈，可导致支气管扩张、肺气肿及肺源性心脏病，给患者造成严重危害。因此，合理应用镇咳药、祛痰药和平喘药控制症状，有助于防止病情发展。做好呼吸系统疾病的用药护理，必须掌握临床常用的药物，任务一是镇咳药、祛痰药与用药护理，任务二是平喘药与用药护理。完成本项目后，将有助于同学们在岗位工作上更好地进行呼吸系统疾病的用药护理。

任务一　镇咳药、祛痰药与用药护理

PPT

◎→ **学习目标**

　　1. 知识与技能　掌握可待因的镇咳作用、临床用途、不良反应和用药护理程序；熟悉右美沙芬、溴己新以及其他镇咳药的特点以及祛痰药的用途及禁忌证；了解其他镇咳药和祛痰药的不良反应。学会呼吸系统疾病患者的临床表现及相应护理措施，为合理使用镇咳药、祛痰药打好基础。

　　2. 过程与方法　建议采用线上线下混合的教学方式，应用任务驱动教学法，引导学生自主学习，完成学习目标，培养自主式、合作式、探究式等学习能力。

　　3. 情感态度与价值观　通过引入临床实例，使学生初步具备关爱呼吸系统疾病患者的工作态度；能为患者提供心理疏导，指导患者及其家属正确使用镇咳药、祛痰药，提高药物依从性；培养严谨、熟练地实施用药护理岗位能力和职业素养。

≫ **情境导入**

　　情景描述 🅔微课1　患者，女，5岁，发热，流涕，咳嗽2周，口服药物无明显好转。查体：体温39.4℃，脉搏110次/分，呼吸30次/分，神志清楚，咽红，扁桃体呈Ⅱ°肿大，肺呼吸音粗，双肺可闻痰鸣音。心音有力。腹软，肠鸣音正常。白细胞18×10^9/L。诊断为急性支气管炎，给予盐酸溴己新，赖氨匹林，头孢唑林钠静脉滴注。

　　任务要求　1. 医师为什么给患儿使用盐酸溴己新静脉滴注治疗？

　　　　　　　　2. 针对此患者，护士应如何完成用药护理程序？

　　　　　　　　3. 护士在对该患者用药护理的同时，还需做好哪些工作以助于患者恢复？

一、镇咳药

镇咳药（antitussives）是一类能缓解或消除咳嗽症状的药物。根据其作用部位的不同分为中枢性镇咳药和外周性镇咳药。

（一）中枢性镇咳药

可待因

可待因（codeine）又称甲基吗啡，为阿片类生物碱，可直接抑制延髓咳嗽中枢而产生强大的镇咳作用。口服后约 20 分钟起效，肌内注射后 0.25 ~ 1 小时达峰值血药浓度。经肝脏代谢，血浆半衰期为 3 ~ 4 小时。

【作用与用途】

1. 镇咳作用 对延髓咳嗽中枢有选择性抑制作用，镇咳作用约为吗啡的 1/4，但镇咳剂量不抑制呼吸。可缓解各种原因引起的剧烈无痰性干咳和刺激性咳嗽，尤其适用于胸膜炎或大叶性肺炎早期伴有胸痛的干咳。

2. 镇痛作用 适用于中等程度的疼痛，其镇痛作用为吗啡的 1/7 ~ 1/10，但成瘾性和依赖性较轻。

✖ 边学边练

吗啡也具有镇咳作用，请同学们分组协作、讨论吗啡是否可以用于缓解咳嗽症状。

参考答案

【不良反应】偶见恶心、呕吐、便秘、眩晕等。大剂量明显抑制呼吸中枢，并可出现中枢兴奋症状，小儿用量过大可致惊厥。长期用药易产生耐受性和依赖性，应控制使用。因其可抑制气道腺体分泌和纤毛运动，使痰液变得黏稠，故痰多者禁用。12 岁以下儿童、哺乳期妇女禁用。

💡 拓展提升

镇咳药的隐性滥用值得关注

可待因作为阿片类镇咳药由于其成瘾性，属于麻醉药品管理，需要注意的是部分治疗感冒、咳痰的复方制剂中也含有可待因成分，非正常大量使用就存着药物滥用的危险；右美沙芬及含有成分的复方制剂也存着同样问题，国家药监部门已于 2024 年 7 月 1 日将右美沙芬列入第二类精神药品目录，因此在护理工作中要严格执行麻醉药品和精神药品管理规定，并积极宣传普及相关知识和规定，确保药物不被滥用或流入非法渠道。

请结合拓展素材思考讨论，联系实际，分组模拟对患者开展用药教育，提高职业素养和法治道德意识。

右美沙芬

右美沙芬（dextromethorphan）为人工合成的吗啡衍生物，是目前临床上应用最广泛的镇咳药之一。镇咳作用与可待因相似，但无镇痛作用。临床主要用于干咳，适用于上呼吸道感染、急（慢）性支气管炎、支气管哮喘及肺结核所致的咳嗽。常与抗组胺药合用。不具镇痛或催眠作用，治疗量对呼吸中枢无抑制作用，有一定精神依赖性，列入第二类精神药品管理。本药安全范围大，偶有头晕、轻度嗜睡、口干、便秘、恶心等。痰多患者慎用，妊娠 3 个月内妇女禁用。

喷托维林

喷托维林（pentoxyverine）又称咳必清，为人工合成的非成瘾性中枢镇咳药，能选择性抑制延髓咳嗽中枢，镇咳作用约为可待因的 1/3，并具有轻度阿托品样作用和局部麻醉作用。能松弛支气管平滑肌和抑制呼吸道感受器。适用于上呼吸道感染引起的干咳，应同时配合抗感染、祛痰治疗。无依赖性，偶有轻度头痛、头晕、口干、便秘等不良反应。青光眼、前列腺肥大和心功能不全者慎用。

（二）外周性镇咳药

苯丙哌林

苯丙哌林（benproperine）为非成瘾性镇咳药。既能抑制咳嗽中枢，又能抑制肺及胸膜牵张感受器引起的肺 - 迷走神经反射，且有平滑肌解痉作用。是中枢性和末梢性双重作用的强效镇咳药，其镇咳作用是可待因的 2～4 倍。可用于各种原因引起的干咳，尤其是刺激性干咳。不良反应较少，有轻度口干、头晕、胃部烧灼感和皮疹等。

苯佐那酯

苯佐那酯（benzonatate）又称退嗽，为局麻药丁卡因的衍生物，具有较强的局部麻醉作用，可抑制肺牵张感受器和感觉神经末梢，阻断咳嗽反射冲动的传导而镇咳，其镇咳作用比可待因弱。临床上主要用于治疗刺激性干咳、阵咳，也可用于支气管镜、喉镜检查或支气管造影前预防咳嗽。本药不良反应较少，有轻度嗜睡、头晕、恶心、口干、鼻塞等，服药时不可嚼碎药片，以免引起口腔麻木、口角流涎等。

> 💡 **要点提示**
>
> 镇咳药的分类、代表药物的作用特点及不良反应

二、祛痰药 🅔 微课 2

祛痰药（expectorants）是指能使痰液变稀或黏滞度降低，使痰液易于咳出的药物。根据作用机制的不同可分为痰液稀释药和黏痰溶解药。

（一）痰液稀释药

氯化铵

氯化铵（ammonium chloride）口服对胃黏膜产生局部刺激作用，引起轻度恶心，反射性地引起呼吸道的分泌，使痰液变稀，易于咳出。本药较少单独应用，常与其他药物配伍制成复方制剂使用，用于急性呼吸道炎症初期黏痰不易咳出的患者。另外氯化铵还具有酸化血液和体液作用，可用于加速碱性药物的排泄和纠正代谢性碱中

> 💡 **要点提示**
>
> 祛痰药的分类、代表药物的作用特点及不良反应

毒。大剂量应用可引起胃肠道反应，宜饭后服用。严重肝功能减退、溃疡病、代谢性酸中毒患者禁用。同类药物有酒石酸锑钾（potassium antimony tartrate）、愈创木酚甘油醚（guaiphenesin）、碘化钾等。

（二）黏痰溶解药

乙酰半胱氨酸

乙酰半胱氨酸（acetylcysteine）又称痰易净，为半胱氨酸的乙酰化物，能使黏痰中连接黏蛋白多肽

链的二硫键断裂，降低痰的黏性，易于咳出。雾化吸入可用于治疗大量黏痰阻塞气道引起的呼吸困难和术后咳痰困难者。紧急时气管内滴入，可迅速使痰变稀，但需注意及时吸引排痰。本药有特殊的蒜臭味，可引起恶心、呕吐，且对呼吸道有刺激作用，易引起呛咳，甚至支气管痉挛，与异丙肾上腺素交替应用可预防此类症状的发生，并提高疗效。肝功能不全者慎用，支气管哮喘者禁用。

溴己新

溴己新（bromhexine）又称必嗽平，可直接作用于支气管腺体，促使黏液分泌细胞的溶酶体酶释出，裂解黏痰中的黏多糖，降低痰液黏稠度；并可激动呼吸道胆碱受体，使呼吸道腺体分泌增加，痰液变稀，易于咳出。临床上用于急（慢）性支气管炎、哮喘、支气管扩张等呼吸道疾病痰液黏稠不易咳出者。偶见恶心、胃部不适、血清转氨酶升高等不良反应。消化性溃疡、肝功能不全者慎用。

氨溴索

氨溴索（ambroxol）是溴己新在体内的活性代谢产物，其祛痰作用显著，毒性小，耐受性好，且制剂品种多，给药较方便，临床更为常用。

羧甲司坦

羧甲司坦（carbocisteine）又称羧甲半胱氨酸，祛痰作用与乙酰半胱氨酸相似，但起效快，口服后4小时即可见明显疗效。临床可用于呼吸系统疾病（如慢性支气管炎、慢性阻塞性肺疾病及支气管哮喘等）所致的痰液黏稠及术后咳痰困难者。偶见轻度头晕、恶心、胃部不适、皮疹等不良反应，有消化道出血者慎用。

💡 **知识链接**

镇咳药、祛痰药的合理选用 🅴 微课3

咳嗽是一种常见的呼吸道症状，是呼吸道受刺激时的一种保护性反射活动，可排出呼吸道内的分泌物或异物，保持呼吸道清洁和通畅。轻度咳嗽有利于排痰，一般无需使用镇咳药；但剧烈而频繁的无痰干咳，可影响患者生活甚者引起并发症，则应采用镇咳药进行对症治疗。若咳嗽伴有咳痰困难，则应主要使用祛痰药，慎用镇咳药，必要时可通过高频振荡雾化给药，以提高疗效。否则积痰排不出，易继发感染，并且阻塞呼吸道，引起窒息。

岗位对接

【任务解析】

1. 该患者为急性支气管炎，以对症治疗和防治继发性细菌感染为主。因有痰液，应慎用镇咳药，给予盐酸溴己新注射液静脉滴注发挥祛痰作用，给予赖氨匹林解热，给予头孢唑林钠控制感染。

2. 遵医嘱或处方给药，避免长期使用或滥用；密切关注患儿的临床症状是否得到改善，不良反应有无出现；教会患儿能正确运用深呼吸咳嗽，还可采取拍背与胸壁震荡、湿化呼吸道、体位引流等方式促进排痰。

3. 护士除熟练实施用药护理措施外，还要做好心理护理工作，缓解患儿及家属的焦虑情绪，鼓励患儿多喝水，以利于稀释痰液。指导患儿及家属避免诱因，养成合理的饮食、饮水习惯，教会患儿掌握正确有效的咳嗽、咳痰方法，家属使用雾化吸入或蒸气吸入等技能。

【用药护理程序】

用药前	用药评估	①阅读医嘱或处方：明确用药目的、药品名称、规格、数量、剂量等相关信息 ②健康评估：观察患者健康状况和精神状态，了解既往病史、过敏史、治疗史等 ③用药禁忌评估：对本药过敏者，禁用溴己新；活动性消化性溃疡或其他原因引起消化道出血、血友病或血小板减少症、有阿司匹林或其他非甾体抗炎药过敏史者，尤其是出现哮喘、神经血管性水肿或休克者禁用赖氨匹林；对头孢菌素类抗生素过敏者禁用头孢唑林钠
	调配药品	①盐酸溴己新注射剂：4mg/2ml；肌内注射或静脉注射，4mg/次，一日 8~12mg 用葡萄糖注射液稀释后使用。注射用赖氨匹林：一次 0.9~1.8g，一日 2 次。肌内注射或静脉注射，以 4ml 注射用水或 0.9% 氯化钠注射液溶解后注射。头孢唑林注射液：0.5g。一次 0.5~2g，一日 2~4 次，肌内注射或静脉注射 ②其他药品及制剂参见相关项目任务
	提示建议	①头孢唑林与青霉素类有交叉过敏反应。对青霉素类药过敏者，慎用本药 ②溃疡病、肝功能不全，代谢性酸中毒慎用祛痰药 ③未明事项应查阅药品说明书或向医师、药师等反馈
用药中	护理问题	①患者的呼吸道症状改善情况 ②与药物不良反应有关症状的处理，如窒息、嗜睡、头痛、眩晕、胃肠功能紊乱等 ③药物正确的给药方法等 ④其他可能影响疗效的问题等
	护理措施	①遵医嘱或处方，严格掌握剂量及给药途径，避免长期使用或滥用 ②密切关注患者的用药反应，症状是否得到改善，配合进行日常起居的生活指导 ③教会患者能正确运用深呼吸咳嗽，还可采取拍背与胸壁震荡、湿化呼吸道、体位引流等方式促进排痰
	监护要点	①注意药物的正确给药方法和用药时间：多采用口服给药，必要时雾化吸入 ②对于易刺激胃黏膜的药物，如黏痰溶解药宜餐后服用 ③加强不良反应观察和处置，如赖氨匹林发生胃肠道出血、溃疡、呼吸困难时，应立即停药
用药后	健康宣教	①适度介绍药物治疗方案和有关康复常识，引导患者正确认识呼吸系统疾病，缓解焦虑紧张情绪，配合治疗 ②指导患者注意防寒保暖，避免吸入刺激性气体、剧烈运动及避免应用引起咳嗽的药品等 ③对病情较紧急危重，应待病情稳定后再作宣教等
	评价效果	①客观评价药物疗效、安全性及近远期治疗效果，咳嗽是否得到缓解和控制，痰液是否消失 ②采取的用药护理措施、方法的适宜性 ③对药物治疗和不良反应及防治相关知识的知晓度是否提高，能否坚持和配合治疗等
	回顾小结	①整理物品、记录资料，回顾合理使用溴己新、赖氨匹林、头孢唑林等药物的要点 ②总结本任务用药护理心得；查找不足，制订改进措施等

学习小结

　　本任务主要介绍了镇咳药、祛痰药与用药护理，其中重点是可待因的止咳作用、临床应用、不良反应和用药护理程序，难点是综合分析患者的临床表现采取相应的用药护理措施。可采取任务驱动的教学方法，完成学习目标；提高自主学习和探究的能力。

目标检测

答案解析

一、单项选择题

1. 下列药物中属于中枢性镇咳药的是（　　）

A. 苯丙哌林　　　　　B. 右美沙芬　　　　　C. 氨溴索

D. 羧甲司坦　　　　　E. 沙丁胺醇

2. 磷酸可待因的主要临床用途为（　　）

A. 平喘　　　　　　　B. 镇咳　　　　　　　C. 祛痰

D. 预防偏头痛　　　　E. 解救吗啡中毒

3. 以下药物属于痰液稀释药的是（　　）

A. 氯化铵　　　　　　B. 氨茶碱　　　　　　C. 乙酰半胱氨酸

D. 愈创木酚甘油醚　　E. 右美沙芬

4. 患者，男，75 岁，以肺气肿、Ⅱ 型呼吸衰竭收入院。入院第 1 天晚上，因咳嗽痰多，呼吸困难，并对医院环境不适应而不能入睡。不正确的用药护理是（　　）

A. 给予镇咳和镇静药，帮助入睡　　　　B. 减少夜间操作，帮助患者睡眠

C. 给予雾化吸入　　　　　　　　　　　D. 给予祛痰药并协助排痰

E. 给予低流量持续吸氧

5. 一患者有慢性支气管炎病史 30 年。4 天前受凉后再次出现咳嗽、咳痰，痰白质黏，伴有呼吸困难、胸闷、乏力，以"慢性支气管炎合并慢性阻塞性肺气肿"入院治疗。下列处理不妥的是（　　）

A. 抗生素抗感染　　　　B. 体位引流　　　　　　C. 可待因镇咳

D. 祛痰药　　　　　　　E. 雾化吸入

二、简答题

1. 镇咳药根据其作用部位不同，可分哪几类？

2. 简述祛痰药的分类及代表性药物。

3. 可待因的药理作用与应用。

三、案例分析题

患者，男，70 岁，慢性支气管炎病史 21 年，因感冒病情加重 5 天，出现咳嗽、胸闷、痰多、夜不能寐。查体：T 37.8℃，听诊两肺可及哮鸣音，WBC 11×10^9/L，诊断为慢性支气管炎（急性发作期）。医生制订用药方案：①氨茶碱 0.2g，每日 3 次；②溴己新 16mg，每日 3 次；③阿莫西林 0.5mg，每日 3 次。请分析并回答：①该用药方案是否合理？②应采取哪些用药护理措施？③护士在上述用药护理中如何体现职业素养？

（赵　梦）

书网融合……

重点小结	微课1	微课2	微课3	习题

任务二　平喘药与用药护理

PPT

◎ 学习目标

1. 知识与技能　掌握沙丁胺醇、氨茶碱、糖皮质激素的平喘作用、临床应用、不良反应和用药护理程序；熟悉沙丁胺醇、倍氯米松以及平喘药的用途与用药护理技能。学会综合分析、判断患者临床表现并采用相应护理措施。

2. 过程与方法　建议采用线上线下混合的教学方式，应用任务驱动教学法，通过布置有关哮喘合理用药的任务，引导学生自主学习、小组协作，完成学习目标，培养自主式、合作式、探究式等学习能力。

3. 情感态度与价值观　通过引入临床实例，树立关爱哮喘患者意识和急救意识，提升职业素养；使学生初步具备尊重、关心哮喘患者及家属的工作态度，培养积极、细致、认真的服务意识和职业精神，提高严谨、熟练地实施用药护理岗位能力和职业素养。

≫ 情境导入

情景描述 微课1　患者，女，28岁，昨日凌晨突然出现呼气性呼吸困难，伴胸闷，咳嗽，自行吸入沙丁胺醇无效后来院，查体：体温38.7℃，脉搏126次/分，呼吸32次/分，血压130/80mmHg。神情焦虑，活动和说话受限，唇色发绀，端坐呼吸，大汗淋漓，胸廓饱满，听诊双肺可闻哮鸣音，呼气音延长。白细胞11.8×10^9/L，胸部X线提示双肺透亮度增高，既往有哮喘发作史，但未做正规雾化治疗。诊断为支气管哮喘（急性发作期，重度），给予甲泼尼龙琥珀酸钠静脉注射、多索茶碱静脉滴注、头孢曲松静脉滴注。

任务要求　1. 给予多索茶碱、甲泼尼龙琥珀酸钠的目的是什么？

2. 针对此患者，护士应如何完成用药护理程序？

3. 护士在用药护理中如何体现职业素养和专业精神？

平喘药（antiasthmatic drugs）是能够预防和缓解哮喘喘息症状的药物，临床常用药物包括支气管扩张药、抗炎平喘药和抗过敏平喘药等。

💡 知识链接

支气管哮喘简介 微课2

支气管哮喘是常见的慢性呼吸道疾病。据我国《支气管哮喘防治指南》相关数据显示，目前全球哮喘患者约3.6亿人，中国哮喘患者约4600万人，且近年来哮喘患病率在全球范围内有逐年增加的趋势。哮喘常见症状为反复发作的喘息、气急、伴或不伴胸闷或咳嗽等症状，并伴有哮鸣音，呼气相延长。夜间或晨间多发，发病前多有干咳，打喷嚏等先兆，常与接触冷空气、物理、化学性刺激以及上呼吸道感染、剧烈运动有关。哮喘需要与左心功能不全、慢性阻塞性肺疾病、上气道阻塞性病变等疾病相鉴别，以防延误治疗。

一、支气管扩张药

（一）β 受体激动药

β受体激动药包括非选择性β受体激动药和选择性β$_2$受体激动药。本类药物可激动气道平滑肌细胞

膜上的 β_2 受体，进而活化腺苷环化酶而增加平滑肌细胞内 cAMP 浓度，使平滑肌松弛；同时亦可抑制肥大细胞与中性粒细胞释放过敏介质、炎症介质，对各种刺激引起的支气管平滑肌痉挛有强大的舒张作用。

非选择性 β 受体激动药对 β_1 和 β_2 受体均有激动作用，代表药物有异丙肾上腺素、肾上腺素和麻黄碱等，但因其心血管系统的不良反应较明显，目前已很少应用。

选择性 β_2 受体激动药对 β_2 受体有较高的选择性，对 β_1 受体作用弱，常规剂量口服或吸入给药时较少发生心血管系统不良反应，是控制哮喘症状的首选药之一。代表药物有沙丁胺醇、特布他林、克伦特罗（clenbuterol，氨哮素）、福莫特罗（formoterol）、班布特罗（bambuterol）、丙卡特罗（perocaterol）等。

沙丁胺醇

沙丁胺醇（salbutamol，舒喘灵）口服后 15～30 分钟起效，作用维持 4～6 小时；气雾吸入后 5～15 分钟起效，作用维持 2～4 小时。

【药理作用】选择性激动 β_2 受体，对支气管平滑肌的选择性强，能松弛支气管平滑肌，扩张支气管，兴奋心脏的作用仅为异丙肾上腺素的 1/10。

【临床用途】用于支气管哮喘、喘息型支气管炎和肺气肿患者的支气管痉挛。预防用药多口服给药，控制急性发作多气雾吸入或静脉给药。采用缓释和控释剂型可延长作用时间，适用于预防哮喘突然发作等。

> **⏱ 要点提示**
>
> 沙丁胺醇、特布他林的临床应用和不良反应

【不良反应】与剂量有关，治疗量时不良反应较小，长期或大剂量应用，可引起心悸、恶心、头痛、头晕、肌肉和手指震颤、血压波动、血糖升高等，长期使用可产生耐受性。

特布他林

特布他林（terbutaline，间羟舒喘宁）的平喘作用较沙丁胺醇弱，但较持久，兴奋心脏作用更弱。可口服、吸入、静脉滴注等多种途径给药，用于支气管哮喘、哮喘型支气管炎和慢性阻塞性肺疾病时的支气管哮喘。不良反应与沙丁胺醇相似，但相对较弱。

💡 **拓展提升**

安全用药责任重大——以"瘦肉精"的危害为例 🅴 微课 3

"瘦肉精"曾是非法使用的一类饲料添加剂的统称，主要是盐酸克伦特罗。该药是 β2 受体激动药，与沙丁胺醇一样用于防治急慢性哮喘和喘息性支气管炎等疾病。但使用量超过治疗量的 5～10 倍时，可使肌肉合成增加，脂肪沉积减少；某些养殖户盲目追求经济效益，过量使用，导致该药在动物组织中残留浓度过高。人类食用此类肉及制品（特别是内脏组织）后会出现心悸、头晕、恶心、手脚颤抖、心律失常等，对患有高血压、糖尿病和甲状腺功能亢进等患者危害更为严重，运动员误食则会导致兴奋剂检测不合格。我国于 2000 年已禁止对食源性动物使用瘦肉精，在养殖、收购、贩运、屠宰等环节开展全链条监管，对违法行为进行严厉打击。由此可见，药物具有两重性，安全用药直接关系着人们的健康生活和生命安全，护理工作者更应该具有关爱人民生命健康和遵纪守法的职业操守。

请利用 AI，结合拓展素材思考讨论，开展安全用药健康宣教活动，提升职业素养和专业精神。

（二）茶碱类

氨茶碱

氨茶碱（aminophylline）口服易吸收，生物利用度达96%，血浆蛋白结合率约60%，主要经肝脏代谢，其体内的消除速率个体差异较大，老年人及肝硬化者的半衰期显著延长。

【药理作用】

1. 松弛支气管平滑肌作用　茶碱通过抑制磷酸二酯酶（PDE）、阻断腺苷受体、增加内源性儿茶酚胺释放及干扰气道平滑肌钙离子转运，而松弛支气管平滑肌。

2. 强心作用　直接作用于心脏，增强心肌收缩力，增加心输出量。

3. 利尿作用　能增加肾血流量和肾小球滤过率，并抑制肾小管对 Na^+、Cl^- 的重吸收。

4. 其他　松弛胆道平滑肌，解除胆道痉挛。此外还能兴奋中枢和扩张外周血管。

【临床用途】

1. 支气管哮喘和喘息性支气管炎　口服用于慢性哮喘的维持治疗，预防急性发作。急性哮喘或哮喘持续状态时可静脉滴注或稀释后静脉注射给药，可迅速控制症状。

2. 急性心功能不全和心源性哮喘　主要通过扩张血管、松弛支气管平滑肌以及增强心肌收缩力等作用发挥疗效，多与其他药物配伍使用，且应采取静脉给药方式。

3. 胆绞痛　宜与镇痛药合用以提高疗效。

【不良反应】

1. 局部刺激　本药碱性较强，口服可引起恶心、呕吐、食欲减退等，严重者可诱发消化性溃疡，宜餐后服用。一般不作肌内注射。

2. 中枢兴奋现象　治疗量可出现烦躁、不安等反应，静脉注射过快或过速可出现头痛、头晕，甚至惊厥。

3. 急性中毒　静脉过速或剂量过大，可引起心悸或血压骤降，严重时致心律失常。老年人及心、肝、肾功能不全者用药酌减。

> ⏱ **要点提示**
>
> 氨茶碱的临床应用和不良反应

多索茶碱

多索茶碱（doxofylline）对痉挛状态的支气管松弛作用是氨茶碱的 10～15 倍，有一定的镇咳作用。中枢和心血管不良反应轻微。主要用于支气管哮喘、喘息性慢性支气管及其他伴支气管痉挛的呼吸道疾病。

二羟丙茶碱

二羟丙茶碱（diprophylline）又称喘定，其平喘作用比氨茶碱弱，但不良反应较轻，刺激性小，可肌内注射，兴奋心脏作用弱。主要用于伴有心动过速或不宜用拟肾上腺素药和氨茶碱治疗的患者。

同类药物还有茶碱*（theophylline）、胆茶碱（choline theophylline）等。

（三）M受体拮抗药

异丙托溴铵

异丙托溴铵（ipratropine）通过阻断 M 受体使支气管平滑肌松弛。主要采用气雾吸入防治不能耐受 β 受体激动剂的支气管哮喘患者。不良反应与阿托品类似，但因局部给药，相对较轻。青光眼患者慎用。

二、抗炎平喘药

（一）糖皮质激素

糖皮质激素（glucocorticoids，GCs）是目前治疗哮喘最有效的抗炎平喘药之一，具有强大的平喘作用。这与其抗炎和抗免疫等作用有关；且能抑制前列腺素和白三烯生成；减少炎症介质的产生和反应；并能使小血管收缩，渗出减少。根据剂型和给药方式，可分为全身用药和局部用药两类。对于重度或严重哮喘发作时应及早静脉应用糖皮质激素，如琥珀酸氢化可的松或甲泼尼龙，症状缓解后逐渐减量，然后改为口服和吸入剂型维持。

目前常用的吸入型糖皮质激素还有倍氯米松、布地奈德、曲安奈德、氟替卡松等。

倍氯米松

倍氯米松（beclomethasone）为地塞米松的衍生物，局部抗炎作用强大。气雾吸入可迅速抑制炎性活性物质导致的呼吸道平滑肌痉挛、渗出和水肿等，且全身吸收少，几乎无全身不良反应，长期应用对肾上腺皮质无抑制作用。由于本药起效慢，前2周应同时口服糖皮质激素如泼尼龙和泼尼松龙，待呼吸道炎症控制后，再逐渐减少口服药物的用量。哮喘持续状态时，本药不易到达小气道，疗效不佳。

> **要点提示**
>
> 吸入型糖皮质激素的主要特点

本药长期吸入，部分患者可发生声音嘶哑和口咽部白念珠菌感染，可每次吸入后立即用生理盐水漱口。妊娠早期及婴儿慎用。

布地奈德

布地奈德（budesonide）的主要特点与倍氯米松相似，但作用维持时间较长，局部抗炎作用约为倍氯米松的2倍。不良反应比倍氯米松少，几乎无全身不良反应。用于支气管哮喘、喘息性支气管炎及慢性阻塞性肺疾病的综合治疗。

曲安奈德

曲安奈德（triamcinolone acetonide）作用强而持久，不良反应比倍氯米松少，雾化吸入用于支气管哮喘。临床更常用，且是多种复方制剂的成分。

氟替卡松

氟替卡松（fluticasone）为强效糖皮质激素类，作用时间长，局部抗炎活性更强，在常规剂量下全身不良反应少。雾化吸入用于持续性哮喘的长期治疗，鼻喷用于过敏性鼻炎等的治疗。

边学边练

糖皮质激素长期全身使用，不良反应较多，请同学们思考讨论哮喘患者若需长期应用糖皮质激素应注意哪些问题？

参考答案

（二）白三烯调节药

半胱氨酸白三烯（cysteinyl leukotrienes，Cys－LTs）是一组重要的炎性介质，由花生四烯酸经5-脂氧酶途径代谢产生。参与体内多种免疫反应，与哮喘的炎症病理过程密切相关，可引起支气管平滑肌痉挛、血管通透性增加、气道水肿加剧等。现有的白三烯调节药包括白三烯受体拮抗药（LTRA）和 5 - 脂氧酶抑制药两类，目前前者较为常用。

白三烯受体拮抗药扎鲁司特（zafirlukast）、孟鲁司特（montelukast）等选择性阻断 Cys - LTs 受体而发挥抗炎作用，与糖皮质激素合用后，可增强抗炎作用，减少后者的用药剂量，但不可突然完全替代吸入性抗炎平喘药。适用于 15 岁及以上成人哮喘的预防和长期治疗，阿司匹林哮喘、运动型哮喘患者的治疗，以及季节性过敏性鼻炎的治疗。

本药有咀嚼剂型，适用于 2 岁及以上儿童。不良反应较轻，主要有超敏反应，如皮疹、瘙痒、血管神经性水肿等，个别患者有明显消化道症状、神经及精神紊乱等。

三、抗过敏平喘药

色甘酸钠

色甘酸钠（sodium cromoglicate，咽泰）口服不易吸收，干粉喷雾吸入时生物利用度为 10%，$t_{1/2}$ 为 1 ~ 1.5 小时，经胆汁和肾脏排出。

【作用与用途】色甘酸钠可稳定肥大细胞膜，抑制膜裂解和脱颗粒，减少过敏介质的释放，同时能降低哮喘患者对非特异刺激的敏感性，但起效慢，用药数日或数周后才起效。主要用于预防各型支气管哮喘的发作，对过敏性哮喘疗效较好，一般应在接触哮喘诱因前 7 ~ 10 天给药，对已发作的哮喘无效。也可用于过敏性鼻炎、春季结膜炎、过敏性湿疹，灌肠可改善溃疡性结肠炎和直肠炎。

【不良反应】轻微，少数患者吸入后因粉末的刺激而引起呛咳、咽喉刺痛，甚至诱发支气管痉挛，同时吸入 β_2 受体激动药可有效避免发生。

酮替芬

酮替芬（ketotifen）的作用与色甘酸钠相似，但口服有效。除了具有稳定肥大细胞膜，阻止其脱颗粒的作用外，还有强大的阻断 H_1 受体、抗 5 - HT 及抑制磷酸二酯酶等作用，并能预防和逆转 β_2 受体下调，加强 β_2 受体激动药的平喘作用。用于预防各型哮喘、儿童型哮喘，也可与茶碱类、β_2 受体激动药合用防治轻、中度哮喘。此外，对过敏性鼻炎、慢性荨麻疹及食物过敏等有一定疗效。不良反应有头晕、疲倦、嗜睡、口干等。孕妇、驾驶员、机械操作者和高空作业者慎用。

> 要点提示
>
> 色甘酸钠及酮替芬的临床应用

甲磺司特

甲磺司特是一种选择性辅助性 T 细胞 2（helper T cell 2，Th2）细胞因子抑制剂，可抑制白细胞介素（interleukin，IL）- 4、IL - 5 的产生和 IgE 的合成，减少嗜酸性粒细胞浸润，减轻气道高反应性。该药是我国研制的新药，为口服制剂，安全性好，适用于过敏性哮喘患者的治疗。

岗位对接

【任务解析】

1. 该患者属重症支气管哮喘，应及早静脉给予琥珀酸氢化可的松或甲泼尼龙，病情缓解后改为口服和吸入制剂维持，长期应用可用吸入制剂如倍氯米松、布地奈德等。茶碱类药物静脉给药适用于哮喘急性发作且近 24 小时未用过茶碱类药物者。

2. 护士应遵医嘱或处方给药，指导患者掌握气雾剂正确用法，以及吸氧、排痰方法，密切关注患者的用药后症状有无改善及不良反应有无出现。

3. 除用药护理外，还应做好心理护理，提高治疗的信心和依从性；普及疾病常识；指导患者有效避控哮喘诱因，学会病情的自我监测。

【用药护理程序】

用药前	用药评估	①阅读医嘱或处方：明确用药目的、药品名称、规格、数量、剂量等相关信息 ②健康评估：观察患者健康状况和精神状态，了解既往病史、过敏史、治疗史等 ③用药禁忌评估：评估患者是否有系统性真菌感染，应禁用糖皮质激素；妊娠、儿童、高血压、糖尿病、有精神病史者应慎用。甲泼尼龙琥珀酸钠40mg制剂禁用于牛乳过敏的患者；避免与葡萄糖酸钙、维库溴铵、罗库溴铵、顺苯磺阿曲库铵、异丙酚等
	调配药品	①甲泼尼龙琥珀酸钠注射液：40mg、125mg、500mg；危及生命时，静脉注射推荐剂量为30mg/kg。多索茶碱片剂：0.2g。一次0.2~0.4g，一日2次。多索茶碱注射液：0.1g/ml，成人一次0.2g，12小时一次，以25%葡萄糖注射液稀释至40ml缓慢静脉注射，5~10日为一疗程或遵医嘱；或将本药0.3g加入5%葡萄糖注射液或生理盐水注射液100ml中，缓慢静脉滴注，一日一次 ②其他药品及制剂参见相关项目任务
	提示建议	①甲泼尼龙琥珀酸钠注射液静脉注射应至少30分钟 ②对每个病例均需就疗程和剂量以及采用每日给药或者间歇给药做出风险/效益决定 ③避免在三角肌注射，以防引起皮下萎缩 ④未明事项应查阅药品说明书或向医师、药师等反馈
用药中	护理问题	①患者的哮喘症状改善情况及心率、血压、呼吸频率、血氧饱和度等变化 ②与药物不良反应有关症状的处理 ③药物正确的给药方法等 ④其他可能影响疗效的问题等
	护理措施	①遵医嘱或处方，严格掌握剂量及给药途径，哮喘或COPD患者应保持呼吸道通畅，给予吸氧、抗感染、化痰止咳以及解痉平喘等综合治疗措施 ②指导患者掌握气雾剂正确用法，以及吸氧、排痰方法等 ③密切关注患者的用药反应，症状是否得到改善，配合进行日常起居的生活指导
	监护要点	①哮喘患者应根据治疗的不同需要，选用不同种类的药品及制剂规格、用量用法 ②提醒使用激素类平喘药的患者，每日气雾吸入后应及时漱口。减少咽部产生真菌感染与声音嘶哑。另外，长期用药者，切勿突然停药 ③加强不良反应观察和处置
用药后	健康宣教	①适度介绍药物治疗方案和有关康复常识，引导患者正确认识哮喘 ②进行心理护理，缓解焦虑紧张情绪，提高治疗的信心和依从性 ③指导患者确定可能诱发哮喘的各种因素，如花粉、皮毛、烟雾、尘螨等，避免强烈的精神刺激和突然剧烈的运动等 ④对病情较紧急危重，应待病情稳定后再做宣教等
	评价效果	①客观评价药物疗效、安全性及近远期治疗效果，患者喘息状态有无明显改善，肺部呼吸音是否正常 ②采取的用药护理措施、方法的适宜性 ③对药物治疗和不良反应及防治相关知识的知晓度是否提高，能否坚持和配合治疗等
	回顾总结	①整理物品、记录资料，回顾合理使用糖皮质激素等药物的要点；平喘药配合吸氧、抗感染、化痰止咳、解痉平喘等综合措施，疗效不佳时需重新评估，及时调整方案 ②总结本任务用药护理心得；查找不足，制订改进措施等

◆◀◀ 学习小结 ▶▶◆

本任务主要介绍了平喘药及用药护理，其中重点是沙丁胺醇、氨茶碱、糖皮质激素的平喘作用、临床应用、不良反应和用药护理程序，难点是根据患者哮喘的症状，实施相应的护理措施。可采取任务驱动的教学方法，完成学习目标；培养自主探究、团结合作等学习能力和认真、细致、严谨的职业精神。

目标检测

答案解析

一、单项选择题

1. 糖皮质激素可抑制气道变应性炎症，降低气道高反应性，其不良反应有（ ）

    A. 红斑和视物模糊   B. 口咽部真菌感染   C. 腹绞痛和腹泻

    D. 耳鸣和高血压   E. 口干和皮疹

2. 对支气管平滑肌上的 β_2 受体具有选择性兴奋作用，适于长期作为平喘的药物是（ ）

    A. 沙丁胺醇   B. 氨茶碱   C. 异丙肾上腺素

    D. 多巴胺   E. 肾上腺素

3. 下列平喘药中，至少需提前1周使用才能充分发挥药效的是（ ）

    A. 氨溴索   B. 泼尼松   C. 沙丁胺醇

    D. 氨茶碱   E. 色甘酸钠

4. 下列属于抗炎平喘药的是（ ）

    A. 氨茶碱   B. 氟替卡松   C. 色甘酸钠

    D. 氨溴索   E. 沙丁胺醇

5. 患者，女，35岁，喘息，呼吸困难发作1天，过去曾有类似发病史。查体：气促、发绀，双肺满布哮鸣音，心率120次/分，律齐，无杂音。院外使用氨茶碱、特布他林无效。对患者除立即吸氧外，还应立即给予的措施为（ ）

    A. 氨溴索静脉滴注   B. 5%碳酸氢钠静脉滴注

    C. 琥珀酸氢化可的松静脉滴注   D. 丙酸倍氯米松气雾吸入

    E. 联合应用抗生素静脉滴注

二、简答题

1. 简述临床常用平喘药的分类及代表性的药物。

2. 简述氨茶碱的临床应用和不良反应。

3. 简述抗炎平喘药的主要特点和用药护理程序。

三、案例分析题

患者，女，36岁，阵发性呼吸困难3年，曾以"哮喘"发作多次入院，3天前感冒，咳嗽，10小时前突然哮喘发作，胸闷憋气，咳嗽频繁，服药不能缓解，诊断为哮喘持续状态。

请分析并回答：①该患者应选用什么药物？为什么？②针对该患者如何开展用药护理？③护士在进行用药护理过程中如何体现专业精神和职业素养？

（赵　梦　张　庆）

书网融合……

重点小结   微课1   微课2   微课3   习题

项目七　消化系统药物与用药护理

📖 项目简介

　　本项目主要介绍消化系统药物与用药护理。消化系统主要由胃肠道、肝脏、胰腺和胆囊等组成，具有摄入、容纳、消化食物、吸收营养和排出废物等功能。消化系统疾病非常多见，如消化性溃疡、消化不良、恶心、呕吐、便秘、腹泻等，常用的药物主要有抗消化性溃疡药、助消化药、止吐药、泻药和止泻药等，它们主要通过调节胃肠功能和影响消化液的分泌而发挥作用，学习本章药物对今后护理消化系统疾病患者有很重要的意义。任务一是治疗消化性溃疡药物与用药护理，任务二是治疗消化功能障碍药物与用药护理。完成本项目后，将有助于同学们在岗位工作上更好地进行消化系统疾病的用药护理。

任务一　治疗消化性溃疡药物与用药护理

PPT

◎ 学习目标

　　1. 知识与技能　掌握常用抗消化性溃疡药的分类、药理作用；熟悉抗消化性溃疡药的临床用途；了解抗消化性溃疡药的主要不良反应。熟练掌握消化性溃疡患者用药护理程序，学会指导患者及其家属遵医嘱用药。

　　2. 过程与方法　建议采用各种教学法，混合式/讲授式/互动式，通过布置消化性溃疡合理用药的任务，引导学生自主学习、网络学习、小组学习，分组讨论及开展竞赛激发学习兴趣，完成学习目标，培养自主式、合作式、探究式等学习能力。

　　3. 情感态度与价值观　通过本次任务，使学生初步具备尊重、关爱消化性溃疡患者和家属的工作态度，培养学生科学护理患者的职业素养，树立以患者为本的服务理念，指导患者及其家属遵医嘱合理用药。

　　消化性溃疡（peptic ulcer）是胃肠道黏膜在胃酸和胃蛋白酶等的腐蚀作用下发生的溃疡，好发于胃和十二指肠，故又称胃及十二指肠溃疡，主要表现为胃痛、反酸、嗳气、恶心、呕吐等症状。具有自行缓解和长期反复发作的特点。消化性溃疡的发病机制复杂，近年来的实验与临床研究表明，胃酸分泌过多、幽门螺杆菌感染和胃黏膜保护作用减弱等因素是引起消化性溃疡的主要因素。胃排空延缓和胆汁反流、胃肠肽的作用、遗传因素、药物因素、环境因素和精神因素等，也和消化性溃疡的发生有关。 ⓔ微课1

　　消化性溃疡的药物治疗原则是：恢复消化道黏膜的局部损伤和防御保护机制之间的平衡，即修复或增强胃肠黏膜的保护功能，降低胃液中的胃酸浓度及胃蛋白酶活性，抗幽门螺杆菌感染，从而达到促进溃疡愈合、防止和减少复发及并发症的目的。常用药物可分为四类：①抗酸药；②抑制胃酸分泌药；③胃黏膜保护药；④抗幽门螺杆菌药。

情景描述 患者，女，34岁。半年前出现上腹部疼痛，同时伴有反酸、嗳气、食欲不振，腹部按压无明显压痛，按胃炎治疗无效。行胃镜检查提示十二指肠球部溃疡（S1 期），13C 呼气试验（＋）。医生结合患者近期表现及查体，诊断为十二指肠球部溃疡，幽门螺杆菌（Hp）阳性。医生给予口服兰索拉唑、克拉霉素、阿莫西林、枸橼酸铋钾联合治疗。

任务要求 1. 医生制订用药方案的临床治疗目的是什么？

2. 针对此患者，护士应如何进行用药护理？

3. 针对此患者，护士在对该患者用药护理的同时，还需做好哪些工作以助于患者恢复？

一、抗酸药

抗酸药（antacids）为弱碱性物质，如氢氧化镁（magnesium hydroxide）、碳酸氢钠（sodium bicarbonate）、氢氧化铝（aluminium hydroxide）、三硅酸镁（magnesium trisilicate）、碳酸钙（calcium carbonate）等。

【作用与用途】作用有两方面：①药物口服后可在胃中直接中和胃酸，升高内容物 pH；②降低胃蛋白酶活性。抗酸药可缓解胃酸对胃肠黏膜的侵蚀及对溃疡面的刺激，减少疼痛，促进溃疡面愈合。主要用于胃酸过多症和轻度消化性溃疡的治疗（表 7 - 1 - 1）。

表 7 - 1 - 1　常用抗酸药作用特点比较

常用药物	抗酸作用	起效时间	持续时间	黏膜保护	收敛作用	产生 CO_2	碱血症	排便影响
氢氧化镁	强	较快	较长	-	-	-	-	轻泻
碳酸氢钠	强	最快	短	-	-	+	+	-
氢氧化铝	中	慢	较长	+	+	-	-	便秘
三硅酸镁	较弱	慢	较长	+	-	-	-	轻泻
碳酸钙	较强	较快	较长	-	+	+	-	便秘

理想的抗酸药应该作用迅速持久、不吸收、不产气、不引起腹泻或便秘，对黏膜及溃疡面有保护收敛作用。目前单一药物很难达到这些要求，故常采用联合用药或复方制剂，以增强疗效，减少不良反应。如复方氢氧化铝、复方铝酸铋等（表 7 - 1 - 2）。

表 7 - 1 - 2　抗酸药的部分复方制剂

复方制剂	主要成分	临床用途
复方氢氧化铝	氢氧化铝、三硅酸镁、颠茄流浸膏	胃酸过多、消化性溃疡、慢性胃炎
复方铝酸铋	铝酸铋、碳酸氢钠、重质碳酸镁、甘草浸膏粉、弗朗鼠李皮、茴香粉	胃酸过多、消化性溃疡、胃炎
复方石菖蒲碱式硝酸铋片	碱式硝酸铋、重质碳酸镁、碳酸氢钠、石菖蒲根粉、大黄粉	胃酸过多、消化性溃疡、胃炎
维 U 颠茄铝胶囊 II	氢氧化铝、维生素 U、颠茄流浸膏	胃酸过多、慢性胃炎

二、抑制胃酸分泌药

胃酸和胃蛋白酶的自身消化作用是消化性溃疡病形成的主要原因，抑制胃酸分泌是治疗消化性溃疡的主要手段。临床常用的抑制胃酸分泌药根据胃酸的分泌机制可分为四类：H_2 受体拮抗药、H^+,K^+ - ATP 酶抑制药、M_1 受体拮抗药及促胃液素受体拮抗药（图7 - 1 - 1）。

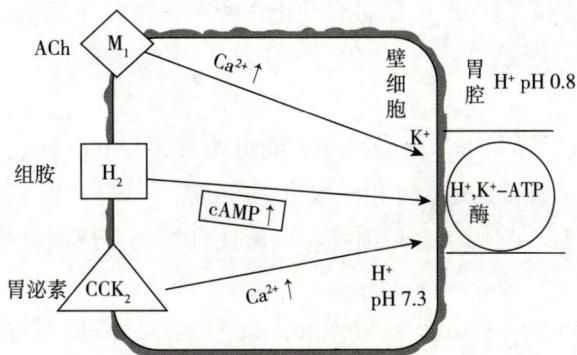

图 7 - 1 - 1　胃酸分泌机制示意图

💡 知识链接

胃酸的分泌及抑制胃酸分泌药的作用机制 ⓔ 微课 2

胃酸由胃壁中的壁细胞所分泌，受神经、激素体液系统的复杂整合调控。其中迷走神经释放的乙酰胆碱（ACh）、旁分泌细胞（肠嗜铬样细胞，ECL cell）释放的组胺、胃窦部的 G 细胞（内分泌细胞）释放的胃泌素对胃酸分泌起重要调控作用。胃壁细胞的基底膜侧存在组胺受体（H_2 受体）、胆碱受体（M_1 受体）和促胃液素受体（CCK_2 受体），这些受体与刺激物组胺、乙酰胆碱和促胃液素的结合后，激活细胞内第二信使，进而激活壁细胞顶端的分泌性膜结构及 H^+，K^+ - ATP 酶（又称 H^+ 泵，质子泵），通过 H^+ - K^+ 交换机制，使 H^+ 从胃壁细胞内转运到胃腔中，形成胃酸。阻断 H_2 受体、M_1 受体及胃泌素受体或抑制 H^+，K^+ - ATP 酶，均可减少胃酸分泌，缓解溃疡症状，促进溃疡愈合。

（一）H_2 受体拮抗药

目前常用的药物包括西咪替丁、雷尼替丁、法莫替丁、尼扎替丁、罗沙替丁、乙溴替丁等（表 7 - 1 - 3）。

表 7 - 1 - 3　H_2 受体拮抗药的应用特点

	常用药物	抑酸强度	应用特点
第一代	西咪替丁	1	口服吸收迅速，生物利用度为 60 ~ 70%，0. 5 ~ 1 小时达到血药浓度高峰，作用可持续 4 ~ 5 小时，广泛分布于全身各组织，可通过胎盘屏障，代谢产物及原型经肾脏排除体外，$t_{1/2}$ 在肾功能正常者约为 2 小时。为肝药酶抑制剂，在联合用药时应注意剂量
第二代	雷尼替丁	5 ~ 8	作用强，可持续 12 小时，且对肝药酶抑制作用小，副作用较小，不易引起内分泌紊乱及中枢神经系统不良反应，长期应用可引起维生素 B_{12} 缺乏
第三代	法莫替丁	大于 30	作用很强，可持续 16 小时，可经乳汁排泄，故哺乳期妇女禁用。对肝药酶抑制作用小，副作用较少
第四代	罗沙替丁	3 ~ 6	口服吸收完全，3 小时可达到血药浓度高峰，t1/2 为 4 ~ 8 小时，可经乳汁排泄，故哺乳期妇女禁用。不抑制肝药酶，未见重要的药物相互作用

【药理作用】

1. 抑制胃酸分泌　竞争性阻断胃壁细胞基底膜上的 H_2 受体，对基础胃酸分泌抑制作用最强，亦可明显抑制由食物、胰岛素及茶碱等其他因素引起的夜间胃酸分泌，降低胃内酸度，缓解 H^+ 对胃、十二指肠壁的刺激。

2. 心血管系统　可拮抗组胺引起的正性肌力和正性频率作用，部分拮抗组胺引起的扩血管和降血压作用。

【临床用途】

1. 消化性溃疡　主要用于胃和十二指肠溃疡，能迅速改善症状，促进胃和十二指肠溃疡的愈合，为治疗胃及十二指肠溃疡疾病的首选药。疗程一般为 4～8 周。

2. 病理性胃酸分泌增多症　胃肠吻合口溃疡、反流性食管炎及应激性溃疡和急性胃炎引起的胃出血等。

3. 卓 - 艾综合征（Zollinger - Ellison syndrome，ZES）　又称胃泌素瘤，治疗时需使用较大剂量。

【不良反应】　发生率总体相对较低，但有个体差异性。

1. 消化系统反应　常见的有便秘、腹泻、腹胀、血清转氨酶轻度升高，长期大量服用偶见严重肝损害等。

2. 心血管系统　静脉注射过快可引发心动过缓，使心肌收缩力减弱，房室传导阻滞，心率减慢。

3. 内分泌系统　有抗雄性激素和促催乳素分泌作用，长期使用西咪替丁可引发内分泌紊乱，表现为男性乳房发育、精子数减少、性功能减退、女性溢乳等现象，停药后可自行消失。

4. 其他　头晕、嗜睡、焦虑等中枢神经系统反应；另外亦可出现皮疹、瘙痒、急性肾衰竭等。

（二）H^+,K^+ - ATP 酶抑制药（质子泵抑制药）

质子泵抑制药（PPI）是继 H_2 受体拮抗药后的重要抑制胃酸分泌药，也是目前抑制胃酸分泌作用最强的药物。常用药物有奥美拉唑、兰索拉唑、泮托拉唑、雷贝拉唑、埃索美拉唑等（表7 - 1 - 4）。

表7 - 1 - 4　常用 H^+,K^+ - ATP 酶抑制药的作用及特点比较

药物	抑酸强度	抗幽门螺杆菌	应用特点
奥美拉唑 （omeprezole）	+ + +	+ + +	为第一代质子泵抑制剂。口服易吸收，单剂量用药生物利用度约35%，0.5～3.5 小时达血药浓度高峰，作用持续 24 小时以上，胃内食物可以减少药物吸收，故宜餐前空腹服用，经肝代谢，$t_{1/2}$ 为 0.5～1 小时，慢性肝病患者约 3 小时，80% 代谢产物由尿排出，其余随粪排出
兰索拉唑 （lansopragole）	+ + +	+ + +	为第二代质子泵抑制剂，口服易吸收，不良反应少而轻微，孕期及哺乳期妇女禁用
泮托拉唑 （pantopragole）	+ + + +	+ + +	为第三代质子泵抑制剂，作用时间长，对肝药酶稳定，药物相互作用少
雷贝拉唑 （rabeprazole）	+ + + +	+ + +	为第三代质子泵抑制剂，口服易吸收，不良反应较少
埃索美拉唑 （esomeprazole）	+ + + +	+ + +	为奥美拉唑的纯左旋异构体，其肝脏首过效应小于奥美拉唑。药效学特性与奥美拉唑相似

【药理作用】

1. 抑制胃酸分泌　药物具有弱碱性，用药后可浓集于壁细胞的微管和微囊，大部分药物在酸性环境中活化为亚磺酰胺代谢物，与 H^+,K^+ - ATP 酶特异性结合，使 H^+,K^+ - ATP 酶不可逆性灭活，从而抑制泌酸，直到合成新的 H^+,K^+ - ATP 酶才能恢复胃酸分泌，因此其作用强而持久，大剂量应用可致胃内呈现无酸状态。

2. 促进溃疡愈合　药物强大的抑酸作用可使胃内保持 pH 3 以上的时间达 18～20 小时，有利于溃疡愈合。同时 pH 上升通过负反馈调节，刺激胃窦部 G 细胞大量释放促胃液素，使血清促胃液素水平升高，胃黏膜血流量增加，也有利于溃疡愈合。

3. 抑制幽门螺杆菌　体外实验证实奥美拉唑等有一定的抗幽门螺杆菌作用，可能与胃液 pH 值升高

不利于幽门螺杆菌的生长有关。

【临床用途】

1. 胃及十二指肠溃疡 可缓解疼痛，促进愈合，疗效优于 H_2 受体拮抗药，伴有幽门螺杆菌感染者，与抗微生物药合用，疗效更好。

2. 其他 如卓 - 艾综合征、反流性食管炎、上消化道出血等治疗，多与相关药物联合应用。

【不良反应】 主要有恶心、呕吐、腹痛、腹泻、头晕、疲乏、嗜睡，偶有皮疹、外周神经炎、男性乳房女性化等。儿童慎用，孕期及哺乳期妇女禁用。

（三）M_1 受体拮抗药

M_1 受体拮抗药可选择性阻断胃壁细胞上的 M_1 受体，抑制胃酸分泌，较大剂量可显著抑制基础胃酸分泌和五肽胃泌素（促胃液素）、胰岛素引起的胃酸分泌。常用药物包括哌仑西平（pirenzepine）、替仑西平（telenzepine）等。主要用于治疗胃及十二指肠溃疡，可缓解症状，促溃疡面愈合。不良反应小，常用量也有心率加快、口干和视物模糊等副作用，停药后症状即消失。青光眼患者和前列腺肥大患者禁用，肝肾功能不全者慎用。因抑制胃酸作用较弱，不良反应相对较多，现已较少用于消化性溃疡的治疗。

> 要点提示
> 胃酸分泌抑制药的分类及代表药

（四）促胃液素受体拮抗药

丙谷胺（proglumide）又称二丙谷酰胺，其化学结构与促胃液素相似，可竞争性阻断胃壁细胞上的促胃液素受体，抑制胃酸分泌；同时对胃黏膜有保护作用，促进溃疡愈合。可用于治疗胃溃疡、十二指肠溃疡及慢性胃炎等，因疗效不及 H_2 受体拮抗药，故很少单独应用。不良反应轻微，偶见口干、失眠、腹胀等。

三、胃黏膜保护药

胃黏膜保护药是指能增强胃黏膜的细胞屏障、黏液 - 碳酸氢盐屏障或两者均增强，进而保护胃黏膜，促进组织修复和溃疡愈合的一类药物。有些药物还兼有一定的抗幽门螺杆菌和抗酸作用。常用药物有硫糖铝、枸橼酸铋钾、米索前列醇等。

硫糖铝

硫糖铝（sucralfate）为蔗糖硫酸酯的碱式铝盐，口服后在胃酸中可聚合成冻胶，附着于胃、十二指肠黏膜及溃疡基底部，在溃疡面形成保护屏障，阻止胃酸、胃蛋白酶和胆汁酸的渗透、侵蚀，并能与胃蛋白酶络合而使之失活；同时促进胃黏液的分泌，从而利于黏膜再生和溃疡愈合；还能抑制幽门螺杆菌，阻止其蛋白酶、脂酶对黏膜的破坏。临床主要用于消化性溃疡、反流性食管炎等。不良反应主要为便秘（发生率 3%～4%），偶见口干、恶心、皮疹等，习惯性便秘或肾功能不全者不宜久服。禁与抗酸药、抑制胃酸分泌药同时服用。空腹服药有利于保护黏膜。

枸橼酸铋钾

枸橼酸铋钾（bismuth potassium citrate）又称胶体次枸橼酸铋，在胃液酸性条件下生成水溶性弱碱性胶体，附着于胃及十二指肠黏膜溃疡面，发挥覆盖屏障作用，减少胃内容物对溃疡部位的侵蚀作用。此外还有抑制幽门螺杆菌作用。在药物作用下幽门螺杆菌失去黏附力，形成空泡，细胞壁破坏等。主要用于治疗胃及十二指肠溃疡、慢性胃炎，特别适用于伴幽门螺杆菌感染者。服药期间可使口腔、舌头和粪便变黑，偶见恶心、皮疹，一般停药后即可自行消失。严重肾功能不全者及孕妇禁用。服药时不宜与抗酸药、抑制胃酸分泌药或牛奶等高蛋白饮食同时服用。

米索前列醇

米索前列醇（misoprostol）为人工合成的前列腺素 E_1 衍生物，口服吸收迅速，有强大的抑制胃酸分泌和防止溃疡形成作用，可减少基础胃酸分泌和组胺五肽胃泌素、食物或咖啡刺激引起的胃酸分泌，还能减少夜间的胃酸分泌。主要用于胃、十二指肠溃疡及急性胃炎引起的消化道出血，对非甾体抗炎药引起的慢性胃出血疗效显著。不良反应多为稀便或腹泻，偶有较严重且持续时间长的情况，需停药。其他可有轻度恶心、呕吐、腹部不适、腹痛、消化不良、头痛、眩晕、乏力等。少数患者可出现皮疹、面部潮红、手掌瘙痒、寒战、一过性发热甚至过敏性休克。因能引起子宫收缩，孕妇禁用。

替普瑞酮

替普瑞酮（teprenone）为萜烯类衍生物。可促进胃黏膜及胃黏液层中主要的黏膜修复因子即高分子糖蛋白的合成，提高黏液中的磷脂质浓度，从而提高黏膜的防御功能；促进局部内源性前列腺素合成，促进黏膜修复；促进胃黏液分泌和黏膜上皮细胞的复制功能，减轻胃黏膜受损并保护已受损胃黏膜和溃疡组织。临床主要用于急、慢性胃炎及胃溃疡。不良反应轻微，极少数患者有胃肠道反应、头痛、皮肤瘙痒，肝转氨酶轻度增高等，一般停药可消失。

依卡倍特钠

依卡倍特钠（ecabet sodium）是一种新型胃黏膜保护剂。不仅可与胃黏膜病变部位的血浆蛋白结合，覆盖于胃黏膜上，形成膜屏障，保护胃黏膜，还具有显著的抑制和杀灭幽门螺杆菌的功效，临床广泛应用于抗幽门螺杆菌感染的四联疗法。主要不良反应有恶心、便秘、腹泻、腹胀等。此外，还有发生率不明的肝功能损害和黄疸。

边学边练

患者，男，35 岁。患十二指肠溃疡 2 年有余，医生为其开具法莫替丁口服，疗效不佳，为增强疗效，患者自行购买枸橼酸铋钾并与法莫替丁同时口服，请同学们讨论病例并回答：①胃黏膜保护药可以与抗酸药、抑制胃酸分泌药同时服用吗？②如果想用这两种药物，应如何正确服用？

参考答案

四、抗幽门螺杆菌药

幽门螺杆菌（helicobacter pylori，Hp）为革兰阴性厌氧菌，存在于胃上皮和腺体内的黏液层，可产生酶和细胞毒素，损伤胃、十二指肠黏膜。临床研究表明幽门螺杆菌感染与慢性活动性胃炎、消化性溃疡和胃癌的发生关系密切。80%～90% 的消化性溃疡与 Hp 感染有关，因此根除幽门螺杆菌已成为消化性溃疡治疗的重要环节。大多数抗微生物药在胃酸环境中活性降低且不能穿透黏液层接触到幽门螺杆菌，单用一种抗微生物药治疗幽门螺杆菌感染的疗效不佳，且易产生耐药性，为了增强药效，减少不良反应，临床多采用联合用药。随着 Hp 耐药率上升，标准三联疗法根除率已低于或远低于 80%，目前临床推荐铋剂＋PPI＋2种抗微生物药组成的四联疗法。四联疗法延长疗程可在一定程度上提高疗效，故推荐的疗程为10天或14天。四联方案中抗微生物药剂量和用法（表7-1-5）。

表7-1-5　四联方案中抗微生物药的剂量和用法

方案	抗微生物药（1）	抗微生物药（2）
1	阿莫西林1000mg/次，2次/天	克拉霉素500mg/次，2次/天
2	阿莫西林1000mg/次，2次/天	呋喃唑酮100mg/次，2次/天
3	阿莫西林1000mg/次，2次/天	左氧氟沙星500mg/次，1次/天
4	阿莫西林1000mg/次，2次/天	呋喃唑酮500mg/次，1次/天

说明：1. 推荐四联方案：标准剂量PPI＋标准剂量铋剂（均为2次/天，餐前0.5小时服）＋2种抗微生物药（餐后服）。
2. 标准剂量PPI：埃索美拉唑20mg、雷贝拉唑10mg（Maastricht共识推荐20mg）、奥美拉唑20mg、兰索拉唑30mg、泮托拉唑40mg，2次/天。
3. 标准剂量铋剂：枸橼酸铋钾220mg，2次/天。

拓展提升

再议"病从口入"——以幽门螺杆菌为例　微课3

　　许多消化系统疾病都与微生物经口感染有关，也就是"病从口入"。消化性溃疡也是这样。1979年，病理学医生Warren在慢性胃炎患者的胃窦黏膜组织切片上观察到一种弯曲状细菌，并且发现邻近的胃黏膜伴有炎症，提示两者有某种相关性。1981年，Warren与消化科医生Marshall研究了100例胃镜活检患者进一步确证，并于1982年4月成功培养和分离出了这种细菌，提出幽门螺杆菌涉及胃炎和消化性溃疡的病因学。该成果于1984年4月在权威医学期刊《柳叶刀》发表，标志着消化性溃疡治疗新时代的到来，随之而来的治疗变革极大提高了该病治疗效果，两人也因此获得2005年度诺贝尔生理学或医学奖。

　　近年来对幽门螺杆菌的致病机制研究也在继续深入，2017年知名期刊《胃肠病学》报道，目前全球有44亿人幽门螺杆菌感染成阳性，部分地区感染率为40%～90%，并且与公共卫生、饮食习惯等密切相关。2021年底，权威机构发布了第15版致癌物报告，将幽门螺旋杆菌明确列为新发致癌物，控制该菌感染可以有效降低相关疾病的发生率。这些事例告诉我们，只有不断求索、勇于创新才能带来医学事业的不断进步和发展。

　　请结合拓展素材思考讨论，开展相关健康教育活动，培养科学精神和职业素养。

岗位对接

【任务解析】

　　1. 该患者十二指肠球部溃疡，且^{13}C呼气试验（＋），有根除幽门螺杆菌治疗指征。质子泵抑制剂（如兰索拉唑）是一种强抑酸药，主要作用是抑制胃酸分泌，破坏幽门螺杆菌的生存环境，使其从黏液中下层更多地来到中上层，从而更容易抗菌药杀灭。两种抗菌药（如克拉霉素、阿莫西林）对幽门螺杆菌都有很好地杀灭作用，降低复发率。铋剂（如枸橼酸铋钾）是一种胃黏膜保护药，保护胃黏膜、促进溃疡面愈合，而且可以延长抗微生物药在胃内的停留时间，同时对幽门螺杆菌有间接辅助的杀灭作用。应用四联疗法对幽门螺杆菌有很好的清除作用，不易复发。

　　2. 护士应指导患者合理用药（如用药方法、时间等），提前告知药物主要不良反应，提醒患者防治药物不良反应的主要措施。

3. 应指导患者合理饮食，避免食用刺激性食物，戒酒，避免诱发溃疡的因素，注意观察溃疡的发展，警惕消化道出血的发生，合理应用上述药物积极治疗。

【用药护理程序】

用药前	用药评估	①健康评估：观察健康状况和精神状态，了解既往病史等 ②用药禁忌评估：评估患者是否有严重肝、肾功能不全等情况，是否为孕妇和哺乳期女及婴幼儿，青光眼患者和前列腺肥大患者禁用 M_1 受体拮抗药 ③用药情况评估：了解用药史，抗酸药避免与牛奶、豆浆等同服，胃黏膜保护药避免与碱性药合用，适当了解其他相关信息等
	调配药品	①兰索拉唑胶囊剂：15mg，15～30mg/次，1 次/日 ②阿莫西林胶囊剂：200mg，1000mg/次，2 次/日 ③枸橼酸铋钾片剂（胶囊剂）：300mg，300mg/次，4 次/日 ④硫糖铝片剂（胶囊剂）：0.25g，0.5g，1g/次，3～4 次/日
	提示建议	①奥美拉唑抑制肝药酶活性，可减慢华法林、地西泮、苯妥英钠、西沙必利等药物的代谢，半衰期延长，合用时应注意调整剂量 ②兰索拉唑与对乙酰氨基酚合用时，可使后者血药浓度升高，达峰时间缩短；与茶碱合用时可轻度减少茶碱的血药浓度，与地西泮和苯妥英钠联用时应慎重 ③未明事项应查阅药品说明书或向医师、药师等反馈
用药中	护理问题	①消化性溃疡症状改善，但可能出现恶心、腹泻、腹胀、嗳气、穿孔、感觉异常、烦躁不安等不良反应 ②枸橼酸铋钾服药期间可见舌苔及大便染黑 ③长期使用或突然停药有增加胃部某些病变的可能性 ④其他可能影响疗效的问题等
	护理措施	①遵医嘱或处方，指导患者正确用药 ②告知患者一般不良反应停药后即可恢复正常，采用易消化的饮食，餐前服药效果好 ③若出现大出血时，应嘱患者卧床休息，并立即配合医生进行抢救 ④加强健康指导和心理辅导，建议定期体检，必要时进行胃镜检查，幽门螺杆菌阳性患者的根除治疗后应注意复查，复查应在根除幽门螺杆菌治疗结束至少 4 周后进行等
	用药要点	①消化性溃疡疗程一般 14 日以上，且多为联合用药，应熟知药物剂量、用法和药物相互作用 ②加强不良反应观察和处置
用药后	健康教育	①适度介绍药物治疗方案和有关康复常识，建议患者优化饮食习惯和生活方式，避免服用刺激性强的食物，生活规律，劳逸结合，避免过度劳累和精神紧张 ②幽门螺杆菌感染阳性患者，应采用分餐制，避免亲友共餐时互相传染
	评价效果	①客观评价消化性溃疡药物疗效、安全性及近远期治疗效果 ②综合判断采取的用药护理措施与方法的适宜性 ③了解患者对治疗药物相关知识的知晓度是否提高，能否坚持和配合治疗，预后跟踪调查等
	回顾小结	①整理物品、记录资料，回顾合理使用兰索拉唑、枸橼酸铋钾等药物的要点 ②总结本任务用药护理心得；查找不足，制订改进措施等

◀◀◀ 学习小结 ▶▶▶

本任务主要介绍了抗消化性溃疡药及用药护理，其中重点是抗消化性溃疡药的分类，难点是抗消化性溃疡药的药理作用。可采取混合式/教授式/互动式教学方法，引导学生自主学习、网络学习、小组学习，完成学习目标；培养学生科学护理患者的职业素养，提高以患者为本的服务理念，实现指导患者及其家属遵医嘱合理用药的目的。

目标检测

答案解析

一、单项选择题

1. 中和胃酸时可产生大量 CO_2，引起继发性胃酸分泌增多，甚至导致溃疡穿孔的药物是（　）
    A. 三硅酸镁　　　　　　　　　B. 氧化镁　　　　　　　　　C. 碳酸氢钠
    D. 枸橼酸铋钾　　　　　　　　E. 氢氧化铝

2. 能选择性地阻断 H_2 受体抑制胃酸分泌的药物是（　）
    A. 西咪替丁　　　　　　　　　B. 哌仑西平　　　　　　　　C. 奥美拉唑
    D. 丙谷胺　　　　　　　　　　E. 硫酸铝

3. 引起消化性溃疡最常见的致病菌是（　）
    A. 幽门螺杆菌　　　　　　　　B. 大肠埃希菌　　　　　　　C. 志贺氏菌
    D. 白假丝酵母菌　　　　　　　E. 沙门氏菌

4. 奥美拉唑属于（　）
    A. H^+,K^+ – ATP 酶抑制药　　　　　　B. H_2 受体拮抗药
    C. M_1 受体拮抗药　　　　　　　　　　D. 促胃液素受体拮抗药
    E. 以上都不是

5. 不宜与抗酸药合用的黏膜保护药是（　）
    A. 哌仑西平　　　　　　　　　B. 枸橼酸铋钾　　　　　　　C. 奥美拉唑
    D. 丙谷胺　　　　　　　　　　E. 恩前列醇

二、简答题

1. 简述临床上抑制胃酸分泌的药物分类及代表药物。
2. 简述 H^+,K^+ – ATP 酶抑制药（质子泵抑制药）的作用机制及常用药物。
3. 举例说明抗消化性溃疡药的分类。

三、案例分析题

患者，女，40 岁，近 2 年来经常出现上腹部隐痛，多在饭后半小时左右出现，经内镜检查诊断为：胃溃疡。医生制订治疗方案如下。

①盐酸雷尼替丁胶囊　0.15g×30 粒
用法：0.15g　p.o.　b.i.d.　早、晚饭后服
②硫糖铝咀嚼片　0.25g×100 片
用法：0.25g　p.o.　q.i.d.　餐前 1 小时及睡前嚼碎后服用

请分析并回答：①该药物治疗方案是否合理？②护士应采取哪些用药护理措施？③护士在上述用药护理中如何体现职业素养？

（姚佳宁　张　庆）

书网融合……

重点小结　　　　微课1　　　　微课2　　　　微课3　　　　习题

任务二　治疗消化功能障碍药物与用药护理

PPT

学习目标

1. 知识与技能　掌握助消化药、促进胃肠动力药、泻药、止泻药的药理作用；熟悉助消化药、促进胃肠动力药、泻药、止泻药的不良反应；了解助消化药、促进胃肠动力药、泻药、止泻药的临床用途。熟练掌握助消化药、促进胃肠动力药、泻药、止泻药的用药注意事项，学会对患者开展合理用药的宣教工作。

2. 过程与方法　建议采用各种教学法，混合式/教授式/互动式，通过布置胃肠功能障碍合理用药的任务，引导学生小组学习，分组讨论及开展竞赛激发学习兴趣，完成学习目标，培养自主式、合作式、探究式等学习能力。

3. 情感态度与价值观　通过本次任务，使学生初步具备尊重、关爱消化功能障碍患者及家属的工作态度，培养积极、细致、认真的服务意识和职业精神，提高严谨、熟练地实施用药护理岗位能力和职业素养。

功能性消化不良（functional dyspesia，FD）又称消化不良，是源于胃和十二指肠区域的一种症状或一组症状，其特异性的症状包括餐后饱胀感、早饱感、上腹痛或上腹烧灼感。经检查排除引起上述症状的器质性疾病的一组临床综合征称功能性消化不良。FD 是临床最常见的一种功能性肠胃病，有研究表明，其发病率为 8%～23%。临床主要的治疗药物包括助消化药和促进胃肠动力药等。

情境导入

情景描述　患者，男，35 岁，近半年开始间断性出现上腹部不适，食欲不振，饭后饱胀感明显。经检查排除器质性疾病。医生结合患者近期表现及查体，诊断为慢性消化不良。

任务要求　1. 针对该患者，医生应给予哪种药物治疗？

2. 患者用该药时应注意哪些事项？

3. 护士在对该患者用药护理的同时，还需要做好哪些工作以助于患者恢复？

一、助消化药

助消化药多为消化液中成分或能促进消化液分泌的物质，能促进食物的消化和吸收，另外有些药物还能阻止肠道食物的过度发酵。临床用于消化道分泌机能减弱或消化不良的治疗（表7-2-1）。

> **要点提示**
>
> 助消化药物的用药方法

表7-2-1　常用的助消化药

药物	来源	药理作用	临床用途	注意事项
稀盐酸	10% HCl 溶液	增加胃内酸度，提高胃蛋白酶活性	胃酸缺乏性疾病和非溃疡性消化不良	应在饭前或餐中用水稀释后服用，常与胃蛋白酶合用，不宜与胰酶、抗酸药等同服
胃蛋白酶	动物胃黏膜	分解蛋白质，亦能水解多肽	胃蛋白酶缺乏症、消化不良	遇碱易被破坏失效，常与稀盐酸配成胃蛋白酶合剂应用，不宜与碱性药物配伍

续表

药物	来源	药理作用	临床用途	注意事项
胰酶	动物胰腺	含胰蛋白酶、胰淀粉酶和胰脂肪酶，能消化蛋白质、淀粉及脂肪等	消化不良、食欲不振、胰液分泌不足及肝、胆、胰腺疾病所致的消化不良	遇酸易被破坏，故用肠溶片制剂。能消化口腔黏膜引起溃疡，故不能嚼服，需吞服
乳酶生	活肠球菌的干燥制剂	分解肠道内的糖类产生乳酸，从而抑制肠内腐败菌的繁殖，减少发酵和产气	消化不良、腹胀和小儿消化不良性腹泻	不宜与抗菌药或吸附剂合用，以免降低疗效

💡 **拓展提升**

"心情不好"带来的胃肠病——胃肠功能紊乱

胃肠功能紊乱是一种由于大脑皮层功能紊乱，即支配胃的植物神经系统功能失调所引起的消化系统的功能性疾病。多见于青壮年，以女性居多。胃肠功能紊乱在临床上有多种表现，如消化不良、胃炎、溃疡病、急性胃肠炎、便秘等。胃肠功能紊乱的治疗一方面是要积极控制相关症状，避免发生器质性病变，另一方面是采取心理干预措施，避免紧张、焦虑等不良精神因素，加强情绪管理，保持良好精神状态，并配合适宜运动和社交。护理工作者要树立"以患者为中心"的意识，积极向患者及家属进行有关知识的普及宣教。

请结合拓展素材思考讨论，开展相关合理用药宣教，培养职业素养和专业精神。

二、促进胃肠动力药

促进胃肠动力药是一类能促进胃肠道细胞乙酰胆碱释放或抑制多巴胺、5-羟色胺释放，增强并协调胃肠节律性运动的药物，主要用于胃肠运动功能低下所引起的消化不良症状。常用药物有多巴胺受体拮抗药（多潘立酮）、拟胆碱药（西沙必利）和两种机制兼有的药物（甲氧氯普胺）。

多潘立酮

多潘立酮（domperidone）口服后吸收迅速，$t_{1/2}$ 为 7~8 小时，主要经肝代谢，经肠排泄。

【药理作用】

1. 阻断多巴胺受体　多潘立酮为多巴胺受体拮抗药，对外周的多巴胺受体有较强的阻断作用，可增加胃肠道的蠕动和张力，促进胃排空，增加胃窦和十二指肠运动，协调幽门的收缩，同时也能增强食管的蠕动和食管下端括约肌的张力，一般不影响胃肠分泌功能，且不易透过血脑屏障，对脑内多巴胺受体无明显影响，几乎无锥体外系反应。

2. 抑制呕吐反射　作用于延髓催吐化学感受区（CTZ）而抑制呕吐反射，作用弱于 DA 受体拮抗药氯丙嗪等。

【临床用途】

1. 消化不良　适用于胃排空延缓、胃食管反流、食管炎等所致的消化不良，可有效缓解患者的腹胀、肠胃胀气，上腹疼痛、嗳气、恶心呕吐、胃烧灼感等症状。

2. 恶心、呕吐　偏头疼、痛经、颅外伤、放射性治疗或化疗药所引起的恶心、呕吐均有一定的缓解作用。

【不良反应】偶见轻度腹痛、口干、皮疹、头痛、腹泻、嗜睡等；长期用药可引起血清催乳素水平升高，导致女性溢乳，男性乳房女性化等；停药后即可恢复。

西沙必利

西沙必利（cisapride）为选择性外用拟胆碱药，可选择性作用于胃肠肌间神经丛胆碱能神经末梢，促进乙酰胆碱的释放，促进上消化道平滑肌如食管、胃、小肠直至结肠的运动，故又称为全胃肠动力药。临床主要用于胃肠运动障碍性疾病，如反流性食管炎、慢性功能性及非溃疡性消化不良、胃轻瘫、术后胃肠麻痹、功能性便秘等。不良反应有腹泻、腹鸣和胃肠痉挛等，偶有轻度短暂的头痛或头晕，大剂量可致室性心律不齐和 Q－T 间期延长，有心律不齐或器质性心脏病患者应慎用。妊娠期妇女及过敏者禁用。

甲氧氯普胺

甲氧氯普胺（metoclopramide）兼具阻断多巴胺受体和促进乙酰胆碱释放的双重作用。

【药理作用】本药可阻断中枢与外周的多巴胺受体，并有促胃肠肌间神经丛胆碱能神经释放乙酰胆碱的作用，选择性作用于上消化道，增强胃和食管蠕动，促进胃的排空及胃体与上部小肠间的协调运动。同时阻断延髓催吐化学感受区多巴胺受体而产生强大的中枢性镇吐作用；亦可阻断下丘脑多巴胺受体，减少催乳素抑制因子释放，促进催乳素的分泌，有一定的催乳作用。

【临床用途】主要用于慢性功能性消化不良、反流性食管炎、糖尿病性胃轻瘫，胆汁反流性胃炎等，也可用于肿瘤的放疗及化疗、急性颅脑损伤、药物、海空作业所引起的呕吐及晕动病，也可试用于产后少乳症。

【不良反应】一般有昏睡、烦躁不安、乳腺肿痛、乳汁增多、便秘、睡眠障碍、眩晕、头痛等，大剂量长期应用可出现锥体外系反应，表现为肌震颤、发音困难、共济失调等，可用中枢抗胆碱药、抗帕金森病药或抗组胺药对症治疗。

边学边练

多潘立酮的止吐作用是通过阻断（　　）

A. 5－HT 受体 　　　　 B. M 受体 　　　　 C. β 受体

D. DA 受体 　　　　 E. H_2 受体

参考答案

三、泻药

便秘是临床常见症状，主要表现为：便意弱、排便次数少，或排便困难、费力，排便不畅等；也可出现大便干结、质硬，有明显排便不净感，并伴有腹痛或腹部不适。泻药是一类能增加肠内水分、促进蠕动、软化粪便或润滑肠道以促进排便的药物。临床主要用于功能性便秘，也可用于肠部手术前或 X 线诊断、肠镜前清洁肠道。根据其作用机制不同可分为容积性泻药、接触性泻药（刺激性泻药）和润滑性泻药三类。

（一）容积性泻药

容积性泻药是指口服后不被肠壁吸收，通过吸收肠内水分后膨胀，从而扩张肠道容积，刺激肠蠕动，引起排便反射，进而起到缓解便秘症状的一类药物。常用的药物有硫酸镁、硫酸钠、乳果糖等。

硫酸镁

硫酸镁（magnesium sulfate）为常用的容积性泻药，不同的给药途径可产生不同的药理作用。

【作用与用途】 微课 1

1. 导泻作用　大量硫酸镁口服后，在肠道难以吸收形成高渗透压，从而阻止肠内水分的吸收，使肠腔容积增大，刺激肠壁，促进肠蠕动而产生泻下作用。此外镁盐通过刺激十二指肠分泌缩胆囊素而刺激肠液分泌和肠蠕动。一般空腹服用并大量饮水，导泻作用强而快，1～3 小时即发生下泻作用，排出液体性粪便。主要用于便秘、排除肠内毒物，同服某些驱肠虫药后，可连虫带药一起排出。

2. 利胆作用　口服高浓度硫酸镁或用导管直接注入十二指肠，可直接刺激十二指肠分泌缩胆囊素，反射性引起总胆管括约肌松弛，胆囊收缩，促进胆囊排空，产生利胆作用。主要用于阻塞性黄疸、慢性胆囊炎及胆结石的治疗。

3. 抗惊厥　注射硫酸镁可抑制中枢和松弛骨骼肌，呈现抗惊厥作用。适用于各种原因引起的惊厥，特别适用于子痫引起的惊厥。

4. 降压　注射后，Mg^{2+} 可直接松弛血管平滑肌而使血压下降。可用于治疗高血压危象、高血压脑病，尤其适用于妊娠期高血压。

5. 消炎去肿　采用 50% 溶液外用热敷患处，有消炎去肿的功效。

【不良反应】 大量口服硫酸镁泻下作用较剧烈，可引起反射性盆腔充血和失水，应及时补充水分，妊娠期、月经期妇女及急腹症患者禁用。少量 Mg^{2+} 吸收入血可引起血镁升高，静脉注射过量或过速易引起中毒，表现为血压急剧下降、肌腱反射消失、呼吸抑制等症状。因此注射给药需缓慢，如有中毒现象，应立即静脉注射氯化钙或葡萄糖酸钙注射液解救。

乳果糖

乳果糖（lactulose）为半乳糖和果糖的双糖。在小肠内不被消化吸收，未被吸收部分进入结肠后被细菌代谢成乳酸等，进一步提高肠内渗透压，产生轻度导泻作用；还能降低结肠内容物的 pH 值，减少肠内氨的形成，H^+ 又可与已生成的氨形成铵离子（NH_4^+）而不被吸收，从而降低血氨。临床可用于慢性门脉高压及肝性脑病。使用时需注意因腹泻而造成水、电解质丢失，可使肝性脑病恶化。

聚乙二醇 4000

聚乙二醇 4000（macrogol 4000）是环氧乙烷和水缩聚而成的混合物，4000 代表氧乙烯基的平均数，干燥后为白色粉末状，故多用其制剂。具有吸附水分子、增大肠内容物体积、软化粪便等作用。主要用于肠镜检查前的肠道清洁，应遵医嘱提前数小时溶解成规定体积液体，1～2 次顿服；也可用于成人慢性便秘等治疗。不良反应较轻，主要是消化道症状，过敏者禁用。

（二）接触性泻药

接触性泻药又称刺激性泻药，该类药物本身或其代谢产物刺激肠黏膜，使肠蠕动增加而泻下，包括酚酞、比沙可啶、蒽醌类药物、蓖麻油等。

酚酞

酚酞（phenolphthalein）口服后在碱性肠液中形成可溶性钠盐，刺激肠黏膜，促进结肠蠕动，同时具有抑制肠内水分吸收作用。作用温和，服药后 6～8 小时起效，适于习惯性便秘及老年体弱便秘患者。本药口服后约 15% 经肾排泄，可使碱性尿液呈现红色。不良反应少，偶有过敏性反应，肠炎、皮炎及出血倾向等。

比沙可啶

比沙可啶（bisacodyl）为酚酞的同类药物，经口服或直肠给药后，转换成有活性的代谢物，在结肠产生较强刺激作用。用于急、慢性和习惯性便秘，也可用于 X 线及内窥镜检查或术前排空肠内容物。服用时不可嚼碎，服药后 2 小时不能服用抗酸药、胃酸分泌抑制药或牛奶。少数患者用后有腹胀感。

蓖麻油

蓖麻油（castor oil）口服后在小肠上部被脂肪酶水解释放出有刺激性的蓖麻油酸，引起肠蠕动增加。服药后 2 ~ 3 小时起效，多用于检查前清洁肠道。不良反应较轻微，长期应用干扰脂溶性维生素及类似营养物质的吸收。

（三）润滑性泻药

润滑性泻药又称大便软化剂，该类药物多为油脂类，能润滑肠壁、软化粪便而发挥泻下作用。

液体石蜡

液体石蜡（liquid paraffin）为一种矿物油，口服或灌肠后不易被肠道消化吸收，亦可阻止肠道水分吸收，产生滑润肠壁和软化粪便的作用，使粪便易于排出。本药作用温和，适于老年便秘患者，但长期应用可干扰维生素 A、D、K 以及钙、磷的吸收。

甘油

甘油（glycerin）又称丙三醇，常用栓剂或以 50% 浓度的液体经肛门注入，可形成高渗透压刺激肠壁引起排便反应，并有局部润滑作用，一般给药 5 ~ 10 分钟即可引起排便。适用于儿童及老年患者便秘。

开塞露

开塞露（glycerine enema）为直肠灌注剂，将甘油、山梨醇或硫酸镁的高渗溶液密封于特制塑料容器内，使用时经肛门直接注入直肠，导泻方便、迅速。但经常使用会造成肠壁干燥，引起习惯性便秘。

> 要点提示
>
> 泻药的分类及代表药物

四、止泻药

腹泻是指排便次数多于平日习惯的频率，粪质稀薄，或带有黏液、脓血或未消化的食物。腹泻按病程可分为急性和慢性，急性腹泻主要由细菌、病毒和寄生虫肠道感染、变态反应性疾病及药物反应等引起；慢性腹泻可见于慢性肠道感染、慢性胰腺炎、胃肠神经官能症、肝硬化、甲状腺功能亢进等。腹泻的治疗需注意对因治疗，如感染性腹泻，应首选抗感染药进行治疗。由于剧烈或持久的腹泻可引起脱水和电解质紊乱，适当地给予止泻药对症治疗是必要的。目前临床常用的止泻药有抑制肠蠕动止泻药和减轻胃肠黏膜刺激的收敛药及吸附药等。

（一）抑制肠蠕动止泻药

抑制肠蠕动药包括胆碱受体拮抗药、复方樟脑酊、地芬诺酯、洛哌丁胺、苯基哌啶类等。胆碱受体拮抗药因不良反应较多，常用于解痉，较少用于止泻；复方樟脑酊、地芬诺酯等因易产生依赖，属麻醉药品，应用时需严格注意。

地芬诺酯

地芬诺酯（diphenoxylate，苯乙哌啶）为人工合成的哌替啶衍生物，可直接作用于肠平滑肌，通过抑制肠黏膜感受器，减弱肠蠕动，同时可增加肠的节段性收缩，使肠内容物通过迟缓，显示较强的止泻作用。主要用于急、慢性功能性腹泻及慢性肠炎。不良反应偶见口干、恶心、嗜睡等，久用可成瘾，与阿托品合用可减少依赖性倾向。本药可加强中枢抑制药的作用，故不宜与巴比妥类、阿片类或其他中枢抑制药合用。

洛哌丁胺

洛哌丁胺（loperamide，苯丁哌胺）的化学结构及作用与地芬诺酯相似，对胃肠道选择性更高，止泻作用强，主要用于急性腹泻以及各种病因引起的慢性腹泻，对胃、肠部分切除术后和甲亢引起的腹泻也有较好疗效。不良反应轻微，成瘾性小，药物过量时可用纳络酮解救。禁用于2岁以下小儿。

（二）收敛及吸附止泻药

鞣酸蛋白

鞣酸蛋白（tannalbin）中约含鞣酸50%，口服后在胃内不分解，在肠黏膜表面处分解释放，使肠黏膜表层蛋白凝固，形成一层保护膜，减少渗出、减轻刺激及肠蠕动，发挥收敛、止泻作用。主要用于急性胃肠炎及各种非细菌性腹泻、小儿消化不良等，也可外用于湿疹和溃疡处。

药用炭

药用炭（medicinal charcoal，活性炭）为不溶性细微干燥炭末，具有较大的比表面积（即单位质量物料所具有的总面积），能有效地从胃肠道中吸附气体、有毒物质及细菌毒素，减弱刺激性肠蠕动而止泻，同时阻止毒物吸收，加速毒物排出体外。主要用于腹泻、胃肠胀气和食物中毒等。

蒙脱石

蒙脱石（smectite）的主要成分为双八面体蒙脱石，口服后可均匀地覆盖于整个肠腔表面，并从胃肠道中吸附气体、多种病原体、有毒物质及细菌毒素，将其固定在肠腔表面，阻止毒物吸收，而后随肠蠕动排出体外，从而避免了肠细胞被病原体损伤。主要用于急（慢）性腹泻，对小儿急性腹泻疗效尤佳。原因未明或长期腹泻应慎用，细菌、病毒引起的感染性腹泻应配合有效的病因治疗。不良反应偶见便秘，大便干结。

岗位对接

【任务解析】

1. 该患者为慢性消化不良，有上腹部不适、食欲不振、饭后饱胀感等症状，可给予助消化药或促进胃肠动力药治疗。如乳酶生中的乳酸杆菌等可分解肠道内的糖类产生乳酸，抑制肠内腐败菌的繁殖，减少发酵和产气，从而减轻消化不良、腹胀等症状。

2. 患者用药后上腹部不适、食欲不振、饭后饱胀感等症状会减轻，但应注意乳酶生为活菌制剂，与抗微生物药合用会使其灭活，也不能与药用炭、鞣酸蛋白和次碳酸铋等收敛吸附剂合用，否则可被吸附而降低药效。

3. 为促进患者恢复，护士在对该患者用药护理的同时，还需要指导患者调整心态，合理饮食，增加体育锻炼。

【用药护理程序】

<table>
<tr><td rowspan="3">用药前</td><td>用药评估</td><td>①健康评估：观察健康状况和精神状态，了解既往病史等
②用药禁忌评估：评估患者是否对乳酶生、多潘立酮等其他药物过敏
③了解用药史，避免与铋剂、鞣酸、活性炭、酊剂等能抑制、吸附或杀灭乳酸杆菌的药物合用；不宜与抗菌药、抗酸药同服，以免影响疗效，若需服用应与乳酶生分开服用，间隔2小时；胃蛋白酶常与稀盐酸配成胃酶合剂应用，不宜与碱性药物配伍合用</td></tr>
<tr><td>调配药品</td><td>①乳酶生片：0.1g，0.15g，0.3g；12岁以上儿童及成人：0.3～0.9g/次，3次/日，饭前服（可于餐前30分钟服用）；儿童用法用量：1～3岁，10～15kg，0.15～0.3g/次；4～6岁，16～21kg，0.3～0.45g/次；7～9岁，22～27kg，0.3～0.6g/次；10～12岁，28～32kg，0.45～0.6g/次。3次/日，饭前服（可于餐前30分钟服用）
②多潘立酮为片：10mg，一次10mg，3次/日，饭前服用（餐前15～30分钟与抗微生物药合用），一般不超过1周</td></tr>
<tr><td>提示建议</td><td>①乙醇可能杀灭活菌，影响药效，因此用药期间避免饮酒
②乳酶生为活菌制剂，忌与抗微生物药合用，以免活菌死亡药效骤降
③未明事项应查阅药品说明书或向医师、药师等反馈</td></tr>
<tr><td rowspan="3">用药中</td><td>护理问题</td><td>①服药后消化不良症状是否缓解
②用药不规范，漏服乳酶生或同服药物影响其疗效
③其他可能影响疗效的问题等</td></tr>
<tr><td>护理措施</td><td>①遵医嘱或处方，指导患者给药方法，饭前服药
②尽快补充漏服药物，但切记不可一次服用两倍剂量</td></tr>
<tr><td>用药要点</td><td>①按时服药，饭前用温水送服，不可用热水等提前溶解乳酶生等药物
②用药后感觉不适，及时就诊
③加强不良反应观察和处置</td></tr>
<tr><td rowspan="3">用药后</td><td>健康教育</td><td>①建议患者养成健康饮食习惯，定时定量有规律，少辛辣，戒烟禁酒，注意胃部保暖防寒
②适度介绍药物治疗方案和有关康复常识，与患者沟通，进行心理疏导</td></tr>
<tr><td>评价效果</td><td>①客观评价药物疗效、安全性及近远期治疗效果
②综合判断用药护理措施、方法的适宜性等
③了解患者对治疗药物相关知识的知晓度是否提高，能否坚持和配合治疗等</td></tr>
<tr><td>回顾小结</td><td>①整理物品、记录资料，回顾合理使用乳酶生等治疗消化功能障碍药物的要点
②小结本任务用药护理要点，查找不足，制订改进措施等</td></tr>
</table>

学习小结

　　本任务主要介绍了治疗消化功能障碍药物及用药护理，其中重点是助消化药、促进胃动力药、泻药、止泻药的药理作用，难点是助消化药、促进胃动力药、泻药、止泻药的临床用途及注意事项。可采取混合式/教授式/互动式等教学方法，引导学生自主学习、网络学习、小组学习，完成学习目标；培养学生科学护理患者的职业素养，提高以患者为中心的服务理念，实现指导患者及其家属遵医嘱合理用药的目的。

目标检测

答案解析

一、单项选择题

1. 下列药物需要吞服药物，不能嚼服的是（　　）

A. 稀盐酸 　　　　　　B. 胰酶 　　　　　　C. 乳酶生

D. 多潘立酮   E. 西沙必利

2. 使胃蛋白酶活性增强的药物是（ ）

 A. 胰酶   B. 稀盐酸   C. 乳酶生

 D. 奥美拉唑   E. 抗酸药

3. 硫酸镁注射给药会产生哪些作用（ ）

 A. 导泻   B. 抗炎   C. 利胆

 D. 镇痛   E. 降血压

4. 可以吸附气体、有毒物质及细菌毒素，适用于细菌和病毒感染性腹泻的是（ ）

 A. 药用炭   B. 洛哌丁胺   C. 鞣酸蛋白

 D. 碳酸氢钠   E. 地芬诺酯

5. 不可掰碎服用的泻药是（ ）

 A. 比沙可啶   B. 枸橼酸铋钾   C. 药用炭

 D. 鞣酸蛋白   E. 以上都不是

二、简答题

1. 简述常用促进胃肠动力药的作用机制。

2. 简述硫酸镁的药理作用和用途。

3. 举例说明泻药的分类。

三、案例分析题

  患者，女，20 岁，食欲不佳，餐后饱胀感明显，疲惫，不爱运动。经检查排除器质性疾病，诊断为慢性消化不良。医生开出如下医嘱：乳酶生片剂 0.6g t. i. d. 饭前温水送服。

  请分析并回答：①医生的药物处置是否合理？依据是什么？②护士应采取哪些用药护理措施？③护士在上述用药护理中如何体现职业素养？

（姚佳宁 韩 婕）

书网融合……

重点小结   微课   习题

项目八　泌尿系统药物、生殖系统药物与用药护理

📖 项目简介

　　同学们，泌尿系统由肾脏、输尿管、膀胱、尿道等组成，构成人体主要的排泄途径，同时也是重要的内分泌器官，具有排泄代谢产物、调节水盐代谢和酸碱平衡，分泌生物活性物质，维持机体内环境稳定等重要作用。泌尿系统疾病非常多，临床常表现为水肿、高血压、少尿、蛋白尿及水、电解质、酸碱平衡紊乱等症状，对健康危害性较大。合理应用利尿药，调节水、电解质平衡药以及酸碱平衡调节药，有助于防止病情发展和减少并发症，促进患者康复。

　　卵巢具有产卵、排卵，分泌雌激素、孕激素、雄激素等，维持生殖功能等作用。子宫是产生月经和孕育胎儿的器官。前列腺是男性的性分泌腺，其增生肥大是中老年男性常见疾病。合理应用性激素类药、子宫兴奋药及子宫抑制药、治疗良性前列腺增生药等，可以有效治疗生殖系统相关疾病，提高患者健康水平和生活质量。

　　学习本项目后将有助于同学们更好地进行泌尿系统疾病和生殖系统疾病的用药护理，提升职业能力，胜任岗位工作。

任务一　利尿药、脱水药与用药护理

PPT

◎ 学习目标

　　1. 知识与技能　掌握呋塞米、甘露醇的作用、用途、不良反应；熟悉氢氯噻嗪的用途以及不良反应；了解其他利尿药和脱水药的用途以及不良反应。熟练掌握患者用药后的疗效及不良反应，学会综合分析、判断并采用相应护理措施。

　　2. 过程与方法　建议采用各种教学法，如混合式、教授式、互动式等，通过布置水肿患者合理用药的任务，引导学生自主学习、网络学习、小组学习，完成学习目标，培养自主式、合作式、探究式等学习能力。

　　3. 情感态度与价值观　通过本次任务，使学生初步具备尊重、关爱水肿患者及家属的工作态度，培养积极、细致、认真的服务意识和职业精神，提高严谨、熟练地实施用药护理岗位能力和职业素养。

≫ 情境导入

　　情景描述　患者，男，26岁，3周前咽部不适，近1周自觉双腿发胀就诊。经医生检查发现小李双下肢可凹性浮肿，双眼睑浮肿。经问诊晨起时浮肿明显伴尿量减少，尿色较红。

　　医生结合患者近期表现及查体诊断为：链球菌引起的急性肾小球肾炎。医嘱给予呋塞米20mg/d静脉注射，卡托普利12.5mg，每日3次口服，注射青霉素治疗。

　　任务要求　1. 医生给予患者呋塞米的目的是什么？

2. 患者用药后会有哪些表现？

3. 护士在对该患者用药护理的同时，还需要做好哪些工作以助于患者恢复？

水肿是组织间隙或体腔内过量的体液滞留，临床根据需要可选用利尿药或脱水药治疗。利尿药（diuretics）是一类作用于肾脏，促进电解质和水排出，使尿量增加的药物。临床主要用于治疗各种原因引起的水肿和腹水，也可用于高血压、心功能不全等疾病的治疗及加速药物、毒物的排泄。脱水药又称渗透性利尿药（osmitic diuretics），是一类静脉注射后迅速提高血浆渗透压，使组织内水分向血浆转移，导致组织脱水的药物，临床主要用于脑水肿的治疗。

一、利尿药 🅔 微课1

> **要点提示**
>
> 常用利尿药的作用部位和分类依据

利尿药的作用机制是通过调节肾小管对 Na^+、K^+、Cl^- 的重吸收，影响尿的稀释和尿的浓缩发挥作用的（图8-1-1）。常用利尿药可根据效能和作用作用部位分为高效、中效、低效三类（表8-1-1）。

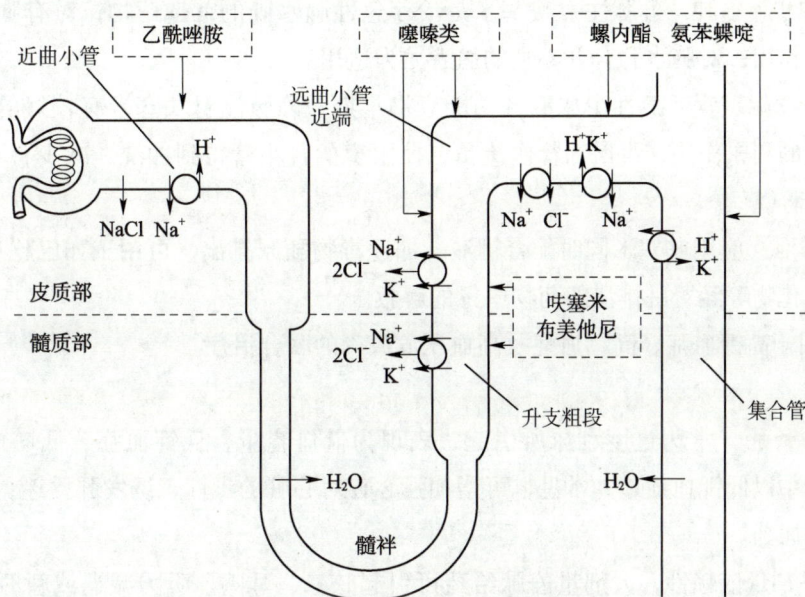

图8-1-1　利尿药的作用机制示意图

表8-1-1　利尿药的分类和作用部位

分类	作用部位	作用机制	特点	代表药物
高效能利尿药	髓袢升支粗段皮质部和髓质部	抑制 $Na^+-K^+-2Cl^-$ 同向转运	排钾	呋塞米、依他尼酸、布美他尼
中效能利尿药	髓袢升支粗段皮质部和远曲小管近端	抑制 Na^+-Cl^- 同向转运	排钾	噻嗪类
低效能利尿药	远曲小管和集合管	拮抗醛固酮	保钾	螺内酯
		抑制 Na^+-K^+ 交换	保钾	氨苯蝶啶、阿米洛利
	近曲小管	抑制碳酸酐酶		乙酰唑胺

（一）高效能利尿药

呋塞米 🅔 微课2

呋塞米（furosemide）口服易吸收，生物利用度为 50%~70%，用药后 20~30 分钟起效，1~2小时达高峰，持续 6～8 小时；静脉注射 5 分钟后见效，1 小时达高峰，维持 4～6 小时。约 10% 在肝脏代谢，大部分以原形经肾近曲小管分泌。

【药理作用】

1. 利尿作用 通过选择性抑制髓袢升支粗段的 $Na^+-K^+-2Cl^-$ 共同转运子，抑制 NaCl 的重吸收，降低肾的稀释与浓缩功能，排出大量接近于等渗的尿液，产生强大的利尿作用。同时使 Na^+、K^+、Cl^-、Ca^{2+}、Mg^{2+} 的排出增加。大剂量可抑制近曲小管的碳酸酐酶活性，使 HCO_3^- 排出增加。

2. 扩血管作用 静脉注射呋塞米可扩张肾血管，增加肾血流量，改善肾皮质血液供应；扩张小静脉，减轻心脏负荷，降低左室充盈压，减轻肺水肿。此作用多发生在尿量增加之前，可能与增加前列腺素 E（PGE）含量有关。对急性肾功能衰竭有一定的保护防治作用。

【临床用途】

1. 严重水肿 治疗心脏、肝脏、肾脏等相关疾病引起的各类水肿，一般不做首选药，多在其他药物治疗无效时选择使用。

2. 急性肺水肿和脑水肿 静脉注射呋塞米是治疗急性肺水肿的首选药物；对有脑水肿的患者与脱水药合用可获协同作用；对脑水肿合并心衰的患者尤为适用。

3. 防治急性肾功能衰竭 急性少尿型肾功能衰竭早期，静脉注射呋塞米有较好的防治作用。原因在于其强大、迅速的利尿作用，可增加肾血流量，使阻塞的肾小管得到冲洗，减少肾小管的萎缩坏死，但不延缓肾衰的进程。

4. 加速毒物排泄 应用呋塞米同时配合输液，加速毒物随尿排出，可用于如巴比妥类、水杨酸类、溴剂、氟化物、碘化物等经肾脏排泄的药物中毒的解救。

5. 其他 可用于高钾血症、高钙血症及高血压危象等的联合治疗。

【不良反应】

1. 水、电解质紊乱 常为过度利尿所引起，表现为低血容量、低钾血症、低镁血症、低钠血症、低氯碱血症等。其中以低钾血症最为常见，可增加强心苷对心脏的毒性、诱发肝昏迷，应注意及时补充钾盐或加服保钾利尿药。

2. 耳毒性 呈剂量依赖性，大剂量静脉给药可引起眩晕、耳鸣、听力减退或暂时性耳聋，氨基糖苷类抗生素可增强高效利尿药的耳毒作用，应避免合用。耳毒性的产生与耳蜗管基底膜毛细胞受损伤有关。

3. 其他 长期用药抑制尿酸排泄而致高尿酸血症，痛风患者禁用。胃肠反应恶心、呕吐、腹泻等；偶见粒细胞减少、血小板减少及皮疹等反应。孕妇不宜使用。

布美他尼

布美他尼（bumetanide）又称丁苯氧酸，与呋塞米相似，但利尿强度是呋塞米的 40～60 倍，具有用量少、起效快、不良反应较少等特点，为目前最强的利尿药。适用于各类顽固性水肿和急性肺水肿，对急、慢性肾功能衰竭患者尤为适用。

（二）中效能利尿药

中效能利尿药包括噻嗪类（thiazides）和非噻嗪类如氯噻酮（chlorthalidone）、吲达帕胺等，它们作用相似。其中噻嗪类是临床最常用的一类口服利尿药，有氢氯噻嗪（hydrochlorothiazide）、氢氟噻嗪（hydroflumethiazide）等。氢氯噻嗪是此类药中最常用的利尿药。

氢氯噻嗪

氢氯噻嗪（双氢克尿噻）口服约 70% 被吸收，其他噻嗪类利尿药脂溶性高，约 80% 被吸收，1~2 小时后起效。该类药物主要以原形经肾小管分泌排出，可透过胎盘屏障。

【药理作用】

1. 利尿作用　抑制远曲小管近端 $Na^+ - Cl^-$ 共同转运子，减少对 NaCl 的重吸收，产生温和而持久的利尿作用。

2. 降压作用　具有温和而持久的降压作用。详见项目四任务一抗高血压药与用药护理。

3. 抗利尿作用　能明显减少尿崩症患者的尿量及口渴症状，主要因排钠使血浆渗透压降低而减轻口渴感。其抗利尿作用机制不明。

【临床用途】

1. 各种水肿　常用于各种水肿的治疗，对轻、中度心性水肿疗效较好，为轻度心性水肿的首选药。是治疗慢性心功能不全的基本药物；对肾性水肿的疗效与肾功能损害程度有关，受损较轻者效果较好，肝性水肿患者在使用时要慎防低血钾诱发肝昏迷。

2. 高血压　噻嗪类利尿药是临床常用的基础降压药，用药早期通过利尿、减少血容量而降压；长期用药通过排钠较多，钠钙交换减少，血管扩张而降压。常与其他降压药合用于各型高血压的治疗。

3. 尿崩症　用于肾性或加压素无效的垂体性尿崩症。

4. 其他　用于特发性高尿钙症和钙结石者。长期用药排钠较多，钠钙交换减少。

【不良反应】较易出现低钾血症、低镁血症、低氯性碱中毒等水、电解质紊乱；也可引起高尿酸血症、高血糖症；长期用可引起高脂血症；少见的有胃肠反应、过敏反应等。

（三）低效能利尿药

螺内酯

螺内酯（spironolactone，安体舒通）可拮抗醛固酮，抑制醛固酮调节的 $Na^+ - K^+$ 交换，产生排钠保钾和利尿作用。利尿作用较弱、慢而持久。利尿作用依赖于醛固酮的存在。适用于伴醛固酮升高的水肿，如肝硬化或肾病综合征患者的水肿。常与高、中效利尿药合用，以增强疗效，降低不良反应。

久用可使血钾升高，高钾血症者禁用。少数人可出现头痛、嗜睡、皮疹；女性多毛症、月经紊乱，男性乳房发育等。

氨苯蝶啶

氨苯蝶啶（triamterene，三氨蝶啶）直接抑制远曲小管和集合管对 Na^+ 的重吸收，也减少 K^+ 的分泌。利尿作用较螺内酯快、短而略强。常与中效或高效利尿药合用于各种顽固性水肿。能促进尿酸排泄，适用于伴痛风的患者。久用可致血钾升高，尚可引起巨幼细胞贫血，偶有轻度胃肠反应、嗜睡、乏力、皮疹等。

阿米洛利

阿米洛利（amiloride，氨氯吡咪）的排钠保钾作用是氨苯蝶啶的 5 倍，一次给药，利尿作用维持 22 小时以上。化学结构与氨苯蝶啶不同，但作用机制、临床应用与氨苯蝶啶相似。

乙酰唑胺

乙酰唑胺（acetazolamide，醋唑磺胺）是一种碳酸酐酶抑制剂，利尿作用较弱，极少作为利尿药。但可用于治疗青光眼，因它可使眼房水生成减少而降低眼内压。

💡 **拓展提升**

利尿药——运动场上的违禁药

利尿药通过促进体内水分和电解质排出而增加尿量、消除水肿，广泛用于治疗水肿、高血压和心力衰竭等。在治疗疾病的合理应用之外，利尿药如果出于非医疗目的，应用于体育训练和比赛中，则是被国际奥林匹克委员会所明令禁止的违禁药物，这是因为利尿药虽然不能直接产生提高运动成绩的效果，但是可以加速各种运动兴奋剂的排泄或快速降低体重，从而掩盖其违规行为或带来不公平竞争，同时运动员非医疗目的长期应用利尿药会导致高脂血症，水、电解质紊乱等一系列不良后果，在败坏奥林匹克精神和体育道德的同时，极大损害运动员健康。

请结合拓展素材思考讨论，增强"公平、公正"意识，进一步培养医护人员求真务实精神和高度的社会责任感。

二、脱水药

脱水药又称渗透利尿药，是指能使机体细胞脱水又有渗透性利尿作用的低分子非盐类物质。本类药物的共同特点是：①静脉给药不被机体代谢利用，仅提高血浆的渗透压使组织细胞脱水；②易被肾小球滤过而不易被肾小管重吸收，可迅速排出体外。常用药物包括甘露醇、山梨醇、高渗葡萄糖，主要用于脑水肿降低颅内压。

甘露醇 ⓔ微课3

甘露醇（mannitol）是一种白色结晶粉末，易溶于水，临床用20%高渗液静脉给药。

【药理作用】

1. 脱水作用 甘露醇静脉给药后迅速提高血浆渗透压，致组织间液及细胞内水分向血浆转移而产生组织脱水作用，特别对脑、眼前房等具有屏障功能的组织脱水作用更明显，减少脑脊液和房水量。甘露醇口服用药则造成渗透性腹泻，可用于胃肠道消除毒性物质。

2. 利尿作用 甘露醇经肾小球滤过后，几乎不被重吸收，肾小管管腔液渗透压增高，减少肾小管对水的重吸收，因而产生利尿作用。

【临床用途】

1. 治疗脑水肿、降低颅内压的首选药，也可用于降低眼内压，治疗青光眼或青光眼术前用药。

2. 早期可用于预防或治疗急性肾功能衰竭。少尿时应及时使用甘露醇，通过脱水作用，减轻肾间质水肿，维持足够的尿量，稀释管内有害物质，以保护肾小管免于坏死。

【不良反应】静脉给药过快可引起一过性头痛、眩晕、视物模糊、稀释性低血钠症，可致血容量增加甚至发生心力衰竭。静脉给药漏出血管外可引起局部组织肿胀坏死，一旦外漏可用0.25%普鲁卡因局部封闭或50%硫酸镁热敷。禁用于心功能不全及活动性颅内出血者。

💡 知识链接

脑水肿的类型

脑水肿是指脑内水分增加，脑容积增大的病理现象，又称脑肿胀。根据发病机制的不同，脑水肿可分为以下四大类。①血管源性脑水肿：血脑屏障被损伤，毛细血管的通透性增强，进而水渗出变多所导致的。②细胞性脑水肿：又称细胞毒性脑水肿，是由致病因素引起的神经细胞代谢紊乱和脑组织缺氧所导致的。③渗透压性脑水肿：由血液中渗透压细和胞内外液体的变化引起的细胞内水肿。在病理状态下，下丘脑－垂体轴功能直接被影响，促使肾上腺皮质激素分泌出现降低的现象，抗利尿激素释放变多，血液渗透压降低，而引发渗透性脑水肿。④脑积水性脑水肿：又称间质性脑水肿，是由于脑室内组织和脑内组织两者之间存在压力梯度。当压力梯度有显著差异时，就促使脑室内液体通过脑室室管膜进入脑室周围地脑组织，形成脑室四周白质脑水肿。

脑水肿使颅内压增高，使脑组织和细胞发生变性坏死，如不及时纠正，水肿可由局限性发展为弥漫性，形成不可逆的继发性病理改变，发生脑死亡，如果水肿部位位于生命中枢，则可导致死亡。

✖ 边学边练

患儿，男，8个月。以无法端坐，且头部右侧有包块就诊。医生结合患儿近期表现及查体，诊断为脑水肿，并给予甘露醇治疗。

请思考并回答：脑水肿为什么首选甘露醇而不是呋塞米？

参考答案

山梨醇

山梨醇（sorbitol）是甘露醇的同分异构体，作用、应用及不良反应与甘露醇相似。因进入体内后，有一部分转化为果糖失去脱水作用，因而作用较甘露醇弱。临床用其25%高渗溶液。

高渗葡萄糖

高渗葡萄糖（hypertonic glucose），即50%葡萄糖溶液，静脉注射有脱水和渗透性利尿作用，但因部分可从血管弥散到组织中，且易被代谢，故作用弱而时间短。可与甘露醇合用或交替用，既可脱水又可供给能量。

💡 **要点提示**

各种水肿首选药的选择

岗位对接

【任务解析】

1. 该患者是链球菌感染后引起的急性肾小球肾炎，采用无肾毒性的青霉素类抗生素控制感染去除病因。应用呋塞米能产生强大的利尿作用，治疗水肿。

2. 患者用药后，眼睑及下肢水肿会明显减轻，血压逐渐恢复正常，感染得到控制。尿量增多后，易发生电解质紊乱、耳鸣、听力障碍等，在护理过程中定期检查尿和血清电解质，注意监测血钾、血压、脉率、体重及水肿消退程度，是否有耳鸣、听力障碍等，如有应停药或减量。

3. 呋塞米可口服和静脉注射，其注射液碱性较强，静脉注射前应用生理盐水稀释，切忌加入酸性液中静滴，不得与全血混合滴注。用药期间注意补钾。若患者同时服用降压药，要注意预防低血压，告知患者预防低血压的方法。

【用药护理程序】

用药前	用药评估	①健康评估：观察健康状况和精神状态，做好血液化验指标（如血钠、血钾、血糖、尿酸）的监测，了解既往病史等 ②用药禁忌评估：评估患者是否有严重肝肾功能不全、高尿酸血症、糖尿病、低钾血症等情况 ③用药情况评估：了解用药史，避免与其他高效利尿药、氨基糖苷类药物、强心苷类药物、锂盐等合用 ④了解药物过敏史，对磺胺药和噻嗪类利尿药过敏者对本药亦过敏
	调配药品	①呋塞米片剂：20mg，20～40mg/次，3次/日。即服药1～3日，停药2～4日；呋塞米注射剂2ml/20mg：成人稀释后静脉注射20～40mg于5～10分钟内缓慢注射，可根据病情连续注射多次 ②氢氯噻嗪片剂：25mg，25～50mg/次，2～3次/天 ③其他药物和制剂见相关项目任务
	提示建议	①肠道外用药宜静脉给药，不主张肌内注射 ②呋塞米注射液碱性较强，静脉注射时宜用氯化钠注射液稀释，不宜用葡萄糖注射液稀释，不得与全血混合滴注 ③对行动不便者要提前做好排尿的准备措施 ④对磺胺过敏者禁用呋塞米，未明事项应查阅药品说明书或向医师、药师等反馈
用药中	护理问题	①患者的水肿症状，尿量、血液电解质含量，血压、肝肾功能、听力等变化 ②与药物不良反应有关症状的处理 ③药物正确的给药方法等 ④合并用药、饮食等其他可能影响疗效的问题等
	护理措施	①遵医嘱或处方，严格掌握剂量及给药途径，并注意观察血压、听力及水、电解质等变化，以免出现严重的水、电解质紊乱及肝肾功能损伤等情况 ②密切关注患者的用药反应，尿量变化，疾病症状是否得到改善，配合进行日常起居的生活指导 ③预防脱水症状，老年患者脱水可引发血栓
	用药要点	①存在低血钾症或低血钾倾向者，及时补充钾盐 ②每日总量不超过1g ③加强不良反应观察和处置 ④对于同时应用强心苷类药物的患者，应严密监测血钾水平和心律，对于同时服用降压药，要注意预防低血压，并告知患者预防的方法，糖尿病患者要监测血糖，有痛风倾向者如发生关节肿胀和疼痛时可能与高尿酸血症有关
用药后	健康教育	①适度介绍药物治疗方案，引导患者放松精神，缓解焦虑，提高治疗效果 ②介绍有关康复常识，养成限盐限水、加强运动等良好的生活饮食习惯
	评价效果	①水肿症状是否得到改善 ②记录患者液体出入量，如发生少尿无尿，及时报告医生 ③患者对药物治疗和不良反应及防治相关知识的知晓度是否提高，能否坚持和配合治疗等 ④患者有无按疗程使用完药物
	回顾小结	①整理物品、记录资料，回顾合理使用呋塞米等药物的要点 ②小结本任务用药护理心得；查找不足，制订改进措施等

◆◆◆◆ **学习小结** ◆◆◆◆

　　本任务主要介绍了利尿药和脱水药的药理作用及用药护理，其中重点是呋塞米、甘露醇的药理作用和临床用途，难点是利尿药的作用部位和对电解质的影响。可采取混合式/教授式/互动式教学方法，引导学生自主学习、网络学习、小组学习，完成学习目标；模拟指导患者及其家属遵医嘱合理用药；培养学生护理患者的职业素养，提高以患者为本的服务理念。

目标检测

答案解析

一、单项选择题

1. 急性肾衰竭患者出现少尿，应首选（　　）
    A. 呋塞米　　　　　　　B. 螺内酯　　　　　　　C. 氢氯噻嗪
    D. 氨苯蝶啶　　　　　　E. 乙酰唑胺

2. 氢氯噻嗪的适应证不包括（　　）
    A. 轻度高血压　　　　　B. 心源性水肿　　　　　C. 轻度尿崩症
    D. 特发性高尿钙　　　　E. 痛风

3. 使用呋塞米一般不引起（　　）
    A. 高血钙症　　　　　　B. 高尿酸血症　　　　　C. 低血镁症
    D. 低血钾症　　　　　　E. 低血钠症

4. 给患者输入甘露醇的目的是（　　）
    A. 供给热能　　　　　　B. 利尿脱水　　　　　　C. 供给电解质
    D. 增加血浆胶体渗透压　E. 维持酸碱平衡

5. 输入下列哪种溶液时速度宜快（　　）
    A. 高渗盐水　　　　　　B. 含钾的药物　　　　　C. 升压药
    D. 甘露醇　　　　　　　E. 抗生素

二、简答题

1. 简述高效能、中效能、低效能利尿药对电解质代谢的影响。
2. 氢氯噻嗪与螺内酯是否可以合用？并说明原因。
3. 简述甘露醇的临床应用及注意事项。

三、案例分析题

患者，男，58岁，原发性高血压患者，近日来常感疲倦。2小时前突感头痛、头晕，并有喷射状呕吐。经诊断为原发性高血压，伴脑出血和颅内高压。立即予以吸氧、20%甘露醇快速静脉滴注等处理。

请分析并回答：①使用20%甘露醇静脉滴注是否合理？②若无该药，还可选用什么药物？③护士在上述用药护理中如何体现职业素养？

（姚佳宁）

书网融合……

重点小结　　　微课1　　　微课2　　　微课3　　　习题

任务二　调节水、电解质平衡药，酸碱平衡药与用药护理

PPT

◎ 学习目标

1. 知识与技能　掌握氯化钾的作用、用途、不良反应；熟悉氯化钠、碳酸氢钠的用途以及不良反应；了解其他调节水、电解质、酸碱平衡药的用途以及不良反应。熟练掌握失钠、失钾、失钙以及脱水等的临床表现，学会综合分析、判断及采用相应护理措施。

2. 过程与方法　建议采用各种教学法，混合式/教授式/互动式等，通过水、电解质、酸碱平衡紊乱合理用药的任务，引导学生自主学习、分组讨论及开展竞赛激发学习兴趣，完成学习目标，培养自主式、合作式、探究式等学习能力。

3. 情感态度与价值观　通过本次任务，使学生初步具备尊重、关心帮助水、电解质及酸碱平衡紊乱患者的工作态度，培养积极、细致、认真的服务意识和职业精神，提高严谨、熟练地实施用药护理岗位能力和职业素养。

调节水、电解质平衡、酸碱平衡药可用于预防和纠正失钠、失钾、失钙以及脱水等引起的电解质紊乱或酸碱平衡失调。

》 情境导入

情景描述　患者，女，50岁，患有慢性肾衰，近日来视力减退，肢体瘫痪，胃肠麻痹，尿潴留，鱼口状呼吸，膝反射迟钝以至消失，昏睡。来院后查血钾较低，为2.6～3.3mmol/L。医生结合患者近期表现及查体，诊断为慢性肾衰引起的低钾血症，医嘱给予氯化钾静脉滴注抢救。

任务要求　1. 医嘱中使用氯化钾的目的是什么？

2. 患者用药后会有哪些表现？

3. 护士在做好用药护理的同时，还需要做好哪些工作以助于患者恢复？

一、调节水、电解质平衡药与用药护理

（一）盐类

氯化钠　ⓔ 微课1

氯化钠（sodium chloride）常用制剂有0.9%氯化钠注射液（生理盐水）、10%氯化钠注射液、乳酸钠林格注射液、葡萄糖氯化钠注射液等。

【药理作用】　Na^+ 是人体细胞外液的主要阳离子，是保持细胞外液容量和渗透压的主要因素，对调节体液酸碱平衡具有重要作用，还可维持组织细胞和神经肌肉正常生理功能。

【临床用途】

1. 低钠综合征　如大面积烧伤、出汗过多、严重呕吐和腹泻、长期使用利尿药或使用不当等均可导致体内大量失钠，表现为全身虚弱、表情淡漠、肌肉痉挛、循环障碍、谵妄、昏迷甚至死亡。

2. 外用冲洗液　0.9%氯化钠溶液无刺激性，可用于洗眼、冲洗伤口，也用于溶解和稀释药物。

【不良反应】　过量输入可致高钠血症、低血钾症，表现为组织水肿等，对酸中毒者大量应用可致高氯酸血症。输入高渗氯化钠溶液时，速度宜缓慢以减轻对静脉的刺激。脑、肾、心功能不全及血浆蛋白

过低者应慎用。肺水肿患者禁用。

氯化钾 📱微课2

氯化钾（potassium chloride）中的 K^+ 是维持细胞内渗透压及新陈代谢的重要成分，并参与酸碱平衡调节。K^+ 缺乏时可出现低血钾症，表现为肠麻痹、心律失常、乏力、腱反射减退或消失，严重者可因呼吸麻痹或心功能不全而死亡。

> **🔅 要点提示**
> 氯化钾的临床用途及用药护理程序

本药可用于防治各种原因所引起的低钾血症和强心苷中毒，但有传导障碍者禁用。本药口服刺激性大，宜稀释后饭后服用，或选用氯化钾缓释片。静滴速度宜慢，否则易致心率减慢，甚至心脏停博。

钙盐

常用的钙盐有氯化钙（calciumchloride）、乳酸钙（calcium lactate）、葡萄糖酸钙（calcium gluconate）等。

【作用与用途】钙盐对维持人体神经、肌肉、骨骼系统、细胞膜和毛细血管通透性正常功能有重要作用药物。血清钙降低可引起神经肌肉兴奋性增高，甚至直接强直性惊厥、昏迷。葡萄糖酸钙用于血钙降低引起的手足抽搐症以及肠绞痛、输尿管绞痛等。临床用于防治佝偻病、软骨病及儿童、孕妇、哺乳期妇女补钙。治疗皮肤黏膜过敏性疾病，如荨麻疹、渗出性水肿、瘙痒性皮肤病等作为辅助用药，有消肿和抗过敏作用。竞争性拮抗镁离子，用于解救镁盐中毒。对抗氨基糖苷类抗生素引起的呼吸肌麻痹。参与凝血过程，辅助用于出血性疾病。

【不良反应】会引起便秘、结石，可影响铁吸收。对组织有强烈刺激性，若漏出血管外可引起局部剧痛或组织坏死。静脉滴注时全身有发热感。若静脉滴注速度过快或浓度过高可产生心搏加快、心率失常甚至心搏骤停。钙剂能增强强心苷对心脏的毒性，故服用强心苷期间禁用钙剂。过量可引起高钙血症。

口服补液盐和腹膜透析液

口服补液盐（oral rehydration salt, ORS）每升含氯化钠 2.5g，氯化钾 1.5g，碳酸氢钠 2.5g（或枸橼酸钠 2.9g），无水葡萄糖 20g，每次口服 500ml，主要用于防治腹泻和呕吐引起的脱水或电解质紊乱。

腹膜透析液（peritoneal dialysis solutiong）是由钠、钾、钙、镁、氯、缓冲物质（碱性基团）和葡萄糖等配制而成的澄明、无菌溶液。临床用于急（慢）性肾功能衰竭、药物中毒、顽固性心力衰竭、电解质紊乱等。

（二）糖类

葡萄糖

葡萄糖（glucose）常用注射制剂有 5%、10%、25%、50% 等规格。

【作用与用途】葡萄糖是机体所需能量的主要来源。在体内被氧化成二氧化碳和水，同时为机体提供能量，或以糖原形式贮存，对肝脏具有保护作用。静脉注射 50% 葡萄糖 40～100ml 可治疗低血糖、胰岛素休克及脑水肿。静脉滴注 5%～10% 的葡萄糖溶液补充体液和提供能量。25% 葡萄糖注射液加胰岛素 16～20U 静脉滴注可治疗高钾血症。5%～10% 的葡萄糖还可作为药物的溶剂用于静脉滴注或静脉注射。

【不良反应】

1. 长期单独补充葡萄糖易引起低钾血症、低钠血症等电解质紊乱。小儿、老人或心功能受损者补液过快，可能引起心悸甚至急性左心衰。糖尿病酮症酸中毒和高血糖非酮症性高渗状态时禁用。

2. 由于本药注射剂为弱酸性，不能作为青霉素、氨苄西林、阿莫西林、头孢哌酮、磺胺嘧啶、呋塞米、肝素钠、维生素 B_6 等药物的溶媒。

◇◇ **边学边练**

请同学们思考讨论：不同浓度的葡萄糖各有什么作用？

参考答案

二、调节酸碱平衡药与用药护理

（一）纠正酸血症药物

碳酸氢钠

碳酸氢钠（sodium bicarbonate）为弱碱，抗酸作用弱而短暂。

【作用与用途】

1. 纠正代谢性酸中毒　静脉滴注后使体内 H^+ 浓度降低，可用于防治代谢性酸中毒。

2. 碱化尿液　经肾排泄时提高尿液 pH，可用于巴比妥类等弱酸性药物中毒，以加速药物排泄解毒，也用于增加磺胺类药物溶解度，防止肾损害或增强氨基糖苷类抗生素治疗泌尿道感染的疗效。

> ☀ **要点提示**
> 碳酸氢钠的临床用途

3. 用于高钾血症　纠正低氧性酸中毒时 K^+ 从细胞内向细胞外弥散所造成的高钾血症，减缓 K^+ 对心脏的抑制，使心肌收缩性及应激性增高，为心脏复苏的措施之一。

4. 其他　治疗胃酸过多引起的消化性溃疡等。

【不良反应】相对少见，有局部刺激性，注射时严防漏出血管。过量可引起代谢性碱中毒。碳酸氢钠可加重水钠潴留、失钾等。口服可在胃内产生大量 CO_2，严重胃溃疡患者应慎用。急（慢）性肾衰竭、充血性心力衰竭、缺钾患者慎用。

乳酸钠

乳酸钠（sodium lactate）进入体内后，其乳酸根经肝转化生成 HCO_3^-，故与碳酸氢钠相似可用于治疗代谢性酸中毒，作用不及碳酸氢钠迅速，一般不作首选，但对高钾血症、普鲁卡因胺等引起的心律失常伴酸中毒者，以乳酸钠治疗为宜。过量可引起碱血症。休克低氧、肝功能不全及乳酸酸中毒者禁用。本药不可用氯化钠溶液稀释。

乳酸钠林格

乳酸钠林格（sodium lactate ringer's）为含有乳酸钠、氯化钠、氯化钾、氯化钙的复方制剂，是调节体液、电解质和酸碱平衡的药物，主要用于代谢性酸中毒或有代谢性酸中毒的脱水病例。不良反应少见，急速大量给药时，有可能出现脑水肿、肺水肿、末梢水肿。

（二）纠正碱血症药

氯化铵

氯化铵（ammonium chloride）是一种酸性无机盐，用于酸化体液和尿液，有利尿作用和祛痰作用，可用于有机碱类药物中毒。过量应用可致高氯性酸血症，并引起呼吸增强和血液 CO_2 张力下降；静脉滴注过快可导致惊厥和呼吸停止。肝肾功能不全者禁用，肾功能不全时慎用。溃疡病、代谢性酸血症患者禁用。

知识链接

高浓度电解质和葡萄糖制剂的用药护理要点

　　高浓度电解质制剂（如 10% 氯化钾、10% 氯化钠、10% 氯化钙、25% 硫酸镁）和 20%、50% 葡萄糖注射液药理作用显著且迅速，使用不当易造成严重后果，甚至致人死亡，护士作为用药操作第一责任人，使用此类药物时应特别注意的是：①使用专柜存放，不与其他药物混放；存放药柜外标识醒目，设置红色警示及提示牌；②加强上述特殊药品的效期管理，保持先进先出，保证药物安全有效；③领用、发放、调配时要严格执行查对制度，实行双人复检，确保准确给药；④在静脉给药过程中严防外渗，避免因外渗引起局部组织肿胀，甚至坏死。若外渗，及时停止给药，必要时用空针抽吸局部外渗药液，减少药液对组织的刺激，局部受损皮肤可外贴水胶体透明贴或外敷硫酸镁。

岗位对接

【任务解析】

1. 患者是因慢性肾衰出现的低钾血症，医生给予氯化钾静脉滴注以对症治疗。

2. 患者用药后血钾会逐渐恢复正常，当出现心律失常时，应注意调整剂量和滴注速度。当给药过多或过快时，可出现高氯性酸中毒、血钾升高甚至钾中毒。

3. 氯化钾可口服和静脉滴注，不可静脉注射，速度宜慢，不超过80滴/分，以免血钾突然升高，引起心跳骤停。给药期间需检测患者肝、肾功能，血清钾、钠、钙浓度及 CO_2 结合能力，血液 pH 等。如发现高氯性酸中毒、高钠血症、高钾血症症状或血钠大于146mmol/L，血钾大于5.5mmol/L时，应中断静脉滴注，并及时报告医生。如患者出现钾中毒，需立即停用一切含钾的药物或食物，输注碳酸氢钠、葡萄糖加胰岛素（促使血钾进入细胞）；注射钙剂以解救心肌中毒，并采用阳离子交换树脂以加速钾排泄，必要时做腹膜或血液透析。同时在护理工作中做好相关心理支持等工作。

【用药护理程序】

用药前	用药评估	①健康评估：观察健康状况和精神状态，记录患者血清钾、钠、氯、钙水平和出入量，了解既往病史等 ②用药禁忌评估：评估患者是否有急性肾功能不全、慢性肾功能不全等情况，严重肾功能不良、尿少或尿闭、高钾血症患者禁用氯化钾 ③用药情况评估：了解用药史，避免与肝素、血管紧张素转化酶抑制剂等合用；有无过敏史
	调配药品	①氯化钾注射剂：1g/10ml，10% 氯化钾注射液 10～15ml 加入 5% 葡萄糖注射液 500ml 中滴注 ②碳酸氢钠注射剂：0.5g/10ml、1g/20ml 和 12.5g/250ml，用于酸中毒时，静脉应用的浓度范围为 1.5%（等渗）~8.4%。
	提示建议	①氯化钾注射液禁止静脉注射，静脉滴注时用 5%～10% 葡萄糖注射液稀释为 0.3% 的浓度，每日不超过6g ②脱水患者一般等排尿后再补钾，尿量需在 30ml/h 以上方可补钾 ③建议对不合理用药及时提出质疑 ④未明事项应查阅药品说明书或向医师、药师等反馈

续表

用药中	护理问题	①患者的心律、血钾水平、肾功能等变化 ②与药物不良反应有关症状的处理 ③药物正确的给药方法等 ④其他可能影响疗效的问题等
	护理措施	①遵医嘱或处方，严格掌握剂量及给药途径，钾盐禁止推注，严格控制输液速度及注射浓度 ②选择合适的血管给药，告知患者可能出现注射疼痛，缓解患者紧张情绪 ③密切关注患者的用药反应，症状是否得到改善，症状好转及早改为口服给药 ④药物过量引起中毒，应增加排泄（利尿或泻药等），严重者需采用肾透析加速排泄
	用药要点	①控制输液速度和浓度，以 30~40 滴/分为宜，注射浓度不超过 0.2%~0.4% ②加强不良反应观察和处置
用药后	健康教育	①适度介绍药物治疗方案和有关康复常识，帮助患者平抚心情，缓解焦虑，配合治疗 ②配合饮食治疗，多食含钾食物等
	评价效果	①观察患者症状是否好转，血钾水平是否正常 ②采取的注射血管、滴注速度是否适宜 ③患者对药物治疗和不良反应及防治相关知识的知晓度是否提高，能否坚持和配合治疗等
	回顾小结	①整理物品、记录资料，回顾合理使用氯化钾注射液等药物的要点 ②小结本任务用药护理心得；查找不足，制订改进措施等

◆◆◆ 学习小结 ◆◆◆

　　本任务主要介绍了调节水、电解质、酸碱平衡药物及用药护理，其中重点是氯化钾的作用、用途，难点是氯化钾的不良反应及护理措施。可采取混合式/教授式/互动式教学方法，引导学生自主学习、网络学习、小组学习，模拟指导患者及其家属遵医嘱合理用药。完成学习目标；同时培养学生科学护理患者的职业素养，提高以患者为本的服务理念。

目标检测

答案解析

一、单项选择题

1. 下列关于低钾血症的治疗，错误的是（　　）
    A. 静脉补钾要求尿量 >30ml/h
    B. 严重缺钾时直接静脉推注 10% 氯化钾
    C. 尽可能口服补钾
    D. 滴速控制在 30~60 滴/分
    E. 每日补钾 6~8g

2. 调节酸碱平衡的重要部位是（　　）
    A. 肺
    B. 肝
    C. 肾
    D. 心
    E. 脑

3. 纠正代谢性酸中毒时，应特别注意哪种离子浓度的变化（　　）
    A. K^+
    B. Na^+
    C. Cl^-
    D. H^+
    E. Mg^{2+}

4. 患者，男，43 岁，肾功能不全 2 年，近日因受凉出现病情加重，血肌酐 390mmol/L，血 WBC 11×10^9/L，血钾 3.8mmol/L，呼吸深慢，pH 7.3，患者出现酸碱平衡紊乱，可以采用的药物治

疗是（　　）

A. 氯化铵
B. 碳酸氢钠
C. 氯化钠

D. 氯化钾
E. 葡萄糖

5. 患者因肠梗阻，呼吸深而快，面部潮红，准备急诊手术。化验 pH 7.3，CO_2CP 降低，诊断为代谢性酸中毒，应用何药纠正（　　）

A. 11.2% 乳酸钠
B. 5% 碳酸氢钠
C. 乳酸钠林格液

D. 氯化钾
E. 5% 葡萄糖盐水

二、简答题

1. 简述低钾血症的危害。
2. 简述钙盐的临床用途与不良反应。
3. 简述碳酸氢钠的作用与用途。

三、案例分析题

患者因肾功能衰竭，呼吸深而快，有烂苹果味，面部潮红，准备急诊手术。实验室检查示 pH 7.3，CO_2CP 降低，诊断为代谢性酸中毒。

请分析并回答：①使用 5% 碳酸氢钠静脉滴注是否合理？②护士应采取什么护理措施？③护士在上述用药护理中如何体现职业素养？

（姚佳宁）

书网融合……

重点小结　　　　微课1　　　　微课2　　　　习题

PPT

任务三　生殖系统药物与用药护理 微课

学习目标

1. 知识与技能　掌握催产素的作用、用途、不良反应和用药护理程序；熟悉麦角新碱的用途和不良反应；了解治疗前列腺良性增生的药物分类及应用。熟练掌握催产素的疗效及不良反应观察，学会综合分析、判断及采用相应护理措施，能够正确开展合理使用生殖系统药物的宣教工作。

2. 过程与方法　建议采用线上线下混合式教学、任务驱动教学法，通过布置生殖系统合理用药的任务，引导学生收集资料，分组讨论及开展竞赛激发学习兴趣，完成学习目标，培养自主式、合作式、探究式等学习能力。

3. 情感态度与价值观　通过本次任务，使学生初步具备尊重、关心帮助生殖系统疾病患者及家属的工作态度，培养积极、细致、认真的服务意识和职业精神，提高严谨、熟练地实施用药护理岗位能力和职业素养。

情境导入

情景描述　患者，女，29 岁，首次妊娠，孕 25 周。入院行产前检查，彩超提示胎儿发育畸形，患者及家属要求终止妊娠。经产科检查，胎位正常，无产道异常，拟进行药物引产，医生医嘱如下：①催产素注射液 2.5U；② 0.9％氯化钠注射液 500ml 混合后静脉滴注。开始时 4~8 滴/分，根据宫缩调整，15~30 分钟调速一次，未诱发有效宫缩每次增加 3~8 滴/分，最大不超过 60 滴/分。

任务要求 1. 针对该患者，医生应该给予哪些药物治疗？

2. 患者用药后会有哪些表现，护士应做好哪些用药护理措施？

3. 护士在对该患者用药护理的同时，还需做好哪些工作以助于患者恢复？

一、子宫兴奋药与抑制药

（一）子宫兴奋药

子宫平滑肌兴奋药（oxytocis）又称子宫平滑肌收缩药，是一类选择性兴奋子宫平滑肌，引起子宫收缩的药物。根据子宫生理状态的不同及所选用的子宫兴奋药种类、剂量的不同，使子宫产生节律性收缩或强直性收缩。主要用于催产、引产、产后止血或子宫复原。常用药包括催产素、麦角生物碱和前列腺素等。

催产素

催产素（oxytocin）为垂体后叶释放的一种多肽类激素，药用的多为人工合成品。性质不稳定，口服易被消化酶破坏而失效，必须注射给药，肌注 3~5 分钟起效，作用持续 20~30 分钟。静脉注射起效更快，维持时间更短，可采用静脉滴注维持疗效。其效价用 U 表示。

【药理作用】

1. 兴奋子宫平滑肌 催产素能选择性直接兴奋子宫平滑肌，加强子宫收缩力和收缩频率。还可以间接地促进前列腺素和花生四烯酸的释放，加强子宫收缩。其收缩强度取决于用药剂量及子宫的生理状态。①与药物剂量密切相关：小剂量催产素可加强子宫（尤其是妊娠末期子宫）的节律性收缩，使收缩幅度加大，收缩频率增快，收缩从底部开始，对宫底、宫体产生节律性收缩，对宫颈产生松弛作用，其收缩性质与正常分娩相似，有利于胎儿顺利娩出。大剂量催产素进一步增加子宫收缩强度，甚至引起子宫持续性、强直性收缩，不利于胎儿娩出。②与雌激素和孕激素的水平密切相关：雌激素能提高子宫对催产素的敏感性，孕激素降低其敏感性。在妊娠早期孕激素水平高，催产素对子宫平滑肌收缩作用弱，在妊娠后期雌激素水平高，子宫对催产素的反应增强，临产时子宫对催产素的反应更敏感，有利于胎儿娩出，分娩后子宫对催产素的敏感性逐渐降低。

2. 其他作用 催产素能兴奋乳腺腺泡周围的平滑肌，使乳腺导管收缩，促进排乳（但不能增加乳汁的分泌量）。大剂量能直接扩张血管，引起血压下降。

💡 **拓展提升**

合理使用麦角生物碱类药物

麦角生物碱属于药品类易制毒化学品，1938 年，瑞士化学家 Albert Hofmann 利用麦角中所含的麦角胺、麦角新碱，首次合成了麦角酸二乙基酰胺，滥用者会出现幻觉，并丧失对事物的判断力和控制力，产生严重的心理和生理损害。麦角酸、麦角胺、麦角新碱已列入我国《易制毒化学品管理条例》，护理人员应加强禁毒知识宣传，了解药品类易制毒化学品的概念界定、相关药品目录，提高防毒禁毒意识，配合指导临床规范、合理地使用该类药物。

请结合拓展素材思考讨论，开展相关宣教活动，提高专业精神和职业素养。

【临床用途】

1. 催产或引产　当宫口开全、胎位正常、产道无异常而宫缩无力致胎儿分娩困难时，可用小剂量（2～5U，以 0.9% 氯化钠注射液 500ml 稀释）催产素缓慢静脉滴注，以增强子宫收缩力而催产。死胎、过期妊娠或因疾病必须终止妊娠的患者，可用小剂量静脉滴注引产。

2. 产后止血　较大剂量（5～10U）肌内注射可使子宫平滑肌强直性收缩，压迫子宫肌层内血管而止血。但其作用时间短，可合用麦角新碱口服维持。

要点提示

催产素的子宫兴奋作用与用药剂量及子宫的生理状态的关系

【不良反应】　较少，偶见恶心、呕吐，静脉注射过快或过量，可引起子宫强直性收缩，有胎儿窒息或子宫破裂的危险。同时引起血压下降、心率加快，故催产或引产时应严格控制剂量。对本品过敏者禁用，骨盆过窄、产道受阻、明显头盆不称、胎位异常者、有剖腹产史、子宫肌瘤剔除术史者、多胎妊娠、前置胎盘者禁用。

🔅 知识链接

催产素激惹试验

催产素激惹试验（OCT）是给孕妇使用催产素，诱导出现宫缩，观察在有宫缩的情况下胎心率的变化，从而了解胎盘的功能，判断胎儿储备能力的一项检查。若 10 分钟内在宫缩后出现 3 次以上的晚期减速，胎心率基线变异在 5 次以下，胎动后无胎儿胎心率增快，为 OCT 阳性。OCT 异常提示胎盘功能已经减退，胎儿在宫内处于缺氧的状态，医生需要采取一定的措施，尽早让孕妇分娩，使胎儿尽快脱离母亲子宫的不良环境，保证胎儿的安全。需要检查的人群包括可能有胎盘机能低下者（如高危妊娠、胎儿宫内生长迟缓）等，无刺激胎心监护无反应型孕妇。

麦角生物碱

麦角生物碱（ergot alkaloids）是麦角中的主要有效成分，均为麦角酸的衍生物，按结构可分为两类：①氨基麦角碱类，以麦角新碱（ergometrine）为代表，口服吸收容易且规律，作用迅速而短暂；②氨基酸麦角碱类，以麦角胺（ergotamine）和麦角毒（ergotoxine）为代表，口服吸收不良且不规律，作用缓慢而持久。

【药理作用】

1. 兴奋子宫　麦角生物碱类能选择性地兴奋子宫平滑肌，其中以麦角新碱最快、最强。作用特点是：①对妊娠子宫比未孕子宫敏感，对临产时和新产后的子宫作用最强；②较催产素作用强而持久，剂量稍大即可引起子宫平滑肌强直性收缩；③对子宫体和子宫颈的兴奋作用无显著差别，不利于胎儿娩出，故不能用于催产和引产。

2. 收缩血管　氨基酸麦角碱类，特别是麦角胺能收缩动、静脉，亦能收缩脑血管。

3. 阻断 α 受体　氨基酸麦角碱类能阻断 α 受体，翻转肾上腺素的升压作用。

【临床用途】

1. 子宫出血　常选用肌内注射，使子宫平滑肌产生强直性收缩，机械地压迫肌层内血管而止血。主要用于产后、刮宫后或其他原因引起的子宫出血。

2. 子宫复原　产后子宫复原缓慢，易引起失血过多或宫腔内感染，麦角新碱可促进子宫收缩，加速子宫复原。

3. 偏头痛　麦角胺与咖啡因合用产生协同作用，咖啡因也能收缩脑血管，并能增加麦角胺的吸收，减少脑动脉搏动幅度，缓解偏头痛。

4. 人工冬眠 麦角毒的氢化物称为双氢麦角毒（dihydroergotoxine，hydergine，海得琴）具有抑制中枢、舒张血管和降低血压的作用，与异丙嗪、哌替啶合用，组成冬眠合剂用于人工冬眠。

【不良反应】 相对较少，给药过快可引起恶心、呕吐、面色苍白、冷汗等反应，静脉注射时可发生心悸、胸闷、血压骤升、惊厥甚至死亡，必须稀释后缓慢静脉滴入，伴有妊娠高血压综合征的患者慎用。

边学边练

麦角新碱及催产素均属子宫兴奋药，请同学们简述二者对子宫兴奋作用的区别。

参考答案

前列腺素类药物

前列腺素（postaglandins，PG）类药物主要有地诺前列酮（dinoprostone，PGE$_2$）、地诺前列素（dinoprost，PGF$_{2\alpha}$）、卡前列素（carboprost）、吉美前列素（gemeprost）、米索前列醇（misoprostol）等，均能兴奋妊娠子宫平滑肌，对妊娠早期和中期的兴奋作用强于催产素，并且在增强子宫体平滑肌收缩时，使子宫颈松弛。PG 相对比较安全，效果可靠，临床主要用于足月妊娠催产和引产、中期妊娠引产，还可用于药物流产和抗早孕等。

不良反应主要是胃肠反应如恶心、呕吐、腹痛、腹泻等，合用止呕、止泻药可缓解。不宜用于支气管哮喘及青光眼患者。引产时的用药监护事项和禁忌证与催产素相同。

米非司酮

米非司酮（mifepristone）为黄体酮受体拮抗药，能拮抗黄体酮维持妊娠的作用。能刺激子宫内膜细胞释放前列腺素 F$_{2\alpha}$，并抑制前列腺素代谢酶的作用，增加子宫平滑肌对前列腺素的敏感性，使子宫收缩而终止妊娠。临床主要用于抗早孕、催经止孕，与前列腺素合用可提高完全流产率。因本药的抗孕激素作用可阻断排卵或延缓子宫内膜的发育，故可应用于紧急避孕、中期引产及治疗子宫肌瘤、子宫内膜异位症等。

不良反应主要有恶心、呕吐、头晕、腹痛等，如果流产后阴道持续出血或突然大出血，应检查是否流产完全。

（二）子宫抑制药

子宫平滑肌抑制药可抑制子宫平滑肌，使其收缩强度减弱，收缩节律减慢，主要用于痛经和防治早产。常用的药物有 β$_2$ 受体激动药、硫酸镁及钙通道阻滞剂等。

利托君

利托君（ritodrine，羟苄羟麻黄碱）可选择性兴奋子宫平滑肌的 β$_2$ 受体，使子宫收缩强度及频率降低，产生松弛子宫平滑肌的作用。延长妊娠期，推迟分娩。对妊娠或非妊娠子宫均有松弛作用。主要用于痛经和防治妊娠 20~37 周内的早产。一般先采用静脉滴注，取得疗效后，口服本药维持疗效。

口服用药不良反应少，静脉给药不良反应较重，可有心悸、低血压、胸闷、水肿、高血糖等 β 受体兴奋症状。凡妊娠不足 20 周、分娩进行期者和有严重心血管疾病史者禁用。

同类药物还有沙丁胺醇、特布他林等，其作用、临床用途及不良反应类型均与利托君相似。

硫酸镁

硫酸镁（magnesium sulfate）注射给药，Mg^{2+} 能直接抑制子宫平滑肌，使子宫收缩强度减弱和收缩频率降低。临床多采取静脉滴注给药，用于预防早产，对禁用 β 受体激动药的早产患者和伴有妊娠高血压综合征、子痫的患者尤为适用。

二、治疗前列腺良性增生的药物

前列腺良性增生（BPH）是老年男性的常见疾病，一般在 40 岁后开始发生增生的病理改变，50 岁后出现相关症状。治疗前列腺增生药物主要包括 α_1 受体拮抗药、抗雄激素药物和其他药物。

（一）α_1 受体拮抗药

前列腺体、包膜及膀胱颈部均含有丰富的 α_1 受体。α_1 受体拮抗药阻断这些部位的 α_1 受体，可使前列腺平滑肌松弛及尿道闭合压下降，改善梗阻症状，缓解排尿困难。这类药物包括特拉唑嗪、阿呋唑嗪、坦洛新等，酚苄明作为非选择性 α 受体拮抗药也可使用。

阿呋唑嗪

阿呋唑嗪（alfuzosin）能高选择性地竞争性拮抗位于前列腺、前列腺包膜、近端尿道及膀胱底部平滑肌的 α_1 受体，降低生殖泌尿道平滑肌张力，适用于轻、中度前列腺肥大症，对排尿梗阻症状明显的患者尤为适用。

不良反应主要有恶心、胃痛、腹泻、头晕、头痛等症状，也可见口干、心动过速、胸痛、乏力、瞌睡及过敏症状等。剂量大或有高血压的患者，服药后数小时可出现直立性低血压，应避免与钙通道阻滞剂及其他 α_1 阻滞剂合用。

特拉唑嗪

特拉唑嗪（terazosin）为选择性 α_1 受体拮抗药，能降低膀胱出口部位的平滑肌张力，解除前列腺增生时的排尿困难，使尿流动力学得到改善。主要用于治疗轻、中度良性前列腺增生的对症治疗。本药可降低外周血管的张力，使血压下降，同时维持正常的心输出量，也可用于治疗高血压病。

坦洛新

坦洛新（tamsulosin，坦索罗辛）是 α_1 受体拮抗药，是受体亚型 α_{1A} 的特异性拮抗剂。对尿道、膀胱颈及前列腺平滑肌具有选择性阻断作用，不仅作用强、效果明显且直立性低血压较少发生。用于治疗前列腺增生所致的排尿异常症状。

不良反应较少，主要有头晕、恶心、呕吐、胃部不适、血压下降、心跳加快，偶而也出现皮疹、血清氨基转移酶、LDH 升高及鼻塞、浮肿、吞咽困难、倦怠感等。过量使用可致血压下降，尤其与降压药合用时，应注意血压变化。患有直立性低血压者慎用。

对本药过敏者、肾功能不全者禁用。高龄患者由于其血压影响较大，应慎用。

（二）抗雄激素药物

前列腺增生依赖于雄激素，雌激素也有协同作用。抗雄激素的治疗可以使增生的前列腺缩小，本类药物包括两类：①5α - 还原酶抑制剂，如非那雄胺、依立雄胺等，可以阻止睾酮转化为双氢睾酮；②雄激素受体拮抗药，如舍尼通等，可以阻止双氢睾酮与受体结合。另外，某些花粉制剂如前列通等，也具有抗雄激素作用。

非那雄胺

非那雄胺（finasteride）为 5α – 还原酶特异抑制药。可抑制双氢睾酮的合成而抑制前列腺增生且对性激素受体无亲和力。本药用于治疗良性前列腺增生，使增大的前列腺缩小，其逆转过程需 3 个月以上。

不良反应主要是雌激素作用，如乳房增大和压痛。偶见性功能障碍及皮疹、口唇肿胀等。

（三）M 受体拮抗药

M 受体拮抗药通过选择性作用于膀胱，阻断乙酰胆碱与介导逼尿肌收缩的 M_2 和 M_3 受体结合，抑制逼尿肌不自主收缩，从而改善膀胱储尿功能。常用治疗前列腺良性增生的 M 受体拮抗药有：①托特罗定（tolterodine），为非选择性 M 受体拮抗药；②索利那新（solifenacin），为选择性 M_3 受体拮抗药。

主要不良反应包括口干、头晕、便秘、排尿困难和视物模糊，需要严密随访残余尿量的变化。

（四）磷酸二酯酶 5 抑制药

磷酸二酯酶 5 抑制药（PDE – 5Is）治疗 BPH 的作用机制是通过增加细胞内单磷酸环鸟苷，从而降低逼尿肌、前列腺和尿道平滑肌张力；一氧化氮（NO）和磷酸二酯酶 5（PDE – 5）也可能改变脊髓的反射通路和尿道、前列腺及膀胱的神经传输。PDE – 5Is 短期效果较好，长期效果尚待研究。他达拉非（tadalafil）可减少患者国际前列腺增生症状评分，改善储尿和排尿期的下尿路症状，但对最大尿流速没有作用。

（五）β_3 受体激动药

逼尿肌的 β_3 受体激动可以导致逼尿肌舒张。米拉贝隆（mirabegron）可以在不增加急性尿潴留风险的前提下显著改善患者尿频、尿急及急迫性尿失禁等症状。

岗位对接

【任务解析】

1. 医生针对这位因患胎儿发育畸形而须终止妊娠，进行药物引产患者，应给予催产素治疗，其药理学依据是小剂量催产素静脉滴注可直接兴奋子宫平滑肌，使子宫产生节律性收缩，而子宫颈平滑肌松弛，有利于胎儿娩出。

2. 患者用药后，子宫节律性收缩而引产。在该过程中可能因用药过量、滴注速度过快导致子宫破裂或胎儿窒息，护士应做好胎心和宫缩次数监测，控制好催产素滴注速度。

3. 用药前评估患者健康状况、胎位是否正常，是否有心脏病、高血压等用药禁忌，并遵医嘱调配药品；用药期间加强用药监护，监测患者的血压、心率、子宫的收缩频率和持续时间，滴注过程中严格控制剂量，根据子宫收缩和胎心音情况调整滴速，最快 40 滴/分。宫缩过强或胎心音异常（＞160 次/分或＜120 次/分），应暂时停药。

【用药护理程序】

用药前	用药评估	①阅读医嘱或处方：明确用药目的、药品名称、规格、数量、剂量等相关信息 ②健康评估：观察患者身体状况和精神状态，了解患者的血压、脉搏、询问妊娠周数和次数，检查胎位、宫缩、胎心，了解既往病史、过敏史、治疗史等 ③用药禁忌评估：评估患者是否有产道异常、胎位不正、头盆不称、前置胎盘、多次妊娠或有剖宫产史等情况，避免与其他催产药合用，可使子宫张力过高，产生子宫破裂或（和）宫颈撕裂，在阴道用前列腺素类药物的 6 小时内禁用
	调配药品	①催产素注射液：2.5U/0.5ml、5U/1ml、10U/1ml；催产引产时一次 2.5U 用 0.9% 氯化钠注射液 500ml 稀释后静脉滴注，4～5 滴/分开始，后根据宫缩情况调整 ②其他药品及制剂参见相关项目任务

续表

用药前	提示建议	①催产素属于生物制品，应避光并不超过20℃保存 ②催产素作用有明显个体差异，随时做好产妇和胎儿的相关检查及监护，包括：子宫收缩频率、持续时间及强度、产妇脉搏及血压、胎儿心率以及胎儿成熟度、出入液量的平衡等 ③未明事项应查阅药品说明书或向医师、药师等反馈
用药中	护理问题	①观察宫缩情况，药物对产程的影响等 ②出现胎儿窒息、子宫破裂等紧急情况 ③破膜后要观察羊水量，以及有无胎粪污染 ④其他可能影响疗效的问题等
	护理措施	①遵医嘱或处方，催产素使用从小剂量开始，静脉滴注每分钟不超过0.001～0.002U，每15～30分钟增加0.001～0.002U，至宫缩与正常分娩相似，最快不超过0.02U/min，通常为0.002～0.005U/min，滴速过快子宫可强直收缩，导致胎儿窘迫、窒息甚至死亡，并有胎盘早剥或子宫破裂危险 ②若宫缩过强或胎心音异常，应立即停药
	监护要点	①引产必须指征明确，以免孕妇及胎儿发生危险 ②严格掌握剂量和滴注速度，并根据宫缩情况随时调节滴速，宫缩过强应及时停用催产素，以避免子宫强直性收缩，宫颈成熟度、孕周、胎先露的高低等会影响催产素的引产成功率，如果连续使用催产素2～3天仍然无明显进展，应改用其他引产方法 ③催产素口服无效，只可肌注或静脉注射，产前使用禁止快速静脉注射和肌内注射，必须在专人监测宫缩强度、频率、持续时间以及胎心率变化下给药 ④加强不良反应观察和处置
用药后	健康宣教	①对患者及家属适度介绍引产及药物方面的相关知识，消除不必要的顾虑，保持情绪稳定，配合治疗 ②配合医生对患者及家属进行引产后身体康复等方面的宣教
	评价效果	①客观评价催产素注射液的催产、引产实际效果、安全性和不良反应 ②综合判断采取的用药护理措施、方法的适宜性 ③了解患者及家属对催产素相关知识的知晓度是否提高，能否坚持和配合治疗等
	回顾总结	①整理物品、记录资料，回顾合理使用催产素等药物的要点 ②总结本任务的用药护理心得，查找不足，制订改进措施等

◆◆◆◆【 学习小结 】◆◆◆◆

　　本任务主要介绍了生殖系统药物及用药护理，其中重点是催产素的作用、用途、不良反应和用药护理程序，难点是催产素、麦角新碱的作用特点、临床用途和不良反应的区别。可采取线上线下混合式教学、任务驱动教学法，完成学习目标；培养学生自主式、合作式、探究式等学习能力，使学生初步具备尊重、关心帮助患者及家属的工作态度，提高学生积极、细致、认真的服务意识和职业精神，实现严谨、熟练地为患者实施用药护理。

【 目标检测 】

答案解析

一、单项选择题

1. 催产素对子宫平滑肌作用的特点是（　　）

　　A. 小剂量即可引起子宫强直性收缩

　　B. 子宫平滑肌对药物的敏感性与体内性激素水平无关

　　C. 小剂量引起子宫底节律性收缩、子宫颈松弛

　　D. 妊娠早期对药物敏感性增高

　　E. 收缩血管、升高血压

2. 催产素的禁忌证是（ ）

  A. 胎位不正   B. 产道异常   C. 头盆不称

  D. 前置胎盘   E. 上述均为用药禁忌

3. 麦角新碱不宜用于催产和引产是因为（ ）

  A. 对子宫平滑肌无作用   B. 易导致血压下降   C. 易致子宫强直性收缩

  D. 对宫体的兴奋作用大于宫颈   E. 抑制呼吸

4. 麦角新碱用于治疗产后子宫出血，是因为其可以（ ）

  A. 直接收缩血管   B. 促进血管修复

  C. 促进凝血过程   D. 促进子宫内膜脱落

  E. 使子宫平滑肌强直性收缩，压迫血管

5. 以下药物不能用于防治早产的是（ ）

  A. 沙丁胺醇   B. 硝苯地平   C. 普萘洛尔

  D. 硫酸镁   E. 利托君

二、简答题

1. 简述给药剂量、子宫的生理状态及女性激素对催产素作用的影响。

2. 简述麦角生物碱的药理作用及用途。

3. 简述催产素的禁忌证。

三、案例分析题

产妇，34 岁，患高血压 4 个月。妊娠足月后，自然分娩，产后 4 小时，突然阴道大出血。根据查体结果及患者临床表现，诊断为产后出血。给予麦角新碱 0.2mg 肌内注射。

请分析并回答：①医生的药物处置是否合理？依据是什么？②护士应采取哪些用药护理措施？③护士在上述用药护理中如何体现职业素养？

（蒋　琳）

书网融合……

重点小结   微课   习题

项目九　内分泌系统药物与用药护理

项目简介

　　激素是调节体内代谢、影响机体生理功能的生物活性物质，是维持机体内环境稳定必不可少的物质。如激素分泌异常会导致内分泌系统疾病。激素制剂根据使用剂量不同，产生生理作用和药理作用。前者补充体内激素水平不足，治疗某些内分泌功能低下症，称为替代疗法（replacement therapy）。后者则用于治疗各种相关疾病。激素制剂长期使用可导致新的内分泌紊乱等不良反应，甚至产生药源性疾病，应合理用药，防止滥用。本项目主要介绍临床护理岗位内分泌疾病常见的工作任务，包括肾上腺皮质激素、甲状腺激素、胰岛素、性激素以及尿酸和骨代谢等疾病的用药护理。

任务一　肾上腺皮质激素类药物与用药护理 🅔微课

PPT

学习目标

　　1. 知识与技能　掌握糖皮质激素的作用、用途、不良反应和用药护理程序；熟悉糖皮质激素的生理作用、用法及疗程；了解促皮质激素、皮质激素抑制药、盐皮质激素类的作用特点及用途。熟练掌握糖皮质激素的疗效及不良反应的评估，学会综合分析并采用相应护理措施，指导患者正确合理用药。

　　2. 过程与方法　建议采用线上线下混合式教学、任务驱动教学法，通过布置糖皮质激素合理用药的任务，引导学生收集资料，分组讨论及开展竞赛激发学习兴趣，完成学习目标，培养自主式、合作式、探究式等学习能力。

　　3. 情感态度与价值观　通过本次任务，使学生初步具备尊重、关心帮助患者及家属的工作态度，培养积极、细致、认真的服务意识和职业精神，提高严谨、熟练地实施用药护理岗位能力和职业素养。

　　肾上腺皮质激素是肾上腺皮质所分泌激素的总称，其基本结构为甾核，故又称甾体激素。糖皮质激素有较强的影响糖代谢及抗炎等作用，对水盐代谢的作用较弱，故称糖皮质激素。肾上腺皮质由外向内依次分为球状带、束状带及网状带三层分别分泌。①盐皮质激素：主要有醛固酮和去氧皮质酮等，由肾上腺皮质外层球状带分泌，起调节体内水盐代谢作用，对糖代谢影响较小。②糖皮质激素：主要有可的松和氢化可的松等，由肾上腺皮质中层束状带分泌，调节体内糖、脂肪和蛋白质的代谢，对水盐代谢影响较小。③性激素：由肾上腺皮质内层网状带分泌，包括少量的雌激素、雄激素。临床上以糖皮质激素最常用，通常所说的肾上腺皮质激素是指糖皮质激素。

情景描述 患者，女，20 岁。半年来尿量减少，双下肢及眼睑浮肿，伴精神萎靡、厌食，加重 1 周入院。尿常规：蛋白（＋＋＋），诊断为：肾病综合征。医生给予口服泼尼松，每日 60mg，顿服。

任务要求 1. 针对该患者，医生应该给予哪些药物治疗？

2. 患者用药后会有哪些预期表现，护士应做好哪些用药护理措施？

3. 护士在对该患者用药护理的同时，还需做好哪些工作以助于患者恢复？

一、糖皮质激素

糖皮质激素

糖皮质激素（glucocorticoid）的作用广泛而复杂，且随剂量不同而变化。在生理情况下所分泌的皮质激素主要影响正常物质代谢过程。缺乏时，将引起代谢失调。当应激状态时，机体分泌大量的糖皮质激素，通过允许作用等，使机体能适应内外环境变化所产生的强烈刺激。超生理剂量（药理剂量）时，糖皮质激素除影响物质代谢外，还具有多种药理作用，其临床应用非常广泛。

糖皮质激素药物种类较多，其取代基不同，药物的理化性质和作用特点各有不同。本类药物脂溶性较高，口服、注射均易吸收，也可关节腔内注射和皮肤黏膜局部用药。主要在肝脏代谢，其中可的松、泼尼松需在肝内转化为氢化可的松、泼尼松龙发挥作用，故严重肝功能不全患者只宜选用氢化可的松、泼尼松龙。各种糖皮质激素的半衰期差异较大，氢化可的松进入血液后，约80%与皮质激素运载蛋白（cortico-steroid binding globulin，CBG）结合。CBG 在肝中合成，雌激素对其合成具促进作用。肝、肾病患者 CBG 水平减少，游离型激素增多。常用糖皮质激素类药物的作用比较见表 9-1-1。

表 9-1-1 常用糖皮质激素类药物的作用比较表

类别	药物	半衰期（分钟）	等效剂量（mg）	抗炎作用	水盐代谢作用
短效	可的松（cortisone）	90	25	0.8	0.8
	氢化可的松（hydrocortisone）	90	20	1	1
中效	泼尼松（prednisone）	>200	5	3.5	0.6
	泼尼松龙（prednisolone）	>200	5	4.0	0.6
	地氟可特（deflazacort）	120	6	40.0	0.6
	曲安西龙（triamcinolone）	>200	4	5.0	0
	对氟米松（paramethasone）	>200	2	10	0
长效	地塞米松（dexamethasone）	>300	0.6	25.0-30.0	0
	倍他米松（betamethasone）	>300	0.75	30.0	0
外用	氟氢可的松（fludrocortisone）	-	-	12.0	-
	氟轻松（fluocinolone）	-	-	40.0	-

【药理作用】 糖皮质激素作用广泛，小剂量发挥生理作用，主要影响物质代谢；超生理剂量（药理剂量）则发挥药理作用。

1. 对代谢的影响

（1）糖代谢 糖皮质激素是调节机体糖代谢的重要激素之一，糖皮质激素能增加肝糖原和肌糖原含量并升高血糖。

（2）蛋白质代谢 糖皮质激素能加速胸腺、肌肉、骨等组织蛋白质分解代谢，增高尿中氮的排泄量，造成负氮平衡；大剂量糖皮质激素还能抑制蛋白质合成。故用药后可引起肌肉消瘦、骨质疏松、皮肤变薄和伤口愈合延缓等。

（3）脂肪代谢　短期使用对脂肪代谢无明显影响。大剂量长期使用可增高血浆胆固醇，激活四肢皮下的脂酶，促使皮下脂肪分解，还使脂肪重新分布于面部、胸、背及臀部，形成向心性肥胖，表现为"满月脸，水牛背"，呈现面圆、背厚、躯干部发胖而四肢消瘦的特殊体形。

（4）水和电解质代谢　糖皮质激素也有较弱的盐皮质激素的作用，能潴钠排钾。此外，长期用药将造成骨质脱钙。

2. 抗炎作用　糖皮质激素类药物是目前最强的抗炎药物之一，对各种原因所引起的炎症，以及炎症的各期均具有快速、强大、非特异性的抑制作用。糖皮质激素抗炎作用的主要机制为基因组效应和非基因组效应。其中基因组效应为糖皮质激素与胞质内的糖皮质激素受体（glucocorticoid receptor，GR）结合。GR 分为 GR_α 和 GR_β 两种亚型，GR_α 活化后产生经典的激素效应，未活化的 GR_α 在胞质内与热休克蛋白 90 等结合成大的复合体，阻碍 GR_α 对 DNA 产生作用。当该复合体与激素结合后，构型发生变化，GR_α 与复合体分离，随之类固醇受体复合体易位进入细胞核，在细胞核内与特异性 DNA 位点相结合，影响基因转录，进而发挥抗炎作用。非基因组效应起效迅速，通过细胞膜类固醇受体、非基因的生化效应、细胞质受体的受体外成分介导的信号通路产生效应。

💡 **知识链接**

糖皮质激素抗炎作用的利与弊

糖皮质激素对急性炎症或在炎症早期，可抑制毛细血管扩张，减轻渗出、水肿，抑制白细胞浸润及吞噬反应，从而改善炎症的红、肿、热、痛等症状；对慢性炎症或在炎症后期，可抑制毛细血管和纤维母细胞的增生，延缓肉芽组织生成，从而防止粘连和瘢痕形成，减轻炎症后遗症。但炎症反应是机体的一种防御反应，因此，糖皮质激素抗炎时必须同时应用足量有效抗菌药，否则可致感染扩散及阻碍创口愈合。

3. 抗免疫作用　糖皮质激素对免疫过程的多个环节有抑制作用。治疗剂量主要抑制细胞免疫，大剂量可抑制 B 细胞转化成浆细胞的过程，减少抗体生成从而干扰体液免疫。糖皮质激素能干扰淋巴组织在抗原作用下的分裂和增殖，阻断致敏 T 淋巴细胞所诱发的单核细胞和巨噬细胞的聚集等，从而抑制组织器官的移植排斥反应和皮肤迟发性过敏反应。此外，对于自身免疫病也能发挥一定的近期疗效。

在免疫过程中，由于抗原 - 抗体反应引起肥大细胞脱颗粒而释放组胺、5 - 羟色胺、缓激肽等，引起一系列过敏性反应症状，糖皮质激素能减少过敏介质的产生，减轻过敏性症状，具有抗过敏作用。

4. 抗毒作用　糖皮质激素能提高机体对细菌内毒素的耐受能力，减轻内毒素对机体的损害，迅速缓解中毒症状，但对细菌外毒素无效。还可抑制体温调节中枢，降低机体对致热原的敏感性，并能减少内热原的释放，故对严重感染具有良好的解热和改善症状作用。

5. 抗休克作用　超大剂量的糖皮质激素类用于各种严重休克，尤其是感染中毒性休克的治疗。其机制与其抗炎、抗免疫、抗毒作用有关，还与下列因素有关：①加强心肌收缩力，增加心输出量；②降低血管对缩血管活性物质的敏感性，扩张血管，改善微循环；③稳定溶酶体膜，减少心肌抑制因子（MDF）的形成和释放。

⚑ **要点提示**

糖皮质激素的"四抗"作用

6. 其他作用

（1）刺激骨髓造血功能　增加循环血液中的红细胞、血红蛋白、中性粒细胞和血小板数，提高纤维蛋白原浓度，缩短凝血酶原时间。刺激骨髓中的中性粒细胞释放入血，使中性粒细胞计数增多，但却降低其游走、吞噬、消化及糖酵解等功能，因而减弱对炎症区域的浸润与吞噬活动。同时，使单核细胞、嗜酸性和嗜碱性粒细胞减少。

（2）兴奋中枢神经系统　引起激动、失眠、欣快等反应，偶可诱发精神失常和癫痫。大剂量能诱发儿童惊厥。

（3）促进胃酸和胃蛋白酶的分泌　提高食欲，促进消化，但抑制消化道保护性黏液的分泌，大剂量或长期应用可诱发或加重消化性溃疡。

（4）骨质疏松　长期应用本类药物因影响钙和骨代谢可出现骨质疏松。

💡 拓展提升

糖皮质激素是把"双刃剑"

　　早在 1855 年，人们通过提取获得糖皮质激素，并逐渐研究起复杂的生理作用，后来作为防治哮喘的"特效药物"而受到重视，但随之而来的不良反应影响了其广泛使用，随后的几十年，科学家们没有放弃，孜孜不倦地探求糖皮质激素的"秘密"，逐渐发现其是把"双刃剑"，合理使用可以治疗许多棘手疾病，并是许多严重感染或休克的重要药物之一。1950 年，英国科学家亨奇和肯德尔因发现糖皮质激素，并在风湿性疾病有效应用而获得了诺贝尔医学奖。此时合成糖皮质激素已达 7000 余种。进入 21 世纪人们通过改进糖皮质激素剂型，采取适宜给药方法使得其疗效增加而不良反应减轻，如采取吸入疗法防治哮喘复发成为重要治疗方案。糖皮质激素的应用历程告诉我们，科学严谨的研究药物，不断的探索实践可以使"双刃剑"向着有利于人类健康的方向发展。

　　请结合拓展素材思考讨论，开展合理使用糖皮质激素的宣教活动，提高职业素养和专业精神。

【临床用途】

1. 治疗严重感染和某些重要脏器炎症后遗症

（1）严重感染　糖皮质激素用于治疗严重的细菌性感染，如中毒性肺炎、中毒性菌痢、暴发型流行性脑膜炎、重症伤寒、急性粟粒性肺结核及败血症等，可迅速缓解中毒症状。但应注意，糖皮质激素本身无抗菌和抗病毒作用，还可降低机体防御和修复功能，故在治疗严重感染时必须合用足量有效的抗菌药物。病毒性感染一般不用糖皮质激素，但严重病毒性感染，如重症肝炎、乙型脑炎等可酌情使用，以缓解症状。

（2）防止某些炎症后遗症　如脑膜炎、心包炎、风湿性心瓣膜炎、关节炎、睾丸炎等，早期应用糖皮质激素可减轻瘢痕与粘连形成，减轻炎症后遗症。对许多眼科疾病如虹膜炎、角膜炎、视网膜炎、视神经炎等，还有防止角膜混浊等作用。

✂ 边学边练

　　请同学们思考讨论糖皮质激素在抗炎作用、临床用途方面与阿司匹林有何不同？能否用于治疗病毒感染，为什么？

参考答案

2. 免疫相关疾病

（1）自身免疫病　如风湿热、风湿性心肌炎、风湿性及类风湿性关节炎、全身性红斑狼疮、结节性动脉周围炎、皮肌炎、自身免疫性贫血和肾病综合征等，应用糖皮质激素可缓解症状，但不能根治，宜采用综合治疗。

（2）变态反应性疾病　如荨麻疹、花粉症、血清热、血管神经性水肿、过敏性鼻炎、支气管哮喘等，当病情严重或用肾上腺素受体激动药和抗组胺药治疗无效时，可应用糖皮质激素治疗。

（3）异体器官移植手术后排异反应　糖皮质激素可抑制排异反应，可同时配伍环孢素等。

3. 各种休克的治疗　对感染中毒性休克效果最好，必须配合使用足量有效的抗菌药物，及早、短时间、大剂量、突击使用；对过敏性休克，宜与肾上腺素合用；对心源性休克和低血容量性休克也有效，必须结合病因治疗。

4. 血液系统疾病　对再生障碍性贫血、粒细胞减少症、血小板减少症、过敏性紫癜等能明显缓解症状，但需长期大剂量用药，停药后易复发。对急性淋巴细胞白血病疗效较好，对慢性淋巴细胞白血病除降低淋巴细胞数目外，还可缓解伴发的自身免疫性贫血。

> **要点提示**
> 糖皮质激素的临床用途

5. 局部应用　皮肤局部用药可治疗银屑病、湿疹、接触性皮炎等皮肤病。眼科可用于免疫性眼病、眼结缔组织病、各种严重的非化脓性眼病等。

6. 替代疗法　小剂量的糖皮质激素用于慢性肾上腺皮质功能减退症、腺垂体功能减退症和肾上腺次全切除术后的补充替代疗法。

知识链接

糖皮质激素的用法

1. 大剂量突击疗法　适用于危重患者的抢救，如严重感染和休克。常选用氢化可的松静滴，首次剂量200～300mg，一日量可达1g以上，疗程3～5天。

2. 一般剂量长期疗法　用于自身免疫病、过敏性疾病、恶性淋巴瘤、淋巴细胞性白血病等。最初口服泼尼松10～20mg或相应剂量的其他皮质激素制剂，每日3次，显效后，逐渐减量到最小维持量，持续数月。

3. 隔日疗法　根据糖皮质激素的分泌昼夜节律性，对某些慢性病长期治疗时，将一日或两日的总药量在隔日早晨8时一次给予，可减少对垂体－肾上腺皮质轴的负反馈抑制。隔日服药以用泼尼松、泼尼松龙等中效制剂为好。

4. 小剂量替代疗法　用于腺垂体功能减退症、慢性肾上腺功能减退症及肾上腺皮质次全切除术后。可的松每日12.5～25mg，或氢化可的松每日10～20mg。

5. 局部应用　湿疹、接触性皮炎等皮肤病，眼科疾病等外用。

【不良反应】

1. 长期大剂量应用引起的不良反应

（1）医源性肾上腺皮质功能亢进综合征　又称类肾上腺皮质功能亢进综合征，长期使用大剂量的糖皮质激素，可以引起水、盐、糖、蛋白质及脂肪代谢紊乱，表现为向心性肥胖、多毛、无力、低钾血症、水肿、高血压、糖尿病等，临床上称为库欣综合征（图9-1-1）。停药后一般会自行逐渐消退。用药期间应采用低盐、低脂、低糖、高蛋白饮食，适当补钾、钙以及维生素D，必要时可配伍相关药物进行治疗。

（2）诱发或加重感染　长期应用糖皮质激素，因其抗免疫作用，可诱发感染或使体内潜在的感染灶扩散，如真菌感染、结核病灶恶化扩散等。用药过程中应注意病情的变化以及是否有诱发感染现象，必要时给予抗感染治疗。

（3）诱发或加重溃疡病　糖皮质激素能促进胃酸及胃蛋白酶分泌，减少胃黏液分泌，又妨碍组织修复、延缓组织愈合，可诱发或加重胃十二指肠溃疡，严重者致消化道出血或穿孔。

（4）诱发高血压和动脉粥样硬化　与长期应用糖皮质激素导致水钠潴留使血容量增加和升高血清胆固醇含量有关。

（5）诱发精神病和癫痫　糖皮质激素兴奋中枢神经系统，可导致激动、失眠，个别患者可诱发精神症状，癫痫患者可诱发癫痫发作。故有精神病史或精神病患者、癫痫患者应禁用。

（6）糖皮质激素抵抗　大剂量糖皮质激素治疗疗效很差或无效称为糖皮质激素抵抗。此时对患者盲目加大剂量和延长疗程不但无效，而且会引起严重的后果。目前临床还无解决糖皮质激素抵抗的有效措施。

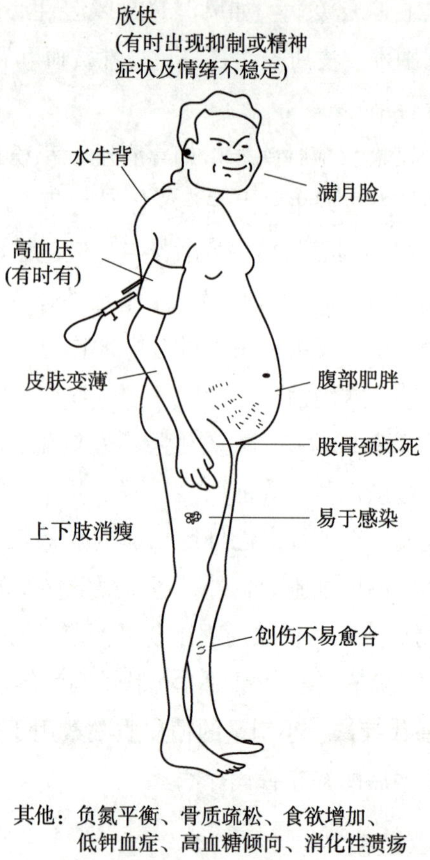

其他：负氮平衡、骨质疏松、食欲增加、低钾血症、高血糖倾向、消化性溃疡

图 9 - 1 - 1　医源性肾上腺皮质功能亢进综合征示意图

（7）其他　糖皮质激素促进蛋白质分解、抑制其合成及增加钙、磷排泄，导致骨质疏松、肌肉萎缩、伤口愈合延缓。骨质疏松多见于儿童、老人和绝经妇女，严重者可有自发性骨折。因抑制生长素分泌和造成负氮平衡，影响儿童生长发育。促进糖原异生，引起糖代谢紊乱，出现糖耐量受损或糖尿病。小梁细胞功能异常，眼压升高，引起糖皮质激素性青光眼。可增加胎盘功能不全、新生儿体重减少或死胎的发生率。

2. 停药反应

（1）医源性肾上腺皮质功能不全综合征　长期大剂量应用糖皮质激素，由于负反馈调节，抑制下丘脑及垂体前叶分泌促肾上腺皮质激素，使内源性糖皮质激素分泌减少或导致肾上腺皮质功能不全。减量过快或突然停药，多数患者可无特殊表现，一旦遇到应激情况，如出血、感染、寒冷等，可出现头晕、恶心、呕吐、低血压、低血糖等，称为肾上腺危象，需及时抢救。防治方法应注意：停药须经缓慢的减量过程，不可骤然停药，停用糖皮质激素后连续应用 ACTH 7 天左右；在停药 1 年内如遇应激情况（如感染或手术等）应及时给予足量的糖皮质激素。

💡 **要点提示**

糖皮质激素长期大剂量应用引起的不良反应

（2）反跳现象　长期大剂量应用糖皮质激素，如减量太快或突然停药，导致原有疾病复发或恶化，称为反跳现象。需加大激素剂量再行治疗，待症状缓解后再逐渐减量至停药。

【禁忌证】严重的精神病和癫痫，活动性消化性溃疡，新近胃肠吻合术，骨折，创伤修复期，角膜溃疡，肾上腺皮质功能亢进症，严重高血压，糖尿病，孕妇，抗菌药物不能控制的感染如水痘、麻疹、真菌感染等。

二、盐皮质激素和促皮质激素

（一）盐皮质激素

去氧皮质酮

去氧皮质酮（desoxycorticosterone）是醛固酮前体，具有类似醛固酮的保钠排钾作用，对糖代谢影响较小。临床上作为替代疗法，治疗慢性肾上腺皮质功能减退症（艾迪生病），仅起辅助作用。也可用于促皮质素试验和低钠血症。长期过量应用可导致水钠潴留，出现高血压、水肿、低钾血症、充血性心力衰竭等。

（二）促皮质激素

促肾上腺皮质素

促肾上腺皮质素（adrenocorticotropic hormone，ACTH）是维持肾上腺正常形态和功能的重要激素。ACTH 缺乏，将引起肾上腺皮质萎缩、分泌功能减退。药用 ACTH 是从家畜腺垂体中提取的多肽制剂，口服可以被消化道有关酶水解破坏，必须注射给药。一般给药后 2 小时，肾上腺皮质开始分泌氢化可的松，最高分泌量约 250mg，对皮质已萎缩或功能已丧失者无效。临床上主要用于 ACTH 兴奋试验以判断肾上腺皮质贮备功能，诊断脑垂体前叶 - 肾上腺皮质功能状态及检测长期使用糖皮质激素的停药前后的皮质功能水平，以防止因停药而发生皮质功能不全。

岗位对接

【任务解析】

1. 医生针对这位肾病综合征患者，选用泼尼松，其药理依据是肾病综合征是自身免疫病，糖皮质激素类药物具有抗免疫作用。

2. 患者用药后水肿、尿蛋白阳性等表现会缓解和消失，护士应做好糖皮质激素使用和不良反应预防等措施，用药期间注意观察患者病情的变化，尤其体重和出入水量的测量，水肿减轻程度的观察。

3. 护士还需做好健康宣教，嘱患者不可随意停药，患者有严重水肿、低蛋白血症时需卧床休息。待治疗后水肿消失，身体一般情况好转后，可起床活动。患者饮食要注意低盐、低糖、低脂，补充足够的优质蛋白，适当补充维生素 D 和钙剂。

【用药护理程序】

<table>
<tr><td rowspan="3">用药前</td><td>用药评估</td><td>①阅读医嘱或处方：明确用药目的、药品名称、规格、数量、剂量等相关信息
②健康评估：观察患者健康状况和精神状态，了解既往病史、过敏史、治疗史等
③用药禁忌评估：评估患者是否有肾上腺皮质功能亢进、严重高血压、心源性哮喘、器质性心脏病、活动性消化性溃疡、糖尿病、甲状腺功能亢进、精神病、癫痫、骨折、创伤修复期、胃肠吻合术后、角膜溃疡、孕妇、抗菌药不能控制的感染如水痘、麻疹、真菌感染等情况，避免与非甾体抗炎药、噻嗪类利尿药等合用</td></tr>
<tr><td>调配药品</td><td>①醋酸泼尼松片：5mg，治疗肾病综合征采用中等剂量长期疗法，按0.5～1mg/kg调配，病情稳定后逐级减量
②其他药品及制剂参见相关项目任务</td></tr>
<tr><td>提示建议</td><td>①糖皮质激素类药物种类多，规格、剂量、用法差别很大，应准确掌握有关信息，例如：泼尼松需经肝脏代谢活化为泼尼松龙才有效，故肝功能不良者不宜使用等
②未明事项应查阅药品说明书或向医师、药师等反馈</td></tr>
<tr><td rowspan="3">用药中</td><td>护理问题</td><td>①使用糖皮质激素后病症多会明显改善，对物质代谢、免疫功能、精神状态的影响也会逐步显现
②长期用药导致药源性疾病的发生，以及外形体态等变化导致用药依从性差，增加心理问题等
③临床中存在滥用糖皮质激素的不合理现象
④其他可能影响疗效的问题等</td></tr>
<tr><td>护理措施</td><td>①遵医嘱或处方，严格掌握剂量及给药途径，并注意观察病情变化和不良反应
②心理干预，帮助患者树立信心，避免消极悲观等
③膳食干预，建议低盐、低糖、低脂、高蛋白饮食，适当增加餐次
④加强个人卫生防护，积极提高免疫力，预防机会性感染等</td></tr>
<tr><td>监护要点</td><td>①糖皮质激素应根据不同治疗目的选择适宜的品种
②有多种给药方案，其中一般剂量长期疗法注意给药时间以减少肾上腺皮质负反馈性抑制
③加强不良反应观察和处置</td></tr>
<tr><td rowspan="3">用药后</td><td>健康宣教</td><td>①适度介绍糖皮质激素类药物治疗方案和疾病康复常识，引导患者正确认识肾病综合征，缓解焦虑紧张情绪，配合治疗
②对外形体态等变化导致用药依从性差进行宣教，适时进行心理疏导，提高用药依从性</td></tr>
<tr><td>评价效果</td><td>①客观评价糖皮质激素类药物的疗效、安全性及近远期治疗效果
②综合判断针对肾病综合征采取的用药护理措施、方法的适宜性
③了解患者对醋酸泼尼松片治疗和不良反应及防治相关知识的知晓度是否提高，能否坚持和配合治疗等</td></tr>
<tr><td>回顾总结</td><td>①整理物品、记录资料，回顾合理使用糖皮质激素类药物的要点
②总结本任务用药护理心得，查找不足，制订改进措施等</td></tr>
</table>

◀◀◀ **学习小结** ▶▶▶

　　本任务主要介绍了糖皮质激素类药物及用药护理，其中重点是糖皮质激素的作用、用途、不良反应和用药护理程序，难点是糖皮质激素的作用机制及给药方法。可采取线上线下混合式教学、任务驱动教学法，完成学习目标；培养学生自主式、合作式、探究式等学习能力，使学生初步具备尊重、关心帮助患者及家属的工作态度，提高学生积极、细致、认真的服务意识和职业精神，实现严谨、熟练地为患者实施用药护理。

答案解析

目标检测

一、单项选择题

1. 下列关于糖皮质激素的药理作用叙述，错误的是（　）
   A. 抗炎作用　　　　　　B. 抗菌作用　　　　　　C. 抗免疫作用
   D. 抗毒作用　　　　　　E. 抗休克作用

2. 严重肝功能不良患者不宜选用（　）
   A. 泼尼松　　　　　　　B. 泼尼松龙　　　　　　C. 氢化可的松
   D. 倍氯米松　　　　　　E. 地塞米松

3. 长期应用糖皮质激素治疗的患者宜给予（　）
   A. 高盐、低糖、低蛋白饮食　　　　B. 低盐、高糖、高蛋白饮食
   C. 低盐、高糖、低蛋白饮食　　　　D. 高盐、高糖、低蛋白饮食
   E. 低盐、低糖、高蛋白饮食

4. 长期应用糖皮质激素不会引起（　）
   A. 血糖升高　　　　　　B. 高钾血症　　　　　　C. 向心性肥胖
   D. 骨质疏松　　　　　　E. 水钠潴留

5. 糖皮质激素用于严重感染的原因是（　）
   A. 有抗菌作用　　　　　　　　　　B. 有抗病毒作用
   C. 提高机体免疫力　　　　　　　　D. 促进毒素代谢
   E. 通过其抗炎、抗毒、抗休克作用缓解症状

二、简答题

1. 简述糖皮质激素的药理作用及临床用途。
2. 简述长期应用糖皮质激素引起的不良反应。
3. 简述糖皮质激素的禁忌证。

三、案例分析题

患者，男，7岁，发热、打喷嚏、流鼻涕、咳嗽、咽痛3天，自服感冒药，不见好转。查体：体温40.2℃，咽部充血，扁桃体Ⅰ度肿大。白细胞计数 $5.3 \times 10^9/L$，诊断为上呼吸道感染。给予输液、抗病毒治疗，肌内注射地塞米松5mg。

请分析并回答：①医生给予该患者使用糖皮质激素治疗是否合理？依据是什么？②护士应采取哪些用药护理措施？③护士在上述用药护理中如何体现职业素养？

（蒋　琳）

书网融合……

重点小结　　　　　　微课　　　　　　习题

任务二　影响甲状腺激素类药物与用药护理 ^{微课}

PPT

◉ 学习目标

1. 知识与技能　掌握甲状腺激素与硫脲类的作用、用途、不良反应和用药护理程序；熟悉碘剂、放射性碘与β受体拮抗药的作用特点和用途；了解甲状腺激素的合成、贮存和释放。熟练掌握甲状腺激素药和抗甲状腺药的疗效及不良反应，学会观察综合分析并采用相应护理措施，正确开展合理使用甲状腺激素药和抗甲状腺药的宣教工作。

2. 过程与方法　建议采用线上线下混合式教学、任务驱动教学法，通过布置甲状腺激素药和抗甲状腺药合理用药的任务，引导学生收集资料，分组讨论及开展竞赛激发学习兴趣，完成学习目标，培养自主式、合作式、探究式等学习能力。

3. 情感态度与价值观　通过本次任务，使学生初步具备尊重、关心帮助甲状腺疾病患者及家属的工作态度，培养积极、细致、认真的服务意识和职业精神，提高严谨、熟练地实施用药护理岗位能力和职业素养。

　　甲状腺功能减退（简称甲减）是由各种原因导致的低甲状腺激素血症或甲状腺激素抵抗而引起的全身性低代谢综合征。甲状腺实质性病变、甲状腺素合成障碍等是其主要病因。①发生于胎儿期或新生儿，会严重影响大脑和身体生长发育，称为呆小病（克汀病）。②发生于成人，早期表现为怕冷、皮肤干燥、少汗、面部浮肿、目光呆滞、心率缓慢、心音低钝、食欲减退、便秘、腹胀、记忆力减退、智力低下、嗜睡、精神抑郁等。后期患者皮下组织出现非凹陷性水肿，称为黏液性水肿，严重时可出现黏液性水肿昏迷。③幼年型甲减，甲状腺功能减退始于青春发育期前的儿童和青少年，幼儿多表现为呆小病，较大儿童症状与成人型相似，但部分患儿症状不典型，以甲状腺肿大就诊。

　　甲状腺功能亢进（简称甲亢）是多种原因所致的以甲状腺素分泌过多引发代谢紊乱为特征的一种临床综合征。目前治疗措施有手术治疗、药物治疗和放射性碘治疗。药物主要有硫脲类、碘化物、放射性碘和β受体拮抗药四类。

> 💡 **要点提示**
>
> 治疗甲状腺功能亢进药物的四类常用药及代表药物

≫ 情境导入

　　情景描述　患者，女，40岁。近1年来患者出现记忆力减退、反应迟钝、食欲低下、疲乏无力等症状。查体：患者眼睑和颊部浮肿、表情淡漠、心率减慢为43次/分。实验室检查：患者血清TT_3、TT_4、FT_3、FT_4低于正常。诊断为甲状腺功能减退症。医生给予甲状腺片治疗，20mg，每日1次，逐步过渡到每日40mg。

　　任务要求　1. 针对该患者，医生应该给予哪些药物治疗？

　　　　　　　　2. 患者用药后会有哪些表现，护士应做好哪些用药护理措施？

　　　　　　　　3. 护士在对该患者用药护理的同时，还需做好哪些工作以助于患者恢复？

拓展提升

关爱甲状腺疾病患者

　　每年的 5 月 25 日是由国际甲状腺联盟发起的世界甲状腺日，旨在提高全球居民的甲状腺健康意识。甲状腺疾病的种类很多，如甲状腺功能亢进、甲状腺功能减退、甲状腺炎等，这些疾病在影响代谢功能的同时，还常会给患者带来外貌体征的变化。甲亢患者可出现颈部肥大、突眼、眼睑水肿、毛发脱落；成人型甲减患者则有面色苍白，眼睑和颊部虚肿，黏液性水肿等表现。这些变化会增加患者身心痛苦。作为护理工作者，我们在实施用药护理的同时应尊重关爱患者，不能有任何歧视的言行，帮助患者积极治疗，早日康复。

　　请结合拓展素材思考讨论，开展甲状腺疾病合理用药宣教活动，提升职业素养和专业精神。

一、甲状腺激素类药物

甲状腺激素

　　甲状腺激素（thyroid）包括甲状腺素（T_4）和三碘甲状腺原氨酸（T_3），T_3 有很高的生物活性，T_4 需转变为 T_3 后才有活性。

知识链接

甲状腺激素的合成、贮存和释放

　　1. 碘的摄取　甲状腺腺泡细胞的碘泵主动从血液中摄取碘（I^-）。

　　2. 碘活化和酪氨酸碘化　碘化物在过氧化物酶作用下被氧化成活性碘（I^0），活性碘与甲状腺球蛋白中的酪氨酸残基结合，生成一碘酪氨酸（MIT）和二碘酪氨酸（DIT）。

　　3. 偶联　两分子 DIT 偶联成 T_4，一分子 DIT 和一分子 MIT 偶联成 T_3，合成的 T_4、T_3 结合在甲状腺球蛋白上，贮存在腺跑腔基质中。

　　4. 释放　在蛋白水解酶作用下，甲状腺球蛋白分解并释放出 T_4、T_3 进入血液。

【药理作用】

　　1. 维持正常生长发育　甲状腺激素能够促进蛋白质的合成，促进骨骼和神经系统的生长发育，是人体正常生长发育所必需的物质，其分泌不足或过量都可引起疾病。婴幼儿甲状腺功能不全时，躯体与智力发育均受影响，如呆小病，成人可引起黏液性水肿。

　　2. 促进新陈代谢　甲状腺激素能够促进蛋白质、糖、脂肪的正常代谢，促进物质氧化，提高基础代谢率，使产热增多。

　　3. 提高机体对交感神经递质的敏感性　甲状腺激素能提高机体对儿茶酚胺的敏感性，并使肾上腺素受体上调，甲亢时可出现易激动、失眠、多虑、震颤、心率加快、心输出量增加等症状。

【临床用途】

　　1. 呆小病　功能减退始于胎儿或新生儿，若尽早诊治，则发育仍可正常；若治疗过晚，则智力仍然低下，应终身治疗。

　　2. 黏液性水肿　应从小剂量开始，逐渐增至足量，2~3 周后如基础代谢率恢复正常，可逐渐减为维持量。老年及心血管疾病患者增量宜缓慢，以防过量诱发或加重心脏病变；垂体功能低下者宜先用糖皮质激素,再用甲状腺激素,以防发生急性肾上腺皮质功能不全。

3. 单纯性甲状腺肿 治疗取决于病因,由于缺碘所致者应补碘。临床上无明显原因,发现症状可给予适量甲状腺激素,补充内源性激素的不足,并可抑制促甲状腺激素过多分泌,缓解甲状腺组织代偿性增生肥大。

【不良反应】过量可出现类似甲状腺功能亢进的症状,如心悸、手震颤、多汗、神经过敏、失眠等,重者可腹泻、呕吐、发热、脉搏快而不规则,甚至有心绞痛、心力衰竭、肌肉震颤或痉挛,必要时用 β 受体拮抗药对抗。

二、治疗甲状腺功能亢进药物

(一)硫脲类

硫脲类是最常用的治疗甲状腺功能亢进药,分为两类。①硫氧嘧啶类:甲硫氧嘧啶(methlthyioura-cil)和丙硫氧嘧啶(propylthiouracil)。②咪唑类:甲巯咪唑(thiamazole,他巴唑)和卡比马唑(car-bimazole,甲亢平)等,卡比马唑为甲巯咪唑的衍生物,在体内转化成甲巯咪唑而发挥作用。

【药理作用】硫脲类通过抑制甲状腺过氧化物酶,而减少甲状腺激素的生物合成。对已合成的甲状腺激素没有影响,也不影响甲状腺激素的释放,不能直接拮抗其作用,故须待贮存的甲状腺激素消耗到一定程度才能出现疗效。丙硫氧嘧啶能抑制外周组织的 T_4 转化为 T_3,迅速控制血清中生物活性较强的 T_3 水平。此外,硫脲类药物尚有免疫抑制作用,能抑制免疫球蛋白的生成,使血循环中甲状腺刺激性免疫球蛋白(TSI)下降,对甲亢有病因性治疗作用。

【临床用途】

1. 甲亢内科治疗 多用于轻症和不宜手术或 ^{131}I 治疗者。起效较慢,一般 2~3 周起效,1~3 个月基础代谢率恢复正常,疗程 1~2 年,不可随意停药。

2. 甲亢的手术前准备 为减少甲状腺次全切除术患者在麻醉和手术后的并发症及甲状腺危象,在术前应先服用硫脲类药物,使甲状腺功能恢复或接近正常。由于用硫脲类后 TSH 分泌增多,使腺体增生,组织脆而充血,不利于手术进行,须在手术前 2 周左右加服大量碘剂,以利手术进行及减少出血。

3. 甲状腺危象 感染、外伤、手术、情绪激动等诱因,可致大量甲状腺激素突然释放入血,使患者发生高热、虚脱、心衰、肺水肿、水和电解质紊乱等,严重时可致死亡,称为甲状腺危象。抢救时应以大剂量碘剂为主,同时辅以大剂量硫脲类药物和其他综合措施,硫脲类中首选丙硫氧嘧啶。

【不良反应】本类药物用药时间较长,不良反应表现较多。

1. 变态反应 是最常见的不良反应,多为瘙痒、皮疹等,少数伴有发热,应密切观察,大多数不需停药也可消失,必要时用抗过敏药或激素治疗。

2. 粒细胞缺乏症 为最严重的不良反应,发生率为 0.1%~0.5%,一般在用药后 2~3 个月内发生,表现为咽痛、乏力、低热、感染等,故用药期间定期检查血常规,发生咽痛、发热等现象应立即停药,可恢复正常。

3. 胃肠道反应 表现为恶心、呕吐、腹痛、腹泻等,餐时服用可减轻反应。

4. 其他 硫脲类药物能通过胎盘浓集于胎儿甲状腺,妊娠妇女慎用或不用;乳汁中浓度较高,服用本类药物的妇女应避免哺乳。因丙硫氧嘧啶具有更高的血浆蛋白结合率,通过胎盘的量相对较少,故更适合于妊娠期甲亢患者。结节性甲状腺肿合并甲亢及甲状腺癌患者禁用。孕妇慎用。

（二）碘与碘化物

碘化钾（potassium iodide）和复方碘溶液（lugol's solution）是主要使用的药物。

【**药理作用**】碘化物对甲状腺的作用与剂量密切相关。小剂量碘剂是合成甲状腺素的原料，主要用于治疗单纯性甲状腺肿。大剂量碘剂（≥6mg/d）通过抑制蛋白水解酶，减少 T_3、T_4 的释放，产生抗甲状腺作用，大剂量碘剂还可抑制甲状腺激素的合成，作用快

而强，一般用药 2～7 天起效，10～15 天达最大效应，随后作用逐渐降低，这是大剂量碘剂不能单独用于甲亢内科治疗的原因。

【**临床用途**】大剂量碘剂可用于甲亢治疗。

1. 甲亢的手术前准备　术前 2 周内口服大剂量碘剂，可使甲状腺组织退化、减少，腺体血管减少，腺体变韧，有利于手术切除和减少出血。

2. 甲状腺危象　是主要抢救药物之一，需采用静脉滴注，可迅速缓解症状，危象一旦消除，应及时停药，换用硫脲类药物维持治疗。

【**不良反应**】

1. 变态反应　少数对碘过敏者于用药后立即或几小时后发生过敏反应，表现为发热、皮疹等，严重者喉头水肿引起窒息。一般停药后好转，必要时可采取抗过敏治疗。对碘过敏者禁用。

2. 慢性碘中毒　表现为口腔及咽喉烧灼感、唾液分泌增多、眼刺激症状等。

3. 甲状腺功能紊乱　连续服用碘化物超过 2 周可诱发甲亢。碘能进入乳汁和透过胎盘引起新生儿和婴儿甲状腺功能异常和甲状腺肿，故孕妇和哺乳期妇女慎用。

（三）放射性碘

放射性碘（radioiodine）为 ^{131}I，有效 $t_{1/2}$ 为 5 天，^{131}I 被甲状腺摄取，释放出 β 射线（占 99%）和 γ 射线（占 1%）。两种射线辐射范围不同，用途不同。① β 射线：射程短（< 2mm），辐射作用只限于甲状腺内，破坏甲状腺实质，使腺泡上皮坏死、萎缩，减少甲状腺激素的分泌。可以起到类似手术切除的作用。故用于不宜手术或手术后复发及硫脲类无效或过敏的甲亢患者。② γ 射线：射程较长，可在体表测到，主要用于甲状腺摄碘功能的测定。

^{131}I 剂量过大，可导致甲状腺功能低下，故应严格控制剂量。20 岁以下患者、孕妇、哺乳期妇女、肾功能不全及甲状腺不能摄碘者禁用。

（四）β 受体拮抗药

本类药物中最常用的是普萘洛尔，通过阻断 β 受体，发挥抗交感神经作用，改善甲亢所致的心动过速、心肌收缩力加强、多汗、震颤等交感神经兴奋症状，还能抑制 T_4 在外周组织中脱碘转化为 T_3。单用时其控制症状的作用较弱，临床主要用于：①与硫脲类配伍用于各类甲亢的内科治疗；②甲状腺危象的辅助治疗；③甲状腺术前准备，减少甲状腺充血，防止手术刺激引起儿茶酚胺分泌过多带来的不良后果。

（五）锂制剂

碳酸锂（lithium carbonate）可以抑制甲状腺激素分泌，与碘剂不同的是它不干扰甲状腺对放射性碘的摄取。主要用于对硫脲类和碘剂都过敏的患者，临时控制甲状腺毒症。碳酸锂的这种抑制作用随时间延长而逐渐消失。因为锂制剂的毒副作用较大，仅适用于短期治疗。

（六）糖皮质激素

地塞米松（dexamethasone）可以抑制甲状腺激素分泌和外周组织 T_4 转换为 T_3。地塞米松主要用于甲状腺危象的抢救。丙硫氧嘧啶、饱和碘化钾溶液和地塞米松三者同时给予严重的甲状腺毒症患者，可以使其血清 T_4 的水平在 24～48 小时内恢复正常。

　　患者，女，27岁，因消瘦、心悸、手抖入院检查，结合实验室检查诊断为甲亢，医生医嘱如下：①丙硫氧嘧啶片100mg，b.i.d.；②利可君片20mg，t.i.d.；③普萘洛尔片10mg，t.i.d.；④左旋甲状腺素钠片50μg，q.d.。

参考答案

　　请分析并回答：①丙硫氧嘧啶有什么作用？主要有哪些不良反应？利可君有什么作用？②患者为甲亢，为什么使用左旋甲状腺素钠片？③为什么给患者使用普萘洛尔片？④患者的治疗方案是否合理？

岗位对接

【任务解析】

　　1. 医生针对这位甲状腺功能减退患者，应该给予甲状腺激素类药物治疗，其药理依据是甲状腺功能减退是由各种原因导致的低甲状腺激素血症或甲状腺激素抵抗而引起的全身性低代谢综合征，治疗以补充甲状腺激素为主。

　　2. 患者用药后眼睑和颊部浮肿、心率慢、疲乏无力、反应迟钝、食欲低下等表现会缓解和消失，护士应做好甲状腺片使用、不良反应预防等措施。

　　3. 护士还需做好健康宣教，用药期间注意观察患者病情变化，药物从小剂量开始，逐渐加量至维持量。用药期间需要定期检查血液中T_3、T_4、TSH水平，出现甲状腺功能亢进症状应及时报告医生。

【用药护理程序】

用药前	用药评估	①阅读医嘱或处方：明确用药目的、药品名称、规格、数量、剂量等相关信息 ②健康评估：观察患者健康状况和精神状态，了解既往病史、过敏史、治疗史等 ③用药禁忌评估：评估患者是否有过敏史、妊娠、哺乳、动脉硬化、心功能不全、糖尿病、高血压等，不宜与降糖药、双香豆素类、三环类抗抑郁药、雌激素或避孕药、考来烯胺或考来替泊、β肾上腺素受体拮抗药等合用，如需合用须分析具体情况调整给药剂量
	调配药品	①甲状腺片：40mg，口服，开始一日10～20mg，逐渐增量，维持量一般为每日40～120mg，少数患者需要每日160mg，一日1～2次 ②其他药品及制剂参见相关项目任务
	提示建议	①了解患者甲状腺功能情况、药物配伍情况及甲状腺彩超、心电图、心脏彩超、血脂等，必要时检查甲状腺摄碘率和甲状腺ECT ②宜晨起空腹服用药物，与其他药物间隔至少4小时以上服用，服用药物4～6周后，进行甲状腺功能检测，确认是否需要调整剂量 ③未明事项应查阅药品说明书或向医师、药师等反馈
用药中	护理问题	①患者的症状改善情况以及甲状腺功能、心率等变化 ②与药物不良反应有关症状的处理 ③药物正确的给药方法等 ④患者记忆力减退，依从性差
	护理措施	①遵医嘱或处方，严格掌握剂量及给药途径，并注意观察心率、脉搏、甲状腺功能等变化，以免出现甲亢症状 ②密切关注患者的用药反应，甲状腺功能指标是否恢复至正常，配合进行日常起居的生活指导 ③加强与患者的沟通，向患者说明用药后可能出现的不适反应，使患者能配合观察药物不良反应
	监护要点	①甲状腺功能减退治疗疗程长，甚至需要终身治疗，应根据甲状腺功能监测指标和症状变化，及时调整药物治疗方案 ②由于患者记忆力减退、反应迟钝，可配合使用定时提醒药盒，提高用药依从性，若患者漏服药物应及早补充漏服的药物，如果到了下次服药时间，正常使用下次的剂量，不能一次使用两次的剂量 ③加强不良反应观察和处置

续表

用药后	健康宣教	①适度介绍甲状腺激素类药物治疗方案和有关康复常识，引导患者正确认识甲状腺功能减退，缓解焦虑紧张情绪，配合治疗 ②药物过量可能引起类似甲状腺功能亢进的症状，如心悸、头痛、手震颤、多汗、神经质、失眠、骨骼肌痉挛、肌无力等，如出现用药过量，请立即停药，及时咨询医生并采取对应治疗措施，一般减量或停药可使症状消失
	评价效果	①客观评价甲状腺激素类药物的疗效、安全性及近远期治疗效果，需要定期检测患者甲状腺功能及血常规 ②综合判断针对甲状腺功能减退采取的用药护理措施、方法的适宜性 ③了解患者对甲状腺片治疗和不良反应及防治相关知识的知晓度是否提高，能否坚持和配合治疗等
	回顾总结	①整理物品、记录资料，回顾合理使用甲状腺激素类药物的要点 ②总结本任务用药护理心得，查找不足，制订改进措施等

学习小结

本任务主要介绍了甲状腺激素药和抗甲状腺药及用药护理，其中重点是甲状腺激素与硫脲类的作用、用途、不良反应和用药护理程序，难点是甲状腺激素药和抗甲状腺药的合理选用。可采取线上线下混合式教学、任务驱动教学法，完成学习目标；培养学生自主式、合作式、探究式等学习能力，使学生初步具备尊重、关心帮助患者及家属的工作态度，提高学生积极、细致、认真的服务意识和职业精神，实现严谨、熟练地为患者实施用药护理。

目标检测

答案解析

一、单项选择题

1. 成人甲状腺素缺乏可导致（　　）
   A. 呆小病　　　　　　　　B. 先天愚型　　　　　　　C. 黏液性水肿
   D. 侏儒症　　　　　　　　E. 猫叫综合征

2. ^{131}I治疗甲状腺功能亢进的适应证不包括（　　）
   A. 经药物治疗复发患者　　B. 不能手术治疗患者　　　C. 不能药物治疗患者
   D. 30 岁以上患者　　　　　E. 哺乳期妇女

3. 停用硫脲类抗甲状腺药物的指征是（　　）
   A. 病情减轻　　　　　　　B. 突眼加剧　　　　　　　C. 甲状腺肿大加重
   D. 皮肤瘙痒　　　　　　　E. 粒细胞减少

4. 宜选用大剂量碘制剂治疗的疾病是（　　）
   A. 黏液性水肿　　　　　　B. 结节性甲状腺肿　　　　C. 黏液性水肿
   D. 甲状腺危象　　　　　　E. 呆小病

5. ^{131}I治疗甲状腺功能亢进症最主要的并发症是（　　）
   A. 癌变　　　　　　　　　B. 粒细胞减少　　　　　　C. 突眼恶化
   D. 诱发危象　　　　　　　E. 甲状腺功能减退

二、简答题

1. 简述硫脲类药物的作用机制、药理作用及临床用途。
2. 简述碘与碘化物的临床用途。

3. 简述 β 受体拮抗药在治疗甲亢方面的临床用途。

三、案例分析题

患者，女，34 岁，患甲亢 2 年，经治疗好转。近 2 周来脾气大，伴有失眠、心悸、怕热、多汗、体重下降，查体：脉搏 108 次/分，体重 44kg（发病前体重 50kg），双眼球突出，甲状腺Ⅱ度对称性弥漫性肿大，有震颤，可闻及血管杂音。诊断为甲状腺功能亢进。医生给予口服丙硫氧嘧啶和普萘洛尔治疗。

请分析并回答：①医生给予该患者合用丙硫氧嘧啶和普萘洛尔是否合理？依据是什么？②护士应采取哪些用药护理措施？③护士在上述用药护理中如何体现职业素养？

（蒋　琳）

书网融合……

重点小结	微课	习题

PPT

任务三　抗糖尿病药与用药护理

◎- 学习目标

1. 知识与技能　掌握胰岛素、磺酰脲类与双胍类的药理作用、用途、不良反应；熟悉 α–葡萄糖苷酶抑制药、餐时血糖调节剂和胰岛素增敏药的主要特点；了解其他抗糖尿病药。能够综合分析、判断及采用相应护理措施，并能开展合理用药宣教。

2. 过程与方法　建议采用任务驱动教学法等，通过布置糖尿病合理用药的任务，引导学生收集资料，分组讨论及竞赛机制激发学生学习兴趣，培养学生自主学习和探究学习能力。

3. 情感态度与价值观　通过学习培养关心、尊重糖尿病患者及家属的工作态度，学习中国科学家在合成人工胰岛素方面作出的重要贡献及创新精神，培养积极思索和解决问题，迎难而上的科学精神，熟练实施用药护理岗位能和护士职业素养。

糖尿病是一组由胰岛素分泌不足或胰岛素作用缺陷（胰岛素抵抗）所引起的以持续血糖水平增高为特征的代谢疾病群。是临床的常见病、多发病。主要表现为"三多一少"的症状，即多尿、多饮、多食、消瘦。根据患者胰腺的功能状态可分为：① 1 型糖尿病，胰岛 B 细胞破坏，胰岛素分泌绝对缺乏；② 2 型糖尿病，以胰岛素抵抗为主和胰岛素进行性分泌不足到以胰岛素进行性分泌不足；③妊娠糖尿病；④其他特殊类型糖尿病。

1 型糖尿病以儿童和青少年多见。目前认为是遗传因素和环境因素共同参与，激活 T 淋巴细胞介导的一系列自身免疫性反应，引起选择性 B 细胞破坏和功能衰竭，体内胰岛素分泌不足进行性加重，最终导致糖尿病。

2 型糖尿病多见于成人，常在 40 岁之后起病。患者多因出现慢性并发症、伴发病或健康体检时发现。与肥胖症、血脂异常、高血压等疾病密切相关。患者体内胰岛素呈现相对缺乏状态，轻症可通过饮食或口服降血糖药物有效控制，后期多需要使用胰岛素治疗。

糖尿病患者长期存在高血糖，易导致眼、肾、心脏、血管、神经的慢性损害、功能障碍。糖尿病治疗应该在饮食疗法和运动治疗的基础上，合理病情选用胰岛素或口服降糖药治疗。使血糖维持或接近正常水平，纠正代谢紊乱，防止或延缓并发症的发生。

〉〉 情境导入

情景描述　患者，女，45 岁。近 1 年来出现尿量明显增多，易饥饿、口渴等症状，且体重下降明显，遂就诊，入院检查后发现，空腹血糖为 15.2mmol/L。医生结合患者近期表现及查体，诊断为 1 型糖尿病。

任务要求　1. 针对该患者，医生应该给予哪些药物治疗？

2. 患者用药后会有哪些表现，护士应做好哪些用药护理措施？

3. 护士在对该患者用药护理的同时，还需做好哪些工作以助于患者恢复？

一、胰岛素

胰岛素（regular insulin）是由胰岛 B 细胞分泌的一种蛋白质激素。药用胰岛素由猪、牛等动物胰腺中提取，也可通过 DNA 重组技术合成胰岛素，或制得单组分人胰岛素。口服无效，易被消化酶破坏，必须注射给药，皮下注射吸收快。主要在肝、肾灭活，也可被肾胰岛素酶直接水解，严重肝肾功能不良者能影响其灭活。为延长胰岛素的作用时间，在普通胰岛素中加入碱性蛋白质和锌，常用胰岛素制剂特点及用法见表 9 − 3 − 1。

表 9 − 3 − 1　常用胰岛素制剂和特点

胰岛素制剂	起效时间	峰值时间	作用维持时间
短效人胰岛素（RI）	15～60min	2～4h	5～8h
门冬胰岛素	10～15min	1～2h	4～6h
赖脯胰岛素	10～15min	1.0～1.5h	4～5h
谷赖胰岛素	10～15min	1～2h	4～6h
中效人胰岛素（NPH）	2.5～3.0h	5～7h	13～16h
长效胰岛素（PZI）	3.0～4.0h	8～10h	20h
甘精胰岛素 U100	2.0～3.0h	无峰	30h
甘精胰岛素 U300	6.0h	无峰	36h
地特胰岛素	3.0～4.0h	3～14h	24h
德谷胰岛素	1.0h	无峰	42h
预混人胰岛素（30R，70/30）	30min	2～12h	14～24h
预混人胰岛素（40R）	30min	2～8h	24h
预混人胰岛素（50R）	30min	2～3h	10～24h
预混门冬胰岛素 30	10～20min	1～4h	14～24h
预混门冬胰岛素 50	15min	30～70min	16～24h
预混赖脯胰岛素 25	15min	30～70min	16～24h
预混赖脯胰岛素 50	15min	30～70min	16～24h
双胰岛素类似物（德谷门冬双胰岛素 70/30）	10～15min	1.2h	超过 24h

【药理作用】　 📱 微课 1

1. 影响糖代谢　通过减少血糖来源、增加血糖去路而发挥降血糖作用。促进外周组织对葡萄糖的摄取和利用，使葡萄糖转运进入细胞内；加速葡萄糖无氧酵解和有氧氧化，使其转化为脂肪和蛋白质；

增加糖原的合成和储存，抑制糖原的分解和异生。

2. 影响脂肪代谢 增加脂肪酸的转运和增强脂肪合成酶的活性，使脂肪酸进入细胞而促进脂肪合成；促进糖转化成为脂肪，促进肝脏合成脂肪；抑制脂肪酶活性，使脂肪分解减慢，减少游离脂肪酸和酮体的生成，可防止糖尿病患者酮症酸中毒的发生。

3. 影响蛋白质代谢 增加氨基酸的转运和蛋白质的合成，抑制蛋白质的分解。

4. 促进 K^+ 内流 激活 Na^+,K^+-ATP 酶，促进 K^+ 进入细胞内纠正细胞内缺钾。

拓展提升

我国首次人工合成结晶牛胰岛素蛋白

1958 年底，人工合成胰岛素项目被列入 1959 年国家科研计划。然而，在此之前，除了制造味精之外，我国还从未制造过任何形式的氨基酸，而氨基酸正是蛋白质合成的基本材料。在如此极端困难的条件下，一切都要从零开始。在科研基础十分薄弱、设备极其简陋的年代，历经 7 年的不懈攻关，这项凝聚着中科院生化所、有机所和北京大学三家单位百名科研人员心血的项目，终于获得成功。1965 年 9 月 17 日，我国科学家成功合成结晶牛胰岛素，这也是世界上第一个人工合成的蛋白质。人工牛胰岛素的合成，标志着人类在认识生命、探索生命奥秘的征途中迈出了关键性的一步，促进了生命科学的发展，开辟了人工合成蛋白质的时代，在我国基础研究发展史上有巨大的意义与影响。

由此可见，科学发现需要艰辛、智慧和努力，要善于理性思考，大胆质疑和严谨实验，勇于创新，才能最终取得科学研究的成果。

请结合扩展素材思考讨论，开展糖尿病合理用药宣教活动，不断培养科学严谨的工作作风和持之以恒的工匠精神。

【临床用途】

1. 糖尿病 胰岛素是目前治疗 1 型糖尿病的唯一药物，对胰岛素缺乏的各型糖尿病也有效。主要用于：①1 型糖尿病；②经控制饮食及用口服降血糖药未能控制或因严重肝、肾功能损害不适合用口服降糖药的 2 型糖尿病。

2. 糖尿病严重并发症 ①糖尿病酮症酸中毒；②非酮症高血糖高渗性昏迷；③乳酸酸中毒伴高血糖。

3. 糖尿病伴有合并症 糖尿病合并重度感染、消耗性疾病、高热、妊娠、创伤以及手术等。

4. 纠正细胞内低钾 将葡萄糖、胰岛素、氯化钾组成极化液（GIK 溶液），促进 K^+ 内流，同时又可减少缺血心肌中的游离脂肪酸，用于防治心肌梗死时的心律失常。

> **要点提示**
>
> 胰岛素的临床应用

5. 其他 小剂量胰岛素（5～10U）用于辅助治疗营养不良、消瘦、顽固性妊娠呕吐；胰岛素配合高渗葡萄糖溶液用于急性酒精中毒的治疗。

【不良反应】

1. 低血糖反应 为胰岛素过量所致，血糖过低，出现饥饿感、出汗、心率加快、焦虑、震颤等症状，严重者会引起昏迷、惊厥及休克，甚至导致脑损伤及死亡。为防止低血糖症的严重后果，应教会患者熟知反应，以便及早发现，及时摄食或饮用糖水；严重者应立即静脉注射 50% 葡萄糖，但必须与酮症酸中毒性昏迷、非酮症高血糖高渗性昏迷鉴别。

边学边练

　　请同学们思考讨论：1 型糖尿病患者能不能单纯用饮食控制或口服降糖药来治疗？

参考答案

　　2. 变态反应　一般反应轻微而短暂，如瘙痒、红斑、血管神经性水肿等，偶可引起过敏性休克。原因主要为使用牛胰岛素所致，可用人胰岛素或猪胰岛素代替。必要时可用 H_1 受体拮抗药或糖皮质激素治疗。

　　3. 局部反应　可见注射部位皮肤发红、皮下硬结甚至脂肪萎缩，女性多于男性。应注意更换注射部位，应用高纯度胰岛素制剂后已较少见。

　　4. 胰岛素抵抗　机体对胰岛素的敏感性下降称为胰岛素抵抗，分两型。①急性抵抗：常由并发感染、创伤、手术、情绪激动等应激状态所致。此时血中抗胰岛素物质增多，或因酮症酸中毒时，血中大量游离脂肪酸和酮体的存在妨碍了葡萄糖的摄取和利用。出现急性耐受时，需短时间内增加胰岛素剂量，使其达数千单位。②慢性抵抗：慢性抵抗原因较为复杂（系指每日需用 200U 以上的胰岛素并且无并发症者）。可能是体内产生了抗胰岛素受体抗体（AIRA）。此时更换其他动物胰岛素制剂或改用高纯度胰岛素，并适当调整剂量常可有效。　微课 2

> **要点提示**
>
> 胰岛素的低血糖反应

二、其他降血糖药

　　2 型糖尿病患者需要长期使用非胰岛素类药物控制血糖。目前临床上使用的药物主要有磺酰脲类、双胍类、α – 葡萄糖苷酶抑制剂、噻唑烷二酮类、DPP – 4 抑制剂、GLP – 1 受体激动药等。

（一）磺酰脲类

　　目前常用的磺酰脲类药有三代，第一代有甲苯磺丁脲（tolButamide，D_{860}，甲糖宁）、氯磺丙脲（chlorpropamide），第二代有格列本脲（glyBuride，优降糖）、格列吡嗪（glipizide，吡磺环己脲）、格列齐特（gliclazide，达美康），第三代有格列美脲（glimepiride）等。

【作用与用途】

　　1. 降血糖作用　该类药能降低正常人血糖，对胰岛功能尚存的患者有效，但对 1 型糖尿病患者及切除胰腺的动物则无作用。其机制与刺激胰岛 B 细胞释放胰岛素，降低血清糖原水平和增加胰岛素与靶组织的结合能力有关。该类药物可通过促进已合成的胰岛素释放入血而发挥降血糖作用，也称"促胰岛素分泌剂"。用于胰岛功能尚存 30% 以上的 2 型糖尿病且单用饮食控制无效者；对胰岛素抵抗的患者，可减少胰岛素的用量。

　　2. 对凝血功能的影响　部分新型磺酰脲类药能降低血小板黏附力，刺激纤溶酶原的合成，改善微循环。对预防和减轻糖尿病患者微血管并发症有一定作用。

　　3. 抗利尿作用　格列本脲、氯磺丙脲有抗利尿作用，但不降低肾小球滤过率，与促进 ADH 分泌及增强其作用有关。可改善尿崩症患者症状。

【不良反应】

　　1. 一般不良反应　胃肠不适、恶心、腹痛、腹泻。大剂量氯磺丙脲还可引起中枢神经系统症状，如精神错乱、嗜睡、眩晕、共济失调。

　　2. 低血糖反应　药物过量可致低血糖，老人及肝、肾功能不良者较易发生。

　　3. 其他　可引起粒细胞减少和胆汁淤积性黄疸及肝损害，需定期检查肝功能和血象。

（二）双胍类

双胍类降血糖药主要有二甲双胍（metformin，甲福明）和苯乙双胍（phenformin，苯乙福明）。

【作用与用途】 可明显降低糖尿病患者的血糖水平，对正常人的血糖基本无影响。主要是通过影响糖代谢过程，减少肠道吸收葡萄糖，促进组织摄取和利用葡萄糖，增加肌肉组织中糖的无氧酵解，减少肝内糖异生，抑制胰高血糖素的释放等使血糖降低。由于不刺激胰岛素的释放，当胰岛功能丧失时本类药物仍可发挥降糖作用。主要用于轻、中度 2 型糖尿病患者，尤其适用于单纯用饮食控制无效及肥胖患者，可作为肥胖或超重的 2 型糖尿病患者首选药，也可与胰岛素和（或）磺酰脲类药物合用治疗中、重度糖尿病或胰岛素抵抗患者。

> 💡 **要点提示**
>
> 双胍类的临床用途

【不良反应】

1. 乳酸性酸血症 因促进糖无氧酵解，产生乳酸。肝肾功能不全者以及心力衰竭等缺氧情况下更易诱发乳酸性酸血症，重者可危及生命。苯乙双胍发生率高，约为二甲双胍的 10 倍，故该药临床已经少用。治疗过程中，应经常检查空腹血糖、尿糖及尿酮体。

2. 胃肠道反应 发生率较高，主要有食欲下降、恶心、腹部不适、腹泻等，饭后服用可减轻，减量或停药后即消失。

慢性心功能不全、重症贫血、尿酮体阳性、急性感染及肝肾功能不全者禁用，孕妇慎用。

（三）α-葡萄糖苷酶抑制药及餐时血糖调节剂

阿卡波糖（acarbose）、伏格列波糖（voglibose）为 α-葡萄糖苷酶抑制药。可在小肠竞争性抑制水解碳水化合物的葡萄糖苷酶，从而减慢多糖及蔗糖分解成葡萄糖的速度，减少和延缓葡萄糖的吸收，故可降低餐后血糖高峰。用于 1 型或 2 型糖尿病。主要不良反应有腹胀、腹痛、腹泻等症状，偶有低血糖。服药期间应增加饮食中碳水化合物的比例，并限制单糖的摄入量，以提高药物的疗效。

瑞格列奈（repaglinide）

本药属于促胰岛素分泌药，可促进糖尿病患者胰岛素生理性分泌曲线的恢复，故又称餐时血糖调节剂。其作用机制可能与胰岛 B 细胞膜上的特异性受体结合，促进储存的胰岛素分泌。口服给药后迅速经胃肠道吸收入血，15 分钟起效，1 小时内达峰值浓度。主要适用于 2 型糖尿病患者，老年糖尿病患者也可服用，且适用于糖尿病肾病者。因其结构中不含硫，故对磺酰脲类药物过敏者仍可使用。低血糖较磺酰脲类药物少见，用药安全性提高。

> 💡 **要点提示**
>
> 餐时血糖调节剂的临床用途

（四）胰岛素增敏药

胰岛素增敏药是噻唑烷酮类化合物，包括罗格列酮（rosiglitazone）、吡格列酮（pioglitazone）等。通过增加靶组织对胰岛素作用的敏感性，改善胰岛 B 细胞功能而降低血糖。可降低骨骼肌、脂肪组织和肝脏的胰岛素抵抗现象。可单独或与其他降糖药物合用治疗单独使用时不导致低血糖，但与胰岛素或促胰岛素分泌剂联合使用时可增加低血糖发生的风险。另可见嗜睡、肌肉和骨骼痛、头痛、消化道症状等不良反应。

（五）其他新型降血糖药

随着人们对糖尿病研究的不断深入，新型抗糖尿病药不端涌现，为糖尿病治疗提供了新的选择。

GLP-1 受体激动药

胰高血糖素样肽-1（glucagons like peptide 1，GLP-1）是一种肠促胰素，由肠道 L 细胞分泌。

GLP-1 的主要药理作用为：①以葡萄糖依赖的方式作用于胰岛 B 细胞，使胰岛素的合成和分泌增加；②刺激胰岛 B 细胞的增殖和分化，抑制凋亡，增加胰岛 B 细胞数量；③强烈抑制胰岛 A 细胞的胰高血糖素分泌；④促进胰岛 D 细胞生长抑素分泌，而生长抑素又作为旁分泌激素参与抑制胰高血糖素的分泌；⑤抑制食欲与摄食；⑥延缓胃内容物排空等。

GLP-1 受体激动药激动 GLP-1 受体发挥肠促胰岛素的作用而具有降糖效果。目前国内应用的制剂有艾塞那肽（exenaide）、利拉鲁肽（iragluide）、贝那鲁肽（benarutide）、利司那肽（risenatide）和司美格鲁肽（semaglutide）等，需皮下注射。可单独或与其他降糖药物合用治疗 2 型糖尿病，尤其是肥胖、胰岛素抵抗明显者。常见胃肠道不良反应，如恶心，呕吐等，多见于初始治疗时，随治疗时间延长逐渐减轻。此类药物的长期安全性有待进一步观察。

其中长效制剂司美格鲁肽可每周注射一次，每次 0.25~0.5mg，用于治疗二甲双胍和（或）磺酰脲类药物控制血糖不达标的成人 2 型糖尿病患者，因同时可降低合并心血管疾病患者的心血管不良事件发生率，目前备受重视。

DPP-4 抑制剂

GLP-1 在体内可迅速被二肽基肽酶Ⅳ（dipeptidy1 peptidase Ⅳ，DPP-Ⅳ）降解而失去生物活性。DPP-4 抑制剂通过抑制二肽基肽酶Ⅳ（DPP-4）的活性，有效减少肠促胰岛素 GLP-1（胰高血糖素样多肽-1）的失活，在生理范围内增加有活性的 GLP-1 水平，促进胰岛 B 细胞分泌胰岛素。

DPP-4 抑制剂有西格列汀（sitagliptin）、维格列汀（vildagliptin）等。单独使用不增加低血糖发生的风险，也不增加体重。临床可单独使用，或与二甲双胍联合应用治疗 2 型糖尿病。不良反应常见头痛、变态反应、转氨酶升高、上呼吸道感染、胰腺炎等，长期用药的安全性有待研究。

SGLT-2 抑制剂

人体的钠-葡萄糖协同转运蛋白-2（sodium-dependent glucose transporters 2，SGLT-2）承担了肾脏 90% 的葡萄糖重吸收，SGLT-2 抑制剂主要作用于肾脏近曲小管的 SGLT-2，抑制其对葡萄糖的重吸收，增加尿糖排泄而降低血糖水平。

常用药物有达格列净（dapagliflozin）、恩格列净（empagliflozin）、卡格列净（canagliflozin）等。作为单药治疗用于 2 型糖尿病成人患者改善血糖控制。SGLT-2 抑制剂在降糖的同时对心血管疾病有积极影响，目前已被列为糖尿病合并心血管疾病患者的一线治疗药物。常见的不良反应有低血糖、多尿、背部疼痛、生殖器感染、尿路感染、血脂异常等。

💡 **知识链接**

糖尿病治疗的"五驾马车" 📱微课3

1. 教育和心理治疗　让糖尿病患者增加糖尿病知识，正确对待糖尿病，糖尿病尚不能根治，要有长期治疗的准备，积极做好治疗和健康规划。

2. 饮食疗法　明确糖尿病不能单靠药物治疗，要学会控制总热量、合理配餐、少量多餐、高纤维饮食、清淡饮食、不动烟酒等具体措施。

3. 运动疗法　强调养成锻炼的习惯，持之以恒，一般要求每周 5 次以上，每次半小时以上的运动强度；要量力而行，避免剧烈、竞争性运动。

4. 药物治疗　经过饮食、运动治疗，患者血糖仍不能达标，要及时采用药物治疗。坚持规范治疗，大多数患者的血糖是能控制的。胰岛素仍是治疗糖尿病最有效、不良反应最小的药物，且有利于预防糖尿病的合并症，故需用胰岛素治疗的要及早使用。

5. 糖尿病监测　糖尿病患者要使血糖达标（包括空腹血糖和餐后血糖），应学会定期对血糖进行监测，提倡推广家用血糖监测仪器。同时，还要使自己的体重、血压、血脂和血黏稠度等达标。

岗位对接

【任务解析】

1. 医生针对这位 1 型糖尿病患者，应该给予皮下注射胰岛素治疗，其药理依据是胰岛素是治疗 1 型糖尿病的唯一药物。

2. 患者用药后血糖会趋于平稳，护士在患者用药过程中要注意观察不良反应，尤其是低血糖反应的表现及处理方法，一旦发生应及时处理。

3. 护士还需做好健康宣教，告知患者糖尿病不可根治，应合理控制血糖，平时要合理饮食，适当运动，有效控制体重，合理调控情绪等有助于疾病治疗。

【用药护理程序】

用药前	用药评估	①阅读医嘱或处方：明确用药目的、药品名称、规格、数量、剂量等相关信息 ②健康评估：了解患者的基本情况如发病的类型、起病的原因、临床表现及实验室检查的结果，如血糖、尿糖、酮体等 ③用药禁忌评估：评估患者是否曾用过胰岛素，应用的种类、剂量、时间、疗效、停药时间等。避免同时使用口服避孕药、皮质类固醇等。患者及家属对胰岛素和其他降血糖药的有关知识、明确合理的给药方法、注意事项等；应避免与阿米卡星、氯丙嗪、氨茶碱等配伍应用
	调配药品	①主要剂型是注射剂，常用的普通胰岛素为 400U/ml，餐前 30 分钟皮下注射；低精蛋白锌人胰岛素（中效）制品为诺和灵 N 400U/10ml 和诺和灵 N（笔芯）100U/ml 3ml/瓶；精蛋白锌胰岛素（长效）为 400U/ml，一般采用皮下注射给药方法 ②其他药品及制剂参见相关项目任务。
	提示建议	①应注意给药剂量 ②应避免配伍禁忌 ③建议对不合理用药，不安全剂量以及疗程的用药行为及时提出质疑 ④未明事项应查阅药品说明书或向医师、药师等反馈
用药中	护理问题	①低血糖反应 ②过敏反应 ③皮下硬肿 ④胰岛素抵抗 ⑤其他可能影响疗效的问题等
	护理措施	①遵医嘱或处方，准确计算胰岛素的用量，反复在同一部位给药可导致组织坏死，注意更换注射部位 ②加强膳食干预，学会食物热量计算方法及营养配餐基本方法 ③密切关注患者的用药反应，加强血糖监测，预防低血糖反应。严重者应立即静脉注射 50% 葡萄糖，餐时、餐后服用可减轻反应
	监护要点	①注意给药方法，胰岛素口服无效，应皮下注射，重症采用静脉注射。皮下注射时可选择腹部、上臂、大腿外侧和臀部并经常更换注射部位，以免皮肤发红、皮下硬结甚至脂肪萎缩 ②注意给药时间 ③加强不良反应观察和处置

续表

用药后	健康宣教	①合理介绍治疗方案和有关康复常识，做好心理护理，重视发挥语言、态度在药物治疗中的作用，促使患者消除不良心态 ②做好用药护理措施，指导患者胰岛素注射方法，有计划地更换注射部位，避免皮下脂肪萎缩和硬结产生 ③做好生活护理，指导患者合理饮食及适当运动，有效控制体重
	评价效果	①血糖控制是否满意 ②糖尿病症状是否缓解 ③是否出现糖尿病并发症
	回顾总结	①整理物品、记录资料，回顾合理使用胰岛素控制血糖的要点 ②总结本任务用药护理心得，查找不足，制订改进措施等

学习小结

　　本任务主要介绍了抗糖尿病药与用药护理，其中重点是胰岛素、磺酰脲类与双胍类的药理作用、用途、不良反应，难点是胰岛素的药理作用及不良反应。可采取任务驱动教学法，完成学习目标，培养学生自主学习和探究学习能力。

目标检测

答案解析

一、单项选择题

1. 下列关于胰岛素的作用，叙述错误的是（　　）

　　A. 促进脂肪合成　　　　　　　B. 抑制蛋白质合成　　　　　　C. 促进葡萄糖利用

　　D. 促进 K^+ 进入细胞　　　　E. 减少游离脂肪酸和酮体

2. 1 型糖尿病的发生主要是由于（　　）

　　A. 胰岛素分泌相对不足　　　　　　　　B. 胰岛素分泌绝对不足

　　C. 服含糖食品过多，短期内无法排出　　D. 糖原的合成减少

　　E. 糖原的分解增多

3. 下列情况不首选胰岛素治疗的是（　　）

　　A. 2 型糖尿病患者经饮食治疗无效者　　B. 1 型糖尿病

　　C. 糖尿病并发严重感染　　　　　　　　D. 妊娠糖尿病

　　E. 酮症酸中毒

4. 磺酰脲类降糖药主要适合于（　　）

　　A. 饮食控制无效的糖尿病　　　　　　　B. 饮食控制无效的 1 型糖尿病

　　C. 超重的 1 型糖尿病　　　　　　　　　D. 饮食控制无效且胰岛功能尚存的 2 型糖尿病

　　E. 糖尿病酮症酸中毒

5. 对正常人血糖水平无影响的药物是（　　）

　　A. 格列本脲　　　　　　　　B. 二甲双胍　　　　　　　　C. 格列齐特

　　D. 达格列净　　　　　　　　E. 瑞格列奈

二、简答题

1. 简述胰岛素的作用与用途。

2. 简述磺酰脲类的作用机制和临床应用。

3. 简述胰岛素的不良反应和处置措施。

三、案例分析题

1. 患者，男，40 岁，患 2 型糖尿病 6 年，肥胖，喜食高脂食物，且不爱运动，一直服用格列齐特治疗，剂量开始由 40mg/d 逐渐增加到 240mg/d，自测空腹血糖为 8.9mmol/L，餐后血糖 13.6mmol/L，近日因感冒后自觉症状加重，疲乏无力、头晕、多饮、多尿。

请分析并回答：①该患者用药是否合理？为什么？②应采取哪些用药护理措施？③用药护理过程中如何体现对患者的关爱及护士职业素养？

（郭婧潭）

书网融合……

| 重点小结 | 微课 1 | 微课 2 | 微课 3 | 习题 |

PPT

任务四 性激素、调节生育药与用药护理

◉ 学习目标

1. 知识与技能 掌握雌激素的作用、用途、不良反应；熟悉雌激素、雄激素以及其他性激素类药的用途以及不良反应；了解促进生育药与避孕药的主要种类和常用药物。能够观察性激素类药的疗效及不良反应，学会综合分析、判断及采用相应护理措施。

2. 过程与方法 建议采用任务驱动教学法等，通过布置任务，引导学生收集资料，分组讨论及竞赛激发学生学习兴趣，培养学生自主式学习和探究式学习能力。

3. 情感态度与价值观 通过学习培养护士严谨工作态度，学习中国医药工作者在雌激素研究方面做出的重要贡献及拼搏精神，培养积极思索和解决问题，迎难而上的科学精神，熟练实施用药护理能力及提升护士职业素养。

性激素是由性腺分泌的甾体类激素，具有促进性器官成熟、副性征发育及维持性功能等作用。包括雄激素（androgens）、雌激素（estrogens）、孕激素（progestogens）。性激素除用于治疗某些疾病外，目前主要用于避孕，常用避孕药多为雌激素与孕激素的复合制剂。 📱微课 1

≫ 情境导入

情景描述 患者，女，53 岁，近半年烦躁易怒，头痛头晕，烦热，汗多，心悸失眠，腰膝酸软，月经紊乱，经期延后，经量少，难以坚持正常工作。医生结合患者近期表现及查体，诊断为更年期综合征。

任务要求 1. 针对该患者，医生应该给予哪些药物治疗？

2. 患者用药后会有哪些表现，护士应做好哪些用药护理措施？

3. 护士在对该患者用药护理的同时，还需做好哪些工作以助于患者恢复？

一、雌激素类及抗雌激素类药

（一）雌激素类药

由卵巢分泌的雌激素，主要有雌二醇（estradiol，E_2）、雌三醇（estriol，E_3）和雌酮（estrone，E_1），其中雌二醇活性最强，但口服后在肝内易破坏，生物利用度小，需注射给药。药用雌激素多是以雌二醇为骨架合成的衍生物，如炔雌醇（ethinylestradiol）、己烯雌酚（diethylstillbestrol）等作用时间延长；炔雌醚（quinestrol）、尼尔雌醇（nilestriol）、氯烯雌醚（chloritrianisene）等口服均有效。

【作用与用途】雌激素的主要作用包括：①促进女性第二性征和性器官的发育、成熟，促进子宫内膜增生，参与月经周期的形成增强，并促使阴道上皮增生和浅表层细胞角化，提高子宫平滑肌对催产素的敏感性，并促进乳腺导管发育；②小剂量时能促进垂体前叶催乳激素分泌，促使泌乳；较大剂量时，可以抑制促性腺激素分泌，抑制排卵；对抗雄激素的作用；③有促进骨质致密的作用，增加骨质钙化，加速骨骺愈合；④可使胰岛素的水平升高，但葡萄糖的耐量下降，促进胆固醇的降解和排泄，因而降低血中胆固醇。

> 要点提示
>
> 雌激素的临床应用

临床用于卵巢功能不全和闭经、青春期或绝经期功能性子宫出血、更年期综合征、老年性阴道炎、回乳及停止授乳后乳房肿痛、前列腺癌、严重痤疮、老年性骨质疏松症及避孕等。

【不良反应】常见为恶心、食欲不振、乳房胀痛，长期用药可引起子宫内膜过度增生及子宫出血；妊娠期、糖尿病患者及接受大量雌激素治疗者，易发生念珠菌阴道炎；大剂量雌激素可引起水钠潴留而导致水肿；对于肝功能不良者则可引起胆汁淤积性黄疸。雌激素对前列腺癌及绝经后乳腺癌患者有治疗作用，但禁用于其他肿瘤患者。

💡 **拓展提升**

国产雌激素，打破进口药品垄断

雌激素缺乏在不同的年龄阶段有不同的表现，如更年期症状，此外在青春期、备孕期等也有相应的症状。补充雌激素是最有效的治疗手段。

结合雌激素是从怀孕母马尿液中提取的天然混合雌激素，是治疗妇女雌激素缺乏相关的疾病的主要药物。最早由美国某公司研发成功，1942年在美国上市，60多年来全世界都尚未有同类产品出现。我国科研工作者为填补这一空白，历时10多年成功研发了结合雌激素，并于2005年上市，其原料药通过了欧盟和美国FDA双认证，产品还出口到亚洲、美洲等地区，真正打破了美国企业在全球60多年的垄断。

由此可见，持之以恒，坚定文化自信、民族自信才能最终取得科学研究的成果。请结合拓展素材思考讨论，开展合理用药宣教。培养科学严谨的工作作风和持之以恒的工匠精神。

（二）抗雌激素类药

氯米芬

氯米芬（clomiphene）与己烯雌酚的化学结构相似，有较弱的雌激素活性和中等程度的抗雌激素作用。具有较弱的雌激素活性，能与雌激素受体结合，竞争性拮抗雌激素的作用。它能促进腺垂体分泌促性腺激素，从而诱发排卵。临床用于不孕症、闭经、乳房纤维囊性疾病和晚期乳腺癌等。不良反应有多胎及视觉异常等。长期大剂量使用易引发卵巢肥大，故卵巢囊肿患者禁用。

二、孕激素类药及抗孕激素类药

（一）孕激素类药

由黄体分泌的孕激素主要是黄体酮（progesterone，孕酮）。口服后在肝内易破坏，生物利用度小，需注射给药。药用多为人工合成品及衍生物，分两类：①17α–羟孕酮类，如甲羟孕酮（medroxyprogesterone）、甲地孕酮（megestrol）等；②19–去甲睾酮类，如炔诺酮（norethisterone）、双醋炔诺醇（etynodiol diacetate）、炔诺孕酮（norgestrol）等。

【作用与用途】孕激素主要作用包括：①使月经后期子宫充血，黏膜腺体生长，内膜增厚，利于受精卵着床和胚胎发育；②促使胎盘形成，降低妊娠子宫对催产素的敏感性，松弛子宫平滑肌，抑制子宫收缩，具有保胎作用；③与雌激素协同，促使乳腺腺泡生长发育，为泌乳作准备；④黄体酮可抑制子宫颈管腺体分泌黏液，阻碍精子进入子宫；⑤大剂量孕激素可反馈性抑制垂体促性腺激素的分泌，抑制排卵，有避孕作用。

> **要点提示**
>
> 孕激素的用途

临床用于先兆流产和习惯性流产、功能性子宫出血、痛经、子宫内膜异位症、避孕等；大剂量可用于黄体酮不足所致的经前综合征、子宫内膜癌、前列腺肥大和前列腺癌等。

【不良反应】较少，偶见类早孕反应，如恶心、呕吐、头晕、头痛、抑郁、乳房胀痛等。长期应用可引起子宫内膜萎缩、月经减少，并发阴道真菌感染。

（二）抗孕激素类药

抗孕激素类药物干扰孕酮的合成和代谢，主要包括：①孕酮受体拮抗药，如米非司酮（mifepistone）；②3–β羟甾脱氢酶抑制剂，如曲洛司坦（rilostame）。

米非司酮是炔诺酮的衍生物，可以对抗黄体酮对于子宫内膜的作用，具有明显的抗着床作用，故米非司酮可单独用作房事后避孕的有效措施；米非司酮具有抗早孕作用，可终止早期妊娠，有可能出现一些严重的不良反应，例如阴道出血等，但一般无需特殊处理。

三、雄激素和同化激素类药

（一）雄激素类药

天然雄激素（testosterone，睾酮）主要由睾丸间质细胞分泌，肾上腺皮质、卵巢和胎盘也少量分泌。药用雄激素多为人工合成的睾酮衍生物，主要有甲睾酮（methyltestosterone，甲基睾酮）、丙酸睾酮（testosterone propionate，丙酸睾丸素）和十一酸睾酮（testosterone undecanoate）等。

【作用与用途】雄激素主要作用包括：①促进男性性器官和第二性征的发育和成熟；②大剂量雄激素可抑制腺垂体分泌促性腺激素，卵巢分泌雌激素减少，对抗雌激素，抑制子宫内膜生长及卵巢、垂体功能；③促进蛋白质合成（同化作用），抑制其分解；④刺激骨髓造血功能，大剂量雄激素促进肾脏分泌促红细胞生成素，使红细胞和血红蛋白增加；⑤促进肾小管对钙、磷的吸收，促进骨质形成；促进水、钠的吸收。

临床用于治疗男性性腺功能减退症、无睾症、隐睾症，男性青少年体质性发育延迟；也用于治疗妇科疾病，如功能性子宫出血、晚期乳腺癌、卵巢癌等；对再生障碍性贫血、绝经期及老年骨质疏松症等也有效。

【不良反应】长期大剂量应用易致胆汁郁积性肝炎，出现黄疸、肝功能异常。应及时停药。可引起男性性早熟和性功能亢进、男性性腺萎缩、精子生成减少及女性男性化如痤疮、多毛、声音变粗等。有一定水钠潴留作用，重度高血压、肾炎、肾病综合征和糖尿病患者慎用。

（二）同化激素类药

一些睾酮衍生物经结构改造后，减弱了雄激素活性，保留或加强了蛋白质同化作用，被称为同化激素（anabolic hormone）。常用药物有苯丙酸诺龙（nandrolone phenylpropionate）、去氢甲睾酮（metandienone，大力补）、羟甲烯龙（oxymetholone，康复龙）、司坦唑醇（stanozolol，康力龙）等。

苯丙酸诺龙

苯丙酸诺龙（nandrolone phenylpropionate）蛋白质同化作用增强，雄激素活性弱，还能促使钙磷沉积，促进骨组织生长。其作用时间较久，肌注可维持 1 ~ 2 周。临床主要用于蛋白质同化或吸收不足、分解亢进和损失过多等情况，如慢性消耗性疾病、手术后恢复期、骨折不易愈合和骨质疏松症、严重烧伤、儿童发育不良、再生障碍性贫血等。长期使用可引起肝脏损害，出现黄疸。女性用药后有轻度的男性化现象及月经紊乱，儿童可出现性早熟，应及时停药。肝功能不全者慎用，高血压、前列腺癌患者及孕妇禁用。

知识链接

使用性激素类药物的注意事项

1. 性激素对其他器官的影响　性激素对其他脏器及疾病有一定影响，如肝脏、肾脏，故对某些肝肾功能不全者应慎用，以免引起不良反应。

2. 勿间断治疗　不可骤然停药，需逐渐减量，以免引起激素水平波动而影响疗效，甚至引发撤药性子宫出血。

3. 治疗期限　人工周期疗法以连用 3 个周期为宜，然后停药观察，待卵巢功能自行调整恢复，必要时经一定时期的停药后，再酌情使用。

四、调节生育药

（一）促进生育药

1. 激素类药物　雌激素可以使子宫肌层增厚，肌张力增强，提高子宫平滑肌对催产素的敏感性；孕激素可以使子宫平滑肌松弛，兴奋性降低，促进增生期的子宫内膜向分泌期转化，同时降低肌层对催产素的敏感性，减少子宫收缩，有利于受精卵、胎盘和胎儿在子宫内着床及生长发育。

2. 促排卵药物　可以减轻机体对雌激素的消耗，并且能促进促性腺激素的释放，从而增加卵巢分泌雌激素的量，最终使卵泡发育到成熟的程度，从而达到排卵的目的。目前常用的克罗米芬、来曲唑等。

3. 维生素及叶酸类药物　维生素 E（也叫生育酚）可以促进性腺激素的分泌，有利于精子的生成，还可以使女性黄体分泌孕酮量增加，有利于胚胎着床从而达到助孕的目的。叶酸片可以提高精子和卵子的质量，有利于受精卵的形成而助孕。

（二）避孕药

生殖包括精子、卵子的形成和成熟，排卵、受精、孕卵着床及胚胎发育等多个环节，若阻断其中任何一个环节，即可达到避孕或中止妊娠的目的。避孕药是一类阻碍受孕或防止妊娠的药物，是目前的避孕方法中一种安全、有效及使用方便、较理想的避孕方法。目前常用的药物大多是女用避孕药，有内服、外用之分；也可分为短效、长效、事后紧急避孕药等，根据作用环节的不同分为四类。

·主要抑制排卵的避孕药

为目前最常用的甾体激素避孕药。通常以孕激素为主，雌激素为辅的复方制剂，停药后生殖能力很快恢复正常。

【药理作用】

1. 抑制排卵　大剂量外源性雌激素和孕激素通过负反馈机制，抑制下丘脑－垂体系统分泌卵泡刺激激素和黄体生成素，使卵泡发育、成熟过程受阻，从而抑制排卵。

2. 抗着床　大剂量的孕激素能影响子宫内膜的正常增殖，使其萎缩退化，不利于受精卵的着床。

3. 增加宫颈黏液黏稠度　孕激素可使宫颈黏液分泌减少，使之变得黏稠，精子难以穿透进入子宫。

4. 影响输卵管功能　避孕药改变了正常月经周期内雌激素和孕激素的水平，从而影响输卵管平滑肌的正常收缩活动，改变了受精卵在输卵管的运行速度，使之不能适时到达子宫内着床。

【不良反应】　由于用药时间长，不良反应相对较多，主要如下。①类早孕反应：少数人在用药初期可出现轻度的类早孕反应，如食欲不振、恶心、呕吐、择食、乳房胀痛、头晕等，无需特殊处理，坚持用药2~3个月后，症状可减轻或逐渐消失。②子宫不规则出血：见于用药后的最初几个周期中，多因漏服药物所致，可加服炔雌醇。③闭经：有月经不规律者较易发生，如闭经连续2个月，应停药。④凝血功能亢进：有报道本类药物可诱发血栓性静脉炎、脑栓塞或肺栓塞等，有血栓形成倾向者慎用。可能与用量过大有关。⑤乳汁减少：少数哺乳妇女乳汁减少，药物还可通过乳汁影响胎儿，使胎儿出现乳房肿大。⑥其他：可出现痤疮、皮肤色素沉着，少数人可能会血压升高，也可能轻度肝损害。

· **干扰孕卵着床避孕药**

本类药物能使子宫内膜发生改变，阻碍孕卵着床而达到避孕的目的。本类药物主要为大剂量的孕激素，常用的有甲地孕酮（2mg/次）、炔诺酮（5mg/次）及双炔失碳酯等，其优点是：不受月经周期的限制，使用灵活方便，任何一天开始服药，都能发挥良好的避孕效果，可作为紧急避孕措施，故又称探亲避孕套。常用避孕药分类、制剂及用法见表9－4－1。

表9－4－1　常用避孕药分类、制剂及用法

分类及制剂名称	组成成分		用法
	孕激素（mg）	雌激素（mg）	
短效口服避孕药			
复方炔诺酮片（口服避孕药Ⅰ号）	炔诺酮0.625	炔雌醇0.035	月经周期第5天起，每晚1片，连服22天，停药2~4天即发生撤退性出血。若有漏服，应在24小时内补服1片
复方甲地孕酮片（口服避孕药Ⅱ号）	甲地孕酮1.0	炔雌醇0.035	
复方炔诺孕酮甲片	炔诺孕酮0.3	炔雌醇0.03	
长效口服避孕药			
复方炔诺孕酮乙片（长效避孕片）	炔诺孕酮12.0	炔雌醚3.0	月经周期第5天口服1片，第25天服第2片，以后每隔28天服1片
复方氯地孕酮片（长效避孕片一号）	氯地孕酮12.0	炔雌醚3.0	
复方次甲氯地孕酮片	16－次甲氯地孕酮12.0	炔雌醚3.0	
长效注射避孕药			
复方己酸孕酮注射液（避孕针1号）	己酸孕酮250.0	戊酸雌二醇5.0	月经周期第5天，深部肌内注射2支，以后每隔28天或于每次月经周期的第11~12天肌内注射1支
复方甲地孕酮注射液	甲地孕酮25.0	雌二醇3.5	
探亲避孕药			
甲地孕酮片（探亲避孕1号片）	甲地孕酮2.0		同房当天中午服1片，晚上加服1片，以后每晚1片
双炔失碳酯片（53号避孕片）	双炔失碳酯7.5		同房后立即服1片，次晨加服1片，以后每晚1片
炔诺酮片（探亲避孕片）	炔诺酮5.0		同房后立即服1片，次晨加服1片，以后每晚1片

·外用避孕药

常用的外用避孕药多是一些具有较强杀精功能的药物，可以制成胶浆或栓剂等剂型。将此类药物放入阴道后，药物可自行发生溶解并同时分散在子宫颈表面和阴道壁，发挥杀精作用，从而达到避孕的目的。这种避孕方法的副作用很小，极少产生全身反应。将该药放入阴道深部就能够快速溶解从而发挥杀精作用，并且同时可以形成黏液，阻碍精子的运动。常用药物还有壬苯醇醚（nonoxynol）、孟苯醇醚（menfegol）、烷苯醇醚（alfenoxynol）。本类药物使用简便，一般于房事前5~10分钟放入阴道深处。

·抗早孕药

米非司酮

米非司酮（mifepristone）口服能拮抗孕激素活性，一般在妊娠早期使用，可破坏子宫蜕膜，使子宫平滑肌的收缩作用增强，宫颈发生软化、扩张，从而诱发流产。其效果相当于一次正常月经，又称催经止孕药。在临床上用于抗早孕、房事后紧急避孕，也可以用于诱导分娩。少数用药者可能发生严重出血，应当在医师指导下用本类药物。

此外，本类药物还有前列腺素衍生物（如卡前列素、吉美前列素、硫前列酮等）。

💡 知识链接

合理使用女性避孕药 🅔 微课2

1. 用药前应进行妇科检查及宫颈细胞学检查，肝功能不全、乳房肿块、子宫肌瘤和宫颈癌患者禁用；严格按剂量和时间服药，宜进餐时或睡前服，减少胃肠道反应。

2. 用药初期，观察有无水肿、黄疸、阴道不规则出血。可出现类早孕反应，2~3个月后减轻或消失，同服维生素B$_6$、维生素C、山莨菪碱等可缓解症状。长期服用时，不可骤然停药，应逐渐减量，避免出现撤药性子宫出血。

3. 如果发生漏服，在48小时内可采用事后避孕药或抗早孕药物等补救，待形成人工周期后，重新按周期用药；准备恢复生育应停药1年以上方可怀孕。

4. 探亲避孕药不可长期应用，否则会引起闭经、溢乳，少数人出现肝功能异常，探亲期超过半月者，宜选用口服避孕药或避孕针。

岗位对接

【任务解析】

1. 医生针对这位更年期综合征患者，应该给予雌激素治疗，其药理依据是更年期的症状主要是由于卵巢功能减退，雌激素分泌下降导致的一系列症状。采用雌激素治疗可以补充雌激素，调节内分泌平衡，维持女性的各项生理功能。

2. 患者用药后，潮热、出汗、畏寒、易激动、头晕等症状减轻，用药后出现恶心、食欲不振、头晕等不良反应。应提示医生调整剂量。

3. 护士还需做好健康宣教，对患者进行心理指导，还需家人配合，给予患者更多的关爱。

【用药护理程序】

用药前	用药评估	①阅读医嘱或处方：明确用药目的、药品名称、规格、数量、剂量等相关信息 ②健康评估：观察患者健康状况，包括血压、体重、肝肾功能、激素水平是否正常 ③用药禁忌评估：孕妇、肝功能不全、乳房肿块、子宫肌瘤和宫颈癌患者禁用。是否采用过性激素类药物治疗，应用的种类、剂量、时间、疗效等，有无药物过敏史
	调配药品	①主要剂型是片剂、注射剂和栓剂等，常用剂量为口服 0.25~1mg/次，0.25~6mg/d，肌内注射 0.5~1mg/次，阴道给药每晚塞入 1~2 粒，共用 7 天 ②其他药品及制剂参见相关项目任务
	提示建议	①应注意患者是否处于月经期、妊娠期和绝经期 ②应避免用药禁忌 ③建议了解用药史和过敏史 ④未明事项应查阅药品说明书或向医师、药师等反馈
用药中	护理问题	①用药后子宫内膜过度增生导致阴道出血 ②光过敏 ③肝脏损伤 ④其他可能影响疗效的问题等
	监护措施	①宜从小剂量开始，逐渐增加剂量。服药期间若阴道突然出血或间断出血，可在增加用量后停止，持续出血者应做进一步检查。绝经期妇女有引起子宫内膜癌的危险 ②避免紫外线或长时间日光照射
	用药要点	①注意药物的正确给药方法和用药时间 ②宜进餐时或睡前服，减少对胃肠道刺激 ③加强不良反应观察和处置
用药后	健康宣教	①适度介绍药物治疗方案和有关康复常识，做好用药心理护理：用药后可能有性欲或性特征的改变，但停药后可恢复 ②坚持适度的锻炼，提供饮食指导，鼓励家人关爱患者 ③定期检测血压、血脂、血糖、体重；每年需做乳腺和盆腔检查，每 2~3 年需做子宫内膜活检一次
	评价效果	①观察患者的症状和体征有无明显改善 ②各项检查指标是否恢复正常，所用药物有无不良反应
	回顾总结	①整理物品、记录资料，回顾合理使用性激素类药物的要点 ②总结本任务用药护理心得；查找不足，制订改进措施等

◀◆◆◆ 学习小结 ◆◆◆▶

　　本任务主要介绍了性激素、调节生育药与用药护理，其中重点是性激素类药的用途以及不良反应，难点是常用性激素类药物、促进生育药、避孕药的种类和用药注意。可采取任务驱动教学法，完成学习目标，培养学生自主学习和探究学习能力，提升护士职业素养。

目标检测

答案解析

一、单项选择题

1. 孕激素的临床应用不包括（　　）

　　A. 前列腺癌　　　　　　　B. 乳腺癌　　　　　　　C. 前列腺肥大

　　D. 子宫内膜异位症　　　　E. 习惯性流产

2. 雌激素禁用于（　　）

    A. 前列腺癌　　　　　　　B. 更年期综合征　　　　　C. 青春期痤疮

    D. 绝经期前乳腺癌　　　　E. 避孕

3. 手术后慢性消耗性疾病患者，蛋白质吸收不足时可服用（　　）

    A. 炔诺酮　　　　　　　　B. 去氧皮质酮　　　　　　C. 泼尼松龙

    D. 苯丙酸诺龙　　　　　　E. 氯米芬

4. 大量雄激素有拮抗下列哪种激素的作用（　　）

    A. 绒毛膜促性腺激素　　　B. 雌激素　　　　　　　　C. 孕激素

    D. 催乳素　　　　　　　　E. 雄激素

5. 卵巢功能不全和闭经宜选用（　　）

    A. 氯米芬　　　　　　　　B. 己烯雌酚　　　　　　　C. 甲基睾丸酮

    D. 黄体酮　　　　　　　　E. 米非司酮

二、简答题

1. 简述雌激素的药理作用。

2. 常用避孕药分类有哪些？各类举一例药物。

3. 简述雄性激素的临床用途及不良反应。

三、案例分析题

    患者，女，21 岁，学生，参加考试前的 4 个月开始停经，伴头晕、耳鸣，记忆力下降，心烦失眠。体态偏胖，妇科检查，无异常。医生给予雌激素和孕激素序贯疗法。

    请分析并回答：①该患者用药是否合理？为什么？②应采取哪些用药护理措施？③用药护理过程中如何体现对患者的关爱及护士职业素养？

（郭婧潭）

书网融合……

| 重点小结 | 微课1 | 微课2 | 习题 |

PPT

任务五　抗痛风药、抗骨质疏松药与用药护理

◎ 学习目标

    1. 知识与技能　掌握秋水仙碱的作用、用途、不良反应；熟悉常用痛风、骨质疏松治疗药物的种类和用药注意；了解丙磺舒、苯溴马隆、磺吡酮、别嘌醇等药物的作用特点。能对抗痛风药、抗骨质疏松药进行规范合理用药指导及健康宣教。

    2. 过程与方法　建议采用任务驱动教学法等，通过布置任务，引导学生收集资料，分组讨论及竞赛激发学生学习兴趣，培养学生自主学习和探究学习能力。

    3. 情感态度与价值观　通过学习培养关心痛风、骨质疏松患者的工作态度，养成健康文明的生活方式，培养积极思索和解决问题的能力，熟练实施用药护理能力及提升护士职业素养。

情景描述 患者，男，客车司机，53 岁，2 年前出现左足第一跖趾关节疼痛，逐渐扩展到左踝关节，经检查诊断为：痛风，经治疗症状缓解。1 天前饮酒后左足第一跖趾关节疼痛再次发作，渐渐累及左踝及左膝关节。查体：左足第一跖趾关节、左踝及膝关节局部红肿灼热，左耳轮处可见痛风结节，血尿酸及血沉明显升高。

任务要求 1. 针对该患者，医生应该给予哪些药物治疗？

2. 患者用药后会有哪些表现，护士应做好哪些用药护理措施？

3. 护士在对该患者用药护理的同时，还需做好哪些工作以助于患者恢复？

一、抗痛风药 🅔 微课 1

痛风是由于体内嘌呤代谢紊乱所引起的疾病。临床主要表现为高尿酸血症及痛风性关节炎。应用抗痛风药物治疗的目的在于控制急性发作；纠正高尿酸血症、防止关节炎复发；预防尿酸盐沉积造成的关节破坏、肾功能损害和痛风石的形成。

抗痛风药分为五类：①抑制粒细胞浸润药，如秋水仙碱；②促进尿酸排泄药，如苯溴马隆、丙磺舒、磺吡酮等；③抑制尿酸生成药，如别嘌醇等；④解热镇痛抗炎药，如布洛芬、双氯芬酸、萘普生、舒林酸、吲哚美辛等；⑤糖皮质激素类，如泼尼松等。常用抗痛风药见表 9 - 5 - 1。🅔 微课 2

> **💡 要点提示**
>
> 急性痛风发作选用的药物

表 9 - 5 - 1　常用抗痛风药

分类	常用药物	作用与用途	主要不良反应
抑制粒细胞浸润药	秋水仙碱（colchicine）	对急性痛风性关节炎有选择性抗炎作用，治疗急性痛风性关节炎	较多，常见胃肠道反应，周围神经病变，对骨髓及肾脏也有损害
促进尿酸排泄药	丙磺舒（probenecid）磺吡酮（sulfinpyrazone）苯溴马隆（benzbromarone）非布司他（febuxostat）	促进尿酸盐排泄，减少关节的损伤，用于治疗慢性痛风	胃肠道反应，骨髓抑制、肝坏死
抑制尿酸生成药	别嘌醇（allopurinol）	使尿酸的生成减少，适用于慢性痛风、痛风性肾病	少，可有皮疹、腹泻腹痛、暂时性氨基转移酶升高或粒细胞减少。服用初期可诱发痛风，开始 4~8 周内可与小剂量秋水仙碱合用
解热镇痛抗炎药	吲哚美辛（indomethacin）	发挥抗炎镇痛的作用，适用于急性痛风性关节炎	不良反应多，胃肠道反应、中枢反应、造血系统反应
糖皮质激素类	泼尼松（prednisone）	强大的抗炎作用，仅用于秋水仙碱和解热镇痛抗炎药治疗无效、不能耐受或有禁忌证时	不良反应多，诱发或加重感染、库欣综合征、失眠、欣快、骨质疏松等

✎ 边学边练

请同学们思考讨论：秋水仙碱能否用于长期预防痛风性关节炎发作？

参考答案

💡 **拓展提升**

健康生活方式降低痛风风险

4月20日是"世界痛风日"，痛风对人体危害极大，不仅是发作时的剧痛，严重者更是全身脚、膝、手、肘、耳郭处长满痛风石，关节功能受限、疼痛常人难耐。肾脏也会因为尿酸结晶的长期侵蚀而受损，严重的可引发肾结石和尿毒症。高尿酸血症是痛风的发病基础，痛风在青年群体中也并不少见。

健康是促进人全面发展的必然要求，提倡坚持预防为主，深入开展爱国卫生运动，倡导健康文明生活方式，预防控制重大疾病保持健康的生活习惯，维持健康体重，限制含糖饮料、酒精饮料、高嘌呤膳食的摄入，同时，增加优质蔬果摄入以降低高尿酸血症及痛风的发病风险。

请结合拓展素材思考讨论，开展痛风防治的用药宣教，提高科学精神和职业素养。

二、抗骨质疏松药

骨质疏松症现已成为中老年群体中的一种多发病和常见病，它所导致的骨痛、骨折等严重影响患者的生活质量。骨质疏松症以全身骨量减少，骨组织微结构退变为特征，引起骨强度降低、脆性增加以及骨折危险性增加。骨质疏松症可分为原发性、继发性及特发性三种类型。治疗骨质疏松症的药物主要有骨吸收抑制药、骨形成促进药和骨矿化促进药等。📱 微课3

💡 **知识链接**

骨质疏松症的主要诱因

1. 雌激素因素　雌激素对骨的作用主要为抑制骨吸收，女性骨质疏松主要病因之一是绝经后雌激素缺乏，雌激素对破骨细胞的抑制作用减弱，破骨细胞的数量增加、寿命延长，导致其骨吸收功能增强。

2. 遗传因素　遗传因素主要影响骨髓大小、骨量、结构、微结构和内部特性，父母骨质疏松会使子女骨质疏松发病率提高。

3. 营养状况　适当的钙磷比值（一般为2∶1）可以促进肠内钙的吸收，而我国成年人的平均膳食钙磷比值为1∶3.2，这种高磷低钙膳食消费模式可使钙吸收减少。

4. 物理因素　骨组织不断经历着损坏、吸收、重建循环，当缺乏体力活动的有效刺激，身体形成的新骨量少于破坏的骨量时，则可发生负平衡，导致骨矿盐严重丢失。

（一）骨吸收抑制药

双膦酸盐

常用药物有三代：第一代产品依替膦酸二钠（etidronate），第二代产品氯曲膦酸二钠（clodronate disodium）、帕米膦酸钠（pamidronate sodium），第三代产品阿仑膦酸钠（alendronatr sodium）等。其主要作用是抑制破骨细胞的活性，促进破骨细胞凋亡，进而抑制骨吸收，是骨吸收的强抑制剂；第二、三代产品对骨和软骨胶原的合成有同化作用，同时有可能增加骨密度。临床主要用于：①治疗和预防骨质疏松症，尤其适用于绝经后对雌激素治疗有禁忌证的患者，可作为首选；②儿童期发病的特发性骨质疏松症；③多发性骨髓瘤、各种恶性肿瘤骨转移引起的骨痛和高钙血症。

可引起恶心、呕吐、腹泻、腹痛、便秘等胃肠道反应及皮肤瘙痒、皮疹等变态反应；严重者可出现肾功能损害；也可发生淋巴细胞、血小板减少及低钙血症。肾功能不良、孕妇、哺乳期妇女慎用；出现过敏症状时应停药。可选用依替膦酸二钠，一日 400mg，每 3 个月中连服 14 天，间歇期服用钙剂。

雌激素

目前临床常用雌激素制剂主要有：尼尔雌醇（nilestriol）、甲羟孕酮（medroxyprogesterone）、炔雌醇、替勃龙等。

雌激素对骨代谢的影响是：①降低甲状旁腺激素对骨的作用，抑制骨吸收；②促进降钙素的分泌，抑制破骨细胞的功能；③促进维生素 D 的活化，促进骨形成；④直接作用于骨细胞，增加骨的新生。

雌激素的不良反应有气胀、乳房触痛、阴道出血和子宫出血，长期替代治疗的潜在危险是患子宫内膜癌和乳腺癌的危险增加，需注意应用适量的剂量和疗程。临床上，其副作用已限制了雌激素治疗骨质疏松的长期应用。

降钙素

降钙素（calcitonin，CT）由甲状腺滤泡旁细胞分泌，主要药理作用有：①促进血液中的钙进入骨骼，降低血钙；②抑制破骨细胞，降低骨转换，保护骨骼；③小剂量抑制肠道对钙的吸收，大剂量增加肠道对钙的吸收；④抑制肾小管对钙、磷的重吸收，降低血钙、血磷；⑤具有较强的中枢镇痛作用和独特的外周及中枢镇静作用，对与骨骼相关的疼痛有止痛作用。临床主要用于预防和治疗骨质疏松症，尤其适用于绝经后骨质疏松症妇女；亦用于治疗各种痛性骨病和高钙血症。

目前常用的主要是合成降钙素及其衍生物，有针剂和鼻喷剂两种，抗骨质疏松作用相似。如猪降钙素及合成的人、鲑和鳗鱼降钙素，皮下或肌内注射，也有鼻腔给药途径，在治疗高钙血症时可静脉注射。

> 要点提示
> 雌激素对骨代谢的影响

不良反应有面部潮红、胃肠道反应等，非人来源的降钙素可引起变态反应，用药前需做皮试。

（二）骨形成促进药

氟制剂

常用的氟制剂有氟化钠（sodium fluoride）、一氟磷酸二钠（sodium monofluorophosphate）、一氟磷酸谷氨酰胺（glutamine monofluorophosphate）等。氟是维持人体正常生理功能，保证骨骼、牙齿正常所必需的微量元素。有促进骨形成、抑制破骨细胞的活动、阻碍骨钙的动员、移出等作用。适用于各种类型骨质疏松的治疗，尤其适用于骨矿密度低于骨折阈值、中轴骨骨矿密度丢失明显的患者。可引起消化道不适、肢体疼痛等不良反应，肾功能不全者慎用，并根据血氟浓度调整剂量。应用时需补充钙剂，必要时合用维生素 D_3。

特立帕肽

甲状旁腺激素（parathyroid hormone，PTH）由甲状旁腺主细胞分泌，能增加成骨细胞的数量，促进骨形成；也能增加破骨细胞的活性，促进骨吸收。与骨吸收抑制药合用，可使已破坏的骨重建，提高骨量，改善骨质量。特立帕肽为重组甲状旁腺激素的肽片段，通过激活骨内成骨细胞并增加成骨细胞的数量来增加骨量和骨强度，并提高骨结构的完整性。临床用于原发性骨质疏松，还可用于治疗皮质激素诱导的骨质疏松。大剂量可引起骨溶解，增加骨质疏松性骨折的危险。用药期间应测定血钙浓度。

苯丙酸诺龙

苯丙酸诺龙（nandrolone phenylpropionate）为同化激素，能促进蛋白质和骨胶原的合成，刺激骨形成，可用于治疗骨质疏松症，尤其适用于原发性Ⅱ型骨质疏松症。

（三）骨矿化促进药

骨矿化促进药包括钙剂（calcium）和维生素 D（vitamin D）。钙是构成人体矿物质的重要元素，为骨质疏松症患者补充钙剂，可促进骨矿化，增加骨强度，有利于骨的形成。维生素 D 经转化后生成有活性的 $1,25-(OH)D_3$（骨化三醇），能增加小肠对钙、磷的吸收，维持钙磷平衡；可增加成骨细胞活性，促进骨形成。钙剂和维生素 D 常合用于预防骨质疏松症。补充维生素 D 时应当注意剂量范围，当 25-羟维生素 D > 150μg/L 时可能会出现维生素 D 中毒，引起血钙过高，出现便秘、头痛、呕吐等症状，重者可有心律失常、肾衰竭等。

岗位对接

【任务解析】

1. 医生针对这位痛风患者，应该给予秋水仙碱片治疗，其药理依据是选用秋水仙碱片治疗可抑制粒细胞活动和吞噬作用，控制关节局部的炎症反应，具有止痛作用。

2. 患者用药后关节红、肿、热、痛症状缓解，患者主观感觉好转，但是患者可能会出现腹痛、腹泻、呕吐及食欲不振、肢体麻木、刺痛和无力、中性粒细胞减少、血小板减少等，护士应了解不良反应及处置措施。

3. 护士还需做好健康宣教，指导患者调控情绪等有助于患者恢复。患者须严格控制饮食，避免进食高蛋白和高嘌呤食物，禁饮酒，每天至少饮水 2000ml。

【用药护理程序】

用药前	用药评估	①阅读医嘱或处方：明确用药目的、药品名称、规格、数量、剂量等相关信息 ②健康评估：评估患者基本情况，包括关节、肢体情况、伴随症状、相关检查结果、既往病史 ③用药禁忌评估：秋水仙碱避免与维生素 B_{12} 合用，磺吡酮不可与阿司匹林及其他水杨酸盐同服
	调配药品	①秋水仙碱主要剂型是片剂，0.5mg/片，急性期治疗：0.5～1mg/次，1～2 小时/次，达到治疗量一般为 3～5mg，24 小时内不宜超过 6mg，停服 72 小时后 0.5mg/次，2～3 次/日，共 7 日 ②其他药品及制剂参见相关项目任务
	提示建议	①应用秋水仙碱、丙磺舒或别嘌醇期间，注意监测患者血常规，出现白细胞减少，应立即停药 ②应避免别嘌醇与氯化钙、维生素 C 及磷酸钾同服，防止肾脏中形成黄嘌呤结石 ③未明事项应查阅药品说明书或向医师、药师等反馈
用药中	护理问题	①腹痛、感染、感知觉紊乱与抗痛风药有关 ②胃肠道反应，与降钙素和促进骨形成药有关 ③体重增加、多毛、水肿等，阴道出血与雌激素有关 ④其他可能影响疗效的问题等
	护理措施	①遵医嘱或处方，抗痛风药应饭后服药，以减轻胃肠道反应，进行神经功能检查，肢体麻木、刺痛、无力等症状应立即停药 ②密切关注患者的用药反应，症状是否得到改善，配合进行日常起居的生活指导
	监护要点	①秋水仙碱尽量避免静脉注射和长期口服给药，禁止静脉和口服途径并用 ②定期监测药物的疗效和避免不良反应的发生，用药期间应测定尿酸、血钙浓度 ③加强不良反应观察和处置

续表

用药后	健康宣教	①适度介绍药物治疗方案和有关康复常识，同时做好用药心理护理，给予患者精神上的安慰和鼓励，使之能够配合治疗 ②配合非药物治疗措施，指导患者严格控制饮食，避免进食高蛋白和高嘌呤的食物，每天至少饮水 2000ml，有助于尿酸排出
	评价效果	①用药后痛风症状是否缓解，是否掌握正确用药方法及剂量 ②患者能够坚持正确使用药物，知晓治疗药物的有关知识
	回顾总结	①整理物品、记录资料，回顾合理使用抗痛风药及抗骨质疏松药物的要点 ②总结本任务用药护理心得，查找不足，制订改进措施等

学习小结

本任务主要介绍了抗痛风药、抗骨质疏松药与用药护理，其中重点是秋水仙碱的作用、用途、不良反应，难点是根据痛风不同阶段选择药物、骨质疏松治疗药物的种类和用药注意。可采取任务驱动教学法，完成学习目标；培养学生自主式学习和探究式学习能力，严谨熟练地开展用药护理，提升护士职业素养。

目标检测

答案解析

一、单项选择题

1. 对痛风无效的药物是 （　　）
   - A. 吲哚美辛
   - B. 对乙酰氨基酚
   - C. 别嘌醇
   - D. 丙磺舒
   - E. 秋水仙碱

2. 慢性痛风患者宜选择的治疗药物是 （　　）
   - A. 苯溴马隆
   - B. 吲哚美辛
   - C. 泼尼松
   - D. 吡罗昔康
   - E. 秋水仙碱

3. 防治绝经后骨质疏松症的首选药是 （　　）
   - A. 雄激素
   - B. 孕激素
   - C. 雌激素
   - D. 甲状腺激素
   - E. 甲状旁腺激素

4. 服用初期可诱发痛风发作的药物是 （　　）
   - A. 苯溴马隆
   - B. 磺吡酮
   - C. 别嘌醇
   - D. 丙磺舒
   - E. 秋水仙碱

5. 儿童期发病的特发性骨质疏松症宜选用 （　　）
   - A. 雌激素
   - B. 降钙素
   - C. 氟制剂
   - D. 甲状旁腺激素
   - E. 阿仑膦酸钠

二、简答题

1. 常用的抗痛风药有几类？每类各举一个代表药物。

2. 雌激素对骨代谢的影响有哪些？

3. 常用的抗骨质疏松药物有哪几类？

三、案例分析题

患者，男，52岁，既往有高血压病史，服用吲达帕胺片至今已有3年，1年前患者出现踝、膝关节红肿、疼痛，服用布洛芬或者双氯芬酸缓解，但症状发作逐渐频繁，近日再次发作，到医院就诊，检查发现血尿酸明显升高，诊断为痛风。

请分析并回答：①该患者用药是否合理？为什么？②应采取哪些用药护理措施？③用药护理过程中如何体现对患者的关爱及护士职业素养？

（郭婧潭）

书网融合……

重点小结	微课1	微课2	微课3	习题

项目十　免疫系统药物与用药护理

项目简介

　　免疫是人体重要的生理功能，通过识别"自己"和"非己"成分，破坏、排斥、清除进入人体的抗原物质或产生的损伤、异常细胞等，以维持人体的健康，抵抗或防止病原生物感染等。免疫调节失衡会引起免疫应答异常导致免疫性疾病，其中以多发生在皮肤、黏膜等部位的变态反应性疾病（亦称过敏性疾病）最为常见。另外，先天或后天性原因导致的免疫系统结构或功能异常会导致自身免疫性疾病，即免疫系统对自身机体的成分发生免疫反应，造成损害而引发疾病。免疫系统药物非常多，其中激素和非甾体抗炎药分别在其他任务中介绍。本项目主要介绍抗变态反应药、调节免疫功能药及有关的用药护理。

任务一　抗变态反应药与用药护理

PPT

学习目标

　　1. 知识与技能　掌握常用 H_1 受体拮抗药的作用、用途、不良反应和用药护理程序；熟悉 H_1 受体拮抗药的主要特点、钙剂的临床应用。能够观察抗组胺药的疗效及不良反应，能综合分析、判断及采用相应护理措施。

　　2. 过程与方法　建议采用任务驱动教学法等，通过布置任务，引导学生收集资料，分组讨论及竞赛机制激发学生的学习兴趣，培养学生自主学习能力和探究学习能力。

　　3. 情感态度与价值观　通过学习培养尊重、关爱过敏患者及家属的工作态度，建立积极、细致、认真的服务意识和职业精神，提高严谨、熟练实施用药护理能力及护士职业素养。

情境导入

　　情景描述　患者，男，25 岁。近日出现不明原因的背部瘙痒，瘙痒部位出现大小不等的红色风团，呈不规则形，开始散在分布，逐渐扩大并融合成片；数小时内风团变为红斑并逐渐消失，持续时间一般不超过 24 小时，但新风团不断发生。患者还伴有心悸、烦躁、恶心、呕吐等。诊断为荨麻疹。

　　任务要求　1. 针对该患者，医生应该给予哪些药物治疗？

　　　　　　　　2. 患者用药后会有哪些表现，护士应做好哪些用药护理措施？

　　　　　　　　3. 护士在对该患者用药护理的同时，还需做好哪些工作以助于患者恢复？

一、概述

　　变态反应性疾病又称过敏性疾病，是指人体与抗原物质接触后发生的异常免疫反应，导致生理功能紊乱或组织损伤。该病的发生与患者遗传基因所决定的过敏性体质有密切关系。过敏体质这一内在因素，在过敏原这种外在因素的诱发下，可引起体内具有该致敏原靶细胞的不同器官发病，如致敏原的靶细胞在皮肤，致敏原与皮内靶细胞结合，导致荨麻疹、湿疹等过敏性皮肤疾病；如致敏原靶细胞在呼吸道，则产生呼吸道的过敏反应，如过敏性鼻炎、支气管哮喘等；如致敏原靶细胞在眼结膜，则发生过敏性眼结膜炎等等。常见的过敏性疾病均与组胺（histamine）有着密切关系。

组胺（histamine）是广泛分布于人体各组织的自体活性物质，其中以皮肤、肺、胃肠黏膜中含量较高。体内的组胺主要以无活性的结合型贮存在肥大细胞和嗜碱性粒细胞的颗粒中，当机体发生变态反应或受到其他刺激时，引起肥大细胞脱颗粒，释放组胺。组胺通过激动靶细胞上的受体产生生物学效应，对平滑肌收缩、胃液分泌及心血管反应等有重要的调节作用。组胺本身无治疗用途，主要用于胃酸分泌缺乏症临床诊断和麻风病辅助诊断，但其拮抗药广泛用于临床。目前发现组胺受体有 H_1、H_2 和 H_3 三种亚型，其分布及效应见表 10 – 1 – 1。

表 10 – 1 – 1　组胺受体分布及效应

受体类型	分布组织	效应
H_1受体	支气管、胃肠、子宫	平滑肌收缩
	皮肤血管	血管扩张
	心房、房室结	心肌收缩增强、传导减慢
H_2受体	胃壁细胞	促进胃酸分泌
	血管	血管扩张
	窦房结、心室	心率加快、收缩增强
H_3受体	中枢及外周神经末梢	抑制组胺合成和释放

知识链接

组胺的发现

1903 年，德国医生威廉·邓巴证明了某些人接触花粉时出现打喷嚏、流泪和流鼻涕等应激反应并不是由花粉本身引起的，而是机体对花粉反应释放出某种"毒素"所造成的。后来，亨利·戴尔于 1910 年在研究黑麦麦角的毒性时，证实这种"毒素"是一种叫作"组胺"的物质，是导致过敏反应的主要因素之一。此后，他还发现了受损伤的细胞会产生组胺。20 世纪 50 年代，科学家对组胺的作用机制有了进一步的认识，巴黎巴斯德研究所的达尼埃尔·博韦等研制出了第一代抗组胺的药物，人类对过敏性疾病的治疗也开启了新的篇章。

抗组胺药是一类能竞争性阻断组胺与其受体结合，产生抗组胺作用的药物。组胺受体拮抗药在临床上有重要价值，其中 H_1、H_2受体拮抗药的应用较多。

二、H_1受体拮抗药

本类药物分为第一代、第二代和第三代。常用的第一代有：苯海拉明（iphenhydramine，苯那君）、异丙嗪（promethazine，非那根）、氯苯那敏（chlorpheniramine，扑尔敏）等，因对中枢作用强，受体阻断的选择性差，有明显的镇静和抗胆碱作用，表现出困倦、嗜睡、乏力、口鼻眼等黏膜干燥等副作用。第二代 H_1 受体拮抗药如特非那定（terfenadine）、阿司咪唑（asteminzole，息斯敏）、氯雷他定（loratadine）等，克服上述不足，具有长效、无嗜睡、对喷嚏及清涕、鼻痒效果好等特点。第三

要点提示

组胺的类型及其生物学效应

要点提示

H_1受体拮抗药的代表药物

代 H_1 受体拮抗药抗过敏效果更好，不良反应更少，代表药物有地氯雷他定（desloratadine）、左旋西替利嗪（levocetirizine）等。

【药理作用】

1. H_1 受体拮抗作用 可对抗组胺引起的支气管、胃肠道平滑肌的收缩作用；对组胺引起的毛细血管扩张和通透性增加（局部水肿）有很强的抑制作用；但仅能部分对抗血管扩张、血压下降的作用；对组胺所致的胃酸分泌增多无效。

2. 中枢抑制作用 此类药物因可通过血脑屏障，有不同程度的中枢抑制作用，表现为镇静、嗜睡，尤其以第一代药物苯海拉明和异丙嗪抑制作用最强。第二代药物不易透过血脑屏障，故无中枢抑制作用。

3. 其他 部分第一代 H_1 受体拮抗药具有中枢抗胆碱作用，产生防晕止吐的作用，外周抗胆碱作用呈阿托品样作用。

【临床用途】

1. 变态反应性疾病 对荨麻疹、花粉症、过敏性鼻炎等皮肤黏膜变态反应性疾病疗效较好。对昆虫咬伤所致的皮肤瘙痒和水肿亦有良效；对血清病、药疹和接触性皮炎也有一定疗效。但对变态反应性支气管哮喘效果很差，对过敏性休克无效。

2. 晕动病及呕吐 苯海拉明、异丙嗪等对晕动病、妊娠呕吐以及放射病呕吐有镇吐作用。预防晕动病应在乘车、船前 15～30 分钟服用。

3. 其他 苯海拉明和异丙嗪还可用于失眠，尤其适用于过敏性疾病引起的失眠；异丙嗪也可与氯丙嗪和哌替啶组成冬眠合剂，用于人工冬眠；还可与氨茶碱合用治疗支气管哮喘，既可以缓解氨茶碱的中枢兴奋作用，又对呼吸道炎症有一定的治疗效果。

> **要点提示**
>
> 苯海拉明与氯丙嗪治疗晕动症的异同

【不良反应】 最常见的是中枢抑制现象，表现为困倦、嗜睡、乏力等，以苯海拉明和异丙嗪较为明显。用药期间应避免驾车和高空作业，以防意外。其次是消化道反应，如食欲减退、恶心、呕吐等。青光眼患者禁用。阿司咪唑和特非那定高浓度时可引起致死性的尖端扭转型心动过速，应予以注意。

【用药护理要点】 告知患者用药期间不应驾驶或从事精密仪器操作、高空作业等工作。老年患者用药时，应放置床栏杆，以免跌倒。本药不宜与含有氯苯那敏、苯海拉明等成分的复方感冒药同服。

✂ 边学边练

复方氨酚烷胺胶囊，每粒含对乙酰氨基酚 250mg、盐酸金刚烷胺 100mg、马来酸氯苯那敏 2mg、人工牛黄 10mg、咖啡因 15mg。请同学们思考并解释以下问题：①大部分的抗感冒药为复方成分，其中包括马来酸氯苯那敏、苯海拉明等，感冒药为什么要配伍抗组胺药？②含有抗组胺药成分的抗感冒药在使用时应注意什么？

参考答案

三、钙剂

临床常用的钙剂有葡萄糖酸钙（calcium gluconate）、氯化钙（calcium chloride）和乳酸钙（calcium iactate）。

【作用与用途】

1. 抗过敏 钙盐能增加毛细血管的致密度，降低其通透性，使渗出减少，因而缓解过敏症状。可用于治疗过敏性疾病如荨麻疹、血管神经性水肿、血清病、接触性皮炎和湿疹等。

2. 维持神经肌肉的正常兴奋性 正常人的血清钙含量为 90～110mg/L。当血钙含量降低时，神经肌肉组织的兴奋性则升高，出现手足抽搐症，幼儿可见喉痉挛或惊厥，此时静脉注射钙盐可迅速缓解症状。症状较轻或惊厥控制后采用口服给药。

3. 促进骨骼和牙齿的正常发育　钙是构成骨骼和牙齿的主要成分，是保证骨骼生长和维持骨骼的硬度所必需的。体内缺钙可致佝偻病或软骨病以及骨质疏松，及时补充钙盐便可防治。口服钙盐常联用维生素 D，以促进钙的吸收和利用。

4. 解救镁中毒　钙与镁可以相互竞争同一结合部位而产生拮抗作用，故注射镁盐过量所致的急性中毒，可静脉注射氯化钙或葡萄糖酸钙解救。

5. 其他　钙离子可加强心肌收缩力和参与血液凝固过程。

【不良反应】

1. 钙盐刺激性强，不宜肌内注射或皮下注射。静脉注射时需稀释，并避免漏出血管外引起剧痛及组织坏死。注射用葡萄糖酸钙的含钙量较氯化钙低，故刺激性较小，相对安全。

2. 钙盐静脉注射时，可引起全身发热感，并兴奋心脏引起心律失常，甚至心脏停搏，故应缓慢注射和密切观察患者反应。

拓展提升

了解常见过敏原，护佑公众健康

变态反应性疾病又称过敏性疾病，是影响公众健康的常见疾病，具有反复发作、延迟不愈的特点，了解常见过敏原，从源头入手，可以有效预防疾病发生。常见过敏原有：①吸入式过敏原，如花粉、粉尘、螨虫、特殊气味气体等；②食入式过敏原，如牛奶、鸡蛋、鱼虾等；③接触式过敏原，如冷空气、化妆品、服装等；④药物性过敏原，如青霉素、异种血清、疫苗等；⑤自身组织抗原，在精神异常或病理状态下出现自身异常组织抗原等。护士运用上述知识可以在生活中指导帮助患者预防变态反应性疾病的发生，更好地开展优质化用药护理。

请结合拓展素材思考讨论，开展模拟用药宣教活动，进一步提升专业精神和职业素养。

岗位对接

【任务解析】

1. 该患者为荨麻疹，以对症治疗为主。可以选用马来酸氯苯那敏片控制症状。

2. 患者用药后可能会出现困倦、嗜睡、乏力等，提示患者用药期间应避免驾车和高空作业，以防意外。其次是消化道反应，如食欲减退、恶心、呕吐等，可根据症状适当选用对症治疗的药物。

3. 护士除熟练实施用药护理措施外，还要做好心理护理工作，引导患者平抚情绪，缓解焦虑，配合治疗；建议患者明确过敏原，避免再次接触，减少复发或提前药物干预。

【用药护理程序】

用药前	用药评估	①阅读医嘱或处方：明确用药目的、药品名称、规格、数量、剂量等相关信息 ②健康评估：观察健康状况和精神状态，了解既往病史、过敏史、治疗史等 ③用药禁忌评估：评估患者是否有重症肌无力、癫痫、哮喘、前列腺增生、青光眼、甲亢、糖尿病、肝功能不全等情况；避免与抗胆碱药、中枢抑制药、三环类抗抑郁药、单胺氧化酶抑制剂等合用

续表

用药前	调配药品	①马来酸氯苯那敏片：1mg，4mg；马来酸氯苯那敏滴丸：2mg，4mg；马来酸氯苯那敏注射液：10mg/1ml，20mg/2ml；口服，一次1片（丸），一日3次；肌内注射，一次5~20mg ②盐酸苯海拉明片：25mg；盐酸苯海拉明注射液：20mg/1ml；口服，一次1片，一日2~3次；深部肌内注射，一次20mg，一日1~2次 ③其他药品及制剂参见相关项目任务
	提示建议	①用药期间不宜驾驶机、车、船、从事高空作业、机械作业及操作精密仪器 ②盐酸苯海拉明的镇吐作用可能会干扰某些疾病的诊断 ③马来酸氯苯那敏注射液如遇变色、结晶、浑浊、异物应禁用 ④未明事项应查阅药品说明书或向医师、药师等反馈
用药中	护理问题	①过敏症状是否缓解，是否出现困倦、嗜睡、胃肠道刺激症状等 ②注意是否出现药物过量的情况，如发热、震颤、呼吸困难、低血压以及排尿困难、头晕头痛等 ③药物不良反应相关症状及处理措施 ④其他可能影响疗效的问题等
	护理措施	①遵医嘱或处方，严格掌握剂量及给药途径，宜饭后服用可减轻胃肠道刺激 ②提示采取合理措施，防止跌倒、误伤等意外事件发生，服药期间不可从事驾车、操作机械或登高作业 ③用药期间避免饮酒 ④指导患者学会观察疗效及不良反应
	监护要点	①该类药物经常作为复方感冒药成分之一，应准确掌握有关信息，避免药物重复使用；注意联合用药时的配伍禁忌等 ②根据治疗需要选择适宜给药方法，如口服宜饭后服用，中枢抑制作用强的品种可建议睡前服用等 ③加强不良反应观察和处置
用药后	健康宣教	①适度介绍药物治疗方案和有关康复常识，引导患者平抚情绪，缓解焦虑，配合治疗 ②加强与患者沟通，注意用药安全，采取必要保护措施，避免事故发生 ③顽固性过敏性疾病多有固定诱因，建议患者明确过敏原，避免接触，减少复发或提前药物干预 ④及时恰当地向患者说明和解释用药后可能出现的不适反应，缓解紧张情绪，减轻患者心理压力
	评价效果	①客观评价治疗变态反应药物的疗效、安全性及近远期治疗效果 ②综合判断采取的用药护理措施、方法的适宜性 ③了解患者对治疗药物相关知识的知晓度是否提高，能否坚持和配合治疗等
	回顾总结	①整理物品、记录资料，回顾合理使用马来酸氯苯那敏、盐酸苯海拉明等药物的要点 ②总结本任务用药护理心得；查找不足，制订改进措施等

◆◆◆《 学习小结 》◆◆◆

　　本任务主要介绍了抗过敏药及用药护理，其中重点是常用 H_1 受体拮抗药的作用，难点是能够观察抗组胺药的疗效及不良反应，能综合分析、判断及采用相应护理措施。可采取任务驱动，完成学习目标；培养尊重、关爱过敏患者及家属的工作态度，树立积极、细致、认真的服务意识和职业精神，提高严谨、熟练实施用药护理能力及护士职业素养。

目标检测

答案解析

一、单项选择题

1. 常用于晕车晕船的药物是（　　）

　　A. 苯海拉明　　　　　　　　B. 氯苯那敏　　　　　　　　C. 阿司咪唑

D. 赛庚啶　　　　　　　　E. 特非那啶

2. H$_1$受体拮抗药最常见的不良反应是（　　）

A. 烦躁、失眠　　　　　　B. 镇静、嗜睡　　　　　　C. 消化道反应

D. 致畸　　　　　　　　　E. 精神障碍

3. 驾驶员、车工或高空作业者在工作时间不宜使用（　　）

A. 阿司咪唑　　　　　　　B. 氯化钙　　　　　　　　C. 赛庚啶

D. 特非那啶　　　　　　　E. 异丙嗪

4. 下列疾病使用 H$_1$ 受体拮抗药无效的是（　　）

A. 过敏性鼻炎　　　　　　B. 过敏性休克　　　　　　C. 接触性皮炎

D. 荨麻疹　　　　　　　　E. 花粉症

5. 组胺收缩支气管平滑肌作用于（　　）

A. H$_1$受体　　　　　　　B. H$_2$受体　　　　　　　C. H$_3$受体

D. 阻断 H$_1$ 受体　　　　　E. 阻断 H$_2$ 受体

二、简答题

1. 组胺受体主要分哪几个亚型？它们主要分布在哪些组织？

2. 简述 H$_1$ 受体拮抗药的类别、临床用途和用药护理要点。

3. 钙剂的临床应用有哪些？

三、案例分析题

患者，男，40 岁，出租车司机，因局部皮肤出现片状红色突起，瘙痒难忍，到医院就诊。经检查诊断为荨麻疹。

请分析并回答：①该患者可以使用哪些药物？②护士应采取哪些用药护理措施？③护士在上述用药护理中如何体现职业素养？

（徐　赛　陈彧婷）

书网融合……

| 重点小结 | 微课 | 习题 |

任务二　免疫调节药与用药护理

PPT

◎ 学习目标

1. 知识与技能　掌握免疫调节药的分类，主要代表药物的作用、用途、不良反应和用药护理程序。能综合分析、判断及采用相应护理措施。

2. 过程与方法　建议采用任务驱动教学法等，通过布置任务，引导学生收集资料，分组讨论及竞赛机制激发学生的学习兴趣，培养学生自主学习能力和探究学习能力。

3. 情感态度与价值观　通过学习培养尊重、关爱患者及家属的工作态度，建立积极、细致、认真的服务意识和职业精神，提高严谨、熟练实施用药护理能力及护士职业素养。

免疫系统（immune system）是机体执行免疫应答及免疫功能的重要系统，由免疫器官、免疫细胞和免疫分子组成。免疫系统具有识别和排除抗原性异物，与机体其他系统相互协调，共同维持机体内环境稳定和生理平衡的功能。是防卫病原体入侵最有效的武器，它能发现并清除异物、外来病原微生物等引起内环境波动的因素。但其功能的亢进会对自身器官或组织产生伤害。🅴微课

免疫反应是指机体对于异己成分或者变异的自体成分做出的防御反应。免疫反应可分为非特异性免疫反应和特异性免疫反应。非特异性免疫构成人体防卫功能的第一道防线，并协同和参与特异性免疫反应。特异性免疫反应可表现为正常的生理反应、异常的病理反应以及免疫耐受。按介导效应反应免疫介质的不同，特异性免疫反应又可分为 T 细胞介导的细胞免疫反应和 B 细胞介导的体液免疫反应。

当免疫功能异常时，可引起免疫病理反应，主要包括变态反应（过敏反应）、自身免疫性疾病、免疫缺陷性疾病和免疫增殖性疾病。

作用于免疫系统并影响其功能的药物统称免疫调节药，包括免疫抑制药及免疫增强药。

≫ 情境导入

情景描述 患者，女，32 岁。半年前开始出现乏力、食欲减退、关节疼痛、肌无力等症状，以为是工作劳累所致。近 3 个月出现月经紊乱，脱发严重，到医院就诊。结合患者近期表现及查体，诊断为系统性红斑狼疮。

任务要求 1. 针对该患者，医生应该给予哪些药物治疗？

2. 患者用药后会有哪些表现，护士应做好哪些用药护理措施？

3. 护士在对该患者用药护理的同时，还需做好哪些工作以助于患者恢复？

一、免疫抑制药

免疫抑制药是一类能抑制免疫细胞的增殖和功能，降低机体免疫反应的药物。临床主要用于器官移植的排斥反应和自身免疫反应性疾病。目前使用的免疫抑制剂多缺乏特异性，对正常和异常的免疫反应均呈抑制作用。长期应用容易诱发感染、增加肿瘤发生率及影响生殖系统功能等。

常用的免疫抑制药有环孢素、肾上腺皮质激素、烷化剂、抗代谢药及抗淋巴细胞球蛋白药。

环孢素 A

环孢素 A（cyclosporin A，CsA）是从真菌代谢产物中提取得到的一种环状多肽，现在可人工合成。

【**药理作用**】 主要是选择性地作用于 T 淋巴细胞活化初期，抑制辅助性 T 细胞生成具有增殖因子样作用的白细胞介素 - 2（IL-2），但不影响抑制性 T 细胞。抑制淋巴细胞生成干扰素，但对网状内皮系统吞噬细胞无影响。

【**临床用途**】 主要用于防治器官移植排异反应，常与糖皮质激素合用以提高疗效；也可用于自身免疫病，如系统性红斑狼疮、类风湿性关节炎等。

【**不良反应**】 最常见的不良反应是肾毒性，表现为肾小球滤过率下降、血肌酐升高。有肝毒性，可见转氨酶升高、黄疸，在应用过程中宜监测肝肾功能。继发感染也较常见，此外还有消化道反应、嗜睡、多毛症、牙龈增生等。

其他免疫抑制药见表 10 - 2 - 1。

表 10－2－1　部分免疫抑制药的作用特点

药物名称	作用
他克莫司 (tacrolimus, FK506)	作用机制类似环孢素，选择性高，多用于肝脏、心脏、肾脏及骨髓移植患者的首选药物，也可用于特应性皮炎、红斑狼疮等自身免疫病。不良反应较环孢素少，有震颤、思维紊乱、低磷血症、失眠、视力障碍和呕吐等
环磷酰胺 (cyclophosphamide, CTX)	属烷化剂氮芥类衍生物，需经体内磷酰胺酶或磷酸酶水解活化为磷酰胺氮芥而起作用的。用于各种自身免疫病，如严重类风湿性关节炎、全身性红斑狼疮、儿童肾病综合征、多发性肉芽肿等，也用于器官移植时抗排斥反应，通常与泼尼松、抗淋巴细胞球蛋白合用，不良反应较重
硫唑嘌呤 (azathioprine, AZA)	主要干扰嘌呤生物合成，进而抑制 DNA、RNA 和蛋白质合成。对 T 细胞抑制作用强，对 B 细胞抑制作用较弱。用于肾移植的排异反应和自身免疫病如类风湿性关节炎和全身性红斑狼疮等
抗淋巴细胞球蛋白 (antilymphocyte globulin, ALG)	与淋巴细胞结合，在补体的共同作用下，使淋巴细胞裂解。对 T、B 细胞均有破坏作用。主要用于抑制器官移植的排异反应，也可治疗自身免疫病，如系统性红斑狼疮、肾小球肾炎、类风湿性关节炎等。过敏反应发生率高，仅在其他免疫抑制药无效时使用
肾上腺皮质激素	主要有泼尼松（prednisone）、泼尼松龙（prednisolone）、地塞米松（DXMS）等，用于器官移植的抗排斥反应和自身免疫病，是急性排斥反应首选药物。长期使用不良反应较多

二、免疫增强药

免疫增强药是一类能激活免疫活性细胞，增强机体免疫功能的药物。临床主要用于免疫缺陷疾病、慢性感染和作为肿瘤的辅助治疗。免疫增强药种类繁多，主要包括：卡介苗、白细胞介素－2、左旋咪唑、胸腺素、干扰素、异丙肌苷等（表 10－2－2）。

表 10－2－1　部分免疫抑制药的作用特点

药物名称	主要特点
卡介苗 (BCG Vaccine)	是由减毒牛型结核杆菌悬浮液制成的活菌苗，可刺激多种免疫细胞（巨噬细胞、T、B 和 NK 细胞）活性；增强与其合用的抗原物质的免疫原性，加速诱导免疫应答，提高细胞和体液免疫的功能，增强非特异性免疫水平。用于预防结核病、肿瘤辅助治疗（如黑色素瘤、白血病及肺癌等），也可用于乳腺癌、消化道肿瘤。不良反应少，注射局部可见红斑、硬结及溃疡，也可出现寒战、高热、全身不适等
白细胞介素－2 (interleukin－2, IL－2)	由 T 辅助细胞产生，现已使用基因工程技术生产。主要用于治疗黑色素瘤、肾细胞癌等。不良反应较多，如发热、寒战、胃肠道反应、皮肤反应、肾脏反应、血液系统反应、心肺功能异常、神经系统症状等
左旋咪唑 (levamisole, LMS)	可口服给药，改善受抑制的巨噬细胞或 T 细胞功能，用于肺癌等鳞癌术后恢复，减少转移。辅助治疗多种自身免疫病，如类风湿性关节炎、红斑性狼疮等。不良反应有胃肠道症状、头痛、出汗、全身不适等，少数出现白细胞、血小板减少、剥脱性皮炎及肝功能损伤等
胸腺素 (thymosin)	促进 T 细胞分化成熟，调节成熟 T 细胞的多种功能。用于细胞免疫缺陷疾病，亦用于某些自身免疫病、病毒性疾病、晚期肿瘤辅助治疗。不良反应较少，有过敏反应，
干扰素 (IFN)	是具有多种功能的系列活性蛋白质，主要分为 IFN－α、IFN－β、IFN－γ 三类，具有广谱抗病毒、调节细胞生长分化、调节免疫功能等多种生物活性。不能直接杀灭或抑制病毒，通过细胞表面受体作用使其产生抗病毒蛋白，抑制病毒复制，并可增强自然杀伤细胞（NK 细胞）、巨噬细胞和 T 淋巴细胞的活力，以及免疫调节作用，协同发挥抗病毒能力。主要用于急、慢性丙型肝炎，慢性活动性乙型肝炎和人乳头病毒感染等，也可用于晚期毛细胞白血病、肾癌、黑色素瘤等。不良反应通常为一过性发热、寒战等流感样症状和过敏反应等

三、计划免疫药物

疫苗是指用各类病原微生物（如细菌、病毒、立克次体等）及其代谢产物，经过减毒、灭活等方法制成的用于预防和治疗传染病的生物制品。常用的计划免疫疫苗见表 10－2－3。

☀ 要点提示

免疫调节药的种类和特点

表 10-2-3　部分疫苗的主要特点

名称	临床用途	不良反应
乙型肝炎疫苗（HBV）	预防乙型肝炎，用于新生儿和易感人群	偶见低热、接种部位红肿、压痛等症状，一般在1~2天内消失
卡介苗（BCG）	预防结核病。需上臂三角肌外侧皮内注射。用于3个月内婴儿及结核菌素纯蛋白衍化物试验阴性者	常见接种局部红肿、浸润、化脓等。应在初次接种2~3个月后再做结核菌素纯蛋白衍化物试验
脊髓灰质炎减毒活疫苗（OPV）	预防脊髓灰质炎。学龄前儿童采用口服糖丸剂型疫苗	偶见发热、皮疹及胃肠道反应。接种前后半小时内禁止进食（包括母乳）
麻疹减毒活疫苗（MV）	预防麻疹。8月龄以上的易感者及麻疹疫情出现时的应急接种，采用上臂三角肌皮下注射	偶见皮疹、常见发热。禁用于患严重疾病、发热或有过敏史（特别是有鸡蛋过敏史）者
乙脑疫苗（JEV）	预防流行性乙型脑炎。用于流行地区6月龄~10周岁的儿童以及由疫区进入非疫区的儿童和成人	常见发热

💡 **拓展提升**

"七苗防八病"促进青少年健康成长

　　计划内疫苗（一类疫苗）是国家规定纳入计划免疫的免费疫苗，是出生后必须进行接种的疫苗。我国为提高全民健康水平，对儿童实行预防接种证制度，监护人应及时向医疗保健机构申请办理预防接种证，并按规定的免疫程序、时间到指定的接种点接受疫苗接种，并且要全程足量，在1周岁内完成的初次接种形成基础免疫，结合疾病流行情况适时地进行复种，以加强免疫。

　　上述制度可以形象称为"七苗防八病"，其中的"七苗"为甲肝减毒活疫苗、流脑疫苗、乙脑减毒活疫苗、麻腮风联合疫苗以及重点地区和重点人群接种的出血热双价纯化疫苗、炭疽减毒活疫苗和钩体灭活疫苗，而相应的"八病"则为甲型肝炎、流行性脑脊髓膜炎、流行性乙型脑炎、风疹、流行性腮腺炎、出血热、炭疽和钩端螺旋体病。"七苗防八病"充分体现了党和国家对青少年的关心和爱护，作为未来的护理工作者，要积极宣传计划免疫的对提高全民族健康水平的重要意义。

　　请结合拓展素材思考讨论，分组模拟开展计划免疫健康宣教活动，不断提升岗位能力和职业素养。

岗位对接

【任务解析】

1. 该患者为系统性红斑狼疮，以对症治疗及控制病情进展为主。可以选用环孢素胶囊控制症状。

2. 患者用药后可能会出现肾小球滤过率下降、血肌酐升高等肾毒性，以及转氨酶升高、黄疸等肝毒性。注意在应用过程中宜监测肝肾功能。

3. 护士除熟练实施用药护理措施外，要针对性地做好思想工作，引导患者平抚情绪，缓解焦虑，鼓励患者树立战胜疾病信心，避免日晒或紫外线照射、预防和治疗感染或其他合并症及依据病情选用适当的锻炼方式，力争获得满意的疗效。

【用药护理程序】

<table>
<tr><td rowspan="3">用药前</td><td>用药评估</td><td>①阅读医嘱或处方：明确用药目的、药品名称、规格、数量、剂量等相关信息
②健康评估：观察健康状况和精神状态，了解既往病史、过敏史、治疗史等
③用药禁忌评估：评估患者是否有肾功能异常、高血压、病毒感染及对本药过敏等情况；谨慎与肾上腺皮质激素类药物、雌激素、雄激素、维拉帕米、大环内酯类抗生素、氟康唑、喹诺酮类等叠加使用</td></tr>
<tr><td>调配药品</td><td>①环孢素胶囊：25mg；环孢素软胶囊：10mg、25mg、50mg、100mg；环孢素口服液：5g/50ml；环孢素滴眼液：30mg/3ml；环孢素注射剂：250mg/5ml。环孢素胶囊：成人口服常用量：开始剂量按体重每日12～15mg/kg，维持量为每日5～10mg/kg。环孢素口服溶液：移植手术前12小时开始，10～15mg/（kg·d），分两次给药。环孢素滴眼液：将药物滴入结膜囊内，每日4～6次，每次1～2滴。环孢素注射液：用生理盐水或5%葡萄糖按1∶20或1∶100比例稀释，然后缓慢静脉输入，时间应为2～6小时
②其他药品及制剂参见相关项目任务</td></tr>
<tr><td>提示建议</td><td>①遵从医嘱，避免不规律用药或随意减量、停药
②有病毒感染如水痘、带状疱疹等时禁用
③当室温低于20℃时，口服溶液易出现絮状物，须置于25～30℃温水中，待恢复原状后再吸取服用。本品打开后须在2个月内用完
④未明事项应查阅药品说明书或向医师、药师等反馈</td></tr>
<tr><td rowspan="3">用药中</td><td>护理问题</td><td>①定期检测免疫细胞成分，观察是否发生排斥现象等
②是否出现明显肝肾功能异常以及高血压、高血脂症、心绞痛、偏头痛及感觉异常等
③注意发生继发感染和肿瘤的危险
④药物正确的给药方法等
⑤其他可能影响疗效的问题等</td></tr>
<tr><td>护理措施</td><td>①遵医嘱或处方，严格掌握剂量及给药途径，定期监测血药浓度、肝肾功、血常规、血压等
②密切关注患者的用药反应，是否有排斥现象、继发感染等，配合进行日常起居的生活指导</td></tr>
<tr><td>监护要点</td><td>①环孢素用药方案须由专科医生制订，并根据需要及时调整，注意定期监测血药浓度
②加强不良反应如血清肌酐和尿素氮水平的增高等的观察和处置</td></tr>
<tr><td rowspan="3">用药后</td><td>健康宣教</td><td>①适度介绍药物治疗方案和有关康复常识，引导患者平抚情绪，缓解焦虑，树立战胜疾病信心，配合治疗
②对病情较危重，而无法面对自己疾病的患者，待病情稳定后再做宣教等
③建议培养合理的生活习惯，推荐健康膳食处方、适度运动等
④恰当地向患者说明和解释用药后可能出现的不适反应，缓解紧张情绪，减轻患者心理压力</td></tr>
<tr><td>评价效果</td><td>①客观评价免疫抑制药的疗效、安全性及近远期治疗效果
②综合判断采取的用药护理措施、方法的适宜性
③了解患者对治疗药物相关知识的知晓度是否提高，能否坚持和配合治疗等</td></tr>
<tr><td>回顾总结</td><td>①整理物品、记录资料，回顾合理使用环孢素等药物的要点
②总结本任务用药护理心得；查找不足，制订改进措施等</td></tr>
</table>

学习小结

　　本任务主要介绍了免疫调节药及用药护理，其中重点是掌握免疫调节药的分类，难点是能综合分析、判断及采用相应护理措施。可采取任务驱动教学方法，完成学习目标；培养尊重、关爱患者及家属的工作态度，建立积极、细致、认真的服务意识和职业精神，提高严谨、熟练实施用药护理能力及护士职业素养。

答案解析

目标检测

一、单项选择题

1. 主要用于抑制异体器官移植后排异反应的药物是（　）
   A. 干扰素　　　　　　　B. 塞替派　　　　　　　C. 环孢素
   D. 胸腺素　　　　　　　E. 卡介苗

2. 环孢素 A 是（　）
   A. 免疫抑制剂　　　　　B. 免疫增强剂　　　　　C. 消毒防腐药
   D. 抗肿瘤药　　　　　　E. 抗肠虫药

3. 临床常用的免疫抑制剂不包括（　）
   A. 环孢素 A　　　　　　B. 泼尼松　　　　　　　C. 胸腺素
   D. 地塞米松　　　　　　E. 他可莫司

4. 免疫增强剂不能用于（　）
   A. 免疫缺陷疾病　　　　B. 慢性感染　　　　　　C. 恶性肿瘤的辅助治疗
   D. 器官移植　　　　　　E. 难治性病毒感染

5. 具有抗病毒作用的免疫增强剂是（　）
   A. 卡介苗　　　　　　　B. 白细胞介素 –2　　　C. 干扰素
   D. 左旋咪唑　　　　　　E. 环孢素

二、简答题

1. 简述常用免疫抑制剂的种类及特点。
2. 免疫增强剂主要治疗什么疾病？有何特点？
3. 说出 8 岁以前儿童应该进行哪些疫苗的接种，及其意义是什么。

三、案例分析题

患者，女，48 岁。几个月来感觉疲倦乏力、低热、全身不适。近 2 周出现典型关节症状，表现为关节晨僵、疼痛、肿胀。诊断为类风湿性关节炎。

请分析并回答：①患者可采用哪些药物进行治疗？②护士应采取哪些用药护理措施？③护士在上述用药护理中如何体现职业素养？

（徐　赛）

书网融合……

重点小结　　　　微课　　　　习题

项目十一　抗微生物药与用药护理

📖 **项目简介**

　　抗微生物药是指能抑制或杀灭病原微生物，用于防治病原微生物所致感染性疾病的药物。抗微生物药主要分为抗细菌药、抗真菌药、抗病毒药。本项目介绍了抗微生物药的常用术语，β-内酰胺类、氨基糖苷类抗生素，化学合成抗微生物药、抗结核病药和抗真菌药。

任务一　认识抗微生物药

◎ **学习目标**

　　1. 知识与技能　掌握化学治疗药、抗微生物药、抗生素等基本概念；熟悉抗微生物药的分类、药物—病原体—机体三者之间的关系、抗微生物药合理应用原则；了解抗微生物药的作用机制。能够判断常用抗微生物药的作用机制，能够正确开展合理使用抗微生物药的宣教工作。

　　2. 过程与方法　建议采用驱动教学方法，通过线上线下结合的混合式教学方式，让学生熟练掌握本章知识和技能。

　　3. 情感态度与价值观　结合学习内容，辩证认识微生物与药物的关系，培养辩证看待事物的价值观和从事护理工作的职业素养。

　　病原微生物是指可以侵犯人体，引起感染甚至传染病的微生物，包括细菌、真菌、病毒、螺旋体、支原体、衣原体、立克次体等，与寄生虫（原虫、蠕虫、医学昆虫）并称为病原生物。人体是病原生物生存的场所，又称宿主。病原生物在宿主中进行生长繁殖、释放毒性物质等引起机体不同程度的病理变化，这一过程称为感染。

　　抗微生物药是指能抑制或杀灭病原微生物，用于防治感染性疾病的药物。临床上将抗微生物药、抗寄生虫药和抗恶性肿瘤药统称为化学治疗药，治疗方法称为化学治疗，简称化疗。

　　在应用抗微生物药及其他化学治疗药物时，应注意药物、病原体、机体三者之间的相互关系（图11-1-1）。药物能抑制或杀灭病原体，同时对机体产生防治作用和不良反应；病原体可致机体出现感染等疾病，亦可对抗微生物药产生耐药性。机体依据自身免疫功能对病原体有一定抗病能力，同时通过影响药物的吸收、分布、代谢和排泄而影响药物作用；当机体免疫力降低时，受到病原体感染，导致疾病产生，出现临床症状。药物使用不当可导致病原体出现耐药性，降低药物治疗效果。因此，临床使用抗微生物药进行治疗时，既要考虑药物抑制、杀灭病原体的作用，又要考虑药物对机体产生的不良反应和耐药性，充分调动机体自身抗病能力，提高治疗效果。

💡 **要点提示**

抗微生物药的概念

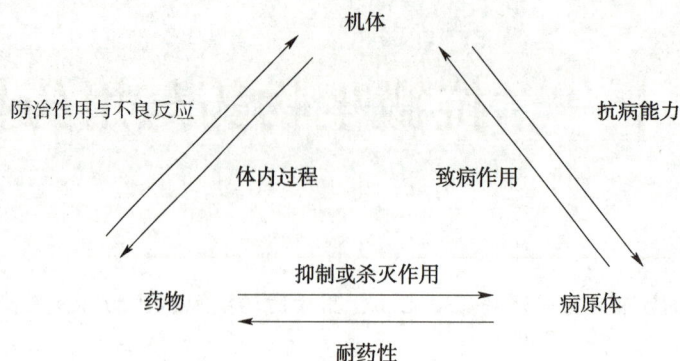

图 11 - 1 - 1　药物、病原体、机体三者之间的关系图

≫ 情境导入

情景描述 📱微课1　患者，女，48 岁，最近因天气突变没有及时添加衣物，出现鼻塞、打喷嚏、流鼻涕、头痛等证状，入院就诊后要求医生开具抗生素静脉滴注。医生检查后，诊断为病毒性感冒，给予复方氨酚烷胺胶囊进行药物治疗，配合充足休息、清淡饮食等措施。患者认为医生诊断和用药不正确，感冒应该使用抗生素，拒绝配合治疗。

任务要求　1. 针对该患者，医生制订的治疗方案是否合理？并向患者解释不使用抗生素治疗的依据。

2. 若给患者用抗生素，可能会有哪些反应？

3. 护士在对该患者用药护理的同时，还需做好哪些工作以助于患者恢复？

一、基本概念

1. 抗生素　是指某些微生物在代谢过程中产生的，具有抑制或杀灭其他病原微生物作用的化学物质，包括天然抗生素和半合成抗生素。

2. 抗菌谱　是指抗微生物药抑制或杀灭病原菌的范围。仅对某一菌种或某一类菌属发挥抗菌作用的药物称为窄谱抗微生物药，如异烟肼主要对结核分枝杆菌有作用。对多种不同的病原菌都具有抗菌作用的药物称为广谱抗微生物药，如头孢菌素类抗生素。抗菌谱是临床选择用药的重要依据。

3. 抗菌活性　指药物抑制或杀灭病原菌的能力。临床常用最低抑菌浓度（MIC）和最低杀菌浓度（MBC）评价抗微生物药的抗菌活性。相应药物也分别称为抑菌药和杀菌药。最低抑菌浓度（MIC）是指能够抑制细菌生长繁殖的最低有效浓度。最低杀菌浓度（MBC）是指能够杀灭细菌的最低有效浓度。

4. 化疗指数（chemotherapeutic index, CI）　是评价化学治疗药物有效性与安全性的指标，常以半数致死量（median lethal dose, LD_{50}）与半数有效量（median effective dose, ED_{50}）之比值表示，即 LD_{50}/ED_{50}。化疗指数愈大，表明该化疗药物的治疗效果愈好，而对机体的毒性愈小，则临床应用的价值也就愈高。一般认为化疗指数大于 3~5 才有临床意义。仅从评价药物的安全性的确切性方面而言，安全系数（safe index, LD_5/ED_{95}）及安全界限（safe margin, LD_1/ED_{99}）较化疗指数更合适。但化疗指数高并不是绝对安全。如青霉素几乎无毒性，但仍有引起过敏性休克的可能。

5. 二重感染（superinfections）　又称重复感染，是指长期使用广谱抗生素，可使敏感菌群受到抑制，而一些不敏感菌（如真菌等）乘机生长繁殖，产生新的感染的现象。老年人、幼儿及抵抗力差的患者，尤其在合用肾上腺皮质激素及抗肿瘤药造成免疫功能下降时，更易发生。

6. 抗菌后效应（post – antibiotic effects，PAE）　是指抗微生物药与细菌短暂接触，当血药浓度低于最低抑菌浓度或被消除之后，细菌的生长繁殖在一段时间内仍受到持续抑制的现象。青霉素、头孢菌素对革兰阳性菌的抗菌后效应为 2 ~ 4 小时。存在抗菌后效应的药物应适当延长给药间隔时间。

7. 耐药性　病原微生物与抗微生物药长期、反复接触后，病原微生物对抗微生物药的敏感性降低的现象称为耐药性。

> **要点提示**
>
> 抗生素的概念

二、抗微生物药的作用机制

抗微生物药通过作用于病原体细胞不同部位，干扰病原体的生化代谢过程，影响其结构和功能，从而呈现抑制或杀灭病原体的作用。

1. 抑制细菌细胞壁的生物合成　细菌胞质膜外是一层厚而坚韧的细胞壁，主要功能是维持细菌固有形态和抵抗内外渗透压差的变化。细胞壁的主要结构成分为肽聚糖，又称黏肽。某些抗微生物药（β – 内酰胺类、万古霉素类等）可抑制转肽酶阻碍肽聚糖交叉联结，致细胞壁缺损丧失屏障作用，菌体内渗透压高，水分不断渗入菌体内部，导致菌体膨胀、变形、破裂、溶解而死亡。

2. 影响细菌胞质膜通透性　细菌胞质膜是一种半透膜，具有物质转运、生物合成、分泌和呼吸等功能。如多黏菌素 B 能与细菌胞质膜中磷脂结合使膜功能受损；两性霉素 B 能与真菌胞质膜中麦角固醇结合形成孔道。两者均可使膜通透性增加，导致菌体蛋白质、核苷酸、氨基酸等重要成分外漏而死亡。

3. 抑制细菌蛋白质合成　细菌细胞为原核细胞，其核糖体为 70S，由 30S 和 50S 亚基组成。哺乳动物为真核细胞，其核糖体为 80S，由 40S 与 60S 亚基构成。两者之间的差异使得抗微生物药只抑制细菌蛋白质合成而不影响哺乳动物蛋白质合成。如阿奇霉素、林可霉素、氯霉素与核糖体 50S 亚基结合，而多西环素和庆大霉素与核糖体 30S 亚基结合，从而抑制细菌蛋白质合成。

4. 抑制细菌核酸的合成　喹诺酮类抗微生物药可抑制敏感细菌的 DNA 回旋酶，抑制细菌的 DNA 复制而产生杀菌作用，导致细菌死亡。利福平抑制依赖 DNA 的 RNA 多聚酶，阻碍细菌 mRNA 的合成而杀灭细菌。

5. 影响细菌叶酸代谢　磺胺类药物与甲氧苄啶通过抑制叶酸代谢的关键酶，阻碍细菌的叶酸代谢，导致一碳单位转运异常，影响菌体核酸、蛋白质的合成，发挥抗菌效果。

三、抗微生物药耐药性的发生机制 🖥微课2

耐药性又称抗药性，指病原生物及肿瘤细胞等反复接触化学治疗药物出现敏感性降低的现象，分为天然耐药性和获得性耐药性两种。当病原体对某种化学治疗药物产生耐药性后，对其他同类或不同类化学治疗药物出同样耐药时，称为交叉耐药性或部分交叉耐药性。耐药性的发生机制主要有以下四种。

1. 产生特异性灭活酶　耐药菌株可以通过基因突变或诱导表达等机制，产生破坏药物结构或影响药物作用，特异性地灭活酶。如耐药菌通过产生 β – 内酰胺酶破坏 β – 内酰胺类药物的活性中心而使药物治疗无效；耐药菌产生的钝化酶干扰氨基糖苷类抗生素与作用位点结合而出现耐药现象。

2. 改变细菌胞质膜通透性　耐药菌株可通过各种途径使菌体胞质膜的跨膜跨运机制发生改变，或者使相关转运蛋白结构发生改变，使抗微生物药不易进入菌体，从而发生耐药性。四环素类药物的耐药机制多属于此类。

3. 细菌体内药物结合的靶位结构发生改变　细菌与抗生素接触后产生新的靶蛋白，保护性地与抗微生物药结合或耐药菌株改变了细胞内膜上的抗生素结合靶蛋白，导致细菌耐药。例如，耐药菌通过使其核糖体不同亚基结合位点发生变异，药物失去结合能力，不能影响菌体蛋白质合成，从而发生耐药性。

4. 其他机制 相对较多，如细菌对磺胺类产生耐药性，可由对磺胺类药物具有拮抗作用的底物对氨基苯甲酸产生增多所致；某些影响病原体物质代谢的化疗药物也可能使耐药病原体改变对代谢物的需要或改变代谢途径而出现了耐药性。

耐药性的发生不仅导致药物治疗效果下降甚至无效，还会增加患者药物更迭速度，增加不良反应的发生率和经济负担。合理使用抗微生物药是避免耐药性发生的主要手段。

四、抗微生物药的合理应用原则

抗微生物药对感染性疾病的治疗具有重要意义，合理用药可快速控制感染症状，发挥理想疗效。为提高治疗效果，保障患者用药安全，减少药物不良反应与耐药性发生，应遵循抗微生物药应用原则。

（一）抗微生物药基本原则

1. 诊断为细菌性感染者方有应用抗微生物药指征 根据患者的症状、体征、实验室检查或放射、超声等影像学结果，诊断为细菌、真菌感染者方有指征应用抗微生物药；由结核分枝杆菌、非结核分枝杆菌、支原体、衣原体、螺旋体、立克次体及部分原虫等病原微生物所致的感染亦有指征应用抗微生物药。缺乏细菌及上述病原微生物感染的临床或实验室证据，诊断不能成立者，以及病毒性感染者，均无应用抗微生物药指征。

2. 尽早查明感染病原，根据病原种类及药物敏感试验结果选用抗微生物药 抗微生物药品种的选用，原则上应根据病原菌种类及病原菌对抗微生物药敏感性，即细菌药物敏感试验（以下简称药敏试验）的结果而定。因此有条件的医疗机构，对临床诊断为细菌性感染的患者应在开始抗菌治疗前，及时留取相应合格标本（尤其血液等无菌部位标本）送病原学检测，以尽早明确病原菌和药敏试验结果，并据此调整抗微生物药治疗方案。

3. 按照药物的抗菌作用及其体内过程特点选择用药 各种抗微生物药的药效学和人体药动学特点不同，因此各有不同的临床适应证。应根据各种抗微生物药的药学特点，按临床适应证正确选用抗微生物药。对于存在时间依赖性的抗微生物药（如 β - 内酰胺类抗生素、部分大环内酯类抗生素等），可通过小剂量多次给药的方式延长抗微生物药物浓度高于 MIC 的时间，以达到理想的治疗效果。对于氨基糖苷类抗生素、喹诺酮类抗微生物药等存在浓度依赖性的抗微生物药，在每日剂量不变的情况下，单次给药可明显提高峰浓度，提高抗菌效果。

4. 综合患者病情、病原菌种类及抗微生物药特点制订治疗方案 患者的生理、病理状态可影响抗微生物药的使用。在实际药物治疗过程中，患者的年龄、性别、免疫系统功能状态、肝肾功能不全等因素，对药物的治疗效果及不良反应存在较大影响。新生儿由于自身的生长发育特点，肝脏酶系发育不全，血浆蛋白结合率和肾小球滤过率较低，不宜使用氯霉素、氨基糖苷类抗生素等药物。四环素类药物可影响儿童骨骼与牙齿的发育，禁用于儿童。老年患者因血浆蛋白较成人低，且肾功能逐渐降低，使用经肾排泄的药物或有肾毒性的药物时应慎用。药物可经过胎盘屏障进入胚胎体内，也可通过乳汁分泌进入新生儿，致畸药物和影响新生儿发育的药物如磺胺类、氯霉素、喹诺酮等应严格控制用于妊娠期、哺乳期妇女。肝功能不全患者应禁用可能存在肝毒性的药物（如红霉素、氯霉素）。对于肾功能不全的患者，应根据患者肾功能调整药物剂量，并避免使用经肾排泄的药物（如氨基糖苷类抗生素）。

（二）合理制定抗微生物药用药方案

应根据病原菌、感染部位、感染严重程度和患者的生理、病理情况及抗微生物药药效学和药动学证据制订治疗方案，包括抗微生物药的选用品种、剂量、给药次数、给药途径、疗程及联合用药等。

1. 品种选择 根据病原菌种类及药敏试验结果尽可能选择针对性强、窄谱、安全、价格适当的抗微生物药。进行经验治疗者可根据可能的病原菌及当地耐药状况选用抗微生物药。

2. 给药剂量 一般按各种抗微生物药的治疗剂量范围给药。治疗重症感染（如血流感染、感染性心内膜炎等）和抗微生物药不易达到的部位的感染（如中枢神经系统感染等），药物剂量宜较大（治疗剂量范围高限）；而治疗单纯性下尿路感染时，由于多数药物尿药浓度远高于血药浓度，则可应用较小剂量（治疗剂量范围低限）。

3. 给药途径 对于轻、中度感染的大多数患者，应予口服治疗，选取口服吸收良好的品种。仅在下列情况下可先予以注射给药：①不能口服或不能耐受口服给药的患者（如吞咽困难者）；②患者存在明显可能影响口服药物吸收的情况（如呕吐、严重腹泻、胃肠道病变或肠道吸收功能障碍等）；③所选药物有合适抗菌谱，但无口服剂型；④需在感染组织或体液中迅速达到高药物浓度以达杀菌作用者（如感染性心内膜炎、化脓性脑膜炎等）；⑤感染严重、病情进展迅速，需给予紧急治疗的情况（如血流感染、重症肺炎患者等）；⑥患者对口服治疗的依从性差。患者经注射治疗病情好转后，应及早转为口服给药。全身性感染或脏器感染时应避免局部应用抗微生物药。

4. 局部用药 抗微生物药的局部应用只限于少数情况：①全身给药后加用局部给药作为辅助治疗，如鞘内给药、脓肿脓腔内注射等；②眼部及耳部感染的局部用药等；③某些皮肤表层及口腔、阴道等黏膜表面的感染，但应选择局部用药品种。局部用药宜采用刺激性小、不易吸收、不易导致耐药性和过敏反应的抗微生物药。青霉素类、头孢菌素类等较易产生过敏反应的药物不可局部应用。氨基糖苷类等耳毒性药不可局部滴耳。

5. 给药次数 应根据药动学和药效学相结合的原则给药。青霉素类、头孢菌素类和其他 β - 内酰胺类、红霉素、克林霉素等时间依赖性抗微生物药，应一日多次给药。氟喹诺酮类和氨基糖苷类等浓度依赖性抗微生物药可一日给药一次。

6. 疗程 一般宜用至体温正常、症状消退后 72～96 小时，有局部病灶者需用药至感染灶控制或完全消散。但血流感染、感染性心内膜炎、化脓性脑膜炎、伤寒、布鲁氏菌病、骨髓炎、B 组链球菌咽炎和扁桃体炎、侵袭性真菌病、结核病等需较长的疗程方能彻底治愈，并减少或防止复发。

（三）抗微生物药的联合应用原则

仅在下列情况时有指征联合用药：①病原菌尚未查明的严重感染，包括免疫缺陷者的严重感染；②单一抗微生物药不能控制的严重感染，需氧菌及厌氧菌混合感染，多种复合菌感染和多重耐药菌或泛耐药菌感染；③需长疗程治疗，需要应用不同抗菌机制的药物联合使用，如结核和非结核分枝杆菌；④毒性较大的抗微生物药，联合用药时剂量可适当减少。如两性霉素 B 与氟胞嘧啶联合治疗隐球菌脑膜炎时，前者的剂量可适当减少，以减少其毒性反应。联合用药时宜选用具有协同或相加作用的药物联合，如青霉素类、头孢菌素类或其他 β - 内酰胺类与氨基糖苷类联合。联合用药通常采用 2 种药物联合，3 种及 3 种以上药物联合仅适用于个别情况，如结核病的治疗。必须注意联合用药后药物不良反应亦增多。

（四）严格控制抗微生物药的预防性应用

1. 非手术患者抗微生物药的预防性应用基本原则 ①用于尚无细菌感染征象但暴露于致病菌感染的高危人群；②预防用药适应证和抗微生物药选择应基于循证医学证据；③应针对最可能细菌的感染进行预防用药，不宜选用广谱抗微生物药或多药联合预防；④应限于针对某一段特定时间内可能发生的感染；⑤应积极纠正导致感染风险增加的原发疾病或基础状况，权衡利弊决定是否预防用药；⑥以下情况原则上不应预防使用抗微生物药：普通感冒、麻疹、水痘等病毒性疾病；昏迷、休克、中毒、心力衰竭、肿瘤、应用肾上腺皮质激素等患者；留置导尿管、留置深静脉导管以及建立人工气道（包括气管插管或气管切口）患者。

2. 围手术患者抗微生物药的预防性应用基本原则　①应根据手术切口类别、手术创伤程度、可能的污染细菌种类、手术持续时间、感染发生机会和后果严重程度等因素，综合考虑决定是否预防用抗微生物药。但抗微生物药的预防性应用并不能代替严格的消毒、灭菌技术和精细的无菌操作，也不能代替术中保温和血糖控制等其他预防措施。②根据可能的污染菌种类及其对抗微生物药物敏感性、药物能否在手术部位达到有效浓度等综合考虑。选用有充分的预防有效的循证医学证据、安全、使用方便及价格适当的品种。③应尽量选择单一抗微生物药预防用药，避免不必要的联合使用。

拓展提升

世界卫生组织呼吁采取行动保护环境免受抗微生物药污染　🅴微课3

　　1928年青霉素的发现改变了人类对抗微生物感染的历史。青霉素挽救了无数人的生命，人类寿命也随着一系列其他抗生素的发现得以大大延长。

　　2022年3月2日，世界卫生组织关于世界领导人和专家呼吁采取行动保护环境免受抗微生物药物污染的新闻中指出：目前人类和动植物中的抗微生物药使用正在导致耐药性上升，使感染更难治疗。耐药疾病每年导致近500万人死亡。所有国家都需要采取紧急行动以遏制耐药性的增加和蔓延。否则，世界正在迅速接近一个临界点，到时用于治疗人类和动植物感染所需的抗微生物药将不再有效。这将给全球带来毁灭性影响。

　　请利用AI，结合拓展素材思考讨论合理使用抗微生物药的重要性和紧迫性，开展模拟岗位训练和用药宣教活动，不断培养护理工作者的科学精神和职业素养。

边学边练

　　1. 结合图11-1-1说出如何正确处理抗微生物药、病原体、机体三者之间的关系？

　　2. 利用网络搜集有关感染的案例，讨论如何根据患者实际情况选择适宜的抗微生物药进行治疗？

参考答案

岗位对接

【任务解析】

　　1. 医生治疗方案合理。复方氨酚烷胺胶囊中的金刚烷胺具有抗流感病毒作用，对乙酰氨基酚可解热镇痛，马来酸氯苯那敏可缓解鼻塞、打喷嚏、流鼻涕等症状，咖啡因可缓解头痛。患者为病毒性感染者，无细菌感染证据，无应用抗生素指征，无需使用抗生素治疗。

　　2. 若给患者用抗生素，可能会导致治疗失败，也有可能出现二重感染、变态反应等不良反应，还有可能导致细菌耐药性增强，患者日后使用抗生素无效等严重后果。

　　3. 护士应了解患者对抗生素的认知情况，指导患者正确认识抗生素，关心帮助患者注意休息、多饮水、保证充足睡眠、饮食清淡。

【用药护理程序】

用药前	用药评估	①阅读医嘱或处方：明确用药目的、药品名称、规格、数量、剂量等相关信息 ②健康评估：观察患者健康状况和精神状态，了解既往病史、过敏史、治疗史等 ③用药禁忌评估：评估患者肝肾功能，严重肝肾功能不全者禁用，对复方氨酚烷胺胶囊成分过敏者、活动性消化性溃疡患者禁用
	调配药品	①复方氨酚烷胺胶囊：每粒含对乙酰氨基酚250mg、盐酸金刚烷胺100mg、马来酸氯苯那敏2mg、人工牛黄10mg、咖啡因15mg。口服。成人，一次1粒，一日2次 ②其他药品及制剂参见相关项目任务
	提示建议	①用药3~7天，症状未缓解，请咨询医师或药师 ②服用本品期间不得饮酒或含有酒精的饮料 ③不能同时服用与本品成分相似的其他抗感冒药 ④肝肾功能不全、脑血管病史、精神病史或癫痫病史患者、孕妇及哺乳期妇女慎用
用药中	护理问题	①阅读医嘱或处方：观察感冒症状是否消失，观察患者的体温变化 ②严重的头晕、乏力、恶心、上腹不适、口干、皮疹等药物不良反应对症处理 ③药物正确的服用方法为温开水送服 ④其他可能影响疗效的问题，或引发、加重不良反应的行为
	护理措施	①遵医嘱或处方，严格掌握剂量及给药方法，在观察疗效的同时注意观察是否出现皮疹、红斑、瘙痒、血管神经性水肿、光敏性皮炎等过敏反应；味觉异常、食欲减退、胃部不适、疼痛、恶心、呕吐等消化道反应；头晕、头痛、失眠、烦躁、焦虑等中枢神经系统反应 ②密切关注患者的用药反应，观察症状是否得到改善，配合进行预防感冒的日常生活指导 ③提示有关管理规定，避免抗微生物药滥用
	监护要点	①抗微生物药品种和规格繁多，应熟知常规抗微生物药的用法和注意事项，如不能同时服用与成分相似的抗感冒药 ②加强不良反应观察和处置，例如过敏性休克须及时抢救
用药后	健康宣教	①适度介绍感冒的病因和治疗方法，引导患者正确认识感冒，合理使用治疗感冒药物 ②进行心理疏导，建议患者改变不健康饮食习惯和生活方式，提高个人健康和预防感冒的意识等
	评价效果	①客观评价药物疗效及安全性 ②采取的用药护理措施、方法的适宜性 ③了解患者对治疗感冒药物相关知识的知晓度是否提高，对药物治疗和不良反应及防治相关知识的知晓度是否提高，能否坚持和配合治疗等
	回顾总结	①整理物品、记录资料，回顾合理使用复方氨酚烷胺胶囊药物的要点 ②总结本任务用药护理心得；查找不足，制订改进措施等

学习小结

　　本任务主要介绍了抗微生物药的相关概念、作用机制及合理应用原则，其中重点是抗微生物药的相关概念及抗微生物药的合理应用原则，难点是抗微生物药的作用机制。可采取驱动教学方法，通过线上线下相结合的混合式教学方式完成学习目标；培养对微生物的兴趣，同时培养辩证看待事物的价值观。

目标检测

答案解析

一、单项选择题

1. 化疗指数的计算方法是（　　）

A. ED_{50}/LD_{50}　　　B. LD_{50}/ED_{50}　　　C. LD_{10}/ED_{90}

D. ED_{90}/LD_{90}　　　E. LD_5/ED_{95}

2. 细菌对青霉素产生耐药性的机制主要是（　）

A. 产生水解酶，水解 β - 内酰胺酶环　　　B. 产生钝化酶

C. 存在主动外排系统　　　D. 改变细胞膜通透性

E. 细菌核糖体靶位结构改变

3. 抗微生物药的抗菌范围是指（　）

A. 抗菌谱　　　B. 抗菌活性　　　C. 最低抑菌浓度

D. 半数致死量　　　E. 化疗指数

4. 喹诺酮类药物的抗菌机制是（　）

A. 抑制细菌细胞壁合成　　　B. 抑制细菌蛋白质合成　　　C. 影响叶酸代谢

D. 影响细菌胞浆膜通透性　　　E. 抑制 DNA 回旋酶

5. 下列说法错误的是（　）

A. 抗生素是指某些微生物在代谢过程中产生的，具有抑制或杀灭其他病原微生物作用的化学物质

B. 抗菌活性是指药物抑制或杀灭病原菌的能力

C. 临床常用化疗指数评价药物抑制或杀灭病原菌的能力

D. 病原微生物与抗微生物药长期、反复接触后，病原微生物对抗微生物药的敏感性降低的现象称为耐药性

E. 临床上将抗微生物药、抗寄生虫药和抗恶性肿瘤药统称为化学治疗药物

二、简答题

1. 举例说出抗微生物药的基本概念。

2. 抗微生物药的作用机制有哪些类型？

3. 结合案例，简述抗微生物药合理应用原则。

三、案例分析题

患者，男，36 岁，急性上呼吸道感染，医生给予阿莫西林胶囊，一次 0.5mg，每日 4 次，口服；阿奇霉素分散片，一次 0.5g，每日 1 次，口服。

请分析并回答：①医生为该患者的开具的处方是否合理？②抗微生物药物联合用药的指征包括哪些？③请讨论并分享用药护理中护士如何关心帮助患者，提高护理质量。

（杨延音　潘雪丰）

书网融合……

重点小结　　微课1　　微课2　　微课3　　习题

任务二 β-内酰胺类抗生素与用药护理

PPT

学习目标

1. 知识与技能 掌握青霉素类和头孢菌素类抗生素的抗菌作用、临床应用、不良反应及用药护理；熟悉半合成青霉素类药物的主要特点；了解其他及新型β-内酰胺类抗生素的特点。能够判断β-内酰胺类抗生素常见不良反应并熟练掌握相应护理措施，能够正确开展合理应用β-内酰胺类抗生素的宣教工作。

2. 过程与方法 建议采用驱动教学方法，通过问题嵌入式系统整合教学融合小组/团队合作教学模式等混合式教学方法，让学生熟练掌握本章知识和技能。

3. 情感态度与价值观 结合抗生素应用的有关内容和扩展资料，培养科学、严谨的工作作风和从事护理工作必需的职业素养。

β-内酰胺类抗生素是一类化学结构中含有β-内酰胺环的抗生素，包括青霉素类、头孢菌素类和其他β-内酰胺类抗生素等。本类药物具有抗菌活性强、毒性低、品种多、抗菌谱广、临床疗效好等优点。

情境导入

情景描述 患者，女，19岁，因高热、咳嗽、咽喉红肿入院就诊。查体：体温39.2℃，呼吸20次/分，血压120/70mmHg，扁桃体充血肿大，肺部少量湿啰音，自述无药物过敏史。医生诊断：链球菌感染性扁桃体炎伴支气管肺炎。医嘱给予头孢曲松钠静脉滴注。第二天晨起，患者全身大范围皮疹，红色，斑丘疹，患者无瘙痒疼痛感，皮肤科医师会诊结果为过敏性皮疹。停止使用头孢曲松钠，改用阿奇霉素抗感染治疗，配合地塞米松、维生素C等抗过敏治疗。3天后患者皮疹减轻，高热消退，感染症状好转。1周后患者痊愈出院。

任务要求 1. 针对该患者，医生治疗方案是否合理？

2. 医生给予头孢曲松钠静脉滴注后患者有可能会出现哪些症状？护士用药护理需要注意些什么？

3. 护士在对该患者用药护理的同时，还需做好哪些工作以助于提高患者用药依从性？

一、青霉素类

本类药物按其来源不同，可分为天然青霉素和半合成青霉素两类。其基本化学结构是由母核6-氨基青霉烷酸（6-APA）及侧链组成，6-APA结构由β-内酰胺环和噻唑环构成，其中β-内酰胺环为抗菌活性必需基团，β-内酰胺环被破坏，抗菌活性消失，不同侧链则影响药物特性、对β-内酰胺酶的稳定性及抗菌谱。

> **要点提示**
> 青霉素的基本化学结构与活性

（一）天然青霉素

天然青霉素直接从青霉菌培养液中提取获得，含G、K、X、F和双氢F等至少五种青霉素，其中青霉素G性质较稳定、产量高、作用强、毒性低、价格低廉，目前仍是治疗敏感菌所致各种感染的常用药。

拓展提升

青霉素的发现带来的启示 📱微课1

1928 年 7 月下旬，英国微生物学家弗莱明将众多未清洗的培养基放在试验台阳光照不到的位置，就去休假了。9 月 3 日弗莱明度假归来进实验室顺手拿起顶层第一个培养基，发现培养基边缘有一块因溶菌而呈现出苍白色，弗莱明对此产生了极大的兴趣，他将这些霉菌独立分离出来培养，发现这些霉菌能够分泌某种液状物抑制某些菌类的生长，他将这种霉菌分泌出来的液状物起名叫作青霉素，1929 年弗莱明在《不列颠实验病理学杂志》上，发表名为"关于霉菌培养的杀菌作用"的研究论文，但并未引起人们注意。9 年后，美国科学家弗洛里和柴恩在此基础上对青霉素的临床试验和生产工艺进行了研究，并最终投入市场。1945 年，弗莱明、弗洛里和柴恩因为"发现青霉素及其对各种传染病的疗效"而共同荣获诺贝尔生理学或医学奖。

青霉素发现过程说明任何一项发明创造都是来自认真细致、孜孜不倦的科学实践活动，作为未来的护理工作者也应该努力学习和培养这样的科学精神和职业素质。

青霉素 G

青霉素 G（penicillin G，苄青霉素）是由青霉菌培养液中提取精制的天然抗生素，青霉素是一种不稳定的有机酸，常用其钠盐、钾盐或普鲁卡因复盐，结晶呈白色粉末，干燥粉末室温保存 2～3 年仍有抗菌活性，水溶液性质极不稳定，20℃放置 24 小时大部分降解为具有抗原性的降解产物，不仅药效明显下降还增加过敏反应发生率，故临用前现配现用。青霉素 G 易被酸、碱、醇、氧化剂、重金属等破坏，应避免配伍使用。青霉素 G 的剂量用国际单位 U 表示，理论效价为 1mg 青霉素 G 钠相当于 1670U，1mg 青霉素 G 钾相当于 1598U。其他半合成青霉素均以 mg 为剂量单位。

【体内过程】青霉素 G 口服易被胃酸、消化道酶等破坏，吸收少且不规则，故不宜口服。肌内注射吸收快而完全，注射后 0.5～1 小时血药浓度达峰值。半衰期 0.5～1 小时，有效血药浓度可维持 4～6 小时。青霉素 G 脂溶性低，主要分布于细胞外液，不易透过血脑屏障、血眼屏障。但炎症时大剂量使用青霉素，脑脊液和房水中可达有效浓度，例如脑膜炎时也可透过血脑屏障，在脑脊液中达到有效浓度，静脉给药后可广泛分布于全身各组织。约 90% 以原形经肾小管分泌排泄，约 10% 经肾小球滤过排出。

为了延长青霉素的作用时间，可采用难溶制剂普鲁卡因青霉素（procacaine penicillin，双效西林）和苄星青霉素（benzathine penicillin，bicillin，长效西林）。普鲁卡因青霉素一次注射 40 万单位，缓慢释放可维持 24 小时，苄星青霉素溶解度极小，一次注射 120 万单位，可维持 15 天，但这两种制剂的血药浓度很低，仅用于轻症患者或预防感染。

【药理作用】青霉素 G 主要通过抑制细菌细胞壁的合成而起杀灭细菌作用，青霉素 β-内酰胺环可与细菌青霉素结合蛋白（PBPs）结合，从而抑制转肽酶的转肽作用，阻碍黏肽合成，造成细胞壁缺损，菌体膨胀、变形、破裂，同时细菌自溶酶的活化也可导致细菌发生裂解，最终导致细菌死亡。

青霉素 G 为繁殖期杀菌剂，抗菌谱窄，包括：①大多数革兰阳性球菌，如溶血性链球菌、肺炎链球菌、甲型溶血性链球菌、敏感金黄色葡萄球菌等；②革兰阳性杆菌，如破伤风梭菌、白喉棒状杆菌、炭疽杆菌、产气荚膜梭菌、丙酸杆菌等；③革兰阴性球菌，如脑膜炎球菌和淋病奈瑟菌等；④螺旋体、放线杆菌，如梅毒螺旋体、钩端螺旋体、赫母斯氏包柔氏螺旋体（回归热）、牛型放线菌等。对大多数革兰阴性杆菌作用弱，对肠球菌不敏感，对真菌、衣原体、立克次体病毒等无作用。

【临床应用】

1. 革兰阳性球菌感染性疾病 肺炎链球菌引起的大叶性肺炎、支气管炎；溶血性链球菌引起的咽炎、扁桃体炎、中耳炎、蜂窝织炎、心内膜炎、猩红热等；甲型溶血性链球菌引起的心内膜炎等；敏感的葡萄球菌引起的骨髓炎、关节炎、呼吸道感染、败血症、脑膜炎等。

2. 革兰阳性杆菌感染性疾病 如白喉、破伤风、气性坏疽等。但青霉素 G 对细菌外毒素无效，须合用相应的抗毒素血清以中和细菌释放的外毒素。

3. 革兰阴性球菌感染性疾病 可首选用于脑膜炎球菌感染引起的流行性脑脊髓膜炎，一般与磺胺嘧啶合用。淋病奈瑟菌的耐药性比较严重，青霉素仅对敏感菌株引起的淋病有治疗效果。

💡 要点提示

青霉素的抗菌谱

4. 螺旋体、放线菌感染性疾病 青霉素可治疗钩端螺旋体病、梅毒、回归热，必须注意早期、大剂量使用。对放线菌引起的局部肉芽肿样炎症、脓肿等感染，应大剂量、长疗程给药。

【不良反应】

1. 过敏反应 又称变态反应或超敏反应，为青霉素溶液中的降解产物青霉噻唑蛋白、青霉烯酸，6 - APA 高分子聚合物所致，机体接触后可在 5 ~ 8 天内产生抗体，当再次接触时即产生抗原 - 抗体复合物，引起过敏反应。用药者多在接触药物后立即发生，少数人可在数日后发生。过敏反应是青霉素类最常见的不良反应，发生率为 0.7% ~ 10%。症状以药疹、接触性皮炎、发热、哮喘、血管神经性水肿、溶血性贫血、血清病样反应多见，但多不严重，停药可消失；最严重的是过敏性休克，表现为心悸、胸闷、面色苍白、喉头水肿、出冷汗、脉搏细弱、血压下降、惊厥和昏迷等，发生迅猛，如抢救不及时可迅速死亡。

主要预防措施有：①详细询问过敏史，对青霉素过敏者禁用；②做皮试，初次注射、更换批号或停药时间超过 24 小时以上者，均应皮试，反应阳性者禁用，应注意，皮试过程患者也可能发生过敏反应；③避免饥饿时用药；④现用现配；⑤备好抢救设备和抢救药物，注射立观察 30 分钟，无过敏反应者方可离开。青霉素钾盐不可快速静脉注射。

主要治疗措施有：①一旦发生过敏性休克，必须就地抢救，吸氧，首选肾上腺素，立即皮下或肌内注射 0.5 ~ 1mg；②给予抗组胺药物；③给予肾上腺皮质激素类药物，如地塞米松等；④给予升压药，如阿拉明等；⑤视情况给予呼吸兴奋药如尼可刹米，必要时气管切开。

2. 赫氏反应（Herxheimer reaction） 应用青霉素 G 治疗梅毒、钩端螺旋体病、炭疽等感染时，患者可能会出现症状加剧的现象，表现为全身不适、寒战、发热、肌痛、咽痛、心跳加快等症状，可能与螺旋体被杀死后释放的物质有关。

3. 青霉素脑病 是青霉素的一种少见中枢神经系统毒性反应，通常青霉素仅有少量通过血脑屏障，但在用量过大、静滴速度过快时，大量药物迅速进入脑组织，即血及脑脊液中药物的浓度升高，干扰正常的神经功能导致严重的中枢神经系统反应，如反射亢进、知觉障碍、幻觉、抽搐、昏睡等，称为"青霉素脑病"。

4. 其他 肌内注射可引起局部红肿、疼痛、硬结等现象，严重时可引起周围神经炎，钾盐尤甚。青霉素 G 钾盐或钠盐大量静脉给药时，可出现高钾血症或高钠血症，甚至诱发心律失常。鞘内注射或全身大剂量应用可引起脑膜或神经刺激症状。

💡 要点提示

青霉素 G 的主要不良反应

革兰染色与青霉素的选择性 🅔 微课2

革兰染色是由丹麦医生汉斯·克里斯蒂安·革兰（Hans Christian Gram）于1884年所发明用来鉴别细菌的方法，这种染色法将细菌分成革兰阳性菌与革兰阴性菌。革兰染色的对象是细菌的细胞壁，通过结晶紫初染和碘液媒染后，在细胞壁形成不溶于水的结晶紫与碘的复合物。阳性菌由于其细胞壁较厚、肽聚糖网层次较多且交联致密，染色后不易被乙醇或丙酮脱色处理，故仍呈紫色；而革兰阴性菌因其细胞壁薄、外膜层类脂含量高、肽聚糖层薄且交联度差，遇脱色剂后呈无色，再经沙黄等红色染料复染呈红色。

青霉素等药物主要破坏细胞壁肽聚糖的合成，对革兰阳性菌杀灭作用更强大，故更敏感。

（二）半合成青霉素类

由于天然青霉素存在抗菌谱窄、不耐酸（不能口服）、不耐酶（对β-内酰胺酶不稳定）、对革兰阴性杆菌效果差等缺点，在6-APA母核不变的前提下，将侧链进行化学结构改造，从而获得多种半合成青霉素。本类药抗菌机制与青霉素G相同，属繁殖期杀菌药，不良反应也与青霉素G相似，并存在交叉过敏反应，具有耐酸、耐酶、广谱、抗铜绿假单胞菌、抗革兰阴性杆菌等不同特点。主要代表药物见表11-2-1。

要点提示

广谱青霉素类抗生素的临床用途

表11-2-1 常用半合成青霉素的类型、代表药物与作用特点表

种类	代表药	作用特点
耐酸青霉素类	青霉素V（penicillin V） 非奈西林（phenethicillin）	①耐酸，可口服给药，吸收好 ②抗菌谱与青霉素G相同，作用较弱 ③对β-内酰胺酶不稳定 ④用于敏感G$^+$球菌引起的轻、中度感染
耐酶青霉素类	甲氧西林（methicillin） 氟氯西林（flucloxacillin） 苯唑西林（oxacillin） 双氯西林（dicloxacillin） 氯唑西林（cloxacillin）	①耐酸，可口服给药 ②对β-内酰胺酶稳定 ③抗菌谱与青霉素G相似，抗菌活性不及青霉素G，主要用于耐青霉素G的金黄色葡萄球菌引起的感染
广谱青霉素类	氨苄西林（ampicillin） 阿莫西林（amoxicillin） 海他西林（hetacillin，phenazacillin） 氨西林（talampicillin）	①耐酸，可口服 ②对β-内酰胺酶不稳定，对耐药金葡菌无效 ③抗菌谱广，对革兰阳性和阴性菌均有杀灭作用，对革兰阴性菌作用较强，对铜绿假单胞菌无效 ④主要用于敏感菌所致的伤寒、副伤寒、呼吸道感染、泌尿道感染、胆道感染、软组织感染、脑膜炎、败血症、心内膜炎等。可联合其他药物治疗与幽门螺杆菌感染有关的消化性溃疡 ⑤与青霉素存在交叉过敏反应
抗铜绿假单胞菌青霉素类	羧苄西林（carbenicillin） 磺苄西林（sulbenicillin） 哌拉西林（piperacillin） 呋苄西林（furbenicillin） 替卡西林（ticarcillin） 美洛西林（mezlocillin） 阿洛西林（azlocillin）	①不耐酸，不能口服，需注射给药 ②不耐酶，对耐药金葡菌无效 ③抗菌谱广，对革兰阴性菌和铜绿假单胞菌的作用强大 ④主要用于治疗铜绿假单胞菌引起的感染，可用于大肠埃希菌、奇异变形杆菌、其他肠杆菌等细菌引起的感染
抗革兰阴性杆菌青霉素类	美西林（mecillinam） 替莫西林（temocillin） 匹美西林（pivmecillinam）	①对革兰阴性杆菌作用强，对铜绿假单胞菌无效 ②主要用于革兰阴性菌所致的泌尿道、胆道、软组织等感染，对大肠埃希菌感染者疗效好

二、头孢菌素类

头孢菌素类（cephalosporins）抗生素是其母核 7 - 氨基头孢烷酸（7 - ACA）基础上接上不同侧链而形成的一类半合成抗生素。该类药物与青霉素类抗生素在化学结构、理化特性、抗菌作用、作用机制和临床应用方面相似，具有抗菌谱广、抗菌活性强、对 β - 内酰胺酶较稳定、过敏反应少、毒性小、产品种类多、某些产品可口服等优点。

根据头孢菌素类抗生素的研制时间、抗菌特点、对 β - 内酰胺酶的稳定性及肾毒性，可将头孢菌素类抗生素分为四代。 🄴 微课 3

1. 第一代　包括头孢噻吩（cefalotin）、头孢氨苄（cefalexin）、头孢唑啉（cefazolin）、头孢拉定（cefradine）、头孢羟氨苄（cefadroxil）等。

2. 第二代　包括头孢呋辛（cefuroxime）、头孢克洛（cefaclor）、头孢孟多（cefamandole）等。

3. 第三代　包括头孢噻肟（cefotaxime）、头孢唑肟（ceftioxime）、头孢克肟（cefixime）、头孢甲肟（cefmenoxime）、头孢他啶（ceftazidime）、头孢曲松（ceftriaxone）、头孢哌酮（cefoperazone）、头孢泊肟酯（cefpodoxime proxetil）等。

4. 第四代　包括头孢匹罗（cefpirome）、头孢吡肟（cefepime）、头孢利定（cefelidin）等。

【作用与用途】　第一代头孢菌素类抗生素对革兰阳性菌的作用较强，对革兰阴性菌的作用较弱，对铜绿假单胞菌和厌氧菌无效。对耐青霉素的金黄色葡萄球菌作用较第二、三代强。对 β - 内酰胺酶稳定性较差。肾毒性较第二、三代大。主要用于敏感菌引起的呼吸道、泌尿道、皮肤软组织感染。

第二代头孢菌素类抗生素对革兰阳性菌的作用较第一代弱，但比第三代较强。对革兰阴性菌的作用较第一代强，比第三代弱。本类药物抗菌谱较第一代广，对部分厌氧菌效果较好，对铜绿假单胞菌无效。对 β - 内酰胺酶稳定，肾毒性较第一代小。临床主要用于敏感菌所致的肺炎、呼吸道、胆道、泌尿道、腹腔、皮肤软组织等部位感染。

第三代头孢菌素类抗生素对革兰阳性菌的作用较第一、二代弱，对革兰阴性菌的作用较第一、二代强。对厌氧菌、铜绿假单胞菌作用强，对 β - 内酰胺酶高度稳定，基本无肾毒性。主要用于敏感菌引起的重症感染如肺炎、脑膜炎、骨髓炎、败血症、泌尿道感染及铜绿假单胞菌感染等。

第四代头孢菌素类抗生素抗菌谱广，对革兰阳性菌和革兰阴性菌均有强大作用，对铜绿假单胞菌、厌氧菌高效，对 β - 内酰胺酶高度稳定，无肾毒性。主要用于对第三代头孢菌素类抗生素耐药的重症感染。

【不良反应】

1. 过敏反应　可导致患者发生皮疹、荨麻疹、药物热、血管神经性水肿或血清病样反应，严重患者可发生过敏性休克。变态反应发生率较青霉素类低，5%～10% 与青霉素存在交叉过敏反应。

2. 肾毒性　第一代头孢菌素类抗生素的肾毒性较大，部分品种大剂量应用时可损害近曲小管上皮细胞，引起蛋白尿、血尿、血中肌酐和尿素氮含量升高、间质性肾炎、肾小管坏死等，应避免与氨基糖苷类抗生素合用，肾功能不全者禁用，60 岁以上患者慎用。第二代头孢菌素类抗生素肾毒性较第一代较小，第三代对肾基本无毒，第四代无肾毒性。

3. 胃肠道反应　口服可引起恶心、呕吐、食欲不振、腹痛等反应。

4. 双硫仑样反应　服药期间饮酒或饮用含有酒精的饮料可引起患者出现面部潮红、发热、头痛、恶心、呕吐、视物模糊、口中有大蒜样气味等不适症状。严重患者可导致血压下降、休克、呼吸抑制、心肌梗死、急性心力衰竭、惊厥甚至死亡。应用本类药物治疗期间，应避免饮酒或进食含乙醇食物。一般停药 3 天后方可饮酒。

5. 其他　第三、四代头孢菌素类抗生素偶见二重感染，包括肠球菌、铜绿假单胞菌、念珠菌等增殖感染。头孢哌酮、头孢孟多长期大量应用，可引起凝血酶或血小板减少导致出血，可预防性补充维生素 K 或新鲜血浆。

各代头孢菌素类抗生素主要特点比较见表 11-2-2。

表 11-2-2　各代头孢菌素类抗生素主要特点比较表

项目	一代	二代	三代	四代
G⁺菌	+ + +	+ +	+	+ +
G⁻菌	+	+ +	+ + +	+ + + +
厌氧菌	−	+	+ +	+ +
铜绿假单胞菌	−	−	+ +	+ +
对 β-内酰胺酶稳定性	+	+ +	+ + +	+ + + +
血-脑屏障穿透力	−	−	+	+ +
肾毒性	+ +	+	−	−
临床用途	耐金葡菌感染	敏感菌所致的各种感染	具有耐药性的严重感染	对第三代头孢耐药细菌感染

知识链接

双硫仑样反应发生机制

双硫仑是一种戒酒药，通过抑制乙醛脱氢酶，阻止乙醇的正常代谢，使乙醛在体内蓄积，导致患者发生恶心、呕吐、头痛等乙醛中毒的反应。头孢菌素类抗生素、硝基咪唑类抗菌药及呋喃唑酮、氯霉素、酮康唑、灰黄霉素等药物可也抑制乙醇在体内的代谢，患者在服药期间饮用含酒精类饮料、服用藿香正气水、吃酒心巧克力等，可导致患者出现双硫仑样反应。

三、其他 β-内酰胺类抗生素

本类药物包括 β-内酰胺酶抑制药、碳青霉烯类、单环 β-内酰胺类、头霉素类、氧头孢烯类等。

（一）β-内酰胺酶抑制药

本类药物本身没有或只有较弱的抗菌活性，但可抑制 β-内酰胺酶，从而保护预期配伍使用的 β-内酰胺类药物不被水解破坏。常用药物包括克拉维酸、舒巴坦、他唑巴坦等。

克拉维酸

克拉维酸（clavulanic acid，棒酸）由链霉菌培养液中获得，不可逆性竞争型 β-内酰胺酶抑制药，与酶牢固结合后使酶失活，因而作用强。口服吸收好，不受食物（如牛奶、氢氧化铝等）影响。常与多种 β-内酰胺类抗生素制成复方制剂应用于临床，如克拉维酸/阿莫西林、克拉维酸/替卡西林等。

舒巴坦

舒巴坦（sulbactam，青霉烷砜）是半合成的 β-内酰胺酶抑制剂，化学稳定性较克拉维酸好。临床常用制剂有舒巴坦/氨苄西林复方制剂、舒巴坦/头孢哌酮复方制剂和舒巴坦/头孢噻肟复方制剂等。可用于治疗耐药金黄色葡萄球菌引起的混合性腹内感染和盆腔感染。

他唑巴坦

他唑巴坦（tazobactam，三唑巴坦）为舒巴坦衍生物，抑制 β-内酰胺酶的作用强于克拉维酸和舒巴坦，临床常用制剂有他唑巴坦/哌拉西林复方制剂，可用于敏感菌引起的腹腔、软组织感染，也可用于菌血症的治疗。

（二）碳青霉烯类

常用的碳青霉烯类药物包括亚胺培南、美罗培南、帕尼培南。本类药物抗菌谱广、抗菌作用最强、毒性低，对 β-内酰胺酶高度稳定并能抑制 β-内酰胺酶活性，主要用于多重耐药菌引起的严重感染及厌氧菌与需氧菌混合性感染。

亚胺培南

亚胺培南（imipenem，亚胺硫霉素）的作用机制与青霉素相似，抑制细菌细胞壁合成，导致细菌溶解破裂死亡。药物可由特殊的外膜通道快速进入细胞靶位，杀菌作用强大。但本类药物易被肾脏脱氢肽酶水解破坏而失效，临床使用时通常与肾脏脱氢肽酶抑制剂西司他汀合用。两药以 1∶1 比例等量混合制成的复方制剂可用于各种需氧或厌氧菌所致的呼吸道、尿路、皮肤软组织感染，也可用于腹腔感染、妇科感染、骨髓炎等。本药不能口服，需静脉给药。常见的不良反应有胃肠道反应、药物性皮疹、静脉炎等。大剂量应用可导致肾损害，可引起惊厥、头痛、癫痫发作等中枢神经系统反应。

美罗培南

美罗培南（meropenem）的抗菌作用与亚胺培南相似，对肾脱氢肽酶稳定，可单独使用，用于敏感菌引起的呼吸道、泌尿生殖系统、皮肤软组织、腹腔感染及败血症。

（三）单环 β-内酰胺类

常用的单环 β-内酰胺类药物有氨曲南、卡芦莫南。氨曲南（aztreonam）主要对需氧的革兰阴性菌包括铜绿假单胞菌、大肠埃希菌、肺炎克雷伯菌等有强大的抗菌作用，并具有耐酶、低毒、与青霉素无交叉过敏反应等优点。本药在肾、肺、胆囊、皮肤、脑脊液、骨骼肌等组织中分布浓度较高，在前列腺、痰、支气管分泌物中也有一定的药量。临床常替代第三代头孢菌素类抗生素和氨基糖苷类抗生素，用于革兰阴性菌引起的下呼吸道、尿路、腹腔、软组织感染及脑膜炎、败血症、淋病等治疗。可用于青霉素过敏的患者。不良反应少而轻，偶见皮疹、血清转氨酶升高、轻微胃肠道反应等。

卡芦莫南

卡芦莫南（carumonam）的抗菌谱、抗菌作用与氨曲南相似，可用于严重革兰阴性需氧杆菌引起的下呼吸道、尿路感染及胆囊炎、腹膜炎、菌血症等

（四）头霉素类

常用的头霉素类药物有头孢西丁、头孢米诺、头孢美唑、头孢替坦、头孢拉宗等，其中头孢西丁应用广泛。本类药物对革兰阴性菌作用较强，对 β-内酰胺酶稳定，其抗菌谱和抗菌活性与第二代头孢菌素类抗生素相似。可用于革兰阴性菌、需氧菌与厌氧菌等敏感菌引起的呼吸道、泌尿道、胆道、盆腔、腹腔、软组织等部位的混合感染。不良反应主要包括皮疹、静脉炎、蛋白尿、嗜酸性粒细胞增多等。

（五）氧头孢烯类

常用的氧头孢烯类药物有拉氧头孢、氟氧头孢。抗菌谱、抗菌活性与第三代头孢菌素类抗生素相似。对 β-内酰胺酶高度稳定。对厌氧菌尤其是脆弱拟杆菌的作用最强，临床主要用于敏感菌引起的呼

吸系统、泌尿系统、妇科、胆道感染及胸膜炎、腹膜炎、脑膜炎、败血症的治疗。不良反应以皮疹发生率较高，偶致凝血酶原减少、血小板功能障碍引起出血。

岗位对接

【任务解析】

1. 医生治疗方案不合理。链球菌感染性首选青霉素 G，可以口服或静脉给药。次选大环内酯类红霉素。给药途径和剂量取决于疾病的严重程度和并发症的存在与否。第三代头孢菌素的疗效不及第一代和第二代头孢菌素和青霉素 G。阿奇霉素对支原体、流感杆菌的抗菌作用强于红霉素。但对链球菌、葡萄球菌等革兰阳性球菌的抗菌效果较红霉素弱。

2. 头孢曲松钠静脉滴注后，患者有可能会出现皮疹、瘙痒等过敏反应及头痛或头晕，腹泻、恶心、呕吐等不良反应。需要注意：有胃肠道疾病史者应慎用。患者服药期间饮酒或饮用含有酒精的饮料可引起双硫仑样反应，一般停药 3 天后方可饮酒。头孢曲松钠配伍禁忌药物甚多，应单独给药。

3. 护士应了解患者对头孢类抗微生物药的认知情况，指导患者合理应用头孢类抗微生物药，关爱患者在病程期间注意休息、多饮水、保证充足睡眠、饮食清淡。

【用药护理程序】

用药前	用药评估	①阅读医嘱或处方：明确用药目的、药品名称、规格、数量、剂量等相关信息 ②健康评估：观察患者健康状况和精神状态，了解既往病史、过敏史、治疗史等 ③用药禁忌评估：对头孢菌素类抗生素过敏者禁用；不能加入哈特曼以及林格等含有钙的溶液中使用；有黄疸的新生儿或有黄疸严重倾向的新生儿应慎用
	调配药品	①头孢曲松钠主要剂型或规格：注射剂：每支 0.25g、0.5g、0.75g、1.0g、1.5g、2.0g、3.0g 或 4.0g。通常用量为每次 1~2g，每日一次。12 岁以下患者需要根据体重进行个体化治疗 ②其他药品及制剂参见相关项目任务
	提示建议	①严格按要求进行皮试，结果阴性方可用药，由于存在假阴性现象，应同时做好急救准备 ②若长期使用可能导致肠道菌群失调，进而引起较为严重的抗生素相关性腹泻，极少部分患者可发生危害较大的伪膜性肠炎 ③头孢曲松钠治疗期间，需要按照医师制订的给药方案规律使用，若出现任何不适症状及时告知医务人员。若出现面部、嘴唇、舌头和（或）喉咙肿胀时，可能导致呼吸或吞咽困难，请立即停药并救治；若出现腹痛、水样便腹泻，请尽快就诊或送医急救 ④未明事项应查阅药品说明书或向医师、药师等反馈
用药中	护理问题	①观察严者感染症状改善情况，以及体温、疼痛、血压、脉搏、心率等变化 ②观察有无不良反应发生，及时采取对症处理措施等 ③皮试结果的判断、药物正确的给药方法、抗感染效果观察等 ④其他可能影响疗效和安全的问题等
	护理措施	①遵医嘱或处方，严格掌握剂量及给药途径，注意观察是否出现过敏反应，如胸闷、心悸、出汗、血压下降及呼吸困难等，能准确实施过敏性休克抢救 ②12 岁以下患者需要根据体重进行个体化治疗。出现急性肾功能衰竭、头晕、头痛、神志不清、全身抽搐等中枢神经系统症状停药及对症处理 ③密切关注患者症状是否得到改善，配合进行日常起居的生活指导
	监护要点	①用药后应观察 20~30 分钟，观察是否有胸闷、心悸、出汗及呼吸困难等症状 ②抗过敏性休克时，由于血管的通透性增加，有效血容量不足，需同时补充血容量 ③加强疗效、不良反应观察，提前做好处置预案等

续表

用药后	健康宣教	①适度介绍药物治疗方案和有关康复常识，引导患者正确认识疾病，缓解焦虑、紧张情绪，配合治疗 ②进行心理疏导，建议患者改变不健康饮食习惯和生活方式，提高个人健康和预防感冒的意识等
	评价效果	①客观评价药物疗效、安全性及近、远期治疗效果 ②评价采取的用药护理措施、方法的适宜性 ③对药物治疗和不良反应及防治相关知识的知晓度是否提高，能否坚持和配合治疗等
	回顾总结	①整理物品、记录资料，回顾合理使用头孢类抗生素的注意事项 ②总结本任务用药结护理心得；查找不足，制订改进措施等

学习小结

　　本任务主要介绍了 β-内酰胺类抗生素的抗菌作用、临床应用、不良反应。其中重点是半合成青霉素、β-内酰胺类抗生素类药物的主要特点，难点是半合成青霉素、β-内酰胺类抗生素类药物分类及代表药物。可采取驱动教学方法，通过 PEIL 融合 TBL 教学模式等混合式教学方法完成学习目标；培养学生读史明鉴，同时培养学生辩证看待事物的价值观。

目标检测

答案解析

一、单项选择题

1. 青霉素 G 对哪种病原体无效（　　）
   A. 敏感的金葡菌　　　　　B. 螺旋体　　　　　C. 炭疽杆菌
   D. 脑膜炎奈瑟菌　　　　　E. 耐药的金葡菌

2. 青霉素引起的过敏性休克应首选（　　）
   A. 肾上腺素　　　　　B. 糖皮质激素　　　　　C. 去甲肾上腺素
   D. 苯海拉明　　　　　E. 多巴胺

3. 下面哪种药物对铜绿假单胞菌的作用最强（　　）
   A. 头孢哌酮　　　　　B. 头孢拉定　　　　　C. 头孢孟多
   D. 头孢羟氨苄　　　　E. 头孢氨苄

4. 使用头孢菌素类药物的患者食用下面哪种食物可导致双硫仑样反应（　　）
   A. 米饭　　　　　B. 牛奶　　　　　C. 菠菜
   D. 米酒　　　　　E. 苹果

5. 克拉维酸与阿莫西林合用的协同机制是（　　）
   A. 抑制细菌生长　　　　B. 杀灭细菌　　　　　C. 减少不良反应
   D. 降低细菌耐药性　　　E. 促进阿莫西林吸收

6. 下列对于第三代头孢菌素类抗生素的描述错误的是（　　）
   A. 对革兰阳性菌的作用比第一代、第二代弱
   B. 对革兰阴性菌的作用比第一代、第二代强
   C. 对肾脏有毒性
   D. 耐酶性比第一代、第二代强

E. 对铜绿假单胞作用较强

二、简答题

1. 简述 β-内酰胺类抗生素的作用机制。
2. 举例说出 β-内酰胺类抗生素的分类。
3. 比较各代头孢菌素类抗生素的主要特点。

三、案例分析题

患者，男，36 岁，因急性上呼吸道感染入院，医生给予青霉素 G 静脉滴注治疗，用药 30 分钟后患者出现皮疹、呼吸道黏膜水肿等症状。

请分析并回答：①医生用药的合理性？②青霉素 G 静滴时应注意哪些事项？③护士如何在用药护理中关心帮助这类患者？

（杨延音　张　庆）

书网融合……

| 重点小结 | 微课1 | 微课2 | 微课3 | 习题 |

PPT

任务三　其他常用抗生素与用药护理

◎ 学习目标

1. 知识与技能　掌握氨基糖苷类和大环内酯类抗生素的共性特点；熟悉链霉素、庆大霉素、红霉素、阿奇霉素等抗生素的临床用途、作用特点及主要不良反应；了解林可霉素、万古霉素、多黏菌素、四环素、氯霉素等的抗菌特点与主要不良反应。能够判断其他常用抗生素类药物的不良反应并熟练掌握护理措施，正确开展合理使用氨基糖苷类和大环内酯类抗生素的宣教工作。

2. 过程与方法　建议采用项目驱动法、混合式教学方法，熟练掌握相关知识和技能。

3. 情感态度与价值观　结合各种抗生素应用变化过程以及新药研发实例，利用拓展资源，培养对科学创新的兴趣和科研思维，并具有护理专业必需的职业素养。

治疗感染性疾病的药物除 β-内酰胺类抗生素外，还有很多其他抗生素，包括氨基糖苷类抗生素、大环内酯类抗生素、四环素、林可霉素、万古霉素、多黏菌素、氯霉素等，这些抗生素对某些特殊类型感染效果较好。

≫ 情境导入

情景描述 微课1　患者，男，30 岁，1 周前感冒，咳嗽，痰多，自行服用感冒药，同时服用家里常备的阿莫西林，但一直不见好转，2 天前高热、寒战，继而出现胸痛、咳嗽、呼吸困难入院。经血常规及胸部 X 线检查，确诊为支原体肺炎。医生制订用药方案为：阿奇霉素注射剂 0.5g×3，用法：每次 0.5g，每日 1 次，静脉滴注，3 天后改为：阿奇霉素片 0.25g×10，每次 0.25g，每日 2 次，共 5 天。

任务要求　1. 该患者自行用药的不当之处有哪些？

2. 医生治疗方案是否合理？

3. 护士在对该患者用药护理的同时，还需做好哪些工作以助于提高患者恢复健康？

一、氨基糖苷类抗生素

氨基糖苷类抗生素是由氨基糖和氨基环醇通过氧桥连接而成的苷类抗生素，分为天然品和半合成品两大类。天然品有来自链霉菌的链霉素、新霉素、潮霉素、卡那霉素、巴龙霉素、妥布霉素、核糖霉素等，有来自小单孢菌的庆大霉素、西索米星等。半合成品有阿米卡星、奈替米星、异帕米星、阿贝卡星、依替米星、地贝卡星等。

（一）共性特点

【体内过程】氨基糖苷类抗生素属碱性化合物，口服胃肠道吸收较差，仅用于肠道消毒与肠道感染。全身用药时需注射给药，肌内注射吸收迅速而完全。主要分布于细胞外液，在肾皮质和内耳淋巴液中分布浓度较高（该分布特点与其肾毒性和耳毒性直接相关）。本类药物不易通过血脑屏障，可透过胎盘屏障，大部分以原形经肾排泄，尿液中药物浓度较高，可用于泌尿道感染，碱化尿液可增强抗菌效果。

【药理作用】氨基糖苷类抗生素属静止期杀菌药，通过抑制细菌蛋白质合成的全过程，使细菌蛋白质合成异常，也可以增加细菌细胞膜的通透性，使细菌胞内容物外漏而导致细菌死亡。

氨基糖苷类抗生素的抗菌谱较广。对需氧革兰阴性杆菌，包括大肠埃希菌、变形杆菌属、志贺菌属、枸橼酸杆菌属、克雷伯菌属有强大的抗菌作用，对沙雷菌属、产碱杆菌属、布鲁杆菌、沙门菌、嗜血杆菌、痢疾杆菌、结核分枝杆菌以及其他分支杆菌属亦具有良好的抗菌作用，但对革兰阴性球菌如淋病奈瑟菌、脑膜炎球菌的作用差；对肠球菌及各种厌氧菌无效。链霉素和卡那霉素对结核分枝杆菌有效。庆大霉素、妥布霉素、阿米卡星对铜绿假单胞菌有效。各药之间存在交叉耐药性，产生耐药性的机制主要是细菌产生钝化酶，可联合使用β-内酰胺类抗生素，降低细菌耐药性发生，提高抗菌效果。

【临床应用】氨基糖苷类抗生素主要用于敏感的需氧革兰阴性杆菌感染引起的疾病，如呼吸道、泌尿道、胃肠道、皮肤软组织、骨关节等感染，也可用于烧伤创伤感染。链霉素、卡那霉素可用于治疗结核病。

【不良反应】

1. 耳毒性 氨基糖苷类抗生素在内耳淋巴液中浓度较高，可损伤前庭神经和耳蜗神经，导致患者出现眩晕、恶心、呕吐、眼球震颤、共济失调、耳鸣、听力减退、耳聋等反应。氨基糖苷类抗生素对耳蜗的毒性强度顺序为新霉素＞卡那霉素＞阿米卡星＞西索米星＞庆大霉素＞妥布霉素＞奈替米星＞链霉素＞依替米星。氨基糖苷类抗生素的前庭神经毒性强度为新霉素＞卡那霉素＞链霉素＞西索米星＞阿米卡星＞庆大霉素＞妥布霉素＞奈替米星＞依替米星。用药期间应注意检测患者听力，一旦出现听力损伤，立即停药。注意询问患者是否有眩晕、耳鸣等先兆症状，避免将氨基糖苷类抗生素与其他具有耳毒性的药物（如呋塞米、万古霉素）等合用。妊娠期用药可损害胎儿耳蜗功能。老人、小儿、哺乳期妇女、妊娠期妇女禁用。

2. 肾毒性 氨基糖苷类抗生素可致肾小管上皮细胞肿胀、坏死，导致患者出现蛋白尿、血尿、无尿、氮质血症等肾脏损伤。肾毒性发生率：新霉素＞卡那霉素＞庆大霉素＞妥布霉素＞阿米卡星＞奈替米星＞链霉素＞依替米星。用药期间应定期检测患者肾功能，一旦出现肾功能损害症状，应调整用量或停药，并避免与呋塞米等有肾毒性的药物合用。老人、休克、脱水、肾损伤等患者禁用。

3. 神经 - 肌肉麻痹 氨基糖苷类抗生素可与神经末梢突触前膜的钙离子结合部位结合，抑制突触前膜钙离子内流，抑制神经末梢 ACh 的释放，并降低突触后膜对 ACh 的敏感性，造成神经肌肉接头传递阻断，引起呼吸肌麻痹，可致呼吸停止。患者可表现为四肢软弱无力、呼吸抑制甚至死亡，常见于大剂量静滴或腹腔给药后，可用葡萄糖酸钙和新斯的明抢救。氨基糖苷类抗生素引起神经 - 肌肉麻痹的严重程度顺序为：新霉素 > 链霉素 > 卡那霉素 > 庆大霉素 > 妥布霉素。本类药物不宜与肌松药、全麻药合用，禁用于重症肌无力患者。

4. 变态反应 氨基糖苷类抗生素可引起皮疹、药物热、血管神经性水肿、嗜酸性粒细胞增多、过敏性休克等症状。尤其是链霉素，发生率仅次于青霉素但死亡率高，应引起重视。注射前应询问患者既往用药过敏史，并做皮试，皮试前准备好抢救药物（肾上腺素）。皮试阳性患者禁止使用。

> **要点提示**
> 氨基糖苷类抗生素的主要不良反应

（二）常用药物

链霉素

链霉素（streptomycin）是从链霉菌培养液中分离获得的天然抗生素，临床主要使用其硫酸盐。口服吸收少，肌内注射吸收快。容易渗入结核性和干酪化脓腔，并达有效浓度。

链霉素毒性较大，不良反应发生率高，易产生耐药性，与其他氨基糖苷类呈不完全交叉耐药。链霉素对结核分枝杆菌有强大抗菌作用，对土拉菌病和鼠疫有特效。链霉素对许多革兰阴性杆菌如大肠埃希菌、克雷伯菌属、变形杆菌属、肠杆菌属、沙门氏菌、志贺菌属、布鲁氏菌、巴斯德菌属等也具抗菌作用。链霉素对葡萄球菌属及其他革兰阳性球菌的作用差。临床主要作为一线抗结核病药，常与异烟肼、利福平合用，增强疗效，降低耐药性。可与 β - 内酰胺类抗生素合用，治疗溶血性链球菌感染引起的心内膜炎。可与四环素、氯霉素联用治疗布鲁氏菌感染。是鼠疫和兔热病的首选药。

庆大霉素

庆大霉素（gentamicin）水溶液性质稳定，可肌内注射、静脉给药。本药主要以原形经肾排泄，半衰期为 2~3 小时。

庆大霉素抗菌谱广，对革兰阴性杆菌、革兰阳性菌、肺炎支原体、炭疽芽孢杆菌等均有较强杀灭作用，对铜绿假单胞菌作用强大，适用于敏感菌引起的呼吸道、泌尿生殖系统、胃肠道、胆道、皮肤软组织等部位感染。适用于敏感细菌所致的新生儿脓毒症、败血症、中枢神经系统感染（包括脑膜炎）、骨骼、中耳炎、鼻窦炎、李斯特菌病等。可与羧苄西林或第三代头孢菌素类抗生素合用治疗铜绿假单胞菌感染；与青霉素、羧苄西林素等合用治疗感染性心内膜炎。口服可用于肠道术前准备，肌注合并甲硝唑、克林霉素可减少结肠术后的感染率。

硫酸庆大霉素可透过胎盘屏障，进入胎儿循环，危害胎儿听神经，故孕妇禁用；新生儿、婴幼儿、老年患者应尽量避免使用，临床有明确指征需应用时，则应进行血药浓度监测，根据监测结果调整给药方案。

阿米卡星

阿米卡星（amikacin）的抗菌谱与庆大霉素相似，对革兰阴性杆菌产生的钝化酶高度稳定，对结核分枝杆菌、麻风分枝杆菌有一定抗菌活性，对厌氧菌无效。可用于耐药革兰阴性杆菌（如铜绿假单胞菌、变形杆菌、大肠埃希菌等）、敏感的葡萄球菌等引起的严重感染及结核病、麻风病。

本药不良反应以听力损害较为常见，也可引起过敏反应及二重感染。

奈替米星

奈替米星（netilmicin）的抗菌谱与庆大霉素相似，对肠杆菌属（如大肠埃希菌、变形杆菌、志贺菌属、沙门菌属、克雷伯菌属）有良好抗菌活性。奈替米星对葡萄球菌属及其他革兰阳性球菌效果较好，对部分耐甲氧西林菌株也有抗菌效果。对革兰阴性杆菌产生的钝化酶较稳定，可用于耐庆大霉素、妥布霉素、西索米星等菌株感染。不良反应表现为轻度听力损害、肾损害、转氨酶与碱性磷酸酶增高、皮疹药物热、心悸、胸闷等。

💡 **知识链接**

氨基糖苷类抗生素的作用机制 🅔 微课2

氨基糖苷类抗生素直接与细菌30S核糖体亚单位的16S rRNA解码区的A部位结合，使得非互补配对的tRNA也能够通过A位点，导致蛋白质错译；蛋白质的翻译过程，涉及到核糖体、tRNA和mRNA 3者的准确结合，结合位点位于30S与50S核糖体亚基的相互作用面上，具体分为A、P、E 3个位点，其中A位点为解码区，由3个腺嘌呤A1408、A1492、A1493在Helix44处通过2个G-C碱基对组成一个不对称内环。翻译过程中，mRNA在与其匹配的tRNA结合后，该不对称内环会发生外翻，从而便于核糖体上A1492、A1493与mRNA及其匹配的tRNA的结合，结合后恢复内环结构，这种有序的构象变化过程被严格控制以确保核糖体在解码过程中精确识别并结合与mRNA互补配对的tRNA，最终实现蛋白质翻译的准确性。而氨基糖苷类抗生素能够插入16S rRNA的Helix44内部，并与A位点的3个腺嘌呤形成氢键使得内环外翻，该构型与核糖体与mRNA和tRNA结合后的构型相似，因而处于该构型的核糖体更易与mRNA和tRNA结合，同时非互补配对的tRNA也能够结合于mRNA上，最终导致错误蛋白质的形成。

二、大环内酯类抗生素

大环内酯类抗生素均含有14～16元大内酯环结构，包括天然来源的红霉素、螺旋霉素、麦迪霉素及半合成的乙酰螺旋霉素、罗红霉素、克拉霉素、阿奇霉素、泰利霉素等。本类药多呈碱性，口服吸收后可广泛分布于各种体液、组织液中，不易透过血脑屏障，主要经胆汁排泄。

【作用与用途】大环内酯类抗生素不可逆性结合敏感菌核糖体的50S亚基，抑制细菌蛋白质的部分合成，属静止期抑菌药。新大环内酯类抗生素大剂量可发挥杀菌作用。

本类药物抗菌谱较青霉素广，对革兰阳性球菌（敏感金葡菌、肺炎球菌、链球菌等）、革兰阳性杆菌（白喉棒状杆菌、炭疽杆菌）、某些厌氧菌、军团菌、衣原体、支原体感染有较强抗菌作用。可用于敏感菌感染引起的肺炎、中耳炎、扁桃体炎、猩红热及梅毒、炭疽病等。

【不良反应】本类药物治疗剂量不良反应较轻，可引起胃肠道刺激，大剂量使用有一定肝毒性，长期用药易发生耐药性，应避免长期使用。

红霉素

红霉素（erythromycin）是由链霉菌培养液提取的14元环大环内酯类抗生素，酸性溶液中不稳定，一般制成肠溶片或与碱性药物同服，也可制成琥乙红霉素、依托红霉素、乳糖酸红霉素等。广泛分布于体内各组织液中，主要经胆汁排泄，因肝肠循环体内维持时间为 6~12 小时。

红霉素对革兰阳性球菌（敏感金葡菌、肺炎球菌、链球菌等）、革兰阳性杆菌（白喉棒状杆菌、炭疽杆菌、破伤风杆菌等）有强大的抗菌作用；对革兰阴性菌（脑膜炎球菌、淋病奈瑟菌、百日咳鲍特菌、布鲁氏菌、流感嗜血杆菌）、弯曲菌、军团菌、支原体、衣

> **要点提示**
>
> 红霉素可作为哪些疾病的首选药？

原体、立克次体、厌氧菌等也有较强抗菌效果。主要用于耐青霉素的金黄色葡萄球菌感染，可用于炭疽、气性坏疽、放线菌病、梅毒感染性疾病的治疗。红霉素是军团菌肺炎、百日咳、白喉带菌者、支原体肺炎、弯曲菌所致的肠炎或败血症、沙眼衣原体所致的新生儿结膜炎或婴儿肺炎等疾病的首选药。

红霉素口服可导致患者出现恶心、呕吐、腹痛、腹泻等胃肠道反应；静脉给药可导致血栓性静脉炎，宜缓慢静滴。大剂量或长期应用红霉素时，可引起肝功能受损和听力减退。

罗红霉素

罗红霉素（roxithromycin）口服吸收好，血药浓度与组织液浓度较高，半衰期较长。本药抗菌谱、抗菌活性与红霉素相似，对支原体、衣原体作用较强，对流感嗜血杆菌作用较弱。临床主要用于敏感菌引起的呼吸道、泌尿道、皮肤软组织等部位感染。因食物会影响药物的吸收故宜空腹使用。不良反应以胃肠道反应为主，偶致皮疹、头痛等症状。

克拉霉素

克拉霉素（clarithromycin）属第二代大环内酯类抗生素，对胃酸稳定，可口服给药，吸收后广泛分布于全身各组织中，主要经肾排泄，肾功能不全者应适当调整剂量。本药抗菌谱与红霉素相似，但抗菌活性较强，对革兰阳性菌、军团菌、肺炎支原体的作用是大环内酯类抗生素中最强的，主要用于敏感菌引起的泌尿道、呼吸道、皮肤软组织等部位感染。不良反应较红霉素少，发生率低。

阿奇霉素

阿奇霉素（azithromycin）口服吸收好，生物利用度高，半衰期是大环内酯类抗生素中最长的。本药抗菌谱广，对淋病奈瑟菌、流感嗜血杆菌、肺炎支原体、厌氧菌、军团菌、革兰阳性菌作用较强，对革兰阴性菌作用强于红霉素。临床主要用于敏感菌引起的呼吸道、泌尿道、皮肤软组织等部位感染。不良反应轻且少，可引起恶心、呕吐等胃肠道反应，停药后可缓解。

同类药物还包括螺旋霉素（spiramycin）、麦迪霉素（medemycin）及第三代大环内酯类抗生素泰利霉素（telithromycin）等。

> **边学边练**
>
> 患者，男，4 岁 5 个月，因球结膜充血、发痒等就医，细菌学检查结果为沙眼衣原体感染性结膜炎。
>
> 请同学们思考讨论：①医生开具处方首选什么药？②使用该药时需要注意些什么？
>
> 参考答案

三、四环素类、糖肽类、林可霉素类等抗生素

（一）四环素类

四环素类包括天然四环素类如四环素、土霉素、金霉素及半合成四环素类如多西环素、美他环素、

米诺环素、奥马环素等，化学结构均具有并四苯结构。

四环素

四环素（tetracycline）在酸性环境中稳定，多制成盐酸盐。口服吸收不完全，受食物及药物影响。奶制品、高钙高磷食物、碱性药物可抑制药物吸收，酸性物质（维生素C、果糖等）可促进药物吸收。四环素可与多价金属阳离子（Mg^{2+}、Ca^{2+}、Fe^{2+}、Al^{3+}等）发生络合而减少吸收，易沉积于骨骼和牙齿，影响生长发育，导致四环素牙。药物吸收后广泛分布于全身各组织中，可透过胎盘屏障进入胎儿体内，但不易透过血脑屏障。主要以原形经肾排泄，也可经乳汁排泄。半衰期为6~12小时。

【作用与用途】 四环素与敏感菌核糖体30S亚基结合，抑制细菌蛋白质合成，低浓度抑菌，高浓度杀菌。抗菌谱广，对革兰阳性菌、革兰阴性菌、支原体、衣原体、立克次体、螺旋体、放线菌及阿米巴原虫等有效。细菌耐药现象较严重，且易导致伪膜性肠炎、影响生长发育等症状，故临床不用于常规感染。可用于立克次体感染（斑疹伤寒、恙虫病）、衣原体感染（鹦鹉热、性病淋巴肉芽肿）、螺旋体感染（回归热）、霍乱、支原体肺炎等。

【不良反应】

1. 胃肠道反应 口服四环素可引起恶心、呕吐、腹痛、腹泻等胃肠道症状，宜选择饭后食用或与食物同服。

2. 二重感染 主要见于长期使用者，可导致菌群失调，引起二重感染，多出现于免疫功能低下的老年、幼儿、体质虚弱患者。患者常出现白念珠菌感染（鹅口疮、肠炎）。严重患者可出现致死性伪膜性肠炎，表现为肠壁坏死、体液渗出、剧烈腹泻甚至脱水或休克等，可用万古霉素或甲硝唑治疗。

3. 影响生长发育与牙齿生长 四环素可与钙离子结合，抑制骨骼的生长发育，并造成牙齿黄染及釉质发育不全。妊娠期、哺乳期女性及8岁以下儿童禁用。

4. 其他 大剂量长期应用四环素可引起急性肝损伤与肾损害，损害多发生于孕妇及肝肾功能不全者。偶致皮疹、发热、血管神经性水肿等变态反应。

土霉素

土霉素（oxytetracycline）的抗菌谱与四环素相同，口服吸收相对较少，肠道浓度高，对急性阿米巴痢疾及肠道感染效果较好，不良反应较严重，目前已很少使用。

多西环素

多西环素（doxycycline，甲烯四环素）属半合成四环素类抗生素，脂溶性高，口服吸收迅速而完全，主要经胆汁排泄，存在肝肠循环，体内作用时间较长。抗菌谱与四环素相似但抗菌活性更强，临床基本取代四环素用于敏感菌引起的呼吸道、胆道感染、蜂窝织炎、伤寒、恙虫病、霍乱等。可用于肾功能不全患者的敏感菌感染。

不良反应以胃肠道反应为主，宜选择饭后服用。

米诺环素

米诺环素（minocycline，二甲胺四环素）的抗菌谱与四环素相似，抗菌活性在本类中最强。药物在体内分布范围广，可用于敏感菌引起的呼吸道、胆道、泌尿道、皮肤软组织感染。对耐四环素、青霉素的金黄色葡萄球菌、链球菌、大肠埃希菌、流感嗜血杆菌感染有效。不良反应以胃肠刺激症状较常见，二重感染发生率较底。米诺环素可引起光敏反应，导致皮疹，用药期间应避免光照。本药可引起可逆性前庭反应,如恶心、呕吐、眩晕等,驾驶员、高空作业者等特殊工作者在工作期间慎用。

奥马环素

奥马环素(omadacycline)是新型半合成四环素类,耐药性少见,且抗菌活性有明显提升,对革兰阳性菌、革兰阴性菌、非典型病原体和多种耐药菌株均有较好疗效。适应证为治疗社区获得性细菌性肺炎(CABP)、急性细菌性皮肤和皮肤结构感染(ABSSSI)。最常见的不良反应为胃肠道反应,如恶心、呕吐,也有输注部位反应等,有一定的肝毒性,γ-谷氨酰转移酶升高等。

💡 拓展提升

从不良反应到靶向制剂 🅔 微课3

骨组织的主要成分是羟基磷灰石[$Ca_{10}(PO_4)_6(OH)_2$,HA],由于其血流量低、密度大、渗透性差,一般给药途径很难使药物转运至病灶部位。药物需通过全身给药、增加给药剂量、长期用药才能在骨组织中达到有效治疗浓度,这不仅降低了药物治疗指数,还会产生严重的不良反应。四环素类抗生素主要用于治疗感染性疾病,在临床应用中发现,四环素能沉积于骨组织并造成牙齿黄染及釉质发育不全。Pierce 等于 1986 年首次提出"骨靶向"的概念,他认为四环素亲骨性的机制是四环素具有较强的形成金属配合物的能力,它能替换羟基磷灰石中的 2 个 PO_4^{3-},与羟基磷灰石中的 Ca^{2+} 络合。Pierce 合成的第一个以四环素为载体的骨靶向碳酸酐酶抑制剂能提高四环素类的安全性和有效性,降低药品不良反应。

四环素结构从不良反应到靶向制剂的转变,告诉我们新药研发和所有的科学发现一样,需要勇于创新,不断实践,将奇思妙想变成美好现实,这也是医药工作者在职业岗位上努力遵循的法则。

请结合拓展素材思考讨论,开展模拟合理用药宣教等活动,进一步培养职业素养和专业精神。

(二)糖肽类抗生素

糖肽类抗生素主要有万古霉素、去甲万古霉素、替考拉宁、达巴万星、奥利万星和替拉凡星。其中万古霉素、去甲万古霉素、替考拉宁属于第一代糖肽类抗生素,达巴万星、奥利万星和替拉凡星属于第二代糖肽类抗生素。

万古霉素(vancomycin)、去甲万古霉素(norvancomycin)口服吸收差,肌注可引起剧烈疼痛,主要静脉给药。体内分布广泛,不易透过血脑屏障,主要经肾排泄。通过抑制细菌细胞壁合成发挥快速杀菌作用,属繁殖期杀菌药。对革兰阳性菌杀灭效果较强,临床主要用于革兰阳性菌(尤其是耐药金黄色葡萄球菌)引起的严重感染,可治疗伪膜性肠炎。本类药物毒性大,可引起耳毒性,导致患者出现耳鸣、听力减退甚至药物性耳聋。也可引起少尿、血尿、肾衰竭等肾毒性。偶致过敏反应。

新一代糖肽类抗生素达巴万星、奥利万星和替拉凡星与万古霉素相比,具有抗菌活性高、半衰期长等优点。通过抑制细菌细胞壁合成发挥抗菌作用。对多重耐药(MDR)的葡萄球菌、肠球菌以及链球菌都有着良好的活性,最明显的优势是可以采用每日一次、每周一次甚至全疗程单次给药方式。

达巴万星

达巴万星(dalbavancin)是新一代糖肽类抗生素中活性最强的药物之一,对葡萄球菌属、链球菌属、梭菌属、消化链球菌、放线菌、棒状杆菌和枯草杆菌具有抗菌活性,尤其对敏感和耐药肺炎链球菌

（PSSP 和 PRSP）和金黄色葡萄球菌，及耐万古霉素的肠球菌（VRE）有更强的作用，但对 VanA 型肠球菌强度不高。由于半衰期长达 15.5 天，达巴万星的推荐治疗方案为 1500mg 单剂给药或首剂 1000mg，1 周后再次给予 500mg。达巴万星较万古霉素更易出现肝酶升高。

替拉凡星

替拉凡星（telavancin，vibativ）又称特拉万星，以万古霉素为结构基础，通过化学修饰在糖基的氨基上引入脂肪链，并在第 7 个芳香氨基酸上引入磷酸甲胺甲基获得。亲水基团的引入增加了药物的水溶性，有利于药物在组织中的分布，同时还加速了药物的清除速率，降低了肾毒性。目前试用于治疗由革兰阳性细菌（包括甲氧西林敏感金黄色葡萄球菌和耐甲氧西林菌株）感染引起的成人复杂性皮肤和皮肤结构感染（cSSSI），以及由金黄色葡萄球菌引起的成人医院获得性和呼吸相关细菌性肺炎（HABP/VABP）。

奥利万星

奥利万星（oritavancin）对耐甲氧西林金黄色葡萄球菌（MRSA）、耐甲氧西林凝固酶阴性葡萄球菌（MRCNS）、青霉素耐药肺炎链球菌（PRSP）、β - 溶血性链球菌、屎肠球菌（包括万古霉素耐药肠球菌 VRE）具有良好抗菌活性。目前主要用于治疗 ABSSSI，因半衰期长达 132～356 小时，且对革兰阳性菌呈浓度依赖性杀菌作用，故推荐单剂 1200mg 单次给药。

（三）林可霉素类抗生素

林可霉素

林可霉素（lincomycin，洁霉素）口服吸收差，生物利用度低，但在体内分布广泛，尤其是在骨组织中浓度较高，对革兰阳性球菌（耐青霉素葡萄球菌、链球菌）、革兰阳性杆菌（白喉棒状杆菌、炭疽杆菌）、厌氧菌有较强抗菌活性，可与敏感菌核糖体 50S 亚基结合，抑制细菌蛋白质合成。临床主要用于敏感菌引起的呼吸道、胆道、软组织等部位感染，也可用于厌氧菌和需氧菌引起的混合感染，是金黄色葡萄球菌感染引起的骨髓炎、关节炎首选药。

本药可引起胃肠道反应（如恶心、呕吐、腹泻等），严重患者可出现伪膜性肠炎，患者出现严重腹泻、水样便、脱水休克，可用甲硝唑或万古霉素治疗。偶有患者出现皮疹、血小板和粒细胞减少、黄疸等。

克林霉素

克林霉素（clindamycin，氯洁霉素）的抗菌机制、抗菌谱与林可霉素相同，口服吸收好，不良反应较林可霉素少，临床应用较林可霉素广泛，伪膜性肠炎发生率低。其他不良反应同林可霉素。

（四）氯霉素和其他抗生素

氯霉素

氯霉素（chloramphenicol）是由链丝菌产生的广谱抗生素，现已人工合成。本药在酸性和中性溶液中稳定，遇碱易分解失效。脂溶性强，口服吸收快而完全，也可静脉给药。吸收后广泛分布于全身各组织和体液中，可透过血脑屏障，脑脊液中浓度较其他抗生素高。主要在肝内与葡萄糖醛酸结合后经肾排泄。

【作用与用途】氯霉素可与敏感菌核糖体 50S 亚基结合，抑制细菌蛋白质合成，属快速抑菌药，高浓度可杀灭细菌。本药抗菌谱广，对革兰阴性菌（伤寒沙门菌、流感嗜血杆菌）作用强，对革兰阳性菌作用不如青霉素和四环素，对支原体、衣原体、立克次体也有较好作用，对螺旋体有效。

本药主要用于伤寒、副伤寒治疗，也可用于耐氨苄西林流感嗜血杆菌、肺炎链球菌及脑膜炎奈瑟菌感染引起的脑膜炎，以及立克次体和其他敏感菌感染等。局部应用治疗敏感菌引起的眼、耳等部位的浅表感染。

【不良反应】

1. 抑制骨髓造血功能　氯霉素可导致骨髓造血功能抑制，表现为可逆性骨髓造血功能损伤和不可逆性再生障碍性贫血。用药期间应定期监测血象，出现骨髓造血功能抑制症状时立即停药。

2. 灰婴综合征　早产儿、新生儿使用氯霉素可出现灰婴综合征，表现为呕吐、腹胀、面色发绀、循环衰竭等。新生儿、早产儿、妊娠期、哺乳期妇女禁用。

3. 其他反应　氯霉素也可导致胃肠道反应、二重感染、药物性皮疹、中毒性精神病等。

多黏菌素类

多黏菌素是由多黏芽孢杆菌培养液提取的多肽类抗生素，临床应用以多黏菌素 B（polymyxin B）和多黏菌素 E（polymyxin E，抗敌素）为主。多黏菌素可增加敏感菌的细胞膜通透性，使胞内重要物质外漏发挥杀菌作用，对革兰阴性杆菌（铜绿假单胞菌、大肠埃希菌、流感嗜血杆菌、沙门氏菌属等）有强大的杀灭作用，属于窄谱抗微生物药。多重耐药菌很多对多黏菌素保持敏感性，尤其是耐药铜绿假单胞菌、鲍曼不动杆菌和肺炎克雷伯杆菌，因此多黏菌素被认为是治疗革兰阴性菌感染的替换药物。由于毒性较大，临床主要用于敏感菌引起的局部感染（如五官、皮肤、黏膜感染及烧伤后铜绿假单胞菌感染），也可用于其他药物无效的严重革兰阴性杆菌感染。

不良反应以肾损害及神经系统毒性为主，可导致患者出现蛋白尿、血尿、急性肾小管坏死，肾功能不全者应减量或禁用。神经系统毒性可表现为眩晕、手足麻木、共济失调、昏迷等。大剂量快速静滴可导致患者出现神经 - 肌肉麻痹，使用新斯的明无效，可采取人工呼吸等支持措施。

达托霉素

达托霉素属于环脂肽类新型抗生素，通过干扰细胞膜对氨基酸的转运，阻碍细菌细胞壁肽聚糖的生物合成，改变细胞质膜的性质，使其内容物外露而发挥杀菌作用。临床主要用于复杂性皮肤和软组织感染（SSTI）、菌血症、感染性心内膜炎，不用于肺炎。

替加环素

替加环素为甘氨酰环素类抗微生物药，对金黄色葡萄球菌、万古霉素耐药肠球菌（VRE）、革兰阴性菌（假单胞菌除外）及部分厌氧菌均具有抗菌活性。临床主要用于敏感菌，特别是多重耐药菌感染的治疗。主要不良反应有恶心、呕吐，不良反应发生率约达 20%，停药率约为 5%。

岗位对接

【任务解析】

1. 患者自行用药存在多个不当之处，首先正确使用抗生素要以病原学诊断为基础，患者自行服用阿莫西林对支原体感染无效会耽误病情，其次阿莫西林属于 β - 内酰胺类抗生素，常有药疹、瘙痒等过敏性不良反应发生，另外，在没有抗生素使用指征情况下常用抗生素，会造成抗生素的滥用，细菌耐药性增强，患者缺乏替换药物等情况发生。

2. 医生治疗方案合理，改用阿奇霉素则符合用药原则，同时，支原体肺炎容易延迟不愈，故在静脉给药控制感染后，应口服 5 日以彻底清除病原体。

3. 阿奇霉素有明显的胃肠道反应且与给药方法无关，应做好相应护理措施，要提醒患者注意疗程和方法，并进行预防感染合理使用抗生素的教育。

【用药护理程序】

用药前	用药评估	①阅读医嘱或处方：明确用药目的、药品名称、规格、数量、剂量等相关信息 ②健康评估：观察患者健康状况和精神状态，了解既往病史、过敏史、治疗史和肝肾功能等 ③用药禁忌评估：对阿奇霉素或其他大环内酯类抗生素有过敏史的患者禁用，肝肾功能不全患者禁用
	调配药品	①阿奇霉素主要剂型或规格：注射用阿奇霉每瓶含阿奇霉素 0.5g、0.125g（12.5 万单位）。阿奇霉素分散片 100mg、125mg、250mg。阿奇霉素片剂治疗各种感染性疾病，对沙眼衣原体、杜克雷嗜血杆菌或敏感淋病奈瑟菌所致的性传播疾病，仅需单次口服本品 1.0g。对其他感染的治疗总剂量 1.5g，每日一次服用本品 0.5g，共 3 天。或总剂量相同，首日服用 0.5g，第 2～5 日每日一次口服本品 0.25g。阿奇霉素片剂仅适用于体重大于 45kg 的儿童，用法与用量同成人，总剂量不超过 1500mg ②其他药品及制剂参见相关项目任务
	提示建议	①罕有严重的过敏反应报告如血管性水肿和过敏症（罕有致命性）。有些不良反应可反复发作，需较长时间的观察和治疗 ②不宜与麦角衍生物、含铝或镁的抗酸药同时服用，后者可降低本品的血药峰浓度；必须合用时应在服用上述药物前 1 小时或后 2 小时给予 ③应注意观察包括真菌在内的非敏感菌所致的二重感染症状 ④未明事项应查阅药品说明书或向医师、药师等反馈
用药中	护理问题	①观察严者感染症状改善情况，以及体温、疼痛、血压、脉搏、心率等变化 ②与药物不良反应有关症状的处理，重点防范二重感染的发生，如有征兆应及时停药 ③与茶碱合用时能提高后者在血浆中的浓度，应注意检测血浆茶碱水平。与华法林合用时应注意检查凝血酶原时间。与地高辛合用使地高辛水平升高，与麦角胺或二氢麦角胺同用会发生急性麦角毒性即严重的末梢血管痉挛和感觉迟钝（触物 痛感）。与三唑仑同用通过减少三唑仑的降解，而使三唑仑的药理作用增强 ④其他可能影响疗效的问题等
	护理措施	①遵医嘱或处方，严格掌握剂量及给药途径，注意观察是否出现血管性水肿和过敏症 ②出现明显肝毒性症状应立即停用，注意个别人的胃肠道反应非常剧烈，应做好处置措施 ③密切关注患者症状是否得到改善，配合进行日常起居的生活指导
	监护要点	①加强疗效、不良反应观察和处置，制订干扰预案 ②若出现不规则心跳、呼吸窘迫、心悸、胸闷、晕厥应立即停药寻求医生帮助
用药后	健康宣教	①适度介绍药物治疗方案和有关康复常识，引导患者正确认识疾病，缓解焦虑紧张情绪，配合治疗 ②进行心理疏导，建议患者改变不健康饮食习惯和生活方式，提高个人健康和预防感冒的意识等
	评价效果	①客观评价药物疗效、安全性及近、远期治疗效果 ②评价采取的用药护理措施、方法的适宜性 ③对药物治疗和不良反应及防治相关知识的知晓度是否提高，能否坚持和配合治疗等
	回顾总结	①整理物品、记录资料，回顾合理使用阿奇霉素的注意事项 ②总结本任务用药护理心得；查找不足，制订改进措施等

◀ 学习小结 ▶

本任务主要介绍了氨基糖苷类、大环内酯类、四环素类等抗生素。其中重点是氨基糖苷类和大环内酯类抗生素的共性特点和不良反应，难点是大环内酯类、四环素类及其他类抗生素的临床应用和不良反应。可采取项目驱动教学方法、混合式教学方法完成学习目标；培养创新意识和科研思维。

目标检测

答案解析

一、单项选择题

1. 氨基糖苷类抗生素的抗菌机制是（　　）

    A. 抑制核酸合成　　　　　B. 影响细胞膜的通透性　　　　C. 抑制细菌细胞壁的合成

    D. 影响细菌叶酸合成　　　E. 影响细菌蛋白质合成

2. 氨基糖苷类抗生素的不良反应不包括（　　）

    A. 耳毒性　　　　　　　　B. 肾毒性　　　　　　　　　　C. 过敏反应

    D. 神经肌肉麻痹　　　　　E. 再生障碍性贫血

3. 链霉素临床用途较局限主要是因为（　　）

    A. 毒性较大　　　　　　　B. 抗菌谱窄　　　　　　　　　C. 抗菌作用较弱

    D. 口服不易吸收　　　　　E. 过敏反应发生率高

4. 下列哪种病原体感染使用红霉素无效（　　）

    A. 百日咳鲍特菌　　　　　B. 流感嗜血杆菌　　　　　　　C. 支原体

    D. 铜绿假单胞菌　　　　　E. 白喉棒状杆菌

5. 白喉带菌者首选（　　）

    A. 庆大霉素　　　　　　　B. 氨苄西林　　　　　　　　　C. 大观霉素

    D. 红霉素　　　　　　　　E. 羧苄西林

二、简答题

1. 其他常用抗生素有哪些类型？各说出一个代表药名称。

2. 氨基糖苷类抗生素有哪些共同的不良反应？

3. 大环内酯类抗生素与青霉素类相比有哪些特点？

三、案例分析题

    患儿，女，3 岁 4 个月，半个月前出现发热、咳嗽等症状，入院后经头孢菌素类抗生素治疗效果不明显，后经细菌学检查，诊断为军团菌所致肺炎。

    请分析并回答：①请根据该患儿情况，说出医生应如何合理选择有效药物？②护士在使用药物时，应注意哪些事项？③请讨论护士在为该患儿进行用药护理时，应如何体现职业素养和人文关怀。

（杨延音　林肃娜）

书网融合……

    重点小结　　　　　微课1　　　　　微课2　　　　　微课3　　　　　习题

任务四　化学合成抗微生物药与用药护理

PPT

☉ 学习目标

1. 知识与技能　掌握喹诺酮类药物的共性，磺胺类药物的种类特点和甲硝唑的用途；熟悉常用氟喹诺酮类药物的作用特点，磺胺和甲氧苄啶的作用机制；了解硝基咪唑和硝基呋喃类药的种类和特点。具备观察喹诺酮类药、磺胺类药、硝基咪唑类与硝基呋喃类药疗效和不良反应的能力。

2. 过程与方法　建议采用线上线下混合式教学，通过布置任务，引导学生收集资料，分组讨论增强学习兴趣，培养学生自主学习和探究学习能力。

3. 情感态度与价值观　通过学习本任务内容，建立积极、细致、认真的服务意识和职业精神，提高严谨、熟练地实施用药护理能力及护士职业素养。

化学合成抗微生物药是一类对病原微生物具有抑制或杀灭作用，能用于治疗细菌感染性疾病的化学合成药物。主要有喹诺酮类、磺胺类、硝基咪唑和硝基呋喃类药。其中发展较快、品种较多的是喹诺酮类药物，是临床应用最普遍的一类化学合成抗微生物药。

》》 情境导入

情景描述 📱微课1　患者，女，46岁，因尿频、尿急、排尿时尿道有烧灼痛2天来就诊。经血常规、尿常规检查后，拟确诊为急性尿道炎。医生制订用药方案：左氧氟沙星片　0.2g×9　用法：每次0.2g，每日3次，口服。

任务要求　1. 说出使用左氧氟沙星治疗的依据，并分析说明医生为该患者制订的用药方案是否合理。

2. 实施氟喹诺酮类药物的用药护理措施。

3. 护士在对该患者用药护理的同时，还需做好哪些工作以助于患者恢复？

一、喹诺酮类药物

喹诺酮类药物是一类含有4-喹酮母核的化学合成抗微生物药，依据开发时间和抗菌谱可分为四代。第一代以萘啶酸为代表，现已被淘汰；第二代以吡哌酸为代表，主要用于泌尿道感染；第三代统称为氟喹诺酮类，包括诺氟沙星、培氟沙星、环丙沙星、氧氟沙星、依诺沙星、洛美沙星、氟罗沙星等，其中，以环丙沙星、氧氟沙星评价高、临床应用广泛；第四代包括克林沙星、加替沙星、莫西沙星、吉米沙星、加雷沙星等，以莫西沙星、左氧氟沙星评价较高，临床应用较广泛。但总体来说，现临床应用广泛的是第三代氟喹诺酮类，抗菌谱广、抗菌活性强、口服吸收好、毒性低，与其他类别的抗菌药之间很少交叉耐药。

（一）喹诺酮类的共性

1. 体内过程　本类药物口服吸收良好，生物利用度高，可达80%~100%，血药浓度高，组织穿透力较强，各组织和体液中药物浓度等于或高于血药浓度，有利于杀灭感染部位或体液中的病原菌。大多数药物主要以原形经肾排泄，尿中浓度高，部分药物在肝代谢经胆汁、肠道排泄。

2. 抗菌作用与作用机制　氟喹诺酮类与第一、二代相比，抗菌谱广而强。抗菌谱包括：①革兰阴性杆菌，如大肠埃希菌、志贺菌属、铜绿假单胞菌、流感嗜血杆菌、伤寒沙门菌、变形杆菌、军团杆菌属及霍乱弧菌等；②革兰阴性球菌，如肠球菌；③革兰阳性球菌，如金黄色葡萄球菌、肺炎链球菌等；④某些品种对结核分枝杆菌、支原体、衣原体也有作用。

氟喹诺酮类药物的抗菌机制主要是抑制微生物的 DNA 回旋酶，干扰微生物的 DNA 复制，导致细菌死亡。本类药物耐药性相对较少，与其他抗菌药之间无明显交叉耐药性。

3. 临床用途　氟喹诺酮类主要用于敏感菌引起的泌尿生殖系统感染、呼吸道感染、肠道感染、淋病、骨和关节感染。

4. 不良反应　少且较轻，能被多数患者耐受。①消化道反应：大多数轻微，常见有恶心、呕吐、食欲减退等，停药可消失。②软骨损害：临床偶见关节肿胀、疼痛和肌腱炎。可经乳汁分泌，哺乳期妇女使用时应停止授乳，18 岁以下儿童及孕妇禁用。③神经系统反应：少数出现中枢兴奋症状，表现为焦虑、烦躁、失眠、头痛、头晕，甚至惊厥等。精神病、癫痫患者禁用。④过敏反应：可出现药疹、皮肤瘙痒和血管神经性水肿，少数患者出现光敏性皮炎。避免日光、紫外线照射。

🔅 知识链接

光敏性皮炎 🅔 微课2

光敏性皮炎是指患者服用某些药物后，在阳光下暴晒一段时间，皮肤出现进行性发红、发炎、瘙痒等症状，有时还伴有紫色斑，其好发部位为：面部、颈部、手背等无衣物覆盖区域，少数敏感体质人群更明显。可引起光敏性反应的药物有：喹诺酮类、磺胺类、四环素类、抗真菌药、异丙嗪、利尿药等。其防治措施主要是用药期间应避免阳光直射、避免紫外线直接或间接照射。

（二）常用药物

诺氟沙星

诺氟沙星（norfloxacin，氟哌酸）为第一个氟喹诺酮类药物。口服易受食物影响，空腹比饭后服药的血药浓度高 2～3 倍。抗菌谱广，对革兰阴性菌如铜绿假单胞菌、大肠埃希菌、肺炎克雷伯菌、奇异变形菌、沙门菌属、淋病奈瑟菌（包括耐青霉素和不耐青霉素的）等和革兰阳性菌如金黄色葡萄球菌均有较强的杀灭作用，对厌氧菌、分枝杆菌、支原体、衣原体无效。主要用于泌尿道、胃肠道、呼吸道感染及淋病，也可外用治疗皮肤和眼部的感染。不良反应少，常见恶心、头痛、头晕、转氨酶升高。

环丙沙星

环丙沙星（ciprofloxacin，环丙氟哌酸）为氟喹诺酮类中应用最广的药物之一。口服吸收不完全，口服 0.5～2 小时血药浓度达峰值，生物利用度 38%～60%。本药穿透性能好，分布于全身各组织，肺、扁桃体、前列腺等组织中药物浓度均高于血药浓度，骨、子宫、唾液中可达有效浓度。为抗菌谱最广的喹诺酮类药物之一，对生长期和静止期的细菌均有迅速杀灭作用。对革兰阳性和革兰阴性细菌均有作用，对产酶的金黄色葡萄球菌、铜绿假单胞菌、流感嗜血杆菌、淋病奈瑟菌等作用强，对肺炎军团菌、弯曲菌及支原体、衣原体也有效，对多数厌氧菌无效。主要用于敏感菌引起的胃肠道、泌尿道、呼吸道、骨关节及皮肤软组织感染，也可作为伤寒的二线用药。使用本类药物会增加肌腱断裂和肌腱炎等不良反应。

氧氟沙星

氧氟沙星（ofloxacin，氟嗪酸）为高效广谱抗菌药，口服吸收迅速而完全，生物利用度高达 89%，血药浓度高而持久，分布广泛。其突出特点是在脑脊液中浓度高，脑膜无炎症时可达血药浓度的 30%~50%，有炎症时能增至 50%~75%；尿液排出量居本类药物之首。临床上主要用于敏感菌引起的呼吸道、泌尿道、胆道、耳鼻喉及皮肤软组织等感染。对伤寒、副伤寒包括多重耐药株的感染疗效肯定。此外，氧氟沙星对结核分枝杆菌有较好的抗菌活性，与其他抗结核药联合用于多重耐药结核分枝杆菌的治疗。

左氧氟沙星

左氧氟沙星（levofloxacin）的抗菌活性是氧氟沙星的 2 倍，具有抗菌谱广、抗菌活性强的特点。适用于敏感菌引起的中至重度感染，也可作为抗结核的二线用药。不良反应远低于氧氟沙星，半衰期长，每日仅需服药 1~2 次，主要反应是胃肠道反应。

氟罗沙星

氟罗沙星（fleroxacin）口服吸收好，生物利用高。抗菌活性强，口服同剂量血药浓度比环丙沙星高 2~3 倍，且不影响茶碱代谢。其 $t_{1/2}$ 为 10~12 小时，一日仅需服药 1~2 次。临床主要用于治疗敏感菌所致的呼吸道、泌尿生殖道、妇科、外科的感染性疾病。不良反应较为多见，发生率可高达 20%，主要是胃肠反应和神经系统反应。

司氟沙星

司氟沙星（sparfloxacin，司帕沙星）为长效喹诺酮类药，$t_{1/2}$ 为 16~20 小时，可每日给药一次。口服吸收良好，肝肠循环明显。抗菌活性强，对革兰阴性菌抗菌活性与环丙沙星相似，而对葡萄球菌、肺炎链球菌、支原体、衣原体、分枝杆菌的作用是已有喹诺酮类中最强者。司氟沙星抗结核分枝杆菌活性优于氧氟沙星和左氧氟沙星。用于敏感菌引起的呼吸道、泌尿生殖道、皮肤软组织等感染。不良反应有光敏反应、胃肠道反应。

莫西沙星

莫西沙星（moxifloxacin）是第四代喹诺酮类的代表药物，口服生物利用度 90%，$t_{1/2}$ 为 12~15 小时。既保留了抗革兰阴性菌的高活性，又明显增强抗革兰阳性菌的活性，并对厌氧菌、结核分枝杆菌、衣原体和支原体具有强大的抗菌活性，强于环丙沙星、氧氟沙星、左氧氟沙星和司氟沙星。临床用于敏感菌所致的急、慢性支气管炎和上呼吸道感染，也可用于泌尿生殖系统和皮肤软组织感染。

同类药物还有加替沙星、加雷沙星等，生物利用度和抗菌活性相近或高于莫西沙星，临床应用同莫西沙星。不良反应发生率低，常见恶心、腹泻、头痛和眩晕，几乎没有光敏反应。

> **要点提示**
>
> 氟喹诺酮类的常见不良反应

二、磺胺类药与甲氧苄啶

（一）磺胺类药

第一个磺胺类药于 1935 年合成并应用于防治细菌感染性疾病，发挥了重要的作用，尤其是 1969 年抗菌增效剂（甲氧苄啶）的合成，与其合用使磺胺类药的抗菌作用增强，抗菌范围增大，临床应用更加广泛。

【抗菌作用】磺胺类药为广谱抗菌药，对多数致病菌均有抑制作用，对革兰阳性菌敏感的有溶血性链球菌，对革兰阴性菌敏感的有脑膜炎奈瑟菌、淋球菌、鼠疫耶尔森菌等；其次是对大肠埃希菌、肺炎球菌、志贺菌属及其他沙眼衣原体、放线菌、疟原虫等有效，对病毒、立克次体无效。

磺胺类药是通过抑制二氢叶酸合成酶，阻碍二氢叶酸的合成，进而影响核酸的生成，抑制细菌的生长繁殖（图 11 - 4 - 1）。

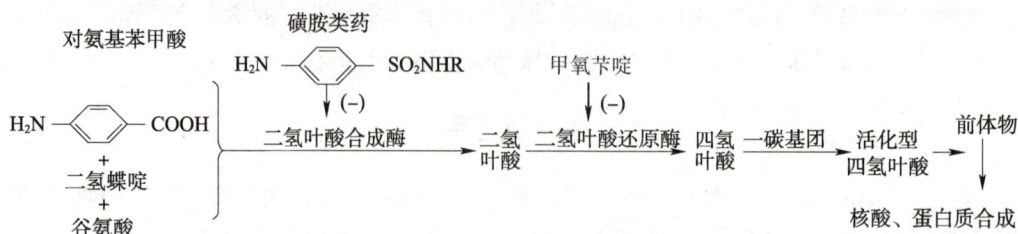

图 11 - 4 - 1 磺胺类药和 TMP 抗菌作用机制示意图

细菌对磺胺类药易产生耐药性，尤其在用量不足时更易发生。磺胺类药之间有交叉耐药性。

磺胺类药物种类较多。按其特点可分为治疗全身感染、局部感染等类别。

·治疗全身感染的磺胺类药

本类药物口服易吸收，血药浓度 2 ~ 6 小时达峰值。血浆蛋白结合率除磺胺嘧啶为 20% ~ 25% 外，其余大多数在 80% ~ 90%。分布于全身组织及体液，易透过胎盘进入胎儿体内。某些药物如磺胺嘧啶（SD）血浆蛋白结合率低（45%），较易通过血脑屏障，脑脊液中浓度高达血药浓度的 70% 左右，主要在肝内乙酰化而失活，药物原形及其乙酰化代谢物经肾排出，尿药浓度高。

治疗全身感染的磺胺类药根据半衰期（$t_{1/2}$）长短分为：①短效磺胺类（$t_{1/2}$ < 10 小时），如碘胺异噁唑（sulfafurazole，SIZ）和磺胺二甲嘧啶；②中效磺胺类（$t_{1/2}$ 为 10 ~ 24 小时），如磺胺嘧啶（sulfadiazine，SD）、磺胺甲噁唑（sulfamethoxazole，SMZ，新诺明）；③长效磺胺类（$t_{1/2}$ > 24 小时），如磺胺多辛（sulfadoxine，SDM），因血药浓度低，治疗效果差，易出现过敏反应，极少应用。

【临床用途】本类药物由于耐药性较多，目前主要以下感染性疾病的治疗。

（1）由于 SD 在脑脊液中分布高，抗菌作用强，可作为流行性脑脊髓膜炎首选药之一，必有时应与青霉素类联合使用。

（2）治疗敏感菌所致的急（慢）性泌尿道感染、肠道感染、呼吸道感染等。泌尿道感染选用尿中浓度较高的 SIZ、SMZ 或含 TMP 的复方制剂；伤寒可选 SMZ + TMP；鼠疫治疗选用 SD + 链霉素。

（3）治疗弓形体感染。人类对弓形体普遍易感，大多数为无症状，免疫功能低下、孕妇、婴幼儿、消耗性疾病晚期等患者会出现一系列全身感染症状。乙胺嘧啶与磺胺嘧啶联合治疗是目前最为有效的方案之一。

【不良反应】

1. 泌尿系统 引起结晶尿、管型尿、血尿、尿痛、尿闭等。大量久服上述药物时，宜加服等量碳酸氢钠，同时多喝水以增加药物的溶解度、排出量。SIZ 较少发生，以 SD、SMZ 较常见。

2. 造血系统反应 偶见粒细胞减少、血小板减少、再生障碍性贫血等；先天性葡萄糖 - 6 - 磷酸脱氢酶缺乏症患者，可致急性溶血性贫血。

3. 过敏反应 可见皮疹、发热及剥脱性皮炎等，一旦发生应停药，严重者宜用抗组胺药和糖皮质激素治疗。磺胺类药之间有交叉过敏现象，用药前应询问过敏史。

4. 其他反应 可引起恶心、呕吐、眩晕、头痛、精神不振及全身乏力等，高空作业和驾驶员忌用。

新生儿、早产儿可引起核黄疸。

·治疗肠道感染的磺胺类药

柳氮磺吡啶

柳氮磺吡啶（sulfasalazine，SASP）口服难吸收，在肠腔内水解出磺胺吡啶和5-氨基水杨酸而起抗菌、抗炎和免疫抑制作用。具有抗菌、抗炎、抗免疫作用，主要用于溃疡性和局限性结肠炎或肠道手术前感染。

·局部外用的磺胺类药物

磺胺米隆

磺胺米隆（sulfamylon，SML）又名甲磺灭脓。抗菌谱广，对铜绿假单胞菌和破伤风梭菌有效，作用不受脓液和坏死组织的影响，且能迅速渗入创面及焦痂中。适用于烧伤和大面积创伤后感染。

磺胺嘧啶银

磺胺嘧啶银（sulfadiazine silver，SD-Ag）又名烧伤宁。可发挥SD及硝酸银两者的抗菌作用，抗菌谱广，对铜绿假单胞菌作用强大，银盐有收敛作用，能促进创面的愈合。适用于二度或三度烧伤。

磺胺嘧啶锌

磺胺嘧啶锌（sulfadiazine zinc）的抗菌谱同磺胺嘧啶，因含有人体必须的微量元素锌，在促进伤口愈合方面优于磺胺嘧啶银。用于烧伤、烫伤感染。

磺胺醋酰钠

磺胺醋酰钠（sulfacetamide sodium，SA）局部应用穿透力强，可透入眼部晶状体及眼内组织，抗菌活性强，磺胺醋酰钠呈中性，几乎无刺激性。用于眼部感染如沙眼、结膜炎和角膜炎等。

（二）甲氧苄啶

甲氧苄啶（trimethoprim，TMP）为磺胺增效剂，本身具有较弱的广谱抗菌活性，抗菌机制是抑制二氢叶酸还原酶，使二氢叶酸不能还原为四氢叶酸，从而阻止细菌核酸的合成。单用易产生耐药性，与磺胺药同用，除具有抑酶增效作用外，尚有抗菌药物之间的协同和相加作用，如 TMP 与 SMZ 按 1∶5 称为复方新诺明，SD 与 TMP 按 8∶1 组成复方制剂称为复方磺胺嘧啶片；由 SD 与 SMZ、TMP 组成增效联磺剂，可使细菌叶酸代谢受到双重阻断，使磺胺类药的抗菌作用增强数倍至数十倍，甚至呈现杀菌作用，且可延缓细菌耐药性的产生，还可减轻毒性。主要用于呼吸道、泌尿道、肠道感染、脑膜炎、败血症、伤寒、副伤寒等。此外，甲氧苄啶与其他抗生素如青霉素、庆大霉素、多黏菌素、利福平合用均能增效。

> 💡 **要点提示**
>
> 氟喹诺酮类、磺胺类的不良反应及防治措施

✂ 边学边练

试述合用 SMZ 和 TMP 的优点及机制，临床应用有哪些？

参考答案

拓展提升

磺胺类药的发现 e 微课 3

1908 年磺胺类药作为偶氮染料的中间体被合成出来。1932 年，德国科学家格哈德·多马克合成百浪多息，并通过动物实验证实其对链球菌感染有良好治疗作用。1935 年上市用于化学治疗，开启了化学治疗的新纪元，使细菌感染性疾病得到了有效控制。后来发现本品的化疗作用是由于在体内分解产生了活性化合物磺胺，此后对其进行结构改造合成数以千计的磺胺化合物，其中上市的至少有 70~80 种，临床有用的达 20 多个。

磺胺类药的出现拯救了千百万细菌感染者生命，为人类健康做出了很大贡献，1939 年多马克因此获得诺贝尔生理学或医学奖。

请利用 AI，结合拓展素材思考讨论，并开展合理用药模拟宣讲等活动，进一步培养科学精神和职业素养。

三、硝基咪唑类与硝基呋喃类

（一）硝基咪唑类

硝基咪唑类为咪唑衍生物，包括甲硝唑、替硝唑、奥硝唑、二甲硝咪唑、异丙硝唑、塞可硝唑等，药物中的硝基抑制敏感菌的 DNA 合成或使已合成的 DNA 变形、断裂，而使细菌死亡，属杀菌剂。

甲硝唑

甲硝唑（metronidazole，灭滴灵），口服吸收迅速而完全，生物利用度几乎 100%，2~3 小时即达到有效浓度，$t_{1/2}$ 为 8~10 小时，可维持 12 小时，血浆蛋白结合率低，体内分布均匀，部分经肝转化，代谢产物和原形经肾排泄，可使尿液呈红棕色。

【作用与用途】

1. 抗厌氧菌 用于厌氧菌引起的败血症、菌血症、坏死性肺炎、盆腔炎、腹膜炎、腹腔感染、骨髓炎、中耳炎及口腔感染等。

2. 抗阿米巴原虫 是治疗肠内、肠外阿米巴病的首选药。

3. 抗滴虫 是治疗阴道滴虫病的首选药。

4. 抗贾第鞭毛虫 是目前治疗贾第鞭毛虫最有效的药物，治愈率可达 90%。

【不良反应】

1. 消化道反应 可出现食欲不振、恶心、呕吐、腹痛、腹泻、舌炎、口有金属味等。

2. 神经系统反应 表现为头痛、头晕、肢体麻木、感觉异常、共济失调及惊厥等。

3. 过敏反应 少数人可发生荨麻疹、潮红、白细胞轻度减少等。

4. 致癌、致畸 动物实验表明，长期大量口服有致癌、致畸作用。

【禁忌证】孕妇、哺乳期妇女、器质性中枢神经系统疾病和血液病患者禁用，服药期间禁饮酒和含乙醇饮料，以防中毒。

替硝唑

替硝唑（tinidazole，甲硝磺酰咪唑）口服吸收良好，半衰期长，口服一次，有效血药浓度可维持 72 小时。抗菌活性强于甲硝唑。可用于厌氧菌感染、泌尿生殖道毛滴虫病、梨形鞭毛虫病以及阿米巴病。不良反应少而轻，偶有恶心、呕吐、食欲下降、皮疹等。

（二）硝基呋喃类

本类药物抗菌谱广，对革兰阳性和阴性菌均有效，对大肠埃希菌、淋病奈瑟球菌、志贺菌属、葡萄球菌等有抑制作用。抗菌机制是抑制乙酰辅酶 A，干扰菌体代谢而呈现作用。主要不良反应有胃肠道反应，如恶心、呕吐、食欲不振；周围神经炎，表现为手足麻木、感觉异常等；偶见过敏反应。本类药物的临床用途等见表 11 - 4 - 1。

表 11 - 4 - 1　硝基呋喃类药物比较表

药物名称	特点及应用	毒性及不良反应
呋喃妥因（nitrofurantoin，呋喃呾啶）	口服吸收率达 95%，血药浓度低，半衰期 20 分钟，40% 原形由肾排出，尿中浓度高，故仅用于泌尿道感染，如急性肾炎、膀胱炎、前列腺炎、尿道炎等	较小，肺部病变、肝炎、溶血性贫血、过敏反应、胃肠道反应
呋喃唑酮（furazolidone）	口服吸收少，肠腔浓度高，适用于肠炎、痢疾、伤寒、副伤寒及胃、十二指肠溃疡	小，不良反应与呋喃妥因相似，但轻而少见
呋喃西林（furacilin）	因毒性大，仅作表面消毒剂，用于化脓性中耳炎、伤口感染等	大

岗位对接

【任务解析】

1. 根据患者病情和感染部位，采取口服的方案是合理的，一般 1 周治疗可以痊愈；患者使用左氧氟沙星符合病原学诊断，且该药在尿液中浓度是喹诺酮类药物中最高的，有利于泌尿系统感染的治疗。

2. 用药护理的重点是观察患者感染症状的改善以及不良反应的预防。

3. 应同应注意生活方式，清淡饮食，服药期间勿食酸冷食物；按疗程服用，不随意减量或停药；不与含镁、铝的抗酸药、含铁制剂和含锌的多种维生素等合用。

【用药护理程序】

用药前	用药评估	①阅读医嘱或处方：明确用药目的、药品名称、规格、数量、剂量等相关信息 ②健康评估：观察健康状况和精神状态，了解既往病史等 ③用药禁忌评估：评估患者是否有胃溃疡、有精神病、癫痫病、光敏性皮炎、肝肾功能损害等情况；孕妇、婴幼儿禁用
	调配药品	①左氧氟沙星片剂或胶囊剂：0.1g，成人每日 0.2 ~ 0.3g，分 2 ~ 3 次口服，每次 1 片，可根据感染的种类及症状适当增减；注射剂：2ml∶0.1g（按 $C_{18}H_{20}FN_3O_4$ 计算）静脉滴注：成人每日 0.4g，分 2 次静滴；滴眼液：5ml∶24.4mg、5ml∶15mg，一次 1 滴，一日 3 次，根据症状可适当增减 ②其他药物参见相关项目任务
	提示建议	①左氧氟沙星剂型和规格较多，应注意药物的剂量，给药途径，药物配伍禁忌 ②应避免不合理用药 ③未明事项应查阅药品说明书或向医师、药师等反馈
用药中	护理问题	①长时间用药患者是否出现肌腱炎和肌腱断裂、重症肌无力恶化、超敏反应、肝毒性、光毒性等严重不良反应 ②左氧氟沙星快速静脉滴注或者推注可能导致低血压。应根据剂量，静脉滴注不少于 60 ~ 90 分钟 ③与含镁或铝之抗酸剂、硫酸铝、金属阳离子（如铁）、含锌的多种维生素制剂等药物同时，应该间隔至少 2 小时 ④其他可能影响疗效的问题等
	护理措施	①用氟喹诺酮类 4 周以上者，应注意有无出现关节病样症状，如关节肿胀，中指或双手急性疼痛等，一旦出现须报告医生予以处理 ②嘱咐患者氟喹诺酮类可致光敏反应，服药期间应避免日光直射 ③用磺胺类或甲氧苄啶期间，应交待患者注意有无喉痛、发热、全身乏力、苍白等造血系统反应，有反应须报告，停药予以处理
	监护要点	①注意药物的正确给药方法和用药时间 ②注射用磺胺嘧啶钠刺激性强，宜深部肌内注射并远离神经 ③加强不良反应观察和处置

续表

用药后	健康宣教	①做好用药心理护理，协助患者平抚情绪，缓解焦虑，配合治疗 ②做好用药护理措施，对长期用药的患者，应该告知应关注关节痛、关节肿胀和肌腱炎等情况 ③做好生活护理，培养个人卫生习惯和预防疾病意识
	评价效果	①客观评价药物安全性、有效性、耐药性 ②综合判断采取的用药护理措施、方法的适宜性 ③对药物疗效和不良反应及防治措施是否知晓，能否坚持和配合治疗等
	回顾总结	①整理物品、记录资料，回顾合理使用诺氟沙星等药物的要点 ②小结本任务用药护理心得，查找不足，制订改进措施等

学习小结

本任务主要介绍了诺氟沙星、磺胺类药、甲氧苄啶、甲硝唑及用药护理，其中重点是喹诺酮类药物的共性，磺胺类药物的种类特点和甲硝唑的用途，难点是喹诺酮类药物、磺胺类药物的作用机制。可采取线上线下混合式教学方法来完成学习目标；培养学生自主学习和探究学习能力。

目标检测

答案解析

一、单项选择题

1. 喹诺酮类药物的抗菌机制是（　）
   A. 抑制敏感菌二氢叶酸合成酶
   B. 抑制敏感菌二氢叶酸还原酶
   C. 抑制敏感菌 DNA 回旋酶
   D. 破坏细菌细胞壁
   E. 影响敏感菌蛋白质合成

2. 患者，男，20 岁，因患流脑入院。医生先给予磺胺嘧啶治疗，但效果不佳。后更改医嘱给予磺胺嘧啶 + TMP 药物治疗，其联合用药的目的是（　）
   A. 促进磺胺嘧啶代谢
   B. 增强疗效，防止耐药性
   C. 延长磺胺嘧啶半衰期
   D. 增加磺胺嘧啶的浓度
   E. 缩短磺胺嘧啶的作用时间

3. 服用磺胺类药时，同时服用碳酸氢钠是为了（　）
   A. 减少不良反应
   B. 增强抗菌活性
   C. 防止过敏反应
   D. 促进磺胺类药吸收
   E. 延缓磺胺类药的排泄

4. 患者，女，38 岁，最近一段时间阴道瘙痒、分泌物增多，诊断为阴道滴虫病，治疗效果最佳的药物（　）
   A. 甲硝唑
   B. 利福平
   C. 红霉素
   D. 呋喃妥因
   E. 诺氟沙星

5. 小儿禁用喹诺酮类药物的原因在于该类药物易引起（　）
   A. 关节病变
   B. 胃肠道反应
   C. 过敏反应
   D. 肝功能损害
   E. 肾功能损害

二、简答题

1. 简述喹诺酮类药物的药理学共同特点。
2. 流行性脑脊髓膜炎首选什么药？为什么？

3. 甲硝唑有哪些作用与用途？

三、案例分析题

患者，男，10岁。因发热、咳嗽到医院就诊，诊断为急性支气管炎，处方：氧氟沙星注射液一次0.3g，一日2次，连续用药3天后，复诊时医师仍使用氧氟沙星注射液3天静滴。次日患者因病症未痊愈，到另一医院就诊。

请分析并回答：①医生给该患儿用药是否合理，依据是什么？②护士应采取哪些用药护理措施？③护士在用药护理中如何体现职业素养？

（张振莲）

书网融合……

| 重点小结 | 微课1 | 微课2 | 微课3 | 习题 |

PPT

任务五　抗结核药与用药护理

◎ 学习目标

1. 知识与技能　掌握异烟肼、利福平的作用特点、用途、不良反应；熟悉吡嗪酰胺、乙胺丁醇、链霉素的作用特点、用途，抗结核病药的用药原则；了解其他抗结核药。学会观察抗结核药的疗效和不良反应，妥善处理不良反应并指导合理使用抗结核病药。

2. 过程与方法　建议采用任务驱动教学法等，通过布置任务，引导学生收集资料，分组讨论及角色扮演等增强学习兴趣，培养学生自主学习和探究学习能力。

3. 情感态度与价值观　通过学习消除医务人员对结核病患者及家属的歧视，建立积极、细致、认真的服务意识和职业精神，提高严谨、熟练地实施用药护理能力及护士职业素养。

结核病是由结核分枝杆菌引起的慢性感染性疾病，可侵及全身多个脏器，以肺部受累最为常见（占各器官结核病总数的80%～90%）。抗结核病药是指能抑制或杀灭结核分枝杆菌，用于预防或治疗结核病的药物。目前临床用抗结核药种类较多，通常把疗效高、不良反应少、患者较易耐受的称为一线抗结核药物，包括异烟肼、利福平、吡嗪酰胺、链霉素、乙胺丁醇，疗效较差，毒性较大或临床经验不足的称为二线抗结核药物如对氨基水杨酸，新开发的喹诺酮类药物如氧氟沙星、左氧氟沙星等，氨基糖苷类药物如阿米卡星等，利福霉素类如利福喷汀、利福布汀、利福定等。

≫ 情境导入

情景描述 微课1　患者，男，40岁，近期感到周身无力，疲倦，发懒，不愿活动。手足发热，白天低热，夜间有盗汗且经常咳嗽，痰不多，有时痰中带有血丝。诊断为早期结核病，用药方案为：异烟肼0.2g，一日3次，利福平0.3g，一日3次，吡嗪酰胺0.25g，一日3次，乙胺丁醇0.25g，一日3次，用药后1周，患者发现尿液呈红色，皮肤红斑、胃部不适等。

任务要求　1. 该患者用药是否合理？为什么？

2. 分析患者用药后，为什么会出现以上反应？针对此患者，作为护士应如何进行用药护理？

3. 护士在对该患者用药护理的同时，还需做好哪些工作以助于患者恢复？

一、一线抗结核药

异烟肼

异烟肼（isoniazid，INH，雷米封）具有选择性高、杀菌力强、疗效高、毒性小、口服方便、价格低廉等优点。

【药理作用】 本药抗菌谱窄，对结核分枝杆菌有高度选择性，作用强大，具有杀菌作用，通过抑制结核分枝杆菌细胞壁合成脂质，使细胞壁的屏障作用降低，导致菌体死亡。

【临床用途】 本药用于治疗各种类型的结核病，为异烟肼敏感株而患者又能耐受的结核病首选药物。除预防或治疗早期轻症肺结核单用外，为增强疗效、缩短疗程、延缓耐药性的产生，需要与其他一线抗结核病药联用。对急性粟粒性结核和结核性脑膜炎需大剂量，必要时采用静脉滴注，静脉点滴时应新鲜配制。

【不良反应】

1. 神经系统毒性　长期或大剂量应用可导致周围神经炎和中枢神经症状，表现为四肢麻木、刺痛、震颤以及头痛、头晕、兴奋甚至惊厥、神经错乱等，同服维生素 B_6 可以防治该不良反应的发生。癫痫及精神病患者慎用。

2. 肝毒性　多为暂时性氨基转移酶升高，极少数人可发生黄疸，严重者可致肝细胞坏死。肝功能不良者慎用。

3. 过敏反应　偶见皮疹、药物热、粒细胞和血小板减少等。

4. 其他　因可抑制乙醇代谢，故用药期间不宜饮酒。

> 💡 **要点提示**
>
> 异烟肼的抗结核杆菌特点

利福平

利福平（rifampicin，R）是人工半合成的利福霉素类衍生物，口服吸收快而完全，但与食物、对氨基水杨酸等同服可减少其吸收，故需空腹服用，具有高效、低毒、口服方便等优点。

【药理作用】 本药抗菌谱广，对结核分枝杆菌、麻风杆菌、革兰阳性菌尤其耐药性金葡菌有较强的抗菌作用；对革兰阴性菌、某些病毒和沙眼衣原体也有抑制作用，其特异性抑制细菌依赖 DNA 的 RNA 多聚酶，阻碍 mRNA 的生成，从而呈现抗菌作用。单用易产生耐药性，与其他抗结核病药无交叉耐药。

【临床用途】 本药是目前治疗结核病最有效的药物之一，常与其他抗结核病药合用以增强疗效，防止耐药性的产生，治疗各种结核病及重症患者。也可用于耐药金黄色葡萄球菌及其他敏感菌引起的感染、沙眼和麻风病等。

【不良反应】

1. 胃肠道反应　常见恶心、呕吐、腹痛、腹泻等，一般不严重。

2. 肝损害　为主要不良反应，原有肝病或与异烟肼合用时较易发生，表现为黄疸、氨基转移酶升高、肝大等。

3. 过敏反应 偶见皮疹、药物热、血小板和白细胞减少等过敏反应及溶血性贫血等。对本药过敏患者禁用。

4. 用药后患者的粪、尿、泪、汗、痰、唾液、乳汁等可染成橘红色。

5. 其他 对动物有致畸作用，妊娠早期及哺乳期妇女禁用。

要点提示

利福平的抗菌作用机制

乙胺丁醇

乙胺丁醇（ethambutol，E）为人工合成抗结核药，口服吸收75%~80%，体内分布广泛，半衰期3~4小时。主要以原形经肾排泄，对肾脏有一定毒性，肾功能不全时可引起蓄积中毒，应减量。

【作用与用途】本药对繁殖期结核分枝杆菌有较强的抑制作用，对其他微生物基本无用。单用可产生耐药性，降低疗效。本药用于各型肺结核及肺外结核，特别适用于经链霉素和异烟肼治疗无效的患者。与异烟肼和利福平合用治疗初治患者，与利福平和卷曲霉素合用治疗复治患者。

【不良反应】乙胺丁醇在治疗剂量下不良反应少且轻。本药长期大剂量用药可致球后视神经炎，表现为弱视、视力下降、视野缩小、出现中央及周围盲点、红绿色盲。服药期间应做眼科检查，注意患者视力的变化及对红绿色的分辨力，出现异常应立即停药并给予大剂量的维生素B$_6$，数周至数月症状可自行消失。偶见胃肠道反应、过敏反应、肝功能损害、高尿酸血症等。本药对动物有致畸作用，怀孕早期妇女禁用，年幼或色觉不清者慎用。

吡嗪酰胺

吡嗪酰胺（pyrazinamide，Z）口服迅速吸收，广泛分布至全身各组织中。

【作用与用途】本药在酸性环境中对结核分枝杆菌有较强的抑制和杀灭作用，在中性、碱性环境中几乎无抑菌作用。对处于酸性环境中缓慢生长的吞噬细胞内的结核分枝杆菌是目前最佳杀菌药物。主要用于一线抗结核药产生耐药性的患者。单用易产生耐药性，与其他抗结核药无交叉耐药性，应与其他抗结核药联合应用。

【不良反应】主要是胃肠症状和过敏反应，长期大剂量应用时可发生严重肝损害，用药期间定期检查肝功能，肝功不全者禁用。其代谢物可抑制尿酸排泄，诱发痛风样关节炎，应注意患者关节症状，定期检查血尿酸情况，痛风患者慎用。

链霉素

链霉素（streptomycin，S）肌内注射吸收快而完全，主要分布于细胞外液，渗透性较好，可进入胸腔、腹腔、结核性空洞及干酪化脓腔，且可达有效药物浓度。

【作用与用途】为最早用于临床的抗结核病药，抗结核作用次于异烟肼和利福平。该药极性大，只分布于细胞外液，不易透过细胞膜、血-脑屏障，不易进入纤维化、干酪化和厚壁空洞病灶，对结核性脑膜炎疗效差。临床用于各型活动性结核病，如浸润性肺结核、粟粒性结核、肾结核等。单独使用易产生耐药性，多联合用药治疗重症结核病，如播散性肺结核、结核性脑膜炎等。

【不良反应】主要不良反应是耳毒性、肾毒性，相对较为严重，故作为替代治疗药物。

对氨基水杨酸

对氨水杨酸（para-aminosalicylic acid，PAS）口服吸收快而完全，广泛分布于全身组织、体液及干酪样病灶中，但不易透入脑脊液及细胞内。

【作用与用途】对氨基水杨酸对结核分枝杆菌抑菌作用较弱，仅作为辅助抗结核治疗药物。本品能竞争性抑制二氢叶酸合成酸，不单独用于肺结核的治疗。因耐药性出现缓慢，与其他抗结核病药合用，可以增强疗效并延缓耐药性的发生。

【不良反应】本药口服对胃刺激性大，饭后服用或加服抗酸药可以减轻反应，胃十二指肠溃疡者禁用。易在尿中析出结晶而损害肾脏，加服碳酸氢钠碱化尿液可防止。剂量过大可抑制凝血酶原生成，与口服抗凝血药合用时应注意出血。本品不能与利福平同时服用。

> **要点提示**
>
> 常用抗结核病药的种类及主要的不良反应

二、其他抗结核药

其他抗结核药的作用、用途及不良反应见表 11 – 5 – 1。

表 11 – 5 – 1　其他抗结核药

药物名称	作用与用途	不良反应
异烟腙	作用及适应证同异烟肼，毒性较小，服用量较大，与其他抗结核病药联合应用治疗耐异烟肼的结核病	同异烟肼
乙硫异烟胺	抗菌作用强于链霉素，次于异烟肼，但毒性较大，用于耐异烟肼、链霉素的结核病患者	胃肠道反应、肝功能异常
利福喷汀	作用与用途同利福平，体外抗菌活性比利福平强 2～10 倍，疗效比利福平高约 6 倍	不良反应与利福平相同，但较轻微
卷曲霉素	抑制结核分枝杆菌，用于结核病复治	耳毒性、肾毒性
利福布汀	抗菌作用同利福平，临床试用于不同类型的结核病患者	胃肠道反应，肝损害，白细胞减少、关节痛等
卡那霉素	作用同链霉素，临床仅用于对一线药耐药的结核病患者	耳毒性、肾毒性
氧氟沙星	与利福平、异烟肼及二线药联合治疗多药耐药结核病	胃肠道反应、肝肾衰竭等

拓展提升

异烟肼——被遗忘四十年之后　微课 2

结核病是由结核分枝杆菌引起的慢性传染性疾病，曾在全世界范围内广泛流行，夺去了数亿人的生命。

1912 年，梅耶尔（Hans Meyer）和莫里（Josef Mally）首次合成异烟肼，并作为抗抑郁药应用，但因其有较强的肝脏毒性而退市。在被遗忘了约 40 年之后，研究人员发现了异烟肼的抗结核分枝杆菌活性。并于 1952 年上市，商品名为雷米封。异烟肼与其他抗结核药联合应用，使肺结核的治愈率提高到 90%～95%。加之卡介苗的问世，全球肺结核患病率在 20 世纪 60 年代之后大幅减少。

请结合拓展素材和资源，以人类治疗结核病的艰苦历程为例，思考讨论，并开展合理用药宣教工作，进一步培养科学精神和职业素养。

三、抗结核药的应用原则

结核病的化学药物治疗应选择统一标准方案，分别适用于初治、复治的结核病患者，同时坚持"早期用药、联合用药、足量用药、规律用药、全程督导"的基本原则。

1. 早期用药　结核病早期，结核分枝杆菌正处于繁殖阶段，对药物敏感。加上结核病变的早期多为渗出性反应，病灶局部血液循环无障碍，有利于药物渗入病灶，血药浓度高。所以，早期用药，疗效显著。

2. 联合用药　单用一种抗结核药，结核分枝杆菌极易产生耐药性。临床常将两种或三种抗结核药联合应用，以提高治愈率、降低复发率、降低毒性、减缓耐药性产生。

边学边练

微课3　请同学们通过网络搜索有关知识，结合本任务思考讨论：①结核病为什么要采用联合化疗？②是否感染性疾病都需要联合用药，为什么？

参考答案

3. 规律用药　严格按照治疗方案要求规律用药，不漏服，不重服，不自行停药，以免耐药菌产生和发生严重不良反应。

4. 适量用药　药物剂量不足，难以达到有效浓度，且易产生耐药性；剂量过大，易发生药物毒副反应。

5. 全程督导　结核病为慢性病，需长期治疗。严格按照选定的治疗方案，保证完成规定的治疗期，提高治愈率和减少复发率。

岗位对接

【任务解析】

1. 该方案用药不合理，药物剂量不合理，同时没有注意不良反应的防控如异烟肼与维生素 B_6 的合用。

2. 用药后出现尿液红色、皮肤红斑、胃部不适等，分别与利福平、乙胺丁醇、异烟肼等引起的不良反应有关。护士用药前应指出不合理用药如剂量、联合用药等，用药后应交待药物可能出现的不良反应及注意事项。

3. 告知患者清淡饮食，服药期间勿食酸冷食物；严格执行处方剂量及给药途径、遵循治疗原则；加强沟通交流，提高依从性，帮助患者规律正确用药，正视疾病，树立治疗信心。

【用药护理程序】

用药前	用药评估	①阅读医嘱或处方：明确用药目的、药品名称、规格、数量、剂量等相关信息 ②健康评估：观察患者健康状况和精神状态，了解既往病史、过敏史、治疗史等 ③用药禁忌评估：妊娠期及哺乳期妇女、新生儿、婴儿、12岁以下儿童、肝功能严重减退、造血功能障碍患者，糖尿病已经发生眼底病变者以及对本类药物过敏者禁用，痛风、视神经炎者慎用 ④用药情况评估：是否用过抗结核药，种类，联合用药情况，时间，疗程，不良反应等
	调配药品	①异烟肼片剂 0.05g、0.1g、0.3g，成人 每日顿服 5mg/kg，最大日剂量为300mg/d；或每周服药 2～3 次，每次15mg/kg，最大剂量900mg/d。儿童每日顿服 10～15mg/kg，最大日剂量为300mg/d；或每周服药 2～3 次，每次20～40mg/kg，最大剂量为900mg/d。注射液 0.1（2ml）肌内注射、静脉注射或静脉滴注 ②其他药品及制剂参见相关项目任务
	提示建议	①结核病应由专科医护人员实施治疗，联合用药，须有规定的治疗方案及疗程要求 ②应提前告知患者大剂量或长期应用可出现转氨酶增高、恶心、呕吐、食欲减退等不良反应，提高其用药依从性 ③未明事项应查阅药品说明书或向医师、药师等反馈

327

用药中	护理问题	①患者的咳嗽、咳痰、发热等症状的变化与解释 ②与药物不良反应有关症状的判定与处理 ③药物正确的给药方法和疗程等 ④其他可能影响疗效的问题等
	护理措施	①遵医嘱或处方，严格执行处方剂量及给药途径、遵循治疗原则 ②密切关注用药反应，结核感染症状是否得到有效控制 ③严防肝损害等严重不良反应和耐药性的发生 ④加强沟通交流，提高依从性，帮助患者规律正确用药
	监护要点	①按结核病治疗方案或临床指南合理用药 ②掌握正确给药方法及用药时间，如清晨空腹顿服，提高用药依从性 ③加强不良反应观察、干预和处置，如定期检查肝功能，及时调整治疗方案，避免长期治疗产生严重不良反应
用药后	健康宣教	①适度介绍药物治疗方案和治疗原则，帮助患者正视疾病，树立信心，缓解焦虑，积极配合治疗 ②建议加强对传染病防治常识了解
	评价效果	①全身症状低热、乏力、盗汗等是否减轻 ②呼吸系统症状咳嗽咳痰、咯血、胸痛等是否缓解 ③痰结核分枝杆菌数量是否下降
	回顾总结	①整理物品、记录资料，回顾合理使用抗结核病药物的要点 ②小结本任务用药护理心得，查找不足，制订改进措施等

学习小结

　　本任务主要介绍了异烟肼、利福平及用药护理，其中重点是异烟肼、利福平的作用特点、用途、不良反应，难点是异烟肼、利福平的药理作用。可采取任务驱动教学法完成学习目标；培养学生自主学习和探究学习能力。

目标检测

答案解析

一、单项选择题

1. 异烟肼的主要不良反应是（　　）

　　A. 周围神经炎　　　　　　　　B. 骨髓抑制　　　　　　　　C. 中枢抑制、嗜睡

　　D. 损伤第Ⅷ对脑神经　　　　E. 过敏反应

2. 一线抗结核药不包括（　　）

　　A. 丙硫异烟胺　　　　　　　　B. 链霉素　　　　　　　　C. 吡嗪酰胺

　　D. 异烟肼　　　　　　　　　　E. 利福平

3. 利福平抗结核分枝杆菌的作用机制是（　　）

　　A. 抑制二氢叶酸还原酶　　　　　　　　B. 抑制蛋白质合成

　　C. 抑制结核分枝杆菌合成　　　　　　　D. 抑制结核分枝杆菌叶酸的代谢

　　E. 抑制 RNA 多聚酶

4. 连续大量使用导致球后视神经炎的药物有（　　）

    A. 利福平　　　　　　　　B. 吡嗪酰胺　　　　　　　C. 链霉素

    D. 异烟肼　　　　　　　　E. 乙胺丁醇

5. 长期应用可损害听力的抗结核药是（　　）

    A. 利福平　　　　　　　　B. 异烟肼　　　　　　　　C. 乙胺丁醇

    D. 链霉素　　　　　　　　E. 吡嗪酰胺

二、简答题

1. 一线抗结核药有哪些？各有什么特点？

2. 抗结核药的应用原则有哪些？

3. 简述异烟肼的用途、不良反应与注意事项。

三、案例分析题

患者，女，30 岁。2 个月来午后低热、盗汗、食欲不振、乏力、消瘦。近 1 周高热、咳嗽、咳痰、伴咯血。胸部 X 线检查示右肺上叶有片状模糊阴影，PPD 试验注射 2 个单位，硬结直径 1cm。医生诊断该患者患有肺结核，拟采取异烟肼与利福平联合使用治疗。

请分析并回答：①异烟肼与利福平联合使用是否合理？依据是什么？②护士应采取哪些用药护理措施？③在对结核病患者进行用药护理中，如何体现专业精神和职业素养？

（张振莲）

书网融合……

重点小结　　　微课1　　　微课2　　　微课3　　　习题

任务六　抗真菌药与用药护理

PPT

学习目标

    1. 知识与技能　掌握两性霉素 B、氟康唑的作用、用途、不良反应和用药护理程序；熟悉克霉唑、酮康唑、伊曲康唑、制菌霉素、氟胞嘧啶、特比萘芬的特点；了解卡泊芬净等新型抗真菌药的应用。学会观察抗真菌药物的疗效及不良反应，综合分析、判断及采用相应护理措施，对真菌治疗药物开展健康宣教工作。

    2. 过程与方法　建议采用任务驱动教学法等，通过布置任务，引导学生收集资料，分组讨论及角色扮演等增强学习兴趣，培养学生自主学习和探究学习能力。

    3. 情感态度与价值观　通过学习具有关心帮助真菌感染患者，建立积极、细致、认真的服务意识和职业精神，提高严谨、熟练地实施用药护理能力及护士职业素养。

抗真菌药是指特异性抑制真菌生长、繁殖或杀灭真菌的药物，用于治疗真菌感染性疾病。临床上将真菌感染一般分为浅表真菌感染和深部真菌感染。浅表真菌病通常是由各种癣菌引起，主要侵犯皮肤、毛发、指（趾）甲等，引起各种癣症，发病率高，易复发，但一般不危及生命，治疗药物有灰黄霉素、制霉素等。深部真菌感染主要由念珠菌、隐球菌、组织胞浆菌等引起，主要侵犯内脏器官和深部组织，引起系统感染如鹅口疮，呼吸系统、消化系统、神经系统的真菌感染，甚至真菌性败血症，发病率低，但危险性大，常危及生命。治疗药物有两性霉素 B、卡泊芬净等。有些真菌如念珠菌，既能引起浅部真菌病，又能引起深部真菌病。

💡 知识链接

真菌与细菌的区别

真菌与细菌两者是有较大差别的，主要体现在以下几点。

1. 细菌是属于原核型细胞的单细胞生物，没有真正的细胞核；真菌有核膜包围形成的细胞核，属于真核生物。而且真菌既有单细胞型，也有多细胞型。

2. 细菌细胞壁的主要成分是肽聚糖，真菌细胞壁的主要成分是几丁质，性质上有很大差异。这也是新药研制的设计思路之一。

3. 细菌细胞器只有核糖体。而真菌除具有核糖体外，还有内质网、高尔基体、线粒体、中心体等多种细胞器。

常用的抗真菌药主要有抗生素类抗真菌药如两性霉素 B、制霉菌素、灰黄霉素等；唑类抗真菌药又包括咪唑类和三唑类，咪唑类如克霉唑、咪康唑等，三唑类如伏立康唑、泊沙康唑、拉夫康唑等；丙烯胺类如特比萘芬、布替萘芬、萘替芬；嘧啶类如氟胞嘧啶。其他新型抗真菌药可分为：棘白菌素类抗真菌药如卡泊芬净、米卡芬净、阿尼芬净；硫脲类抗真菌药，如利拉萘酯、托西拉酯、硫双萘酯；吗啉类抗真菌药，如阿莫罗芬。也可以按照用途分为抗浅部真菌感染药和抗深部真菌感染药两类。

≫ 情境导入

情景描述 📱微课1　患者，女，43 岁，4 个月前因咳嗽、咳痰，呼吸困难，加重伴发热入院诊断为肺炎，给予头孢类抗生素抗感染治疗，病情好转后出院。1 个月前再次出现咳嗽加重，咳出黄色黏痰，易咳出，伴有呼吸困难，自行抗感染治疗 3 天，病情稍有好转，再次入院，诊断为"肺炎"，给予静脉点滴莫西沙星和口服伊曲康唑等治疗后好转，出院后一直服用伊曲康唑。1 天前再次出现咳嗽、咳痰、呼吸加重，体温高达 38℃。既往糖尿病 1 年，未系统监测血糖，使用胰岛素控制血糖。胃溃疡一直服抑制胃酸的药物。

任务要求　1. 说明患者反复出现上呼吸道感染原因。

2. 说明患者既往史对患者用药的影响并进行用药护理。

3. 护士在对该患者用药护理的同时，还需做好哪些工作以助于患者恢复？

一、抗生素类抗真菌药

两性霉素 B

两性霉素 B（amphotericin B）口服、肌内注射均难吸收，需静脉给药。生物利用度仅为 5%，不易透过血脑屏障，脑脊液中的浓度低，脑膜炎时需鞘内注射。主要在肝内代谢，药物在体内消除缓慢。

【作用与用途】本药为广谱抗真菌药，对多种深部真菌如新型隐球菌、球孢子菌、隐球菌、曲霉菌、白念珠菌及荚膜组织胞浆菌等有强大抑制作用，高浓度时有杀菌作用。抗真菌机制为选择性与真菌细胞膜上的麦角固醇结合，增加膜的通透性，导致胞内重要物质外漏，真菌死亡，对细菌无效。

要点提示

两性霉素 B 的不良反应

本药是治疗深部真菌感染的主要药物之一。用于各种真菌性肺炎、脑膜炎、心内膜炎等。口服仅用于肠道真菌感染。局部应用可治疗皮肤、指甲及黏膜等浅部真菌感染。

【不良反应】多见且严重，应住院应用。静脉滴注时可出现寒战、高热、头痛、恶心、呕吐等，静脉滴注过快可引起惊厥、心律失常。约80%的用药者出现肾损害，表现为蛋白尿、管型尿、血尿素氮升高。亦可出现肝损害、听力损害、低血钾、贫血等。

制霉菌素

制霉菌素（nystatin）为多烯类广谱抗真菌抗生素，对白念珠菌的抗菌活性最强，对隐球菌、滴虫有抑制作用。对皮肤癣菌无作用。口服不吸收，用于防治消化道念珠菌感染。局部用药对口腔、皮肤、阴道念珠菌病有效。静脉给药毒性过大，故不用于全身感染。较大剂量口服时，可有恶心、呕吐、腹泻等。局部用药刺激性小，阴道用药可见白带增多。

灰黄霉素

灰黄霉素（griseofulvin）为治疗浅部真菌感染的抗生素。口服易吸收，油脂食物可促进其吸收。脂肪、皮肤、毛发等组织中的分布含量高，能渗入并储存在皮肤角质层、毛发及指（趾）甲角质内，抵御真菌继续入侵。

对各种皮肤癣菌有较强的抑制作用，但对深部真菌无效。主要口服用于头癣、体癣、股癣、甲癣等癣病的治疗，以头癣疗效最好。对指（趾）甲癣疗效较差。因本药不直接灭菌，需服用数月直至被感染的皮肤、毛发或指甲脱落方可治愈。本药不易透过表皮角质层，故外用无效。

不良反应较多见，常见恶心、腹泻、皮疹、头痛、白细胞计数减少等。孕妇、哺乳期妇女禁用。

二、唑类抗真菌药

唑类抗真菌药包括咪唑类和三唑类两大类，是目前应用最广泛的抗真菌药之一。

克霉唑

克霉唑（clotrimazole）是最早应用的咪唑类药物。抗真菌作用与两性霉素 B 相似。口服吸收不规则，毒性大，仅局部用于治疗浅表真菌病或皮肤黏膜的念珠菌感染，如体癣、手足癣及阴道炎等，对头癣无效。局部用药不良反应少见。

酮康唑

酮康唑（ketoconnazole）属于咪唑类抗真菌药，是第一个对浅部、深部真菌均有效的药物，由于口服的肝毒性较大，全身用药受限，多为外用。临床应用同咪康唑，多用于各种真菌、酵母菌引起的皮肤黏膜感染，由于对皮肤角质层的穿透力较强，作用部位持续时间较长、疗效较高。

不良反应多见，主要有胃肠道反应、肝损伤、性激素代谢紊乱、皮疹等。

氟康唑

氟康唑（fluconazole）属于三唑类抗真菌药，具有广谱、高效、低毒的特点。对白念珠菌、新型隐球菌、皮炎芽生菌、荚膜组织胞浆菌及多种皮肤癣菌抗菌作用均较明显。体内抗菌活性强度是酮康唑的10~20倍，口服和静脉给药均有效。主要用于治疗各种念珠菌、新型隐球菌引起的脑膜炎及艾滋病患者口腔、消化道念珠菌感染。还可用来治疗各种皮肤癣、甲癣。也可用来预防器官移植、白血病、白细胞减少等患者出现的真菌感染。

本药毒性较低，常见胃肠道反应，偶见脱发、一过性的尿素氮、肌酐及转氨酶升高。禁用于哺乳期妇女与儿童，妊娠期妇女慎用。

伊曲康唑

伊曲康唑（itraconzole）属三唑类衍生物，广谱抗真菌药。主要应用于深部真菌感染，对孢子菌、芽生菌、组织胞浆菌、曲霉菌、隐球菌感染均有明显疗效。也可用于浅表真菌感染，如体癣、股癣、手足癣、指甲（趾）癣等。不良反应较轻，主要表现为胃肠道反应、头痛、皮肤瘙痒等，偶见一过性转氨酶升高，有一定的心脏毒性。

伏立康唑

伏立康唑（voriconazole）是新型三唑类药，具有广谱抗真菌作用，对曲霉菌具有杀菌作用。有口服及静脉用制剂，口服吸收完全，生物利用度为96%。可治疗侵袭性曲霉病、念珠菌感染以及其他抗真菌药治疗无效或不能耐受的足放线病菌、镰孢菌属所致的严重感染。不良反应较两性霉素B明显少见，主要是视觉异常，血清转氨酶升高等。

三、丙烯胺类抗真菌药

特比萘芬

特比萘芬（terbinafine）为合成的烯丙胺类抗真菌药，作为第二线药使用。具有选择性高、杀菌作用强、抗菌谱广、毒性低等特点。对各种浅表真菌如表皮癣菌属、小孢子菌属、毛癣菌属等作用强，对白念珠菌作用稍差。可应用于体癣、股癣、手足癣及甲癣的治疗。不良反应较少，有胃肠反应、头痛等，也可出现荨麻疹及一过性转氨酶升高。

四、嘧啶类抗真菌药

氟胞嘧啶

氟胞嘧啶（flucytosine）为嘧啶类抗真菌药，口服吸收良好，分布广泛，可透过血脑屏障。对隐球菌、念珠菌和拟酵母菌等抗菌活性高，主要用于念珠菌和隐球菌感染，单用易产生耐药性，与两性霉素B合用可产生协同效应。不良反应较少，主要为胃肠道反应，表现为恶心、呕吐、腹泻等。有骨髓抑制作用，导致白细胞、血小板减少。孕妇禁用。

五、其他新型抗真菌药

卡泊芬净

卡泊芬净（caspofungin）是首个全新类型的棘白菌素类抗真菌药物，其作用机制为阻止真菌细胞壁的形成。对一些组织胞浆菌、粗球孢子菌、皮炎芽生菌等也有抑制作用。本品口服不吸收，不易透过血脑屏障，需要静脉滴注给药，血浆蛋白结合率 96%，半衰期 10 小时。主要用于侵袭性念珠菌及不能耐受或其他抗真菌药物疗效不佳的曲霉菌。在治疗念珠菌病时，卡泊芬净的疗效与两性霉素 B 相似，而毒性更低。

不良反应有发热、恶心、呕吐以及皮肤潮红。其他有头痛、腹痛、腹泻、皮疹和瘙痒等。可有肝功能异常以及低白蛋白、低钾、白细胞减少、血小板减少、中性粒细胞减少、嗜酸性粒细胞增多等。

阿尼芬净

阿尼芬净（anidulafungin）较同类药物有更广谱的抗菌活性。静脉注射用于治疗侵袭性念珠菌病和念珠菌血症的成人患者，也适用于其他类型的念珠菌感染如腹腔脓肿、腹膜炎和食管念珠菌病。本药不良反应少。

利拉萘酯

利拉萘酯（liranaftate）与托西拉酯、硫双萘酯相比，抗真菌作用更强，抗菌谱更广。研究表明皮肤癣菌、暗色真菌、双向真菌、其他霉菌和酵母菌有抗菌活性。

阿莫罗芬

阿莫罗芬（amorolfine）具有较广谱的抗菌活力，不仅抑制真菌，有些甚至具有杀灭真菌的作用，其中对白念珠菌和皮肤癣菌的杀菌活力尤佳。本品仅供外用，用于治疗浅部真菌病。不良反应小，极少数有局部刺激感、瘙痒感、局部发红等。

✂ 边学边练

请同学们说出平时常见的皮肤真菌感染有哪些表现？常用哪些抗真菌药？如何正确使用？

参考答案

⚙ 拓展提升

多重耐药菌感染引发的思考 e 微课

耳念珠菌（candida auris）是 2009 年被发现的病原性真菌，具有多重耐药性。其能引起侵袭性感染，病死率高，曾发生多次聚集性严重感染事件。研究表明，激素滥用、免疫功能低下、抗生素滥用等会导致真菌感染日益增多，而不合理使用抗真菌药会导致耐药现象越来越多，对人类健康造成威胁。

请结合拓展素材思考讨论如何正确使用抗真菌药，并进一步培养专业精神和职业素养。

岗位对接

【任务解析】

1. 患者有既往糖尿病史，机体免疫力低下容易继发真菌感染，导致反复出现上呼吸道感染症状。

2. 患者先后两次入院，使用抗感染药治疗，均未做痰病原菌的培养，完全凭经验治疗，属于不合理用药。既往糖尿病史，血糖未系统监测，按 1 型糖尿病使用胰岛素进行治疗实有不妥。胃溃疡病史，抑制胃酸分泌的药物会降低抗真菌药物伊曲康唑的血药浓度，影响其治疗效果。在用药护理过程中要注意此问题。

3. 应与患者加强沟通交流，使其明白胃酸降低时可影响本药吸收，服用抑酸药后至少间隔 2 小时；该药不推荐给妊娠期、哺乳期妇女使用；按疗程规律服用等。

【用药护理程序】

用药前	用药评估	①阅读医嘱或处方：明确用药目的、药品名称、规格、数量、剂量等相关信息 ②健康评估：有无慢性消耗性疾病、血液病等 ③用药禁忌评估：妊娠哺乳期、肝肾功能不全等慎用
	调配药品	①伊曲康唑分散片/胶囊：0.1g，每次100mg 或 200mg，按疗程服用，用于治疗外阴阴道念珠菌病、花斑癣、皮肤真菌病、真菌性角膜炎和口腔念珠菌病、甲真菌病、系统性真菌感染；注射液：25ml∶0.25g，静脉滴注 ②其他药品及制剂参见相关项目任务
	提示建议	①真菌感染分为浅部和深部，需准确掌握不同用药要求 ②部分抗真菌药不良反应较重，应加以注意 ③未明事项应查阅药品说明书或向医师、药师等反馈
用药中	护理问题	①患者的真菌感染控制情况，如体温、血常规、血压等变化，是否发生治疗失败或耐药性 ②与药物不良反应有关症状的处理 ③药物正确的给药方法和疗程等 ④其他可能影响疗效的问题等
	护理措施	①遵医嘱或处方严格掌握剂量及给药途径，并注意观察体温、血常规、血压等变化 ②密切关注患者的用药反应，症状是否得到改善 ③反复在同一部位给药可导致皮肤硬结，注射部位必须轮换
	用药要点	①根据真菌感染类型不同，选择药物和给药方式 ②如真菌感染治疗效果差，可依据敏感菌培养试验及时更换药物或联合用药 ③加强不良反应观察和处置
用药后	健康宣教	①适度介绍真菌感染的药物治疗方案和康复常识，帮助缓解患者焦虑，积极配合治疗 ②高危人群应减少空气中曲霉菌的吸入 ③勤洗手、不吸烟、保持室内清洁、干燥 ④不宜进入花园、建筑工地等曲霉菌高污染的区域
	评价效果	①感染症状是否缓解，如咳嗽、黏痰、呼吸不畅等 ②有无药物的不良反应发生，如头痛、眩晕、恶心等
	回顾总结	①整理物品、记录资料，回顾合理使用伊曲康唑等药物的要点 ②小结本任务用药护理心得，查找不足，制订改进措施等

学习小结

本任务主要介绍了两性霉素 B、氟康唑及用药护理，其中重点是两性霉素 B、氟康唑的作用、用途、不良反应和用药护理程序，难点是抗菌范围。可采取任务驱动教学法、讨论、角色扮演方法，完成学习目标；实现对本章内容的更好学习。

目标检测

答案解析

一、单项选择题

1. 对浅部和深部真菌感染都有效的药物是（ ）

    A. 制菌霉素   B. 两性霉素 B   C. 氟胞嘧啶

    D. 氟康唑   E. 特比萘芬

2. 下列属于新型抗真菌药物的是（　　）

    A. 氟胞嘧啶   B. 氟康唑   C. 伊曲康唑

    D. 特比萘芬   E. 卡泊芬净

3. 在静脉滴注时常见寒战、高热、呕吐的抗真菌药物是（　　）

    A. 氟胞嘧啶   B. 氟康唑   C. 伊曲康唑

    D. 特比萘芬   E. 两性霉素 B

4. 两性霉素 B 的特点是（　　）

    A. 口服易吸收

    B. 对细菌无效

    C. 与真菌细胞膜的麦角固醇结合，增加膜通透性

    D. 是治疗深部真菌感染的常用药物

    E. 有严重肾损害

5. 下列属于抗真菌药的是（　　）

    A. 阿昔洛韦   B. 庆大霉素   C. 伊曲康唑

    D. 阿莫西林   E. 碘胺嘧啶

二、简答题

1. 抗真菌药的分类及其代表药是什么？

2. 目前新型抗真菌药有哪些？

3. 两性霉素 B 和氟康唑的主要特点各是什么？如何进行用药护理？

三、案例分析题

    患者，女，11 岁。因手臂丘疹到医院就诊。自述瘙痒已经持续几天，并且丘疹越来越大，家里其他成员没有此类情况。患者没有发热和其他症状，最近没有食用新的食物、服用新的药物或者使用新的洗手液或肥皂。检查皮肤可以看到右前臂有多个五分钱硬币大小的圆形斑疹，可见红色突起的边界，中心清楚，其他检查正常。诊断为体癣。处方：克霉唑乳膏局部外用。

    请分析并回答：①医生的药物处置是否合理？依据是什么？②护士应采取哪些用药护理措施？③护士在上述用药护理中如何体现职业素养？

（张振莲）

书网融合……

重点小结   微课 1   微课 2   微课 3   习题

任务七　抗病毒药与用药护理

PPT

◎ 学习目标

1. 知识与技能　掌握利巴韦林、阿昔洛韦的作用、用途、不良反应和用药护理程序；熟悉干扰素、拉米夫定的应用；了解其他抗病毒药的特点及用途。学会观察抗病毒药物的疗效、不良反应，综合分析、判断，并认真实施用药护理程序，开展健康宣教工作。

2. 过程与方法　建议采用任务驱动教学法等，通过布置任务，引导学生收集资料，分组讨论及角色扮等方式增强学习兴趣，培养学生自主学习和探究学习能力。

3. 情感态度与价值观　通过学习培养关心帮助传染病患者，消除对肝炎、艾滋病患者的歧视，建立积极、细致、认真的服务意识和职业精神，提高严谨、熟练地实施用药护理能力及护士职业素养。

≫ 情境导入

情景描述 [e]微课1　患者，女，28 岁，自述全身乏力、食欲不振，有时伴有肝区不适，其母亲是乙型肝炎患者，经医生诊断慢性乙型肝炎。无抗病毒治疗史，初始药物选择拉米夫定 100mg，建议每 3 个月检测病毒载量。感觉良好，病毒载量持续下降，1 年后继续拉米夫定治疗，每 3 个月接受随访。在随访过程中，对其耐药性进行检测表现为耐药，建议合并拉米夫定与阿德福韦治疗。

任务要求　1. 说明患者感染慢性乙型肝炎病毒最可能的原因。

2. 指出给患者使用药物是否合理，并进行合理的用药护理。

3. 护士在对该患者用药护理的同时，还需做好哪些工作以助于患者恢复？

病毒性疾病是人类主要的传染病之一，传播极为广泛，发病率高，病毒种类繁多，引起不同类型的病毒感染，形成急性流行性或慢性感染，有的还会诱发肿瘤，严重危害人类健康。抗病毒药物的根据主要临床药效分为：①抗疱疹病毒类药；②抗流感病毒类药；③抗人类免疫缺陷病毒（HIV）药物；④抗病毒性肝炎药物。有些药物对多种病毒有效，临床应用于多种疾病，如利巴韦林可用于治疗流感、呼吸道合胞病毒、出血热和丙型肝炎等；抗 HIV 药物拉米夫定也用于抗乙型肝炎等。

💡 拓展提升

病毒与疾病 [e]微课2

病毒由一个核酸长链和蛋白质外壳构成，个体微小，结构简单，只含一种核酸（DNA 或 RNA），必须在活细胞内寄生并以复制方式增殖的非细胞型的微生物。因其没有自己的代谢机制和酶系统，只能依靠宿主细胞的物质和能量生活并产生子代病毒。病毒的这一生物学特性导致其致病力比较特殊。一方面，病毒感染正常细胞后会激活自身免疫系统，产生免疫应答，故多具有自限性；另一方面，直接作用于病毒的化疗药物往往疗效欠佳，则易发生耐药性，需联合用药以提高疗效。

请结合拓展素材思考讨论病毒与疾病的关系，并培养科学精神和职业素养。

一、抗疱疹病毒类药

抗疱疹病毒类药目前常用碘苷、三氟胸苷、环胞苷、阿糖腺苷、阿昔洛韦、更昔洛韦、西多福韦和福韦米生等。

碘苷

碘苷（idoxuridine，疱疹净）为抗 DNA 病毒药物，通过竞争性抑制 DNA 合成酶，从而抑制病毒的繁殖，对 RNA 病毒无效。全身作用时毒性大，目前已不用。临床仅限于局部外用，治疗单纯疱疹病毒引起的急性疱疹性角膜炎和其他疱疹性眼病，但易耐药和复发。局部用药时可引起刺痛、痒、结膜炎、水肿等。

阿糖腺苷

阿糖腺苷（vidarabine，ara－A）为嘌呤类衍生物，具有广谱抗病毒作用。本药可用于单纯疱疹病毒脑炎、新生儿单纯疱疹病毒感染及免疫缺陷患者的水痘和带状疱疹病毒感染，但目前上述适应证大多数已被阿昔洛韦所取代，后者更安全有效。局部用药可治疗单纯疱疹病毒角膜炎。

常见不良反应有消化道反应，静脉注射时可出现震颤、共济失调、眩晕等神经系统反应。动物实验有致畸和致突变作用，孕妇、婴儿禁用。

阿昔洛韦

阿昔洛韦（aciclovir，ACV，无环鸟苷）具有广谱抗疱疹病毒作用，对单纯疱疹病毒、水痘带状疱疹病毒和 EB 病毒有强大抑制作用，是治疗单纯疱疹病毒感染的首选药。临床上局部用于治疗疱疹性角膜炎、单纯疱疹和带状疱疹，静脉给药可用于治疗疱疹性脑膜炎、生殖器疱疹，在免疫缺陷或免疫抑制患者可预防单纯疱疹病毒、水痘和带状疱疹病毒感染的发生。与免疫调节剂（α－干扰素）合用应用于乙型肝炎。

常见胃肠道反应，偶有皮疹和头痛。静脉给药偶有局部刺激症状、静脉炎。孕妇禁用。

更昔洛韦

更昔洛韦（ganciclovir）对巨细胞病毒抑制作用强，对单纯疱疹病毒和带状疱疹病毒抑制作用与阿昔洛韦相近。因对骨髓抑制作用较强，发生率高，临床上只用于严重巨细胞病毒感染的治疗和预防。用药期间注意监测血常规。

二、抗流感病毒类药

由于流感病毒变异较快，缺乏特异性的抗流感病毒类药，目前主要应用的有利巴韦林、金刚烷胺、金刚乙胺、扎那米韦、奥司他韦等。

利巴韦林

利巴韦林（riavirin，三唑核苷，病毒唑）为广谱抗病毒药。对多种病毒包括 DNA 病毒和 RNA 病毒均有抑制作用。抗 RNA 病毒作用较强，对甲型、乙型流感病毒最敏感，对呼吸道合胞病毒、副流感病毒、麻疹病毒、拉萨热病毒、甲型肝炎病毒（HAV）和丙型肝炎病毒（HCV）等均有抑制作用。本药气雾吸入用于幼儿呼吸道合胞病毒性肺炎和支气管炎，也可用于

> 💡 **要点提示**
>
> *抗流感病毒药物的代表药*

流感，其他病毒感染则通过静脉给药进行治疗。对甲型及丙型肝炎有一定疗效，治疗丙肝时常与α-干扰素合用。不良反应主要有胃肠道反应，血清胆红素升高，大剂量长期应用可引起贫血、白细胞减少。有致畸作用，孕妇禁用。

金刚烷胺

金刚烷胺（amantadine）能特异性抑制甲型流感病毒，但对乙型流感病毒无效。临床上主要用于甲型流感的预防，在流行期用药可使发病率减少50%～90%。金刚烷胺还可用于治疗帕金森病。不良反应有恶心、头痛、焦虑、眩晕、失眠及注意力分散等。

✕ 边学边练

请同学们查找相关资料讨论：①含有金刚烷胺的复方感冒制剂有哪些？②治疗感冒的复方制剂中金刚烷胺起了哪些作用？

参考答案

奥司他韦

奥司他韦（oseltamivir phosphate）口服不受食物影响，吸收迅速，半衰期6～10小时。用于预防和治疗甲型和乙型流感，对禽流感病毒H5N1有效。不良反应主要有恶心和呕吐，部分有失眠、头痛、头晕等。

三、治疗 HIV 感染的药物

（一）逆转录酶抑制药

本类药物是目前最常用的抗HIV药，分为核苷类逆转录酶抑制剂（NRTIs）和非核苷类逆转录酶抑制剂（NNRTIs），代表药物有齐多夫定、替诺福韦、恩曲他滨、去羟肌苷、司他夫定、拉米夫定等。

齐多夫定

齐多夫定（zidovudine，AZT）属于NRTIs，是1987年获准的第一个用于治疗艾滋病的核苷类药物。本药为脱氧胸苷衍生物，竞争性抑制RNA逆转录酶，抑制HIV的转录过程，并能插入到病毒DNA链中而抑制DNA链的延长，发挥抑制病毒复制的作用。通过抑制病毒的逆转录酶，可降低HIV感染者发病率，延长其生命，也可减少母婴垂直感染。

本药为HIV感染者和艾滋病（AIDS）患者各类治疗方案的组合药物之一，单独使用容易产生耐药性，与其他核苷类和非核苷类HIV逆转录酶抑制剂合用可获较好疗效。对于已怀孕的感染者，需从怀孕第14周给药至第34周。此外，齐多夫定也能治疗HIV诱发的痴呆、血小板减少症等。

最常见的不良反应是骨髓抑制，可出现贫血、中性粒细胞减少和血小板减少等，也可有胃肠道反应、头痛等。剂量过大可出现焦虑、精神错乱、震颤。肝功能不全者更易发生不良反应。

替诺福韦

替诺福韦（tenofovir disoproxil fumarate，TDF）属于NRTIs，临床常用富马酸替诺福韦二吡呋酯。口服生物利用度为25%，血浆半衰期为17小时，98%的药物以原形从肾脏排出。本药主要对HIV-1病毒有较强抑制作用，也可抑制乙型肝炎病毒的复制。是目前HIV治疗的一线组合药物之一，可用于HIV的首次治疗和二次联合治疗，可与其他抗HIV药物联合应用，也可以用于乙型肝炎的抗病毒治疗。

患者对 TDF 一般耐受较好，主要是胃肠道反应、血脂和肝功能异常等，长期应用不良反应会逐渐增加，主要表现为肾功能损害，个别患者可能有慢性渐进性的肾功能降低，直至肾衰竭，也有近端肾小管病变（包括 Fanconi 综合征）的发生；本药长期使用会出现骨骼代谢异常、增加骨质疏松的风险。长期用药者应定期进行肾功能、骨密度等监测。

去羟肌苷

去羟肌苷（didanosine，ddI）为脱氧腺苷衍生物的 NRTIs，为治疗 HIV 感染的常用药物，空腹口服吸收良好，可应用于不能耐受齐多夫定、替诺福韦或治疗无效的 HIV 感染者或 AIDS 患者。不良反应发生率较高，儿童高于成人，主要有外周神经炎、胰腺炎等。

司他夫定

司他夫定（stavudine，d4T，司坦夫定）为脱氧胸苷衍生物的 NRTIs，抗 HIV 作用较强，主要应用于不能耐受齐多夫定、替诺福韦或治疗无效的患者。与去羟肌苷或拉米夫定合用有协同作用。不良反应主要是外周神经炎，偶见胰腺炎、关节痛等。

核苷类逆转录酶抑制剂还有拉米夫定、扎西他滨（zalcitabine，双脱氧胞苷）等，应根据患者实际情况具体选用。

奈韦拉平

奈韦拉平（nevirapine，NVP）是 1996 年上市的第一个抗 HIV – 1 的 NNRTI。本药可直接抑制 HIV – 1 的逆转录酶，但对 HIV – 2 的 DNA 聚合酶无作用，对核苷类逆转录酶抑制药齐多夫定、替诺福韦、拉米夫定等耐药的病毒仍有效，在联合治疗方案中增加本药可以降低 HIV 耐药性的发生率，显著提高治疗效果。

不良反应较轻，易于患者长期服用，但单独使用易出现耐药性，一般作为联合化疗的组成药物使用。不良反应主要包括皮疹、腹泻、头痛、转氨酶升高等。

依非韦仑

依非韦仑（efavirenz，EFV）的药理作用同奈韦拉平，临床评价更好，主要用于 HIV – 1 感染者的抗病毒联合治疗，本药与其他 NNRTI 之间存在交叉耐药，一般应与 1 ~ 2 个 NRTIs 合用，如替诺福韦、拉米夫定等组成一线 HIV 治疗方案。耐受性相对较好，最常见的不良反应有皮疹、恶心、眩晕、腹泻等副作用，最典型的不良反应是中枢神经系统紊乱，表现为头痛、失眠、乏力和注意力降低，是患者依从性不高的主要原因。

（二）HIV 蛋白酶抑制剂

HIV 蛋白酶抑制剂（PIs）是目前临床评价较高，应用较广的治疗 HIV 药物之一，其中第一代药物包括沙奎那韦（saquinavir）、英地那韦（indinavir，IDV）、利托那韦（ritonavir，RTV）、奈非那韦（nelfinavir，NFV）等，第二代药物包括洛匹那韦（lopinavir）、安所那韦（atazanavir）、替拉那韦（tipranavir）和达芦那韦（darunavir）等。

HIV 蛋白前体在病毒特异蛋白酶的催化下裂解为有感染性的成熟蛋白，这是 HIV 病毒侵入并感染 $CD4^+$ 细胞的关键步骤，HIV 蛋白酶抑制剂阻止前体蛋白的裂解，导致无感染性蛋白前体的堆积，病毒对 $CD4^+$ 细胞的侵入被阻止，从而产生抗病毒作用。

临床上通过与两种不同类型的逆转录酶抑制剂合用，组成三联用药方案，可以显著降低感染者体内

HIV 含量，保护并升高 CD4$^+$细胞含量，从而提高免疫功能，使感染者的传染性大为减少，预期寿命可接近未感染者。用于治疗艾滋病的主要药物。

本类药物生物利用度相对较低，其中沙奎那韦仅 4%，主要不良反应为胃肠道反应，个别患者会出现难以忍受的腹泻而被迫停药或换药，其他还有对血脂、肝肾功能的影响以及中枢神经的不良反应等。单独易产生耐药性，与逆转录酶抑制剂合用可防止耐药性发生，产生协同抗病毒作用，对于单纯选用 NRTIs 与 NNRTIs 组合治疗失败的 HIV 感染者也应及时更换本类药物。目前我国最常用的 HIV 蛋白酶抑制剂是洛匹那韦与利托那韦组成的复方制剂。

（三）其他新型抗 HIV 药

近年来，随着对 HIV 作用机制的研究不断深入，新药也不断出现，目前已应用于临床的新型抗 HIV 药有多替拉韦、恩夫韦地、伊夫维特、麦瑞韦若克等。

多替拉韦

多替拉韦（Dolutegravir，DTG）属于 HIV 整合酶抑制剂，该酶是 HIV 病毒将自身的 DNA 整合到人类 CD4$^+$细胞 DNA 上的关键酶，药物通过与整合酶活性位点结合，阻碍 HIV 复制周期中关键的整合链转移步骤而达到抗病毒作用。本药口服易吸收，$t_{1/2}$ 为 14 小时，临床上常联合其他抗 HIV 药物，用于 HIV 成人感染者和年满 12 岁的儿童患者。常见不良反应有恶心、呕吐、腹泻、头晕、头痛、失眠、转氨酶升高等。由于不良反应相对较轻，且耐药现象较少，也可以用于暴露预防用药。

恩夫韦地

恩夫韦地（enfuvirtideo）是 HIV 膜融合抑制药代表药，属于新型抗 HIV 药，为 HIV-1 跨膜融合蛋白 gp41 内高度保守序列衍生而来的一种合成肽类物质，可防止 HIV 病毒融合及进入细胞内。本药可与病毒包膜糖蛋白的 gp41 亚单位上的第一个七次重复序列（HRl）相结合，以阻止病毒与细胞膜融合所必需的构象改变。体外实验表明，可抑制 HIV-1 的活性，血药浓度 80ng/ml 即可抑制其传染性，使 HIV-1 复制降低。可联合其他药物组成 HIV 感染的耐药替代方案，推荐用于艾滋病后期的抢救治疗。不良反应相对较多。

（四）HIV 药物治疗方案

我国对确诊的艾滋病感染者提供免费治疗方案，大量临床实践证实，尽快启动高效抗病毒治疗（亦称鸡尾酒疗法）可以明显降低患者体液等的病毒含量，有效控制其传染性，并能使部分患者免疫功能接近正常水平，机会性感染、肿瘤的发生率显著降低。一般根据当地药物供给和患者实际情况确定 HIV 感染者抗病毒治疗的方案。目前的一线方案是：替诺福韦（TDF）或齐多夫定（AZT）+拉米夫定（3TC）+依非韦伦（EFV）或奈韦拉平（NVP）；当发生对一线药物不耐受或出现耐药情况时，应及时更换二线方案：TDF 或 AZT+3TC+LPV/r（洛匹那韦），也可以选用自费治疗药物。具体应根据患者健康情况、感染史、并发症，以及血常规、肝肾功能、免疫功能等指标，结合年龄、经济情况等因素等确定药物组合。🅔 微课3

护理人员应配合专科医生制订可靠的随访方案，指导患者树立信心，长期合理用药，定期检查，防控不良反应，避免耐药性发生，降低传染性，提高生活质量和预期寿命。同时对有感染暴露患者及时介绍预防用药方案等。

> **要点提示**
>
> 艾滋病药物治疗方案

暴露后预防（PEP）与暴露前预防（PrEP）用药方案

	暴露后预防	暴露前预防
区别	在暴露于高风险后（如与 HIV 感染者或感染状态不明者发生体液交换行为等）不超过 72 小时内，服用特定抗 HIV 药物，降低感染风险	有较高 HIV 感染风险人群提前规范使用特定的抗 HIV 药物，实现医学预防策略，使用者的 HIV 检测结果必须呈阴性
适用条件	HIV 阴性或刚发生 HIV 暴露	HIV 阴性
适用范围	单次或偶发高风险行为	持续发生高风险行为
用药方法	完整三联方案，例如：替诺福韦 + 拉米夫定 + 依非韦伦	替诺福韦 + 恩曲他滨，如无恩曲他滨可用拉米夫定替代
用法用量	72 小时之内首次用药，连续使用 28 天	每日一次，一次各 1 片，如复方制剂则 1 片

四、抗病毒性肝炎药

目前病毒性肝炎的治疗药物比较多，合理使用可以有效控制肝炎进程，避免发生肝硬化、肝癌等继发症状，改善预后。其中常用药物有干扰素、拉米夫定、阿德福韦、恩替卡韦等。

干扰素

干扰素（interferon，IFN）是宿主细胞在病毒感染或受到其他刺激后，体内产生的具有抗病毒效应的蛋白质，可阻止细胞内病毒的复制。干扰素具有广谱抗 DNA 和 RNA 病毒作用，对多种病毒有非特异性抑制作用，还有免疫调节和抗恶性肿瘤作用。干扰素治疗乙型和丙型慢性活动性肝炎，还可用于治疗带状疱疹病毒感染、小儿病毒性肺炎、流行性腮腺炎、病毒性脑膜炎、巨细胞病毒感染等。也可用于免疫缺乏合并其他病毒感染引起的感冒等。不良反应可出现发热、寒战、乏力、肌痛等。也可致白细胞减少、血小板减少、氨基转移酶增高等。

拉米夫定

拉米夫定（lamivudine，3TC）可选择性地抑制 HBV 复制，口服迅速吸收，口服 24 小时后，约 90% 以原形经肾排泄，用于乙型肝炎病毒所致的慢性乙型肝炎，与其他抗逆转录病毒药联合用于治疗人类免疫缺陷病毒感染。对拉米夫定过敏者及妊娠期妇女禁用，严重肝肿大、乳酸酸中毒患者慎用，肌酐清除率 <30ml/min 的患者不宜使用。

阿德福韦酯

阿德福韦酯（adefovir）是单磷酸腺苷的无环磷酸化核苷类似物，在细胞激酶磷酸化作用下形成具有抗病毒活性的阿德福韦的二磷酸盐。用于治疗乙型肝炎病毒感染、人类免疫缺陷病毒感染。主要不良反应为血红蛋白升高，疲乏、无力、头痛、胃肠不适如恶心、腹胀、腹泻等消化不良等。对本品过敏者禁用，妊娠期、哺乳期妇女慎用。

恩替卡韦

恩替卡韦（entecavir，ETV）主要用于治疗对 3TC 耐药的慢性乙型肝炎，疗效显著。食物影响吸收，需在餐前后 2 小时服用，肾功能不全者或老年人需调整治疗剂量。无明显毒副作用。

岗位对接

【任务解析】

1. 患者患慢性乙肝最可能的原因是属于家族性遗传易感人群，自身免疫不能完全清除病毒，并容易转化为慢性乙肝。

2. 结合患者家庭经济状况，以及后期药物耐药性的产生，用药比较合理。服用抗病毒药物，要规律用药、定期检查肝肾功能；对患者的各种医疗器械和用具进行严格消毒，提倡使用一次性注射器、检查和治疗用具；做好乙型肝炎病毒传播途径的健康宣教如母婴传播、经皮肤黏膜、血液及性传播等。在日常生活中修足、文身、扎耳孔、共用剃须刀和牙刷都可导致交叉感染。

3. 适当增加蛋白等营养，合理饮食；做好患者心理护理，保持心情愉悦等。

【用药护理程序】

用药前	用药评估	① 阅读医嘱或处方：明确用药目的、药品名称、规格、数量、剂量等相关信息 ②健康评估：患者有无乏力、不适、食欲不振等 ③用药禁忌评估：干扰素禁用于妊娠、精神病史等；慎用于甲状腺疾病、视网膜疾病等
	调配药品	①拉米夫定片/胶囊：0.1g，0.3g；口服，推荐剂量为每日一次，每次 0.1g（1 片），饭前或饭后服用均可；拉米夫定服溶液：5mg/ml；推荐剂量为每日一次，每次 100mg，饭前或饭后服用均可 ②其他药品及制剂参见相关项目任务
	提示建议	①服用抗乙型肝病毒药物，要规律用药、定期检查肝肾功能 ②未明事项应查阅药品说明书或向医师、药师等反馈
用药中	护理问题	①遵医嘱或处方，严格掌握剂量及给药途径，以减轻药物不良反应 ②应提醒患者注意，患者必须在专科医生指导下用药，不能自行停药，并需在治疗中进行定期监测。至少应每 3 个月测一次 ALT 水平，每 6 个月测一次 HBV DNA 和 HBeAg ③其他可能影响疗效的问题等
	护理措施	①遵医嘱或处方，严格掌握剂量及给药途径 ②停止拉米夫定治疗后可能发生了肝炎恶化情况，停止治疗的患者应密切监测肝功能，若必要，应重新进行抗乙肝病毒治疗 ③与患者沟通，及时进行心理疏导，消除不良情绪影响等
	监护要点	①在使用拉米夫定时注意乳酸酸中毒和伴有脂肪变性的严重肝脏肿大 ②使用阿德福韦酯长期治疗可能会加重肾功能障碍，这些患者应密切监测肾功能并适当调整剂量 ③加强不良反应观察和处置
用药后	健康宣教	①适度介绍相关疾病药物治疗方案和有关康复常识，引导患者正确认识疾病，缓解焦虑紧张情绪，配合治疗 ②适当运动，增强体质 ③养成良好卫生习惯
	评价效果	①乏力、不适的症状是否缓解 ②病毒复制数量是否减少
	回顾总结	①整理物品、记录资料，回顾合理使用拉米夫定等抗乙型肝炎病毒药物的要点 ②小结本任务用药护理心得，查找不足，制订改进措施等

学习小结

本任务主要介绍了利巴韦林等药物的用途、不良反应及用药护理，其中重点是利巴韦林、阿昔洛韦的用途及不良反应，难点是抗病毒药物的用途。可采取线上线下混合式教学方法，完成学习目标；培养学生自主学习和探究学习能力。

目标检测

答案解析

一、单项选择题

1. 抗流感病毒药物是（　　）

   A. 拉米夫定　　　　　　　　B. 金刚烷胺　　　　　　　　C. 干扰素

   D. 阿糖胞苷　　　　　　　　E. 碘苷

2. 单纯疱疹病毒感染可首选（　　）

   A. 拉米夫定　　　　　　　　B. 金刚烷胺　　　　　　　　C. 阿昔洛韦

   D. 齐多夫定　　　　　　　　E. 阿糖腺苷

3. 下列对利巴韦林的说法，错误的是（　　）

   A. 又名病毒唑　　　　　　　B. 是广谱抗病毒药　　　　　C. 对流感病毒有效

   D. 对病毒性肝炎无效　　　　E. 对 DNA 和 RNA 病毒均有抑制作用

4. 抑制 HIV 病毒的药物是（　　）

   A. 阿昔洛韦　　　　　　　　B. 碘苷　　　　　　　　　　C. 利巴韦林

   D. 齐多夫定　　　　　　　　E. 阿糖腺苷

5. 属于抗病毒性肝炎药物的是（　　）

   A. 阿昔洛韦　　　　　　　　B. 金刚烷胺　　　　　　　　C. 干扰素

   D. 碘苷　　　　　　　　　　E. 奈韦拉平

二、简答题

1. 抗病毒药的分类和代表药有哪些？
2. 简述利巴韦林的作用、用途及不良反应。
3. 目前我国抗 HIV 药物中属于国家免费治疗药物的有哪些？其联合用药方案是什么？

三、案例分析题

　　患者，男，38 岁，5 年前确诊艾滋病，未进行高效抗病毒治疗，近 1 个月来出现发热，慢性腹泻，体重明显下降。经专科医生诊断，拟使用替诺福韦、拉米夫定、依非韦伦进行治疗。

　　请分析并回答：①用药是否合理？②应采取哪些用药护理措施？③护士在上述用药护理中如何体现职业素养？

（张振莲）

书网融合……

重点小结　　　　微课 1　　　　微课 2　　　　微课 3　　　　习题

项目十二 抗寄生虫药、抗恶性肿瘤药与用药护理

📖 **项目简介**

　　本项目主要介绍了抗寄生虫药、抗恶性肿瘤药与用药护理。其中抗寄生虫药主要用于治疗寄生虫病。寄生虫病属于传染病范畴，在部分地区具有一定的流行性，但是只要诊断明确，合理使用药物，绝大多数寄生虫病患者均可治愈。而抗恶性肿瘤药用于恶性肿瘤（亦称癌症）。恶性肿瘤的治疗包括手术治疗、放射治疗、化学药物治疗等方法。早期发现，综合治疗可以大大延缓疾病进程，部分癌症还可以治愈。

　　学习上述知识对今后护理岗位上更好地开展卫生保健、疾病防控和重症疾病护理有着重要意义。

任务一　抗寄生虫药与用药护理

PPT

◉ **学习目标**

　　1. 知识与技能　熟悉氯喹、青蒿素、伯氨喹、甲硝唑、阿苯达唑的作用、用途、不良反应和用药护理；了解其他抗寄生虫病药的特点。学会抗疟药、肠蠕虫药的疗效及不良反应，正确使用抗寄生虫病药，实施各类寄生虫病用药护理程序。

　　2. 过程与方法　建议采用任务驱动教学法等，通过布置任务，引导学生收集资料，分组讨论及竞赛机制激发学生的学习兴趣，培养学生自主学习和探究学习能力。

　　3. 情感态度与价值观　通过学习培养尊重、关心帮助寄生虫病患者及家属的工作态度，建立积极、细致、认真的服务意识和职业精神，提高严谨、熟练地实施用药护理能力及护士职业素养。

≫ **情境导入**

　　情景描述 📱微课1　患者，女，38岁，半个月前到东南亚旅游，归来后出现寒战、高热，寒战持续30分钟到2小时，而后体温迅速上升，可达41℃，持续4~6小时后，全身大汗后缓解。经过1天左右的间歇期后，又开始上述发作过程。医生诊断为间日疟，制订给药方案：磷酸氯喹，首剂口服1 g，6小时后再服0.5 g，第2、3天每天0.5 g，共计2.5g。

　　任务要求　1. 该患者用药是否合理？为什么？

　　　　　　　　2. 针对此患者，护士应如何进行用药护理？

　　　　　　　　3. 护士在对该患者用药护理的同时，还需做好哪些工作以助于患者恢复？

一、抗疟药

　　疟疾是世界上流行最广、发病率和死亡率最高的寄生虫传染病之一。引起疟疾的疟原虫包括间日

疟、三日疟、恶性疟和卵形疟4种，我国常见的为间日疟和恶性疟。临床以间歇性寒战、高热、继之大汗后缓解为特点，疟疾的生活史见图12-1-1。使用抗疟药物治疗患者和带虫者，是减少传染源、进行疟疾防治的一个重要手段。常用抗疟药分为三类：①控制疟疾症状的抗疟药，此类药物主要杀灭红细胞内期疟原虫，常用药物有氯喹、奎宁、青蒿素、蒿甲醚等；②控制疟疾复发和传播的抗疟药，主要杀灭肝内裂殖体和红细胞内配子体，如伯氨喹；③用于疟疾预防的抗疟药，抑制恶性疟在肝细胞内的早期发育和蚊体内的孢子增殖，如乙胺嘧啶、磺胺类。

⚡ 要点提示

常用抗疟药分类及代表药物名称

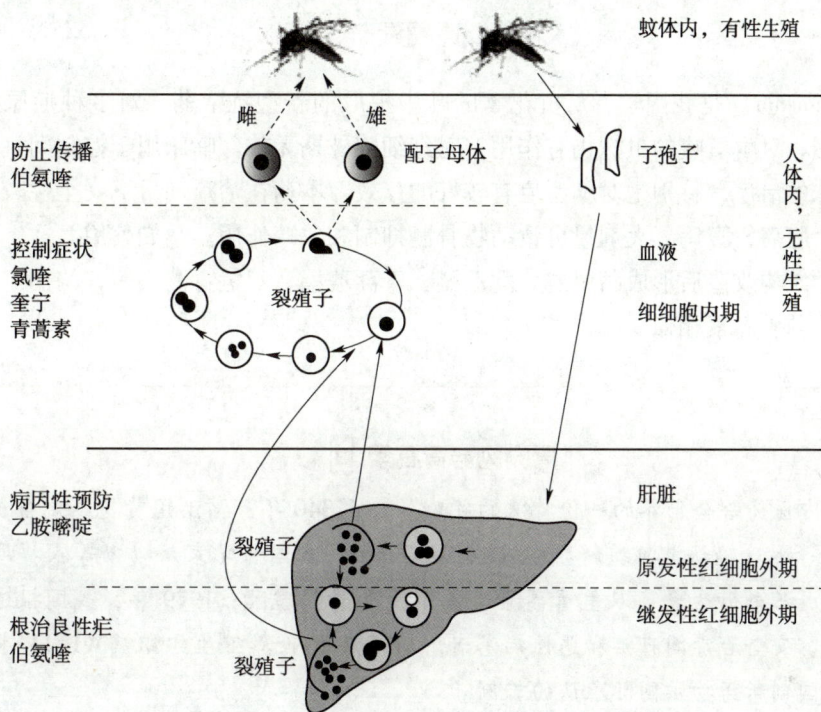

图12-1-1　疟原虫的生活史及抗疟药的作用环节

（一）主要用于控制症状的抗疟药

氯喹

氯喹（chloroquine）是20世纪40年代合成的重要抗疟药，60年代开始出现耐药性并不断蔓延，且由单一耐药性向多药耐药性发展。

【作用与用途】

1. 抗疟作用　影响疟原虫裂殖体DNA、RNA的合成，是有效的红细胞内期裂殖体杀灭剂，对红细胞外期和配子体无直接作用；主要用于间日疟、三日疟以及敏感的恶性疟，起效快、疗效高、作用持久，是控制症状的首选药物之一。

2. 抗肠外阿米巴病作用　肝内药物浓度高，可用于甲硝唑治疗无效的阿米巴肝脓肿或阿米巴肝炎。肠壁内药物浓度低，对阿米巴痢疾无效。

3. 免疫抑制作用　大剂量可用于治疗自身免疫病如类风湿性关节炎、红斑狼疮等，但由于用量大，易引起毒性反应。

【不良反应】治疗剂量是相对安全的，不良反应为轻度头晕、头痛、胃肠不适、皮疹等，停药后消失。长期应用有角膜浸润，引起视力障碍；偶有心肌损害，长期大剂量使用可引起蓄积中毒，出现心血管反应、耳毒性、肝肾损害等。肝肾功能不全、心脏疾病患者禁用。本药有致畸作用，孕妇禁用。

奎宁

奎宁（quinine）是金鸡纳树皮提取的生物碱，对疟原虫的作用与氯喹相似，但较其作用弱，维持时间短，毒性大，不作为首选抗疟药。临床主要用于耐氯喹或耐多药的恶性疟，尤其是脑型恶性疟。长期、大量应用不良反应较多。主要有金鸡纳反应，表现为头痛、耳鸣、视力及听力减退，严重者可致暂时性耳聋。另外过量或静脉注射过快时，还可引起血压下降、心律失常。对奎宁过敏者、心脏病患者、孕妇禁用。

青蒿素

青蒿素（artemisnin）是我国学者从黄花蒿的叶中提取的新型抗疟药。对多种疟原虫红细胞内期的滋养体有杀灭作用，对耐氯喹的虫株仍有作用，对红细胞外期无效。临床用于控制间日疟和恶性疟的症状以及耐氯喹虫株的治疗，特别是对脑型疟有较好的疗效。本药在治疗剂量下安全性较高，偶有心动过速、四肢麻木感、腹痛、腹泻，大剂量可致动物骨髓抑制和致畸作用。孕妇禁用。

对青蒿素化学结构改造后形成蒿甲醚、蒿乙醚、青蒿琥酯、双氢青蒿素等，均用于抗疟治疗，其疗效、不良反应等均与青蒿素相似。

🔧 拓展提升

屠呦呦与青蒿素 📱微课2

青蒿素是中医药给全世界的一份特殊的礼物。公元340年，葛洪用黄花蒿制备药用茶治疗发热；1596年，李时珍确认其可缓解疟疾症状；1972年，我国科学家屠呦呦等人提取并结晶出青蒿素，随后合成三个衍生物：双氢青蒿素、蒿甲醚和青蒿琥酯；1979年，我国报道了青蒿素能够迅速、有效、安全治疗间日疟和恶性疟患者。1995年，世界卫生组织（WHO）将其列入国际药典，称为我国创新药物被国际承认的首例。

2015年10月，屠呦呦获得诺贝尔生理学或医学奖，她也因此成为首个获自然科学诺贝尔奖的中国人。屠呦呦勇于探索、甘于奉献的精神激励着更多药学工作者致力于新药开发工作。请结合拓展素思考讨论，并开展相关内容宣教，从而提升专业精神和职业素养。

（二）主要用于控制复发和传播的抗疟药

伯氨喹

伯氨喹（primaquine）口服在肠内吸收快而完全，肝脏浓度最高。对各种疟原虫的配子体和间日疟的休眠体有较强的杀灭作用，对恶性疟的红细胞外期亦有高效，但对红细胞内期的裂殖体无效，临床作为控制复发和阻止疟疾传播的首选药，和氯喹联合用于发作期的治疗，和乙胺嘧啶联用用于休止期的治疗。较少产生耐药性。本药毒性较大，治疗量即可引起恶心、呕吐、腹痛、头晕等，停药可恢复。特异质者可发生急性溶血和高铁血红蛋白症。葡萄糖-6-磷酸脱氢酶缺乏、类风湿性关节炎、系统性红斑狼疮患者禁用。

（三）主要用于病因性预防的抗疟药

乙胺嘧啶

乙胺嘧啶（pyrimethamine）为二氢还原酶抑制药，阻碍核酸合成而抑制疟原虫的繁殖。对各型疟原虫红细胞外期的裂殖体有较强的杀灭作用，亦可抑制蚊体内的疟原虫的增殖，起控制传播作用。临床用于疟疾病因性预防的首选药，也可用于阻止疟疾的传播。常用剂量基本无不良反应，偶有皮疹。长期大剂量应用，干扰人体叶酸代谢，甲酰四氢叶酸治疗可恢复。过量可引起急性中毒，表现为恶心、呕吐、发热、发绀、惊厥甚至死亡。

其他抗疟药还有甲氟喹、哌喹、咯萘啶、阿托伐醌等。

二、抗阿米巴病药和抗滴虫病药

（一）抗阿米巴病药

甲硝唑

甲硝唑（metronidazole，灭滴灵）为人工合成的 5 - 硝基咪唑类化合物。同类药物还有替硝唑（tinidazole）、尼莫唑（nimorazole）和奥硝唑（ornidazole）、塞克硝唑、吗啉硝唑等，药理作用、用途与甲硝唑相似。

【作用和用途】

1. 抗阿米巴病　本药对肠内外阿米巴滋养体有强大杀灭作用，是治疗急性阿米巴痢疾和肠外阿米巴病的首选药。

2. 抗滴虫作用　甲硝唑对阴道滴虫有直接杀灭作用，是治疗阴道滴虫病的首选药。夫妻同服可提高疗效。

3. 抗厌氧菌作用　目前还广泛用于厌氧菌感染的治疗。

4. 抗贾第鞭虫病　甲硝唑是治疗贾第鞭虫感染的有效药物，治愈率达90%以上。

【不良反应】　常见有头痛、恶心、呕吐、口干、金属味，偶有腹痛、腹泻。少数患者出现红斑、麻疹、瘙痒、白细胞减少、神经系统等症状。由于本药抑制乙醇代谢，用药期间应禁酒，中枢神经系统疾病者、孕妇早期禁用。

✎ 边学边练

请同学们思考讨论：①服用甲硝唑期间为什么不能饮酒？②还有哪些药物在用药期间必须禁酒？ 🔵 微课3

参考答案

其他抗阿米巴病药还有依米丁（emetine，吐根碱）、二氯尼特（diloxanide）、巴龙霉素（paromomycin）等。

（二）抗滴虫病药

抗滴虫的药物主要有甲硝唑、替硝唑。目前认为甲硝唑是治疗滴虫病的最有效药物之一。遇到抗甲硝唑滴虫感染时，可考虑改用乙酰胂胺（acetarsol）。

三、抗肠蠕虫病药和其他抗寄生虫病药

肠道蠕虫常用的有阿苯达唑、甲苯达唑、左旋咪唑等。其他类寄生虫主要介绍丝虫、血吸虫、包虫。目前常用药物分别为乙胺嗪、吡喹酮、阿苯达唑。

（一）抗肠蠕虫病药

阿苯达唑

阿苯达唑（albendazole，肠虫清）直接作用于虫体，通过抑制虫体的糖代谢来杀灭蛲虫、钩虫、蛔虫、鞭虫、绦虫和吸虫的成虫和虫卵。具有高效、低毒、广谱等特点，是抗线虫的首选药物之一，也用于棘球蚴病和各型猪囊尾蚴病的治疗。该药不良反应少，可出现食欲减退、恶心、乏力、头晕等一般不良反应，多于数小时后缓解。少数患者可出现粒细胞减少和血清转氨酶升高，停药后可恢复。孕妇、2岁以下儿童、严重肝、肾、心功能不全患者以及对本药过敏者禁用。

抗肠蠕虫病药还有吡喹酮（praziquantel）、甲苯达唑（mebendazole）、左旋咪唑（levamizole，驱钩蛔）、左旋咪唑（levamizole，驱钩蛔）、噻嘧啶（pyranted）、氯硝柳胺（niclosamid，灭绦灵）等，其中吡喹酮是广谱抗吸虫和药和驱绦虫药。是各型血吸虫病、绦虫病的首选药之一。

（二）其他抗寄生虫病药

· 抗丝虫病药

乙胺嗪

乙胺嗪（diethylcarbamzine，海群生）口服易吸收，对丝虫成虫（除盘尾丝虫以外）、微丝蚴有杀灭作用，是抗丝虫病的首选药物。杀灭淋巴系统中的成虫，需较大剂量、长疗程。胃肠道反应较轻。丝虫的成虫和蚴虫残废释放出的大量异体蛋白可引起过敏反应，表现为皮疹、寒战、哮喘、高热、血管神经性水肿等。

· 抗血吸虫病药

吡喹酮

吡喹酮（praziquanel，环吡异喹酮）为广谱抗血吸虫和绦虫药物，具有疗效显著、不良反应少、疗程短和口服方便等特点，在治疗血吸虫病时，可使虫体失去吸附能力而死亡。

常见不良反应有头晕、头痛、恶心、腹痛、腹泻、乏力、四肢酸痛、肌肉颤动等，一般程度较轻，持续时间较短，不影响治疗，无需处理；少数病例出现心悸、胸闷等症状，心电图显示 T 波改变和期前收缩，偶见室上性心动过速、心房纤颤；少数病例可出现一过性转氨酶升高；偶可诱发精神失常或出现消化道出血。

· 抗包虫病药

包虫病（echinococcosis）是由棘球绦虫（echinococcus）后绦幼虫棘球蚴寄生于人体或宿主动物而引起的人畜共患严重疾病。我国是包虫病发病率较高的国家，治疗药物包括甲苯咪唑（MBZ）和阿苯达唑（ABZ）。

岗位对接

【任务解析】

1. 该处方合理。任务中的患者有疫区接触史，并有疟疾典型症状，符合间日疟特点，可诊断为"间日疟"。磷酸氯喹是控制各型疟疾症状的首选药物。

2. 在用药护理中，针对发病不同阶段给予相应的护理。寒战期应注意保暖；发热期给予降温；大汗期后给予温水擦浴，及时更换衣服、床单。同时应保证足够的液体入量。此外按虫媒传染病做好隔离。注意药物不良反应，应用氯喹时禁止静脉注射。

3. 疟疾等寄生虫病属于传染性疾病，告知患者寄生虫病的防治知识；引导患者正确认识疾病，缓解焦虑紧张情绪，配合治疗等。

【用药护理程序】

用药前	用药评估	① 阅读医嘱或处方：明确用药目的、药品名称、规格、数量、剂量等相关信息 ②健康评估：了解患者家庭健康状况、疫区旅游史、生活史等 ③用药禁忌评估：妊娠期妇女、哺乳期妇女、肝肾功能严重减退者禁用
	调配药品	①磷酸氯喹片：每片 0.25g，口服首剂 1g（4 片），第 2、3 日各 0.75g（3 片）；抑制性预防疟疾，口服每周 1 次，每次 0.5g（2 片）；磷酸氯喹注射剂：322mg/5ml，用以治疗严重的恶性疟、间日疟、三日疟，在病情好转后改用口服药 ②其他药物和制剂参见相关项目任务
	提示建议	①抗寄生虫药一般使用较少，应用前要认真了解用药相关信息，如疟疾不同发展期选择药物种类和用法用量均不同等 ②氯喹不宜肌内注射，静脉滴注时滴速为 12～20 滴/分，禁止静脉推注 ③可引起胎儿脑积水、四肢畸形及耳聋，孕妇禁用 ④未明事项应查阅药品说明书或向医师、药师等反馈
用药中	护理问题	①患者疟疾症状以及体温、精神状态变化 ②长期大剂量使用对心功能、肝肾功能的影响 ③药物正确的给药方法和疗程等 ④其他可能影响疗效的问题等
	护理措施	①遵医嘱或处方，严格掌握剂量及给药途径，并注意观症状以及体温、精神状态等变化 ②密切关注患者的用药反应，症状是否得到改善，配合进行日常起居的生活指导 ③长期大剂量可致心脏、肝肾、造血系统损害，应定期检查
	监护要点	①注意药物的正确给药方法和用药时间 ②与同类物同用，可使血药浓度提高，应适当调整剂量 ③与氯化铵等酸性药物合用，可加速排泄而降低血药浓度 ④加强不良反应观察和处置
用药后	健康宣教	① 适度介绍药物治疗方案和有关康复常识，引导患者正确认识疾病，缓解焦虑紧张情绪，配合治疗 ②密切观察用药后的疗效和不良反应 ③疟疾等寄生虫病属于传染性疾病，告知患者寄生虫病的防治知识
	评价效果	①高热、寒战、腹痛是否缓解 ②尿色、循环系统是否正常 ③瘙痒是否缓解、白带性状是否正常
	回顾总结	①整理物品、记录资料，回顾合理使用氯喹等抗疟药物的要点 ②小结本任务用药护理心得，查找不足，制订改进措施等

◀◀◀【学习小结】▶▶▶

本任务主要介绍氯喹、甲硝唑、阿苯达唑等药及用药护理，其中重点是氯喹、青蒿素、伯氨喹、甲硝唑、阿苯达唑的作用、用途，难点是用药护理。可采取任务驱动教学法教学方法，完成学习目标；培养学生自主学习和探究学习能力。

目标检测

答案解析

一、单项选择题

1. 控制疟疾症状的首选药是（ ）
   A. 奎宁　　　B. 伯氨喹　　　C. 氯喹
   D. 乙胺嘧啶　E. 青蒿素

2. 与磺胺类药合用对疟原虫叶酸代谢产生双重阻断作用的是（ ）
   A. 乙胺嘧啶　B. 伯氨喹　　　C. 青蒿素
   D. 奎宁　　　E. 甲氟喹

3. 既能控制疟疾复发又能阻断疟疾传播的药物是（ ）
   A. 乙胺嘧啶　B. 伯氨喹　　　C. 磺胺类药
   D. 氯喹　　　E. 蒿甲醚

4. 只对肠外阿米巴病有效的药物是（ ）
   A. 甲硝唑　　B. 氯喹　　　　C. 二氯尼特
   D. 阿苯达唑　E. 吡喹酮

5. 主要杀阿米巴包囊的药物是（ ）
   A. 甲硝唑　　B. 乙酰胂胺　　C. 二氯尼特
   D. 喹碘方　　E. 依米丁

二、简答题

1. 简述抗疟药的分类，并每类各列举 1~2 个代表药。
2. 简述甲硝唑的药理作用、临床用途、不良反应及用药护理。
3. 简述阿苯达唑的用途和不良反应。

三、案例分析题

患者，男，28 岁，1 个月前曾去某地出差，2 周前突然寒战高热，体温最高达 39.6℃，5 小时后大汗淋漓，热退，上述症状每隔 2 天出现一次，医生诊断为：疟疾，拟以氯喹联合磷酸伯氨喹进行治疗。

请分析并回答：①医生的药物处置是否合理？依据是什么？②护士应采取哪些用药护理措施？③护士在上述用药护理中如何体现职业素养？

（张振莲）

书网融合……

重点小结　微课1　微课2　微课3　习题

任务二　抗恶性肿瘤药与用药护理

PPT

◎ 学习目标

1. 知识与技能　掌握常用抗恶性肿瘤药的不良反应；熟悉常用抗恶性肿瘤药的机制、分类及代表药物的作用和用途；了解恶性肿瘤化疗原则与注意事项。学会临床常用放疗药物和肿瘤化疗辅助药物，观察抗恶性肿瘤药的疗效及不良反应，并能综合分析、判断及采用相应护理措施。

2. 过程与方法　建议采用任务驱动教学法等，通过布置任务，引导学生收集资料，分组讨论及竞赛机制激发学生学习兴趣，培养学生自主式学习和探究式学习能力。

3. 情感态度与价值观　通过学习培养尊重、理解恶性肿瘤患者及家属的工作态度，学习老一辈科研工作者在抗癌方面做出的重要贡献及拼搏精神，培养积极思索和解决问题，持之以恒的工匠精神，熟练实施用药护理能力和护士职业素养。

恶性肿瘤是危害人类健康的常见病、多发病，其危害性仅次于心血管疾病。恶性肿瘤的治疗主要有手术、放射治疗和化学治疗等方法，通过上述方法综合治疗可以显著提高疗效，延长肿瘤患者的生存时间，提高肿瘤患者的生活质量。其中化疗在综合治疗中占有重要的地位，对如急性淋巴细胞性白血病、淋巴肉瘤、绒毛膜上皮癌、乳腺癌、睾丸癌等已取得了较好的疗效。但由于大多数抗恶性肿瘤药对癌细胞和人体正常细胞的选择性较低，所以在临床应用时易引起毒副反应。🔲微课1

≫ 情境导入

情景描述　患者，女，66岁，体检发现左上肺占位，术前检查未见远道转移，术后病理提示左上叶小细胞肺癌，肿瘤 2cm×2cm，侵犯脏层胸膜，肺门淋巴结见癌转移。诊断为：左上叶小细胞肺癌。

任务要求　1. 针对该患者，医生应该给予哪些药物治疗？

2. 患者用药后会有哪些表现，护士应做好哪些用药护理措施？

3. 护士在对该患者用药护理的同时，还需做好哪些工作以助于患者恢复？

一、抗恶性肿瘤药的分类与常见不良反应

（一）抗恶性肿瘤药的分类

临床应用的抗肿瘤药种类多且发展迅速，分类方式多样，目前倾向于按照药物来源和药理学机制，分为细胞毒类药物和非细胞毒类药物两大类药物。

1. 细胞毒类药物　根据抗肿瘤作用的生化机制可分为以下五类。

（1）抗代谢药　如甲氨蝶呤、氟尿嘧啶等。

（2）破坏 DNA 结构与功能的药物　如烷化剂、铂剂等。

（3）干扰转录过程，阻止 RNA 合成的药物　如放线菌素 D、柔红霉素等抗生素。

（4）干扰蛋白质合成的药物　如长春碱类、三尖杉酯碱等植物来源的抗肿瘤药。

（5）影响体内激素平衡的药物　如肾上腺皮质激素等激素类药物。

2. 非细胞毒类药物　近几年来发展迅速，是一类具有新作用机制的药物，包括激素类药物、靶向药物、免疫治疗药物等。

临床上也可以按照药物对细胞增殖动力学的影响差异，围绕细胞增殖周期（图 12 - 2 - 1）进行分类。

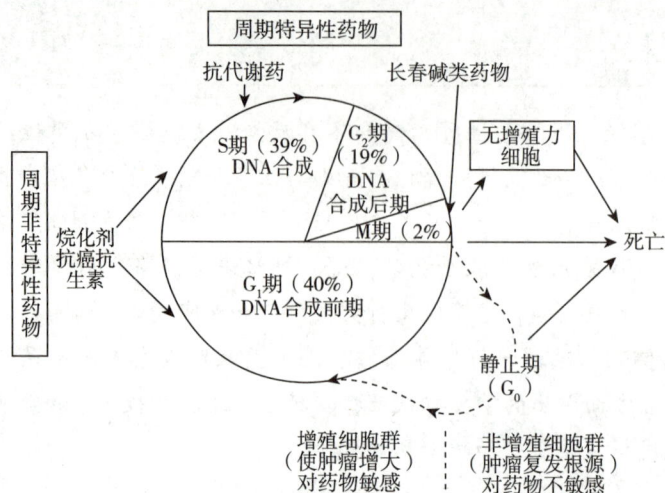

图 12 - 2 - 1　肿瘤细胞生长模式及药物作用部位示意图

1. 细胞周期非特异性药物（cell cycle nonspecific agents，CCNSA）　是指对细胞增殖周期中各阶段均有抑制作用的化疗药物，此类药物又可分为两类：一类对增殖期及 G_0 期细胞均有杀灭作用，如氮芥、丝裂霉素等；另一类对增殖期细胞有杀灭作用，但对 G_0 期细胞作用弱或几乎无作用，如环磷酰胺、塞替派、白消安等。

> **要点提示**
>
> 抗恶性肿瘤药分类方法及代表药物

2. 细胞周期特异性药物（cell cycle specific agents，CCSA）　是指对细胞增殖周期中某一阶段有抑制作用的化疗药物，如作用于 S 期细胞的抗代谢药甲氨蝶呤、作用于 M 期细胞的长春新碱类药物。

拓展提升

食管癌筛查领域的突破性进展

"得了噎食症，食麦不食秋。"这种被老百姓称为"噎食症""噎膈病"的恶疾，还有着另一个名字——食管癌。

1959 年，为了响应党中央号召，以沈琼、刘桂亭、刘芳园、裘宋良等为代表的河南医学院（今郑州大学医学院）专家深入河南北部太行山林县，在食管癌高发区现场，开展多学科、大规模、长时间的系统研究。克服自然环境和医疗水平的困难，改变钢管式食管镜对患者造成的痛苦，沈琼在大量调研的基础上反复钻研，于 1960 年发明了食管细胞采取器，即著名的"沈氏拉网法"，并创立了食管细胞诊断学，解决了食管癌和癌前增生的早期诊断问题，取得了一系列令世界瞩目的科研成果，使我国的食管癌研究水平在国际上达到领先地位。

由此可见，科学发现需要艰辛、智慧和努力，要善于理性思考，克服困难，勇于创新，才能最终取得科学研究的成果，请结合扩展素材思考讨论，开展宣教活动，不断培养科学严谨的工作作风和持之以恒的工匠精神。

（二）抗恶性肿瘤药的不良反应

抗恶性肿瘤药在杀灭或抑制肿瘤细胞的同时，对机体正常组织中增殖旺盛的组织细胞如骨髓、消化道黏膜、淋巴组织、肝、肾、毛囊、生殖细胞等也会产生损害，有不同程度的毒性反应，主要表现为以下方面。

1. 抑制骨髓 表现为白细胞、血小板减少甚至全血细胞减少。除长春新碱和博来霉素外几乎所有的抗恶性肿瘤药均会导致骨髓抑制。

2. 消化道反应 表现为食欲减退、恶心、呕吐、腹痛、腹泻、口腔溃疡等，甚至出现胃肠道出血。

3. 肝、肾损害 肝损害表现为肝肿大、黄疸、肝功能减退等，肾损害表现为蛋白尿、管型尿、血尿甚至肾功能不全。顺铂及大剂量甲氨蝶呤有急（慢）性肾损害，环磷酰胺可引起急性膀胱出血。

4. 抑制免疫功能 大剂量用药时，可抑制机体的免疫功能，导致机体抵抗力降低，易诱发感染。

> 💡 **要点提示**
>
> 抗恶性肿瘤药最常见的不良反应

5. 神经系统毒性 如长春碱类、紫杉醇、顺铂可致周围神经炎，甲氨蝶呤鞘内注射还可引起头痛及延迟性脑膜炎。

6. 其他 肺损害、心脏损害、脱发、不育症、致畸、致癌、致突变等。

✖ **边学边练**

　　请同学们搜集相关信息，思考讨论：①为什么大多数抗肿瘤药物都有骨髓抑制、消化道反应等不良反应？②除了抗恶性肿瘤药，还有哪些药物具有骨髓抑制的不良反应？

参考答案

二、常用的抗恶性肿瘤药

（一）细胞毒性类药物

·抗代谢药

此类药物的化学结构大多数与核酸代谢物（如叶酸、嘌呤、嘧啶）相似，能与相应的代谢酶产生竞争，或以伪代谢物身份参与到代谢过程中，干扰细胞正常代谢过程，从而影响核酸的合成。

甲氨蝶呤 ⓔ 微课2

甲氨蝶呤（methotrexate，MTX）属于细胞周期特异性药物，主要作用于 S 期。

【作用与用途】本药化学结构与叶酸相似，竞争性抑制二氢叶酸还原酶，使四氢叶酸生成障碍，导致 DNA 和蛋白质合成障碍，从而阻止肿瘤细胞分裂增殖。本药治疗急性淋巴细胞性白血病、急性粒细胞性白血病均有良好疗效，对儿童急性淋巴细胞性白血病的疗效尤佳。也可用于绒毛膜上皮癌、恶性葡萄胎、骨肉瘤、软组织肉瘤、肺癌、乳腺癌、卵巢癌、头颈部肿瘤等。

【不良反应】

1. 消化道症状 最常见的为恶心、呕吐，严重者可发生口腔溃疡，若继续用药可发生消化性溃疡及出血，有生命危险。

2. 骨髓抑制 周围血中白细胞和血小板减少，可出现出血及贫血，合并感染时危及生命。

3. 其他 肝肾功能损害、脱发、皮炎、妊娠前 3 个月可致畸胎、流产或死胎。

其他抗代谢药见表 12 - 2 - 1。

表 12 - 2 - 1　其他影响核酸合成的药物

药名	作用与用途	不良反应
氟尿嘧啶 (fluorouracil, 5 - FU)	嘧啶拮抗药。临床用于消化道肿瘤（胃癌、结肠癌、直肠癌、胰腺癌）、绒毛膜上皮癌、头颈部肿瘤、皮肤癌及乳腺癌、卵巢癌、宫颈癌	消化道反应、骨髓抑制、共济失调、脱发、静脉炎。孕妇可致畸胎
阿糖胞苷 (cytarabine, Ara - C)	抑制 DNA 多聚酶。临床用于急性粒细胞白血病、急性单核细胞白血病、急性淋巴细胞白血病、恶性淋巴肉瘤	骨髓抑制、消化道反应、肝损害、脱发、皮疹
巯嘌呤 (mercaptopurine, 6 - MP)	嘌呤拮抗药。临床用于儿童急性淋巴细胞白血病、绒毛膜上皮癌、恶性葡萄胎	消化道反应和骨髓抑制
羟基脲 (hydroxy - carbamide, HU)	抑制核苷酸还原酶。临床用于慢性粒细胞白血病、黑色素瘤	骨髓抑制、轻度消化道反应及致畸

· 破坏 DNA 结构及功能的药物

此类药物化学活性较强，易造成 DNA 结构及功能的破坏，阻止细胞分裂增殖。它是细胞增殖周期非特异性药物，因此，它既是一类广谱的抗肿瘤药物，又是一类选择性低，毒性较大的药物。

环磷酰胺

环磷酰胺 (cyclophosphamide, CTX) 属于烷化剂。

【作用与用途】本药经肝药酶作用生成 4 - 羟环磷酰胺，进一步在肿瘤组织内分解出环磷酰胺氮芥，与 DNA 发生烷化作用并形成交叉联结，影响 DNA 功能，抑制肿瘤细胞的生长繁殖。本药主要用于恶性淋巴瘤。亦用于急性淋巴细胞性白血病、神经母细胞瘤、乳腺癌、卵巢癌、肺癌、鼻咽癌及多发性骨髓瘤等。

【不良反应】①骨髓抑制：白细胞减少，血小板下降不明显，多于停药后 2 周恢复。②消化道反应：恶心、呕吐，但不严重，偶可发生胃肠黏膜溃疡。③泌尿道症状：包括膀胱刺激症状和血尿、蛋白尿等中毒性膀胱炎。④脱发、头晕、不安，长期使用可能出现抑制性腺等其他症状。

顺铂

顺铂 (cisplatin, DDP) 为含铂的无机络合物。

【作用与用途】本药能与 DNA 结合，形成双链或单链间的交叉联结，破坏 DNA 的结构与功能。顺铂的抗癌谱较广，为目前联合化疗中常用的药物之一。多用于肺癌、胃癌、睾丸肿瘤、乳腺癌、头颈部肿瘤、淋巴瘤、软组织肉瘤等。

【不良反应】①消化道反应明显，恶心、呕吐发生率高达 90% 以上，一般止吐药难以奏效。②骨髓抑制：主要是白细胞减少，但停药后恢复较快。③耳毒性：耳鸣、耳聋、头晕，严重者可致听力丧失。④肾毒性：血尿、蛋白尿、尿素清除率下降，甚至发生尿毒症。⑤其他：偶见过敏反应、外周神经病变。

其他常用的影响 DNA 结构及功能的药物见表 12 - 2 - 2。

表 12 - 2 - 2　其他破坏 DNA 结构和功能的药物

药名	作用与用途	不良反应
白消安 (busulfan)	烷化剂。临床为慢性粒细胞白血病的首选药	消化道反应、骨髓抑制，长期应用可导致闭经、睾丸萎缩等。偶见肺纤维化、再生障碍性贫血
塞替派 (thiotepa, TSPA)	烷化剂。临床主要用于乳腺癌、卵巢癌，亦用于膀胱癌、肝癌等	主要为骨髓抑制，消化道反应少见，局部刺激性小
卡莫司汀 (carmu - stine, BCNU)、洛莫司汀 (lomustine, CCNU)	脂溶性高，易透过血脑屏障。多用于脑瘤、小细胞肺癌，对恶性淋巴瘤、多发性骨髓瘤也有效	骨髓抑制和胃肠道反应，偶见肝肾功能损害和神经炎

续表

药名	作用与用途	不良反应
博莱霉素（bleomycin，BLM）	导致 DNA 单链断裂，阻止 DNA 复制。临床主要用于鳞状上皮癌、淋巴瘤、睾丸癌	发热、食欲不振、脱发，少而严重者为肺纤维化
丝裂霉素（mitomycin，MMC）	烷化剂。临床用于消化道癌（胃、肠、肝、胰）、肺癌、乳腺癌、绒毛膜上皮癌、恶性淋巴瘤等	骨髓抑制、消化道反应、肾毒性、间质性肺炎，偶见脱发及肝功能损害

· 干扰转录过程，阻止 RNA 合成的药物

此类药物多属于抗肿瘤抗生素类（表 12 - 2 - 3）。

表 12 - 2 - 3　干扰转录过程，阻止 RNA 合成的药物

药名	作用与用途	不良反应
放线菌素 D（dactinomycin D，DACT）	抑制 RNA 聚合酶，阻断 mRNA 合成。临床用于霍奇金病、神经母细胞瘤、绒毛膜上皮癌等	骨髓抑制和消化道反应常见，少数出现脱发、皮炎、肝损害
柔红霉素（daunorubicin，DNR）	抑制 DNA 复制和 RNA 转录。临床主要用于急性非淋巴细胞白血病	骨髓抑制较严重，其次为消化道反应、心脏毒性
多柔比星（doxorubicin，ADM）	抑制 DNA 依赖性 RNA 多聚酶，阻断 mRNA 合成。用于急性淋巴细胞白血病、粒细胞白血病、恶性淋巴瘤、肺癌、胃癌、肝癌、膀胱癌、乳腺癌等	骨髓抑制、消化道反应。心脏毒性是多柔比星最突出的毒性

· 干扰蛋白质合成的药物

长春碱类

本类药物包括长春碱（vinblastine，VLB）、长春新碱（vincristine，VCR）、长春瑞滨（vinorelbine）。

【作用与用途】本药抑制细胞有丝分裂，妨碍纺锤丝的形成，使有丝分裂停止于中期。所以它主要作用于 M 期，属细胞周期特异性药物。长春碱、长春新碱较少应用，长春瑞滨主要用于急性淋巴细胞白血病、恶性淋巴瘤、绒毛膜上皮癌，对肾母细胞瘤、乳腺癌、宫颈癌等也有效。

【不良反应】长春新碱对外周神经系统毒性较大，多于用药后 6~8 周出现，引起四肢麻木、感觉异常、全身乏力、腱反射消失、颅神经麻痹、麻痹性肠梗阻、眼睑下垂及声带麻痹。也有局部刺激、脱发、消化道反应及轻微骨髓抑制。

其他抑制蛋白质合成药见表 12 - 2 - 4。

表 12 - 2 - 4　其他抑制蛋白质合成的药物

药名	作用与用途	不良反应
紫杉醇（paclitaxel）	抑制微管蛋白解聚而阻止肿瘤细胞的有丝分裂。主要用于卵巢癌和乳腺癌，也用于食管癌、肺癌、头颈部癌及脑肿瘤	骨髓抑制、周围神经毒性、心脏毒性及肌肉痛
三尖杉酯碱（harringtonine）、高三尖杉酯碱（homoharring - tonine）	抑制蛋白质合成起始，分解核蛋白体，阻止有丝分裂。临床主要用于急性粒细胞白血病、急性单核细胞白血病、恶性淋巴瘤	骨髓抑制和消化道反应，少数有心动过速、心肌缺血而致心肌损害
L - 门冬酰胺酶（L - asparaginase）	水解门冬酰胺，肿瘤细胞缺乏门冬酰胺，蛋白质合成受阻。临床用于急性淋巴细胞白血病	主要为变态反应，消化道反应，骨髓抑制较少见
依托泊苷（Etoposide）	作用于 DNA 拓扑异构酶Ⅱ，形成复合物，阻碍 DNA 修复。主要用于治疗小细胞肺癌、恶性淋巴瘤、恶性生殖细胞瘤、白血病等	骨髓抑制、消化道反应、脱发较常见

（二）非细胞毒类药物

·激素类

某些激素及其拮抗药可改变激素失调状态，从而抑制甲状腺癌、前列腺癌、睾丸肿瘤、乳腺癌、卵巢癌、宫颈癌等与激素失调有关的肿瘤。本类药物属于细胞周期非特异性药物，其特点是对骨髓没有明显抑制作用（表12－2－5）。

表12－2－5　改变机体激素平衡的药物

药名	作用与用途	不良反应
强的松（Prednisone，PDN）、地塞米松（DexamethasoneDEX）	糖皮质激素类药。临床主要用于淋巴细胞白血病	库欣综合征、诱发和加重感染、诱发和加重溃疡、高血压、高血糖等
已烯雌酚（diethylstilbestrol）	雌性激素类药。临床用于前列腺癌	内分泌紊乱
二甲基睾丸酮（methyltestosterone）、丙酸睾丸酮（testosterone）	雄性激素类药。用于晚期乳腺癌，尤其是乳腺癌骨转移的治疗	内分泌紊乱
他莫昔芬（tamoxifen，TAM）、依西美坦（exemestame）	雌激素拮抗药。拮抗雌激素对乳腺癌的促进作用，抑制其生长。用于乳腺癌	依西美坦（exemestane）

·靶向药物

分子靶向药物主要针对恶性肿瘤病理生理发生、发展的关键靶点进行治疗干预。尽管分子靶向药物对其所针对的某些肿瘤有较为突出的疗效，并且耐受性较好、毒性反应较轻，但一般认为在相当长的时间内还不能完全取代传统的细胞毒类抗肿瘤药。这些药物作用机制和不良反应类型与细胞毒类药物有所不同，与常规化疗、放疗合用可产生更好的疗效。对该类药物更强调个体化治疗。

单克隆抗体类

利妥昔单抗

利妥昔单抗（rituximab，rituxan）是针对B细胞分化抗原（CD20）的人鼠嵌合型单克隆抗体。CD20抗原位于前B和成熟B淋巴细胞的表面，但在造血干细胞、正常血细胞或其他正常组织中不存在。利妥昔单抗可与CD20特异性结合导致B细胞溶解，从而抑制B细胞增殖，诱导成熟B细胞凋亡。临床用于治疗非霍奇金淋巴瘤。主要不良反应为发热、畏寒和寒战等与输液相关的不良反应。

曲妥珠单抗

曲妥珠单抗（trastuzumab，群司珠单抗）为重组人单克隆抗体，选择性地结合表皮生长因子受体HER－2（ErbB－C）的细胞外区域，阻断HER－2介导的PI3K和MAPK信号通路，抑制HER－2过度表达肿瘤细胞增殖。临床单用或者与紫杉类联合治疗HER－2高表达的转移性乳腺癌。主要不良反应为头痛、腹泻、恶心和寒战等。

贝伐珠单抗

贝伐珠单抗（bevacizumab）为重组人源化单克隆抗体，可选择性地与人血管内皮生长因子（VEGF）结合，阻碍VEGF与其位于肿瘤血管内皮细胞上的受体（KDR和FLt－1）结合，抑制肿瘤血管生成，从而抑制肿瘤生长。临床用于转移性结直肠癌、晚期非小细胞肺癌、转移性肾癌和恶性胶质瘤等的治疗。不良反应主要为高血压、心肌梗死、蛋白尿、胃肠穿孔以及阻碍伤口愈合等。

西妥昔单抗、帕尼单抗和尼妥珠单抗

西妥昔单抗（cetuximab）和帕尼单抗（panitumumab）针对表皮生长因子受体 HER-1 的细胞外区域，前者属于人鼠嵌合型 IgG1 单克隆抗体，后者则是完全人源化的 IgG2 单克隆抗体。拮抗 HER-1 信号转导通路后，抑制由该受体介导的肿瘤增殖。主要用于治疗转移性结直肠癌，西妥昔单抗亦可用于治疗头颈部肿瘤。

小分子化合物类

伊马替尼、达沙替尼和尼罗替尼

伊马替尼（imatinib）、达沙替尼（dasatinib）和尼罗替尼（nilotinib）为蛋白酪氨酸激酶 BCR-ABL 抑制药。慢性粒细胞白血病（CML）患者存在 BCR-ABL 融合基因，其蛋白产物为持续激活的 BCR-ABL 酪氨酸激酶，引起细胞异常增殖。该类药物与 ABL 酪氨酸激酶 ATP 位点结合，抑制激酶活性，阻止 BCR-ABL 阳性细胞的增殖并诱导其凋亡。此外，伊马替尼对 c-Kit 受体酪氨酸激酶的抑制作用亦用于临床治疗胃肠道间质瘤。轻、中度不良反应多见，如消化道症状、液体潴留、肌肉骨骼疼痛及头痛乏力等；较为严重的不良反应主要为血液系统毒性和肝损伤。

吉非替尼和厄洛替尼

吉非替尼（gefitinib）和厄洛替尼（erlotinib）为 ErbB1/EGFR 酪氨酸激酶抑制药，可与受体细胞内激酶结构域结合，竞争酶的底物 ATP，阻断 EGFR 的激酶活性及其下游信号通路。主要治疗晚期或转移的非小细胞肺癌。腹泻、恶心、呕吐等消化道症状以及丘疹、瘙痒等皮肤症状为其主要不良反应。类似药物还有埃克替尼，我国具有完全自主知识产权。

索拉非尼

索拉非尼（sorafenib）为血管内皮生长因子受体（VEGFR）1、2、3 阻断药，亦可抑制血小板衍生生长因子受体（PDGFR）、Raf、FLT3 和 c-KIT 介导的信号转导。一方面通过阻断 Raf-MEK-ERK 信号传导通路，直接抑制肿瘤生长；另一方面，又可通过阻断 VEGFR 和 PDGFR 途径，抑制肿瘤血管的形成，间接抑制肿瘤细胞的生长。临床用于治疗肝癌和肾癌。不良反应有疲乏、体重减轻、皮疹、脱发、腹泻、恶心、腹痛等。

舒尼替尼

舒尼替尼（sunitinib）为 VEGFR1、2、3 和 PDGFR 细胞内酪氨酸激酶结构域的 ATP 结合部位竞争性拮抗药，为抗肿瘤血管生成药物。亦可抑制 c-KIT、RET、CSF-1R 等其他酪氨酸激酶。临床用于治疗晚期肾癌、胃肠道间质瘤和晚期胰腺癌。不良反应有疲乏、发热、腹泻、恶心、黏膜炎、高血压、皮疹等。

三、放射性治疗药物与肿瘤化疗辅助用药

（一）放射性治疗药物

放射性核素作为外科手术、化疗等手段的补充，在肿瘤治疗中的应用正逐渐受到重视。能直接用于人体诊断或治疗的放射性核素及其标记化合物统称为放射性药物。放射性药物被病灶组织选择性摄取或被放置在局部，利用核素放出的 α 射线或 β 射线引起的电离辐射效应，抑制和破坏病变组织，以达到治疗目的。

肿瘤治疗常用的放射性药物包括一般化合物药物、放射性标记的胶体和微粒治疗剂及放射性导向治疗药物。

1. 化合物类肿瘤放射性治疗药物 $^{131}I-NaI$、$^{131}I-$碘化油、$^{125}I-$碘化油主要用于甲状腺癌、肝癌、恶性嗜铬细胞瘤、嗜铬细胞瘤转移灶、交感神经节神经细胞瘤及交感神经节神经母细胞瘤等。$^{153}Sm-EDTMP$、$^{89}SrC1_2$、$^{186}Re-HEDP$、$^{188}Re-HEDP$ 主要用于缓解肿瘤骨转移灶疼痛。^{131}I 标记的肿瘤治疗药物是目前放射性核素治疗中用得最多的核素。

2. 放射性标记的胶体和微球治疗剂 ^{32}P、^{90}Y、^{198}AU、^{177}LU、^{169}Er 标记的胶体或微球，主要用于白血病、淋巴瘤、胸腹腔癌性积液、卵巢癌等。

3. 放射性导向治疗剂 放射性核素标记的单克隆抗体和各种肿瘤受体的配体，由于其肿瘤积聚的特异性高而受到了广泛的关注。虽然目前这方面的工作大多处于研究阶段，但是受体介导的靶向治疗药物已引起广泛重视，可望在不久的将来取得突破性进展。

放疗仍以 ^{131}I 为主，其主要原因是它来源方便，容易标记，但作为治疗核素，其 β 射线能量相对较低而 γ 射线能量较高，并且在使用中必须考虑到碘标记 McAb 进入体内后容易脱碘的问题；其次是 ^{90}Y，由于其良好的核性质，应用日渐广泛；^{188}Re 的应用也在增加。

放射性治疗药物的不良反应主要有：①全身反应厌食、恶心、呕吐、头痛、全身乏力等；②骨髓抑制骨髓和淋巴组织高度敏感，最明显是白细胞，其次是淋巴细胞和血小板，红细胞不敏感；③皮肤反应烧灼和刺痒感，出现红斑、脱屑、充血，水肿甚至形成溃疡或坏死；④黏膜反应出现口腔炎、食管炎、直肠炎、膀胱炎等；⑤其他肺纤维化、放射性脊髓炎等。

（二）肿瘤化疗辅助用药

抗恶性肿瘤药物毒性大，为了增强抗肿瘤药物的作用，减少其毒性反应，常在化疗时合用一些其他药物（表 12-2-6）。

表 12-2-6　常用化疗辅助用药

药名	作用与用途	不良反应
沙格司亭（sargramostin）	刺激骨髓，促进粒细胞、单核细胞成熟，提高机体抗肿瘤与抗感染的能力。用于化疗时白细胞减少等	发热、肌痛等
地菲林葡萄糖苷（cleistanthin-B）	促进骨髓增生，升高白细胞。用于化疗时白细胞减少	过量时可致肝、肾功能损害
亚叶酸钙（calciumfolinate，CF）	用于高剂量甲氨蝶呤滴注时的解救和增强氟尿嘧啶的药理作用	不良反应轻
美司钠（mesna）	含巯基的保护剂。与环磷酰胺等合用，可防止膀胱炎	不良反应较少见
昂丹司琼（ondansetron）、托烷司琼（tropisetron）	竞争脑内 5-HT_3 受体，用于化疗时的止吐	头痛、腹痛、腹泻或便秘
右丙亚胺（dexrazoxane，右雷佐生）	拓扑异构酶Ⅱ抑制剂，可减轻多柔比星等心脏毒性和保护心脏功能来提高放疗和化疗的耐受性	常见胃肠道反应，避免与抗心律失常药、抗凝血药合用
干扰素（interferon）	有免疫调节和抗肿瘤作用。用于晚期粒细胞白血病、肾癌、黑色素瘤等	发热、肌肉酸痛、轻度骨髓抑制

四、恶性肿瘤化疗原则与注意事项

（一）恶性肿瘤化疗原则

1. 根据患者的病理诊断和分期，选择不同的药物和剂量。

2. 目前常用的抗恶性肿瘤药对肿瘤细胞的选择性差，对人体毒性大，且肿瘤细胞容易产生耐药性，应根据患者机体情况、肿瘤病理类型、侵犯范围（分期）和发展趋向，制订合理用药方案。

3. 联合用药，考虑到药物作用的靶部位和不同肿瘤细胞的动力学特征，选择作用于不同时期，机制不同，毒性不同的药物，对不同靶部位协同作用，以增强疗效，同时防止耐药性的形成。

4. 与肿瘤化疗辅助药物综合运用，预防化疗副作用。

（二）化疗中的注意事项

1. 注意用药顺序　联合化疗时，如：LV + 5 - FU 方案中，宜 LV 先于 5 - FU 给药；TXL + ADR 方案中，ADR 先于 TXL 给药。

2. 注意给药方式　一般来说，周期非特异性药物宜静脉一次注射，以发挥最大作用。但各个药物有其配伍与稀释的具体要求，用药时应予注意。

3. 注意药物毒性反应　抗恶性肿瘤药毒性反应多，根据不同情况，可于化疗前、化疗中、化疗后给予止吐药、抗过敏药、利尿药等缓解毒性反应，减轻患者痛苦。

4. 注意药物外渗　某些化疗药物如蒽环类、长春碱类外渗入皮下，可引起化学性炎症，表现为局部红肿、严重疼痛，甚至坏死，需要立即处理：①立即停注药物，拔出针头；②用生理盐水作局部皮下注射，并用 2% 普鲁卡因局部封闭；③用氢化可的松琥珀酸钠外敷或用二甲基亚砜外敷；④冷敷。

5. 停药观察　如出现频繁呕吐、腹泻，影响进食或电解质平衡；白细胞计数 $< 4 \times 10^9/L$ 或血小板计数 $< 80 \times 10^9/L$；感染性发热，体温 $> 38℃$；出现并发症如胃肠道出血、穿孔、心肌损害、中毒性肝炎、中毒性肾炎、化学性肺炎或肺纤维化等应及时停药，注意观察。

💡 知识链接

抗恶性肿瘤药的联合应用

为提高抗恶性肿瘤药的治疗效果，从抗肿瘤药物的作用机制考虑选取作用于不同生化环节、不同作用机制或作用于同一个代谢过程前后两种不同原始靶位的抗肿瘤药物进行合用，能增强作用，提高疗效。

（1）采用两种以上的药物对同一代谢途径的不同阶段进行抑制。如选用阻断叶酸代谢而使 DNA 合成障碍的甲氨蝶呤，与通过干扰嘌呤代谢而阻断 DNA 合成的巯嘌呤合用。

（2）采用细胞周期特异性药物与细胞周期非特异性药物进行有机的组合，作用效果增强，能对不同周期时段的细胞起最大的杀伤效果。

（3）用抑制核酸合成的药物与直接损伤生物大分子的药物合用，阻止最终代谢产物 DNA 的合成。如选用破坏 DNA 结构和功能药环磷酰胺与干扰转录过程和阻止 RNA 合成药多柔比星合用治疗淋巴肉瘤。

岗位对接

【任务解析】

1. 医生针对这位肺癌患者，应该给予环磷酰胺、依托泊苷、顺铂静脉滴注治疗，其药理依据是它们是目前肺癌联合化疗常用的药物方案之一。

2. 患者用药后相关不适症状减轻，护士应做好患者可能出现胃肠道反应、骨髓抑制、肾毒性、出血性膀胱炎、听力减退、脱发等不良反应的预防处置。

3. 护士还需做好健康宣教，合理调控情绪等有助于患者恢复和防止复发，鼓励患者适度锻炼，保持心情舒畅，指导患者改变不良生活习惯，积极配合治疗。

【用药护理程序】 e 微课3

用药前	用药评估	①阅读医嘱或处方：明确用药目的、药品名称、规格、数量、剂量等相关信息 ②健康评估：观察患者健康状况，评估患者的病史、症状体征，尤其是化疗史和药物过敏史等，明确合理的给药方法，一般采取静脉注射、静脉滴注给药 ③用药禁忌评估：药物过敏者、孕妇、哺乳期妇女、肝肾功能不全者、心肺功能失代偿者、水痘、带状疱疹病毒感染者禁用
	调配药品	①主要剂型是注射剂：注射用环磷酰胺 0.2g，依托泊苷注射剂 100mg/5ml，顺铂注射液 10mg/2ml ②主要配伍禁忌：长春瑞滨不宜与苯妥英钠、伊曲康唑配伍使用等 ③其他药品及制剂参见相关项目任务
	提示建议	①对不合理用药、不安全剂量的用药行为及时提出质疑 ②轻度的恶心呕吐应给予清淡易于消化的食物，少食多餐，如呕吐剧烈，应补充液体及电解质
用药中	护理问题	密切观察以下典型不良反应：①口腔炎、胃肠道反应，骨髓抑制，肾损害、膀胱出血，心脏毒性，脱发，肺毒性，神经毒性；②注射局部出现红肿、组织坏死，静脉炎；③肝损害，皮肤红斑、表皮脱屑、色素沉着、瘙痒、水肿等；④其他可能影响疗效的问题等
	护理措施	①化疗期间应每周查血常规 1~2 次并检测肾功能，注意观察心率、心律的变化；避免用力梳头，不烫发，不染发；应随时注意肺部纤维化；神经毒性在停药后可自行恢复 ②出现药物外渗，应冷敷以防吸收增加；长期注射应有计划地使用静脉 ③定期做肝功能检查 ④充分暴露放疗反应区皮肤，勿覆盖或包扎，忌用肥皂、酒精，用温水轻轻擦洗皮肤，避免用手抓挠，注意防晒，表皮脱屑时，切勿用手撕剥 ⑤在甲氨蝶呤操作过程中，应戴防护手套，如果溶液意外地与皮肤或黏膜接触，污染部位应立即用肥皂和清水彻底清洗
	监护要点	①注意药物的正确给药方法和用药时间：要熟悉化疗药物的药理作用、给药途径、给药方法、毒性反应。化疗药物要现用现配，并合理安排用药顺序，应用两种以上化疗药物时，中间要用引导液间隔 10~30 分钟 ②加强不良反应观察和处置
用药后	健康宣教	①适度介绍药物治疗方案和有关康复常识，做好用药心理护理，向患者讲明化疗的作用、效果，增强患者战胜疾病的信心 ②配合非药物治疗措施，缓解期应鼓励患者自我照顾及进行正常的社交活动 ③改变不良生活习惯，教育患者戒烟、戒酒，注意合理调配饮食
	评价效果	①化疗是否有效 ②化疗药物的毒副反应是否缓解 ③患者是否知道坚持化疗至疗程结束的重要性
	回顾总结	①整理物品、记录资料，回顾合理使用抗恶性肿瘤药物的要点 ②总结本任务用药护理心得；查找不足，总结经验，进一步制订改进措施，完善用药护理过程

学习小结

　　本任务主要介绍了抗恶性肿瘤药与用药护理，其中重点是抗恶性肿瘤药的机制、分类及代表药物的作用和用途，难点是抗恶性肿瘤药的疗效及不良反应。可采取任务驱动教学法，完成学习目标，培养自主式学习和探究式学习能力。具备尊重、关心帮助肿瘤患者及其家属的工作态度，提高积极、细致、认真的服务意识和职业精神，严谨、熟练地为患者实施用药护理。

目标检测

答案解析

一、单项选择题

1. 甲氨蝶呤的作用机制是（　　）
   - A. 直接阻止 DNA 复制
   - B. 竞争二氢叶酸合成酶
   - C. 影响蛋白质合成
   - D. 抑制核苷酸还原酶
   - E. 抑制二氢叶酸还原酶

2. 主要不良反应是心脏毒性的抗肿瘤药物是（　　）
   - A. 氟尿嘧啶
   - B. 甲氨蝶呤
   - C. 白消安
   - D. 氮芥
   - E. 多柔比星

3. 化疗患者考虑停药的指征是（　　）
   - A. 恶心、呕吐
   - B. 头发脱落
   - C. 外周性神经炎
   - D. 库欣综合征
   - E. 白细胞低于 $3.0 \times 10^9/L$

4. 下列哪种化疗药易引起出血性膀胱炎（　　）
   - A. 柔红霉素
   - B. 长春新碱
   - C. 环胞苷
   - D. 环磷酰胺
   - E. 阿糖胞苷

5. 下列抗恶性肿瘤药中主要作用于 M 期的是（　　）
   - A. 氟尿嘧啶
   - B. 巯嘌呤
   - C. 长春新碱
   - D. 环磷酰胺
   - E. 丝裂霉素

二、简答题

1. 简述环磷酰胺的药理作用及用途。
2. 抗肿瘤药按细胞增殖周期如何分类？各举一个代表药物。
3. 简述抗恶性肿瘤化疗原则。

三、案例分析题

患者，女，63 岁，自查左侧乳腺有硬结约 1 年，术后病理诊断为乳腺恶性肿瘤，使用多柔比星＋环磷酰胺进行化疗，辅以右丙亚胺和托烷司琼。

请分析并回答：①该患者用药是否合理？为什么辅以右丙亚胺和托烷司琼？②其用药依据是什么？③用药护理过程中如何体现对患者的关心帮助及护士职业素养？

（郭婧潭）

书网融合……

重点小结　　　微课　　　微课　　　微课　　　习题

项目十三　部分临床专科药物与用药护理

📖 项目简介

　　本项目主要介绍了手术室和麻醉科使用的麻醉药，急诊室和急危重症科使用的抗休克药和解毒药以及眼科、口腔科、皮肤科的专门药物，学好这些药物及用药护理，可以更好地完成有关专科护理，提高服务质量。

任务一　麻醉药与用药护理

PPT

◎ 学习目标

　　1. 知识与技能　掌握普鲁卡因、利多卡因、安氟醚、丙泊酚的作用特点、用途和不良反应；熟悉局麻药的给药方式及药理依据，常用全麻药药物名称及特点；了解局麻药的作用机制，复合麻醉药的基本组成。学会各类麻醉药的用药护理，妥善处理麻醉药的不良反应。

　　2. 过程与方法　建议采用混合式教学模式或案例教学法结合 PBL 教学法与讲授法，调动学生的积极性，增强学生的参与感和动手能力，完成学习目标，提高独立思考问题、解决问题的能力。

　　3. 情感态度与价值观　通过本次任务，使学生初步具备尊重、关爱麻醉使用者的工作态度，培养主动、严谨、细致的服务意识和同理心，增强胜任未来麻醉护理岗位的职业素养。

　　麻醉是用药物或其他方法使患者整体或局部暂时失去感觉，以达到无痛的目的，多用于手术或某些疾病的治疗，包括全身麻醉和局部麻醉。 ⓔ 微课 1

　　麻醉是手术实施的重要环节，遵照医嘱正确使用各类麻醉药，进行合理的用药护理，是麻醉科护士的职责之一，本次任务主要介绍局部麻醉和全身麻醉时的常用药物与用药护理（图 13 - 1 - 1）。

» 情境导入

　　情景描述　患者，男，15 岁，6 小时前无明显诱因出现上腹部疼痛，伴有发热、恶心、呕吐、全身不适，后腹痛逐渐转移至右下腹部。检查有右下腹压痛、反跳痛。诊断为急性阑尾炎，治疗行阑尾切除术，手术使用局麻药普鲁卡因进行硬膜外麻醉。

　　任务要求　1. 患者使用普鲁卡因是否合理？

　　　　　　　　2. 针对此类药物的患者，护士应如何完成用药护理程序？

　　　　　　　　3. 护士在对该患者用药护理的同时，还需做好哪些工作以助于患者恢复？

一、局部麻醉药

　　局部麻醉药简称局麻药，是指一类能可逆性阻断特定部位神经冲动发生和传导，在患者神志清醒状态下，使特定部位或组织器官的痛觉暂时消失，以便于实施外科手术的药物。常用局麻药按照化学结构

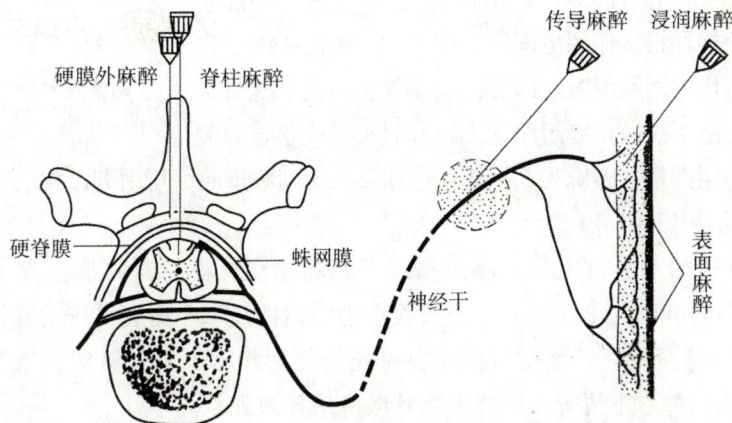

图 13 - 1 - 1　局麻药应用部位示意图

的不同，分为酯类和酰胺类。酯类包括普鲁卡因、丁卡因等，酰胺类包括利多卡因、布比卡因。

💡 **知识链接**

麻醉药与麻醉药品的区别

　　麻醉药与麻醉药品是两个不同的概念。麻醉药指通过中枢或者外周神经作用，使患者全身或用药局部痛觉减轻或消失的药物，前者为全身麻醉药，后者为局部麻醉药。麻醉药品是指连续使用易产生身体依赖性，能成瘾癖的药品。麻醉药品有阿片类、可卡因类、大麻类、合成麻醉药品类及其他易产生依赖性的药品、药用原植物及其制剂。根据我国《药品管理法》等有关规定，麻醉药品属于国家实行特殊管理的药品。

　　【药理作用】　局麻药是通过阻滞神经细胞膜上的钠通道，减少钠离子内流，抑制动作电位的发生及传导，从而产生局部麻醉作用。局麻作用与药物浓度和神经结构有关。浓度越高，局麻作用越强；神经纤维越细，对局麻药越敏感，一般随剂量增加，依次使痛觉、温觉、触觉、压觉减弱或消失，直至出现运动麻痹、中枢抑制等。

　　【临床用途】

　　1. 表面麻醉　将局麻药喷或涂于皮肤、黏膜表面，使其透过黏膜而麻醉黏膜下的神经末梢。这种方法要求药物脂溶性高，穿透性强，常选用丁卡因。常用于眼、鼻、气管、咽喉、食管、尿道等部位的浅表手术或导管插入。给药方式为眼用滴入法、鼻用涂敷法、咽喉气管用喷雾法、尿道用灌入法等。

　　2. 浸润麻醉　将局麻药药液注入皮内、皮下或手术视野附近的组织，使局部神经末梢麻醉。要求药物毒性小、不易扩散等，可选用利多卡因、普鲁卡因等。用于浅表小手术。浸润麻醉的优点是麻醉效果好，对机体的正常功能无影响。缺点是用量较大，麻醉区域较小，在做较大的手术时，因所需药量较大而易产生全身毒性反应。常配伍肾上腺素使用，可减缓局麻药的吸收，延长作用时间。

　　3. 传导麻醉　将局麻药注射到外周神经干、神经丛周围，麻醉该神经分布或支配的区域。阻断神经干所需的局麻药浓度较麻醉神经末梢所需的浓度高，但用量较小，麻醉区域较大，可选用利多卡因、普鲁卡因和布比卡因。为延长麻醉时间，也可将布比卡因和利多卡因合用。常用于四肢、面部、口腔等的手术。

　　4. 脊柱麻醉　蛛网膜下腔麻醉，俗称腰麻。将药液注入低位腰椎蛛网膜下腔，阻滞该脊神经根的传导。它要求麻醉技术高、药液刺激性小，常用药物为利多卡因、丁卡因和普鲁卡因等。常用于下腹部及下肢的手术。

5. 硬膜外麻醉　是将药液注入硬脊膜外腔，麻醉药沿着神经鞘扩散，穿过椎间孔阻断神经根。作用范围广，用于胸、腹部手术。常用药物为利多卡因、布比卡因及罗哌卡因等。硬膜外腔终止于枕骨大孔，不与颅腔相通，药液不扩散至脑组织，无腰麻时头痛或脑脊膜刺激现象。但硬膜外麻醉用药量较腰麻大 5~10 倍，如误入蛛网膜下腔，可引起严重的毒性反应。

局麻药应用部位见图 13-1-1。

【不良反应】　局麻药的剂量过大、浓度过高或误将药物注入血管时，都会直接吸收引起的全身作用，也叫吸收作用，是局麻药的毒性反应。主要表现为中枢神经和心血管系统的毒性。

1. 中枢作用　中枢神经系统先兴奋后抑制，首先表现为躁动不安、肌肉震颤、惊厥等，随后转入抑制状态，表现为昏迷、神志不清等，最终可因呼吸麻痹导致死亡。

2. 抑制心脏　作用呈剂量依赖性，可降低心肌兴奋性，使心肌收缩力减弱、不应期延长、传导减慢，诱发心律失常，甚至心脏停搏。

3. 扩张血管　多数局麻药有血管扩张作用，加速吸收中毒，可导致血压下降，严重时可出现休克甚至死亡，使用时除指端、趾端等手术外常加入少量的肾上腺素以收缩血管，防止吸收中毒。

4. 过敏反应　常见荨麻疹、支气管痉挛和血压下降等，多见于酯类局麻药。因此应仔细询问患者是否有药物过敏史，用药前应做皮试，并准备好肾上腺素、糖皮质激素等抢救药物等。

普鲁卡因

普鲁卡因（procaine，奴佛卡因）为酯类药物，是临床常用的局麻药，脂溶性低，穿透性差，局部注射后 1~3 分钟起效，维持 30~60 分钟。

【作用与用途】

1. 局部麻醉　局麻作用弱，维持时间短，对皮肤黏膜穿透力较差，一般不用于表面麻醉。主要用于浸润麻醉、脊椎麻醉、传导麻醉和硬膜外麻醉。

2. 局部封闭　用 0.25%~0.5% 的溶液注射于病灶周围，可缓解局部炎症和损伤症状；也可用于去甲肾上腺素等静脉注射药液外漏时的局部止痛治疗等。

【不良反应】

1. 毒性反应　用量过大或误入血管时，产生中枢神经系统和心血管系统毒性反应。

2. 过敏反应　少数患者用药后可发生皮疹、喉头水肿、哮喘，甚至过敏性休克等变态反应，用药前应做皮试。

丁卡因

丁卡因（tetracaine，的卡因，地卡因）为酯类药物。穿透性比普鲁卡因强，局麻作用也较普鲁卡因强而持久，主要用于表面麻醉，也可用于脊椎麻醉、传导麻醉、硬膜外麻醉。因毒性大，约为普鲁卡因的 10 倍，不可用于浸润麻醉。

利多卡因

利多卡因（lidocaine，赛罗卡因）是目前应用最多的局麻药。相同浓度下与普鲁卡因相比，利多卡因具有起效快、作用强而持久、穿透力强、安全范围较大等特点，同时无扩张血管作用，对组织几乎没有刺激性。可用于多种形式的局部麻醉，有全能麻醉药之称。

布比卡因

布比卡因（bupivacaine，麻卡因）属酰胺类药物，局麻作用强而持久，但对皮肤黏膜穿透力弱，主要用于浸润麻醉、传导麻醉和硬膜外麻醉，不可用于表面麻醉。用药时注意心脏毒性反应。

罗哌卡因

罗哌卡因（ropivacaine）化学结构类似布比卡因，其阻断痛觉的作用较强而对运动的作用较弱，作用时间短，对心肌的毒性比布比卡因小，有明显的收缩血管作用。适用于硬膜外、臂丛阻滞和浸润麻醉。它对子宫和胎盘血流几乎无影响，故适用于产科手术麻醉。

✖ 边学边练

患者，男，30岁，1个月前背部毛囊炎感染，自行涂抹红霉素软膏治疗后，背部出现红肿，后变为3cm×4cm脓肿，并伴有灼热、疼痛，1日前入院，经诊断为皮肤软组织脓肿，需手术切开引流。

参考答案

请同学们思考讨论：①该患者手术时，可用什么麻醉方法？②应选用什么麻醉药？

二、全身麻醉药

全身麻醉药简称全麻药，指一类能抑制中枢神经而导致暂时性意识、感觉、反射消失，骨骼肌松弛的药物。全麻药物可分吸入麻醉药和静脉麻醉药。临床上常用的全身麻醉方法有吸入麻醉、静脉麻醉和复合麻醉。理想的全麻药应无刺激性或刺激性很小，诱导期相对较短，镇痛、肌松作用完全，安全范围大，对心、肝、肾等毒性小，苏醒快且无不良感觉和后遗效应等。🅔微课2

⚙ 拓展提升

华佗与麻沸散

华佗是我国东汉时期的名医，《后汉书·华佗传》载："若疾发结于内，针药所不能及者，乃令先以酒服麻沸散，既醉无所觉，因刳破腹背，抽割积聚。"华佗应用麻沸散施行手术，比使用乙醚、笑气等辅助进行手术早1600多年。麻沸散的发明体现了中国古代医药学家克服困难、善于发现、勇于创新、不断探索的科学精神。

中华医药文化源远流长、博大精深，请结合拓展素材思考讨论，从古至今，中国还有哪些医药名家值得我们敬佩和学习。

（一）吸入麻醉药

吸入麻醉药（inhalation anaesthetics）是一类经呼吸道吸入后由肺泡血管吸收进入血液循环，抑制中枢神经系统，使意识、感觉、反射暂时消失，骨骼肌松弛，引起全身麻醉。挥发性液体或气体，此类药物起效快、麻醉效果明显，且易于控制，便于患者接受外科手术。一般停止给药后，被麻醉者逐渐苏醒，安全性相对较高。常用的吸入麻醉药有恩氟烷、异氟烷、七氟烷、氧化亚氮等。

恩氟烷

恩氟烷（enflurane，安氟醚）是目前较为常用的吸入麻醉药，全麻效能高，强度中等。无刺激性，化学性质稳定，不燃不爆，不易分解。

【药理作用】

1. 神经系统　对中枢神经系统的抑制与剂量有关；麻醉时脑血管扩张，脑血流量增加，颅内压升高，但脑耗氧量减少；有中等镇痛作用。

2. 循环系统　对循环系统有抑制作用，抑制心肌，心输出量下降，血压下降，血压下降与麻醉深度呈平行关系，可作为麻醉深浅的标志。一般不增加心肌对儿茶酚胺的敏感性，很少出现心律失常。

3. 呼吸系统　对呼吸道无明显刺激，不增加气道分泌，可扩张支气管，较少引起咳嗽、痉挛；对呼吸有明显抑制作用，能降低肺的顺应性。

4. 其他　对子宫平滑肌有一定抑制作用，深麻醉时可增加分娩和剖宫产的出血倾向。可降低眼压，故适用于眼科手术。

【临床用途】可用于各种年龄、各部位的大、小手术，对糖尿病、嗜铬细胞瘤、重症肌无力、眼科手术效果佳。一般多采用复合全身麻醉，需与多种静脉全身麻醉药和全身麻醉辅助用药联用。

【不良反应】与麻醉时的吸入速率等密切相关，并有一定的个体差异性。

1. 抑制呼吸、循环系统　对呼吸系统和循环系统有抑制作用。

2. 中枢兴奋　吸入浓度较高，尤其是低 CO_2 血症时易出现肢体抽搐。故不宜使用高浓度，不宜过度通气。

3. 肝肾功能损害　反复应用可发生肝坏死及肾损害。

4. 其他　癫痫、颅内压增高者一般不宜使用。

异氟烷

异氟烷（isoflurane，异氟醚）是临床应用较广泛的吸入全麻药，其主要优点包括：①麻醉诱导及苏醒快，肌松良好，无致吐作用；②无燃烧、爆炸危险；③对循环系影响小，心血管安全性大，扩张冠状动脉，有利于心肌缺血的患者；④对颅内压无明显的

> 🔆 **要点提示**
>
> 吸入性麻醉的常用药物及特点

升高作用，适合于神经外科手术的麻醉。但其有刺激性气味，手术者特别是小儿在麻醉诱导期出现明显不适，影响麻醉进程。同时因增加子宫出血，不适于产科手术。

临床应用与恩氟烷相同，麻醉效果优于恩氟烷，尤其适用于老年人、冠心病患者。由于不引起抽搐，可用于癫痫患者，也可用于颅内压增高患者。低浓度的异氟烷吸入还适应于 ICU 患者的镇静等。

七氟烷

七氟烷（sevoflurane）的结构与异氟烷相似，其特点是对心肺功能影响较小，血气分布系数低，麻醉诱导和苏醒比其他麻醉药快。广泛用于各类患者手术的全身麻醉的诱导和维持。

氧化亚氮

氧化亚氮（nitrous oxide）是最早应用的麻醉药之一，为无色、味甜、无刺激性液态气体，性质稳定，不燃不爆，在体内不代谢，绝大多数经肺以原形呼出。诱导期短而苏醒快，患者感觉舒适愉快。镇痛作用强，对呼吸和肝肾功能无不良影响，对心肌略有抑制作用。需与其他麻醉药配伍方可达满意的麻

醉效果，主要作为吸入麻醉的第二气体，用于诱导麻醉或与其他全身麻醉药配伍使用。

（二）静脉麻醉药

静脉麻醉药（intravenous anesthetics）是经静脉注射进入体内，通过血液循环作用于中枢神经系统而产生全身麻醉作用的药物。因具有操作方便、产生麻醉诱导快、麻醉时间便于控制、对呼吸道无刺激、无环境污染等优点而广泛使用，但也具有麻醉安全性相对

🔅 **要点提示**

静脉麻醉药的作用特点

低、有个体差异、剂量控制不准确会出现呼吸抑制等现象，个别药物有较明显的麻醉后遗效应和药物依赖性，临床上也可与吸入麻醉药合用作为复合麻醉。常用静脉麻醉药有丙泊酚、硫喷妥钠、氯胺酮、羟丁酸钠、依托咪酯等。

丙泊酚

丙泊酚（propofol）具有麻醉诱导起效快、作用时间短、苏醒迅速且功能恢复完善、对呼吸道无刺激、术后恶心呕吐发生率低等优点。普遍用于全麻诱导、麻醉维持、ICU 危重患者镇静催眠辅助用药。主要不良反应为对心血管和呼吸系统有抑制作用，注射过快可出现呼吸或心跳暂停、血压下降等。

硫喷妥钠

硫喷妥钠（pentothal sodium）是超短效作用的巴比妥类药物。静脉注射后几秒钟即可进入脑组织，麻醉作用迅速，无兴奋期。但由于此药在体内迅速重新分布，从脑组织转运到肌肉和脂肪等组织，因而作用维持时间短，脑中 $t_{1/2}$ 仅 5 分钟。硫喷妥钠的镇痛效应差，肌肉松弛不完全，主要用于诱导麻醉、基础麻醉和脓肿的切开引流、骨折、脱臼的闭合复位等短小手术。硫喷妥钠对呼吸中枢有明显抑制作用，新生儿、婴幼儿易受抑制，故禁用。还易诱发喉头和支气管痉挛，故支气管哮喘者禁用。

氯胺酮

氯胺酮（ketamine）能阻断痛觉冲动向丘脑和新皮质的传导，同时又能兴奋脑干及边缘系统。引起意识模糊，短暂性记忆缺失及满意的镇痛效应，但意识并未完全消失，常有梦幻、肌张力增加、血压上升，此状态又称分离麻醉。氯胺酮麻醉时对体表镇痛作用明显，内脏镇痛作用差，但诱导迅速。对呼吸影响轻微，对心血管具有明显兴奋作用。临床多配伍其他药物进行复合麻醉，也可用于短时的体表小手术，如烧伤清创、切痂、植皮等。本药不良反应主要是胃肠道反应等，但致药物依赖性较明显，是严格管理使用的第一类精神药品。

羟丁酸钠

羟丁酸钠（sodium hydroxybutyrate）为 4 - 羟基丁酸钠盐。对心血管影响小，适用于老人、儿童及神经外科手术、外伤、烧伤患者的麻醉。肌肉松弛不好，常需与肌松药、地西泮合用。另外还用于诱导麻醉。严重高血压、心脏房室传导阻滞及癫痫患者禁用。

依托咪酯

依托咪酯（etomidate）是咪唑类衍生物，具有镇静、催眠和遗忘作用，但无镇痛与肌松作用，是全身麻醉药物组合中一个重要的镇静药。其作用起效快，持续时间短，强度约为硫喷妥钠的 12 倍。对心血管影响小，安全性大，可用于诱导麻醉。大剂量快速静脉注射可使呼吸抑制，阵挛性肌收缩，恢复期出现恶心、呕吐症状。

（三）复合麻醉

目前单独使用各种全麻药均无法达到理想的麻醉状态，为克服
其不足，确保用药更安全、有效，临床上多采用吸入麻醉药和静脉
麻醉药联合使用或辅以其他药物的麻醉方法，以取得满意麻醉效果
便于手术，这种方法称复合麻醉。复合麻醉包括麻醉前、诱导麻
醉、基础麻醉等几个环节的用药，同时根据患者情况和手术需要，选择肌肉松弛药、降低体温药、降压
药等辅助实施麻醉。复合麻醉和麻醉辅助用常用药物见表 13 - 1 - 1。

要点提示

复合麻醉药的组合方式

表 13 - 1 - 1　复合麻醉和麻醉辅助常用药

方法	常用药物	用法及目的
麻醉前给药	地西泮	手术前夜应用，镇静催眠，消除患者紧张情绪；术前再次使用可出现短暂记忆缺失，消除术中不良记忆
	哌替啶 芬太尼	术前应用，镇痛、增强麻醉效果
	阿托品 东莨菪碱	术前应用，保证呼吸通畅，防止吸入性肺炎；抑制迷走神经，防止反射性心律失常
诱导麻醉	硫喷妥钠 氧化亚氮	为快速起效的全麻药，缩短诱导期，迅速进入麻醉维持期，后改用其他麻醉药维持麻醉
基础麻醉	氯胺酮 地西泮	术前应用，控制不合作者，尤适用于小儿，可减少其他麻醉药用量，缩短诱导期等
肌松药	琥珀胆碱 库泮溴胺	N_2 受体拮抗药，使肌松完全便于手术
其他辅助药	氯丙嗪	配合物理降温，降低心、脑等生命器官的耗氧量
	硝普钠	控制性降压，减少出血，常用于止血比较困难的颅脑手术

附：无痛内镜检查应用药物

内镜检查包括胃镜、肠镜、支气管镜和膀胱镜等，是一种侵入性诊疗技术。无痛内镜检查则是由医生给予安全、短效、可控性强的麻醉及镇静药物，使患者在麻醉中完成内镜检查和治疗的技术。药物选择要根据内镜种类和患者情况，要保障患者的安全和麻醉质量，麻醉要迅速、平稳，恢复快，使患者能较快安全离院。一般采用小剂量联合使用，取其优点满足麻醉要求，对机体生理影响降至最小，且不影响离院时间。常采用芬太尼、阿芬太尼、咪达唑仑、丙泊酚、氯胺酮等药物，均为静脉给药，应密切观察患者呼吸、血压、心率等生命体征，苏醒后会有一定的中枢脱抑制表现，应做好用药宣教。

岗位对接

【任务解析】

1. 该方案合理。因患者为急性阑尾炎需手术，普鲁卡因起效较快，维持时间适中，可以选用普鲁卡因进行硬膜外麻醉。

2. 护士在用药前、用药中、用药后要根据患者个体情况进行细心的护理和用药指导。

3. 同时还需在手术前后主动与患者进行沟通交流，引导患者正确对待疾病，保持良好的情绪，解

除顾虑，配合手术治疗，合理安排好患者的休息、睡眠、饮食、营养，使之保持最佳的身心状态。

【用药护理程序】 🅔 微课 3

用药前	用药评估	①阅读医嘱或处方：明确用药目的、药品名称、规格、数量、剂量等相关信息 ②健康评估：观察患者健康状况，对手术耐受力，了解其既往病史、过敏史等 ③用药禁忌评估：评估患者是否有心、肾功能不全，重症肌无力、对药物过敏等情况
	调配药品	①普鲁卡因注射液：40mg/2ml，100mg/10ml，50mg/20ml；浸润麻醉：0.25%~0.5%溶液；传导麻醉、脊椎麻醉及硬膜外麻醉：2%的溶液，一次极量1g；脊椎麻醉不宜超过200mg ②其他药品及制剂参见相关项目任务
	提示建议	①应由麻醉专科医护人员具体完成，并配有相应的监测和抢救条件，普鲁卡因应皮试 ②手指、足趾、鼻、耳郭和阴茎等部位手术时，高血压、甲亢、糖尿病、器质性心脏病等患者，局麻药禁止加入肾上腺素等 ③药液不得注入血管内 ④未明事项应查阅药品说明书或向医师、药师等反馈
用药中	护理问题	①麻醉实际效果及神经反射、肌张力、心率、呼吸等变化 ②与药物不良反应有关症状的处理 ③药物正确的给药方法等 ④其他可能影响疗效的问题等
	护理措施	①遵医嘱或处方，严格掌握剂量及给药途径，观察麻醉效果和有关监测指标 ②若出现中毒，立即停药，保持患者呼吸道通畅，给氧，升高血压 ③按操作要求规范给药，为避免局麻药吸收入血产生全身毒性反应，须反复进行回抽试验，无气、无血、无脑脊液后方可缓慢注射，并随时观察患者反应
	监护要点	①使用局麻药，注意药物的安全剂量，遵循最小有效剂量和最低有效浓度的原则，过量会引发中毒反应 ②与肌松药合用时，可加强肌松药的作用，使肌松药作用时间延长，一旦过量会引起呼吸肌麻痹，引发呼吸抑制，应注意与肌松药合用宜减少肌松药的用量 ③加强不良反应观察和处置
用药后	健康宣教	①适度介绍麻醉方案及手术常识，帮助患者放松心情，缓解焦虑紧张，配合手术麻醉 ②嘱咐患者及家属正确对待麻醉的后遗效应，注意饮食起居，适度活动，避免受凉、劳累等
	评价效果	①患者麻醉过程中是否顺利，是否发生麻醉意外情况，经处理后有否缓解 ②采患者麻醉后是否发生头疼、尿潴留、穿刺部位感染、肢体麻痹等并发症，是否得到预防或早期发现、正确处理，经治疗后有否缓解 ③了解患者对治疗药物相关知识的知晓度是否提高，能否坚持和配合治疗等
	回顾总结	①整理物品、记录资料，回顾合理使用麻醉药的要点 ②总结本任务用药护理心得；查找不足，制订改进措施等

◆◆◆◀ **学习小结** ▶◆◆◆

　　本任务主要介绍了麻醉药及用药护理，其中重点是局麻药的作用、用途、不良反应和用药护理，难点是麻醉药的作用机制。可采取案例教学法结合 PBL 教学法与讲授法，完成学习目标；养成尊重、关爱麻醉患者的职业素养，树立主动、严谨、细致的服务意识。

答案解析

目标检测

一、单项选择题

1. 患者，男，20 岁，右手示指针刺样痛，局部肿胀，确诊为脓性指头炎，拟在指神经阻滞麻醉下行切开引流术，护理中错误的是（　　）

　　A. 限制麻药剂量　　　　　　　　B. 局麻药中加入适量肾上腺素

　　C. 防止局麻药注入血管　　　　　D. 常规麻醉前用药

　　E. 局麻药浓度不能太高

2. 可导致过敏反应的局部麻醉药是（　　）

　　A. 利多卡因　　　　　B. 丁卡因　　　　　C. 普鲁卡因

　　D. 布比卡因　　　　　E. 罗哌卡因

3. 一般不单独用于浸润麻醉的是（　　）

　　A. 利多卡因　　　　　B. 丁卡因　　　　　C. 普鲁卡因

　　D. 可卡因　　　　　　E. 氯普鲁卡因

4. 可引起呼吸抑制、喉痉挛和支气管痉挛的全麻药是（　　）

　　A. 麻醉乙醚　　　　　B. 氧化亚氮　　　　C. 丙泊酚

　　D. 氯胺酮　　　　　　E. 硫喷妥钠

5. 异氟烷的特点是（　　）

　　A. 无气道刺激性　　　B. 减慢心率　　　　C. 升高颅内压明显

　　D. 毒性大　　　　　　E. 心血管安全性大

二、简答题

1. 简述局麻药的给药方式和用途。

2. 常用的全身麻醉方法和代表药物有哪些？

3. 复合麻醉的优点有哪些？常采用哪些药物？

三、案例分析题

患者，女，30 岁，妊娠足月，但因产道异常，不能经阴道分娩，需做剖宫产。

请分析并回答：①该手术一般采用哪种麻醉方式，何种局麻药？②用药时应注意哪些护理措施？③在该患者的护理过程中，如何体现护理人员的职业素质？

（尹龙武）

书网融合……

重点小结　　　　微课1　　　　微课2　　　　微课3　　　　习题

任务二　抗休克药与用药护理

PPT

◉· 学习目标

1. 知识与技能　掌握肾上腺素的药理作用、临床用途和用药护理；熟悉阿托品、多巴酚丁胺及糖皮质激素的药理作用及不良反应；了解去甲肾上腺素、间羟胺的药理作用及临床用途。学会综合分析、判断情况，采用相应休克护理措施，能够正确开展合理使用药物的宣教工作。

2. 过程与方法　建议采用混合式、互动式教学法，鼓励学生积极参与到教学的各个环节中，在教师的引导下，突出学生的主体地位，帮助学生树立自信，养成独立思考的学习习惯。

3. 情感态度与价值观　通过本次任务，使学生明确正确实施用药护理对提高抗休克药疗效的重要性，培养高度的责任心，以及正确、熟练抢救休克患者的职业素养。

≫ 情境导入

情景描述　患者，女，26 岁，上班途中被汽车撞伤，自感右侧肋部疼痛，头晕、乏力，遂被送至医院就诊。查体：痛苦面容、面色苍白，呼吸急促，心率 118 次/分，血压 80/51mmHg，全腹轻度压痛、反跳痛和肌紧张，以右上腹明显，移动性浊音阳性。医生诊断为失血性休克，给予补液、扩容等抗休克治疗。

任务要求　1. 试说明失血性休克的救治原则。抢救失血性休克可选用的药物有哪些？

2. 针对此患者，护士应采取哪些用药护理措施？

3. 护士在对该患者进行用药护理的同时，还需做好哪些工作以助于患者恢复？

一、概述

休克是由多种原因导致的微循环障碍与重要脏器有效血液循环障碍而发生的急性综合征。根据休克发生的不同原因及阶段，应采取相应的治疗措施，除病因治疗，补充血容量、纠正酸中毒外，应用血管活性药物等改变血管功能，改善微循环，维持重要脏器有效灌注压也是治疗休克中的重要措施。

⚙ 知识链接

休克的种类和特点

休克是指机体在严重失血失液、感染、创伤等强烈致病因子的作用下，有效循环血量急剧减少，组织血液灌流量严重不足，引起细胞缺血、缺氧，以致各重要生命器官的功能、代谢障碍或结构损害的全身性危重病理过程。按其发病原因不同，主要包括 5 类：①过敏性休克；②神经源性休克；③失血性休克；④心源性休克；⑤感染性休克。📱微课 1

作为临床最常见的急危重症，虽种类多样，病因各异，但却有共同的临床表现，作为护理人员应注意熟知，共有表现包括：①口唇黏膜、眼睑先苍白后发绀；②皮温降低（手指、足趾末梢）；③脉搏细弱，甚至无法测得；④心率明显加快，血压迅速降低；⑤少尿甚至无尿；⑥或烦躁不安，或精神沉郁，反射迟钝，抽搐、痉挛甚至昏迷等。在休克早期进行有效的干预，控制引起休克的原发病因，遏止病情发展，可有助于改善患者的预后。

休克发病急，进展快，根据其病理生理变化特点，可分为3期，即休克早期、中期和晚期，表现各有不同，若未能及时发现及治疗则可发展至不可逆阶段而死亡。

拓展提升

紧急支援，生死时速 微课2

　　某医院一名在CT室检查的患者突发过敏性休克，隔壁的重症医学科紧急支援，立即展开抢救。在岗的所有医护人员轮流为患者进行持续胸外按压，使用无创呼吸机，肾上腺素1mg静脉推注，地塞米松5mg静脉推注，葡萄糖酸钙20ml静脉推注。随着氧气不断输送，药物的作用逐渐显现，5分钟后，患者的血氧饱和度开始提升，心率由140次/分降至120次/分左右，呼吸不再困难。

　　患者能够转危为安，得益于突发事件发生时医护人员及时、有效的抢救，紧紧抓住了"黄金急救5分钟"，挽救了一条鲜活的生命。作为护士，在面对突发事件时，既要沉着冷静，又要有高超的急救能力和业务水平。

　　请结合扩展素材思考讨论，开展模拟宣教等活动，提高专业精神和职业素养。

　　扩充血容量是抗休克治疗最基本的措施。此外，应用血管活性药也可辅助扩容，改善微循环，升高血压。一般来说，初次测量中心静脉压 >12cmH$_2$O 或补充血容量过程中有明显升高而患者仍处于休克状态，需考虑使用血管活性药。

　　血管活性药根据其作用机制不同，分为血管收缩药和血管扩张药。血管收缩药主要用于小动脉扩张而低阻抗的休克，这类药有α受体激动药，如去甲肾上腺素、间羟胺、苯福林、甲氧明等；血管扩张药有α受体拮抗药（包括酚妥拉明、酚苄明）、M受体拮抗药（大剂量阿托品和山莨菪碱）、β受体激动药（包括特布他林、吡丁醇）和多巴胺受体激动药（如多巴胺）。此外，用于辅助抗休克治疗的药物还有正性肌力药和糖皮质激素等。

> **要点提示**
> 抗休克血管收缩药物的类别及代表药

二、血管收缩药

本类药主要通过收缩血管而升高血压，从而增加重要脏器的血液供应（表13-2-1）。

表13-2-1　常用于抗休克的血管收缩药

类别	代表药	药理作用	临床用途	注意事项
α、β受体激动药	肾上腺素	兴奋心脏，升高血压	治疗休克时的低血压	心律失常者慎用
α受体激动药	去甲肾上腺素、间羟胺	收缩血管，升高血压	治疗休克时的低血压	避免与其他收缩血管、升高血压的药物合用

三、血管扩张药

本类药主要通过扩张血管而改善微循环，可用于休克灌注不足时的抢救（表13-2-2）。

表13-2-2　常用于抗休克的血管扩张药

类别	代表药	药理作用	临床用途	注意事项
α$_1$受体拮抗药	酚妥拉明	血管扩张，改善微循环	感染性、失血性、心源性休克	避免与其他收缩血管/升压药合用
β受体激动药	异丙肾上腺素	兴奋心脏，升高血压	心源性、感染性休克，对中心静脉压高、心输出量低者，应注意及时补充血容量	快速型心律失常慎用

续表

类别	代表药	药理作用	临床用途	注意事项
多巴胺受体激动药	多巴胺	心率增快，心输出量增加，肾脏、肠系膜、冠脉和脑血流增多	各种休克，如心源性休克及失血性休克	作用时间短，静脉滴注速度每分钟为 $2\sim5\mu g/kg$，可渐增量，应同时补充血容量，需纠正酸中毒
M受体拮抗药	阿托品、山莨菪碱	解除血管痉挛，改善微循环	感染性休克早期	须用大剂量，直至出现"阿托品化"

四、其他常用的抗休克药

多巴酚丁胺

多巴酚丁胺（dobutamine）为正性肌力药，主要激动 β_1 受体，可增强心肌收缩力，对心率的作用强于多巴胺，弱于异丙肾上腺素，较少引起心律失常。由于对 α、β_2 受体作用相对较小，故对全身血管与外周阻力改变不大。

> **要点提示**
>
> 抗休克血管扩张药物的类别及代表药

糖皮质激素

糖皮质激素（glucocorticoids）可增强心肌收缩力，使心输出量增多；稳定溶酶体膜，减少心肌抑制因子的形成和释放；减弱血管对缩血管物质的敏感性，改善微循环。常与抗菌药合用于治疗感染中毒性休克，剂量要大，用药要早，宜短时间突击使用。

右旋糖酐

右旋糖酐（dextran）为葡萄糖的聚合物。临床常用右旋糖酐（10，40，70）。本品可提高血浆胶体渗透压，扩充血容量；低、小分子右旋糖酐能抑制血小板和红细胞聚集，降低血液黏滞性，并可抑制凝血因子Ⅱ，防止血栓形成和改善微循环；还有渗透性利尿作用。临床主要用于低血容量休克，也用于弥散性血管内凝血及血栓形成性疾病。少数患者可出现变态反应，甚至过敏性休克，应严密观察 5~10 分钟，以备及时抢救。

纳洛酮

纳洛酮（naloxone）为阿片受体拮抗药。休克时，内阿片肽释放量显著增多，通过激动阿片受体，减弱交感神经紧张性或增强副交感神经紧张性、5-羟色胺通路及直接作用于心肌细胞等途径，也可通过某些体液因子间接作用于心血管系统，从而抑制心血管系统。纳洛酮通过阻断内阿片肽与中枢、外周组织阿片受体的结合，增加心肌收缩力，影响细胞功能和代谢及增加重要生命器官的血液灌注等环节，明显改善休克状态。

边学边练

休克按其发病原因不同，主要包括_____休克、_____休克、_____休克、_____休克和_____休克。扩充血容量是抗休克治疗最基本的措施，应用血管活性药可辅助扩容，血管活性药根据其作用机制不同，分为_____药和_____药。

参考答案

岗位对接

【任务解析】

1. 失血性休克的救治原则包括：消除病因、补充血容量、纠正酸中毒、应用血管活性药及激素等其他药、保护脏器等。抢救失血性休克的药物主要有血管活性药，如肾上腺素、去甲肾上腺素、间羟胺、酚妥拉明、多巴胺以及右旋糖酐等，据患者具体病情合理选择。

2. 针对该患者，护士的护理措施为：保持患者气道通畅，给予氧气吸入；扩容，建立静脉输液通道并做好术前准备；密切观察患者的病情变化，如生命体征、神志、意识及尿量等；遵医嘱用药。

3. 如患者的意识清醒，护士应加强与患者的沟通交流，鼓励患者以积极乐观的心态配合治疗，帮助患者树立信心。

【用药护理程序】 [e] 微课3

用药前	用药评估	①阅读医嘱或处方：明确用药目的、药品名称、规格、数量、剂量等相关信息 ②健康评估：观察患者的血压、心率、神志等，了解患者产生休克的原因、休克的种类，是否存在血容量不足、酸中毒和心功能不全 ③用药禁忌评估：对儿茶酚胺类药物过敏者禁用，老年人慎用、孕妇禁用
	调配药品	①常用剂型与用法用量：主要为注射剂，各类抗休克药的用法用量不同，如盐酸肾上腺素注射剂为 0.5mg/0.5ml、1mg/1ml，用于过敏性休克，皮下或肌内注射剂 0.5mg，严重时静脉注射 0.25～0.5mg，5～15 分钟可重复；硫酸阿托品注射剂为 0.5mg/1ml、1mg/1ml、5mg/1ml，用于感染中毒性休克，每次 1～2mg，用 50% 葡萄糖注射液稀释，每 15～30 分钟静脉注射 1 次，必要时可重复、渐增剂量等 ②避免配伍禁忌：肾上腺素不宜与异烟肼、强心苷、降糖药合用；血容量不足时，酚妥拉明、酚苄明、异丙肾上腺素及多巴胺等不宜应用 ③其他药品参见相关项目任务
	提示建议	①熟知各类休克的用药选择和用药注意事项 ②告知患者或家属用药期间可能出现的不良反应 ③对未明事项应查阅药品说明书或向医师、药师等进行咨询反馈
用药中	护理问题	①患者用药后休克症状是否改善，监测患者的血压、心率、呼吸、血氧等变化 ②药物不良反应的预防与正确处理 ③正确的给药方法 ④其他可能影响疗效的问题等
	护理措施	①遵医嘱或处方，严格掌握剂量及给药途径 ②密切关注患者用药后的反应，症状是否得到改善 ③观察给药部位的用药反应 ④嘱患者及家属注意尿量的变化
	监护要点	①血压过低与血管扩张所致的血容量不足有关 ②局部组织缺血坏死与血管收缩药静脉滴注外漏有关 ③心悸、心前区疼痛和心律失常与药物引起的心脏兴奋有关 ④头痛、头晕、恶心、呕吐与药物引起的血压升高有关 ⑤多尿与药物使肾血流增加、滤过率增加有关 ⑥少尿与药物使肾血管收缩有关 ⑦加强不良反应观察和处置

续表

用药后	健康宣教	①适度介绍休克的药物治疗方案和康复常识，引导患者及家属正确认识休克，缓解紧张情绪 ②告知患者及家属，用药后如患者出现心悸、胸痛、排尿困难以及手脚冰凉、苍白、疼痛、麻木等不适，要及时报告
	评价效果	①患者休克症状和心理状态是否改善，血压、呼吸、血氧等是否恢复正常，客观评价药物疗效、安全性及近远期治疗效果 ②判断用药护理措施的适宜性 ③了解患者对所用药物相关知识的知晓度
	回顾总结	①整理物品、记录资料，回顾合理使用抗休克药的要点 ②总结本任务用药护理的心得；查找用药护理中的不足，制订改进措施等

◆◆◆ 学习小结 ◆◆◆

　　本任务主要介绍了抗休克药与用药护理，其中重点是肾上腺素的药理作用、临床用途和用药护理，难点是各类休克用药的选择。可采取互动式教学法，完成学习目标；明确正确实施用药护理对提高抗休克药疗效的重要性，培养学生高度的责任心，以及正确、熟练抢救休克患者的职业能力。

目标检测

答案解析

一、单项选择题

1. 应用青霉素所致的过敏性休克，宜首选的药物是（　　）
   A. 多巴酚丁胺　　　　　　　B. 糖皮质激素　　　　　　　C. 阿托品
   D. 山莨菪碱　　　　　　　　E. 肾上腺素
2. 休克伴有心功能减弱、少尿的患者，最宜选用的药物是（　　）
   A. 肾上腺素　　　　　　　　B. 酚妥拉明　　　　　　　　C. 阿托品
   D. 多巴胺　　　　　　　　　E. 间羟胺
3. 下列抗休克药中，属于血管收缩药的是（　　）
   A. 酚妥拉明　　　　　　　　B. 异丙肾上腺素　　　　　　C. 阿托品
   D. 山莨菪碱　　　　　　　　E. 去甲肾上腺素
4. 酚妥拉明抗休克的作用机制是（　　）
   A. 激动 α 受体　　　　　　　B. 激动 β 受体　　　　　　　C. 激动 M 受体
   D. 阻断 α 受体　　　　　　　E. 阻断 β 受体
5. 可用于治疗上消化道出血的抗休克药是（　　）
   A. 酚妥拉明　　　　　　　　B. 异丙肾上腺素　　　　　　C. 阿托品
   D. 山莨菪碱　　　　　　　　E. 去甲肾上腺素

二、简答题

1. 简述常用于抗休克的血管收缩药的分类、代表药及临床用途。
2. 简述常用于抗休克的血管扩张药的分类、代表药及临床用途。

三、案例分析题

　　患者，女，25 岁。上呼吸道感染，医嘱给予青霉素 800 万 U，静脉滴注，经皮试阴性后，护士进行给药操作，但青霉素滴入 5 分钟后患者突然出现呼吸急促、面色苍白、口唇发绀、四肢湿冷、神志不清，送急诊室抢救。查体：呼吸困难不规则，脉搏微弱，血压 60/40mmHg，心音低钝，心律不齐。诊断为过敏性休克。

请分析并回答：①抢救过敏性休克首选哪种药？为什么？②针对此患者，护士应如何完成用药护理程序？③结合案例，谈谈你对护理工作重要性的认识。

（高　琳）

书网融合……

| 重点小结 | 微课1 | 微课2 | 微课3 | 习题 |

PPT

任务三　解毒药与用药护理

◎- 学习目标

1. 知识与技能　掌握有机磷农药中毒及解毒的机制；熟悉临床常见药物中毒的解毒药物。学会观察解毒药物的疗效及不良反应，综合分析、判断及采用相应护理措施。

2. 过程与方法　建议采用互动式教学法等，通过布置解救有机磷酸酯农药中毒合理用药的任务，引导学生网络学习，分组讨论及开展竞赛激发学习兴趣，完成学习目标，培养自主式、合作式、探究式等学习能力。

3. 情感态度与价值观　通过本次任务，使学生初步具备尊重、关心帮助患者及家属的工作态度，培养积极、细致、认真的服务意识和职业精神，提高严谨、熟练地实施用药护理岗位能力和职业素养。

当机体接触大量或过量的有毒化学物质，干扰正常的生理功能，引发机体出现功能性或器质性改变的病理状态，称为中毒。根据中毒的发生、发展的快慢可将中毒分为急性中毒和慢性中毒。常见的有毒物质主要有有毒金属、农业中使用的杀虫剂及除草剂、氰化物、灭鼠药以及过量使用的某些药物。

中毒的解救分为非特异性治疗和特异性治疗，所用的解毒药物称为解毒药，可分为物理性解毒药、化学性解毒药及药理性解毒药，其中药理性解毒药是一类具有高度专一性的药物，属于特异性治疗。

≫ 情境导入

情景描述　患者，男，45 岁。烈日下喷洒农药敌敌畏杀虫时，未做好自身劳动保护，不久便出现腹痛、恶心，大、小便失禁，多汗，神志模糊，呼之不应，压眶上有反应，皮肤湿冷，肌肉颤动，巩膜无黄染，瞳孔缩小呈针尖样，对光反射弱，流涎，心率 60 次/分等症状。医生结合患者临床症状，诊断为急性有机磷酸酯农药中毒。

任务要求　1. 针对该患者，医生应该给予哪些药物治疗？

2. 患者用药后会有哪些表现，护士应做好哪些用药护理措施？

3. 护士在对该患者用药护理的同时，还需做好哪些工作以助于患者恢复？

一、有机磷农药中毒及解毒药

有机磷酸酯类简称有机磷，属难逆性抗胆碱酯酶药，毒性强，主要用作农业杀虫剂，常用的有对硫磷（parathion，1605）、内吸磷（systox，1059）、马拉硫磷（malathion，4049）、乐果（rogor）、敌敌畏（DDVP）、美曲膦酯（dipterex，敌百虫）等，毒性更大的塔朋（tabun）、沙林（sarin）等还作神经毒剂用于战争。当使用和管理过程中防护不当时，可经消化道、呼吸道甚至透过皮肤吸收，引起人畜中毒。

📱 微课 1

【中毒机制】有机磷酸酯类进入血液后与胆碱酯酶（AChE）以共价键结合，而且结合更牢固，形成难以水解的磷酰化胆碱酯酶，从而使胆碱酯酶失去水解乙酰胆碱的活性，乙酰胆碱在体内蓄积过多，持久强烈地激动突触后膜的胆碱受体，引起一系列胆碱能神经功能亢进的中毒症状。

【中毒症状】

1. M 样症状 恶心、呕吐、腹痛、腹泻、大小便失禁、瞳孔缩小、视物模糊、心跳过缓、血压下降、流涎、出汗、呼吸道分泌物增多、呼吸困难、发绀、肺部湿啰音等。

2. N 样症状 骨骼肌纤维震颤、抽搐，严重者导致呼吸肌麻痹、心跳过速、血压升高等。

3. 中枢症状 先兴奋后抑制，表现为躁动不安、失眠、谵语、昏迷，可因血管运动中枢抑制而致血压下降，呼吸中枢麻痹而致呼吸停止。

> ☀ **要点提示**
>
> 有机磷酸酯类药的中毒症状

轻度中毒以 M 样症状为主；中度中毒出现明显的 M 样和 N 样症状；重度中毒还有明显的中枢症状。

【中毒解救】

1. 清除毒物 发现有机磷中毒后，应及时将患者撤离中毒环境，并迅速清除毒物以减少吸收。对由皮肤吸收者，可用温水和肥皂清洗皮肤。对口服中毒者，可选用清水或 1% 食盐水或 2% 碳酸氢钠水溶液或 0.02% 的高锰酸钾水溶液洗胃，然后再用硫酸镁或硫酸钠导泻。但应注意，敌百虫中毒时禁用碱性液冲洗体表或洗胃，因敌百虫遇碱可转化为毒性更大的敌敌畏；而对硫磷等硫代磷酸酯类化合物中毒时则禁用高锰酸钾溶液洗胃，因对硫磷遇高锰酸钾被氧化为毒性更大的对氧磷。

2. 特异性解毒药

（1）M 受体拮抗药

阿托品

阿托品（aropine）是从颠茄等茄科植物提取出的一种有毒的白色结晶状生物碱。

【药理作用】有机磷中毒的首选解救药物之一，为 M 胆碱受体拮抗药，通过竞争性阻断 M 受体而迅速缓解 M 样症状，也能进入脑内而缓解部分中枢抑制症状，还可兴奋呼吸中枢而对抗有机磷中毒所引起的呼吸抑制。

【临床用途】可单独用于有机磷酸酯类的轻度中毒。因不能消除骨骼肌震颤，也不能恢复胆碱酯酶活性，对中度和重度中毒必须联合应用胆碱酯酶复活药。因有机磷中毒患者对阿托品的耐受性增大，用药量根据中毒程度确定，直至阿托品化，可不受药典规定的极量限制。但要注意鉴别阿托品中毒，阿托品中毒表现为患者出现幻觉、谵妄、体温升高、心率加快等现象。

（2）胆碱酯酶复活药 此类药物有氯解磷定、碘解磷定和双复磷等。

"阿托品化"应用原则和指征

"阿托品化"应用的原则是指抢救有机磷中毒应及早、足量、重复给药,给药越早效果越好。由于有机磷农药中毒患者对阿托品的耐受量非常高,故用量可以大大超过常规剂量。

"阿托品化"应用的指征是要达到"阿托品化",即瞳孔较前散大、颜面潮红、皮肤干燥、腺体分泌减少、四肢转暖、肺部湿啰音明显减少或消失、呼吸困难缓解、有轻度躁动不安等。

氯解磷定

氯解磷定(pralidoxime chloride,氯磷定,氯化派姆)水溶性高,溶液较稳定,可肌内注射或静脉注射。

【作用与机制】氯解磷定能直接与体内游离的有机磷酸酯结合,形成无毒的磷酰化氯解磷定由尿中排出;氯解磷定与磷酰化胆碱酯酶中的磷酰基结合,形成氯解磷定–磷酰化胆碱酯酶复合物,再进一步裂解形成磷酰化氯解磷定,使胆碱酯酶游离出来,恢复其水解乙酰胆碱的活性。但对中毒数小时、已经老化的磷酰化胆碱酯酶的作用较差(图13-3-1)。

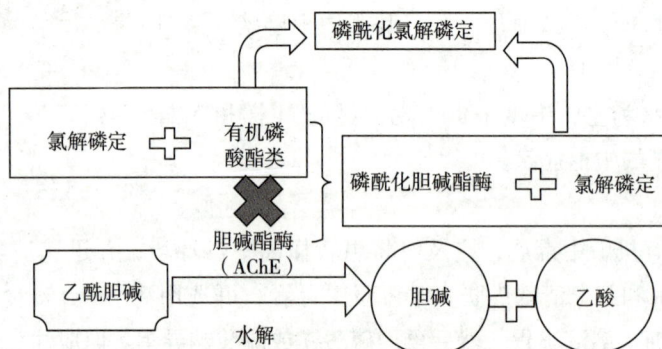

图13-3-1 氯解磷定解救有机磷酸酯类农药中毒机制

【临床用途】用于急性有机磷酸酯类中毒,能迅速解除 N 样症状,消除肌束颤动。但对 M 样症状效果差,故应与阿托品合用。对高毒性的内吸磷、对硫磷中毒疗效较好,对低毒性的敌百虫、敌敌畏、乐果等中毒疗效差。

【不良反应】肌内注射时局部有轻微疼痛。静脉注射过快(>500mg/min)可出现头痛、乏力、眩晕、视物模糊、复视、恶心及心动过速。用药量过大(>8g/d)可导致神经–肌肉传导阻滞,严重者呈癫痫样发作、抽搐、呼吸抑制。

其他常用农药中毒和解毒药物的应用见表13-3-1。

表13-3-1 其他常用农药中毒的解救药物

种类	代表药物	解毒药物	用药须知
有机氮农药	杀虫脒	无特效解毒药;多用小剂量亚甲蓝或大剂量维生素 C	亚甲蓝 1~2mg/kg,25% 葡萄糖溶液稀释后缓慢静脉推注,2~6 小时重复给药;维生素 C,4~6g/d,静脉滴注
菊酯类农药	除虫菊	无特效解毒药;多对症治疗	惊厥采用地西泮对抗,也可以选用中枢性肌松药美芬新;避免与普萘洛尔、氯丙嗪合用
杀鼠剂	二苯茚酮(敌鼠钠)	大剂量维生素 K,必要时配伍维生素 C 和糖皮质激素	维生素 K,静脉注射或肌内注射,每次 10~20mg,2~3 次/天,疗程视病情而定
杀鼠剂	毒鼠强	无特效解毒药	大剂量镇静催眠药
杀鼠剂	氟乙酰胺(邱氏灭鼠药)	乙酰胺(解氟灵)	乙酰胺 50% 溶液 5ml 加入 2% 普鲁卡因 2ml 肌内注射。0.1~0.3g/(kg·d),每日分 2~4 次肌注,首剂为全日剂量一半

二、其他药物与化合物中毒及解毒药

（一）其他常用药物中毒的解毒药

其他常用药物中毒的解毒药见表13-3-2。

表13-3-2　其他常用药物中毒的解救药物及应用

种类	代表药物或毒物	解毒药物	用药须知
阿片类药物	吗啡	纳洛酮和烯丙吗啡	纳洛酮0.4~0.8mg肌注或静脉注射，必要时2~3分钟重复一次。烯丙吗啡每次5~10mg静脉注射，必要时间隔10~15分钟重复注射
苯二氮䓬类药物	地西泮	氟马西尼	惊厥采用地西泮对抗，也可以选用中枢性肌松药美芬新；避免与普萘洛尔、氯丙嗪合用
巴比妥类药物	苯巴比妥	尼可刹米	以呼吸支持措施为主，必要时给药应缓慢，防止发生惊厥
氰化物中毒	氢氰酸、氰化钠及氰化钾；桃仁、杏仁、枇杷仁、梅仁、银杏、木薯及硝普钠过量	亚硝酸钠	扩张血管反应，恶心、呕吐、眩晕、头痛、低血压等；高铁血红蛋白血症反应，大剂量可引起发绀、呼吸困难、晕厥、循环衰竭。孕妇禁用
氰化物、钡剂中毒	含有氰基和钡离子的药物	硫代硫酸钠	偶见头晕、乏力、恶心、呕吐等。静脉注射过快可引起血压下降，故应缓慢注射
砷、汞和金中毒	含有砷、汞和金的药物	二巯丙磺钠、二巯丙醇	有特殊蒜臭味。常见不良反应有恶心、呕吐、头痛、唇和口腔灼热感，流泪、流涕、流涎、多汗、腹痛、肢端麻木和异常感觉、肌肉和关节酸痛。持续应用可导致低蛋白血症、代谢性酸中毒、血浆乳酸增高和肾脏损害
铅中毒	含铅药物	依地酸钙钠	常见头晕、前额痛、食欲缺乏、恶心、畏寒、发热，组胺样反应等。过大剂量可引起肾小管上皮细胞损害，导致急性肾功能衰竭
铁中毒	含铁药物	去铁胺	口服吸收差，必须肌内注射或静脉注射
铅、汞、铜中毒	含铅、汞、铜的药物	青霉胺	本药毒性小，但与青霉素有交叉过敏，用前必须做青霉素过敏试验。青霉素过敏者禁用
酒精中毒	含酒精类饮料	纳洛酮	纳洛酮0.4~0.8mg肌注或静脉注射，必要时可以0.8~1.2mg静脉滴注维持

边学边练

大量食用银杏果属于哪类中毒？应选何种药物进行解毒？

参考答案

知识链接

氰化物急性中毒的表现 ℮ 微课3

　　一般急性氰化物中毒症状分为四期。①刺激期：眼和上呼吸道刺激症状、头痛、头晕、恶心、呕吐、震颤、大便急迫感等。②呼吸困难期：胸闷、心悸、呼吸困难、瞳孔先缩小后逐渐扩大、有恐怖感、意识逐渐模糊甚至昏迷、痉挛等。③痉挛期：阵发性或强直性痉挛，严重者角弓反张、牙关紧闭、大汗淋漓、大小便失禁、血压下降，晚期可出现肺水肿。④麻痹期：意识完全丧失，痉挛停止，瞳孔散大，反射消失，呼吸循环中枢麻痹死亡。

（二）其他常见化合物中毒的解毒药

其他常见化合物中毒的解毒药见表13-3-3。

表 13 – 3 – 3　其他常见化合物中毒和解毒药物的应用

化合物种类	主要中毒症状	解毒药物及应用
苯及衍生物	急性中毒：中枢抑制、呼吸麻痹 慢性中毒：造血系统损害等	葡醛内酯 0.2g，肌内注射或静脉注射，2 次/日，也可口服给药
四氯化碳	中枢抑制、肝、肾坏死等	L - 半胱氨酸 200mg/次，肌内注射，2 次/日；葡醛内酯 0.2g，肌内注射或静脉注射，2 次/日，也可口服给药
甲醇	酸中毒、视神经损害等	10% 葡萄糖溶液 500ml 和 20U 胰岛素静脉点滴，促进毒物排泄；也可以给予神经营养药、血管扩张药等辅助治疗
亚硝酸盐	缺氧、发绀、心血管抑制	小剂量亚甲蓝，1 ~ 2mg/kg，稀释后缓慢静脉滴注；注意高剂量亚甲蓝会加重中毒的缺氧症状

岗位对接

【任务解析】

1. 该患者为有机磷农药中毒，中毒途径为经皮肤吸收。紧急抢救药物为阿托品及解磷定，如碘磷定、氯磷定。

2. 患者用药后 M 样中毒症状迅速消失；护士应密切关注患者的临床表现，当出现“阿托品化”时，应尽快减少或停止阿托品的使用，避免阿托品中毒。

3. 护士还需做好健康宣教，合理调控情绪等有助于患者恢复的护理工作。

【用药护理程序】

用药前	用药评估	①阅读医嘱或处方：明确用药目的、药品名称、规格、数量、剂量等相关信息 ②健康评估：观察患者精神状况，了解既往病史、过敏史、治疗史等；基本体征监测，如瞳孔、心率、呼吸、血压、排便等 ③用药禁忌评估：评估患者是否有青光眼、前列腺肥大、高热等情况
	调配药品	①阿托品注射剂：0.5mg/ml、1mg/ml；氯解磷定注射液为 0.25g/2ml、0.5g/2ml；碘解磷定注射液为 0.4g/支。一般多采用注射给药 ②其他药品及制剂参见相关项目任务
	提示建议	①抢救有机磷农药中毒要迅速备好抢救药物和器械，同时采取洗胃、吸氧等综合措施 ②注意阿托品用量必须足够，胆碱酯酶复活药应尽快与阿托品一起使用，忌与碱性药物配伍 ③未明事项应查阅药品说明书或向医师、药师等反馈
用药中	护理问题	①密切监测患者中毒症状的改善，协助医生判断是否达到阿托品的最大使用剂量“阿托品化” ②其他可能影响疗效的问题等
	护理措施	①遵医嘱或处方，严格执行用药护理操作，皮肤黏膜污染者应脱去污染衣服用清水冲洗污染部位，禁用热水或酒精擦洗 ②密切观察患者病情，心电监护，严密观察瞳孔、意识、皮肤、体温及心率变化；备好抢救药物和器械。如出现脱水、电解质紊乱，应及时按医嘱补液，输液速度不宜过快以免出现肺水肿 ③特殊护理：昏迷期护理；发热护理；防止尿路感染
	监护要点	①注意药物的正确给药方法和用药时间，使用阿托品抢救达到“阿托品化”，尽早、足量使用胆碱酯酶复活药 ②加强不良反应观察和处置
用药后	健康宣教	①适度介绍预防及抢救有机磷中毒的相关知识，提高患者及家属卫生安全意识 ②嘱咐患者出院后仍在家休息 2 ~ 3 周，按时服药，不单独外出，防止迟发性神经损害 ③倡导健康生活方式，配合非药物治疗措施提高康复效果等
	评价效果	①客观评价药物疗效、不良反应 ②综合判断所采取用药护理措施及方法是否适宜 ③评估患者及家属对有机磷农药中毒及治疗药物相关知识的认知度是否提高，患者及家属健康意识、精神状态是否改善等
	回顾总结	①整理物品、记录资料，回顾合理使用阿托品等药物的要点 ②总结本任务用药护理心得；查找不足，制订改进措施等

学习小结

本任务主要介绍了解毒药及用药护理，其中重点是掌握有机磷农药中毒的临床表现、解毒的措施及临床应用原则，难点是有机磷农药中毒的机制及解救药的作用机制。可采取互动式教学法等，通过布置解救有机磷酸酯农药中毒合理用药的任务，引导学生网络学习，分组讨论及开展竞赛激发学习兴趣，完成学习目标；培养学生自主式、合作式、探究式等学习能力，积极、细致、认真的服务意识和职业精神，提高严谨、熟练地实施用药护理岗位能力和职业素养。

目标检测

答案解析

一、单项选择题

1. 解磷定解救有机磷酸酯类中毒的机制是（　　）
   A. 阻断 M 受体
   B. 阻断 N 受体
   C. 阻断 M 及 N 受体
   D. 减少 ACh 的合成
   E. 使胆碱酯酶复活

2. 治疗砷中毒的首选药是（　　）
   A. 二巯丙磺钠
   B. 青霉胺
   C. 硫代硫酸钠
   D. 依地酸钙钠
   E. 去铁胺

3. 阿托品对抗有机磷农药中毒的作用不包括（　　）
   A. 抑制腺体分泌
   B. 扩张支气管
   C. 兴奋心脏
   D. 解除肌肉震颤
   E. 缓解部分中枢抑制症状

4. 钡盐中毒解救首选的药物是（　　）
   A. 二巯丙醇
   B. 青霉胺
   C. 硫代硫酸钠
   D. 依地酸钙钠
   E. 去铁胺

5. 吗啡过量中毒时最有效的解救药物是（　　）
   A. 钙剂
   B. 地西泮
   C. 氟马西尼
   D. 纳洛酮
   E. 硫喷妥钠

二、简答题

1. 简述有机磷农药中毒的机制及临床表现。
2. 解救有机磷农药中毒应该使用哪些药物，其药理依据和用药护理要点是什么？
3. 简述常见药物与化合物中毒的解救药物。

三、案例分析题

患者，男，5 岁。食白果约 10 粒后出现呕吐，烦躁、哭闹不安，随后四肢抽搐，两眼上翻，口吐白沫。结合患者临床表现，诊断为氰化物中毒。

请分析并回答：①针对患者的临床表现，宜选用的治疗药物是什么？为何选择本药？②抢救过程中，护士应注意做好哪些护理措施？③护士在上述护理中如何体现职业素养和专业精神？

（郑　丹）

书网融合⋯⋯

| 重点小结 | 微课 1 | 微课 2 | 微课 3 | 习题 |

PPT

任务四　五官科、皮肤科药物与用药护理

◎ 学习目标

1. 知识与技能　熟悉治疗白内障、牙周炎、口腔黏膜溃疡、湿疹、银屑病药物的作用、用途、不良反应和用药护理程序。学会综合分析、判断药物不良反应，采用相应用药护理措施，并能对患者开展防治眼科、口腔科、皮肤科常见疾病合理用药宣教工作。

2. 过程与方法　建议采用任务驱动教学法等，通过布置任务，引导学生收集资料，分组讨论及竞赛机制激发学生的学习兴趣，培养学生自主学习能力和探究学习能力。

3. 情感态度与价值观　通过学习培养尊重、关爱患者及家属的工作态度，树立积极、细致、认真的服务意识和职业精神，提高严谨、熟练实施用药护理能力及护士职业素养。

≫ 情境导入

情景描述　患者，男，27 岁。因口腔黏膜出现多个大小不一的圆形溃疡，表面覆盖灰白假膜，疼痛剧烈，局部明显灼痛，严重影响了患者的进食和说话。结合患者近期表现及查体，诊断为口腔溃疡。

任务要求　1. 针对该患者，医生应该给予哪些药物治疗？

2. 针对此患者，护士应如何完成用药护理程序？

3. 护士在对该患者用药护理的同时，还需做好哪些工作以助于患者恢复？

一、眼科部分药物与用药护理

眼科常见疾病有青光眼、白内障、角膜病、视网膜病、视神经炎等。药物在眼科疾病的诊断、治疗中占据着重要的地位。做好眼科疾病的用药护理，必须掌握眼科常用的治疗药物的主要特点和用药护理。

由于血眼屏障的存在，药物难以渗入眼球内部。所以眼部疾病治疗最常用的给药方式是眼睛局部给药，如将滴眼液、眼用凝胶或眼膏等滴入或涂于结膜囊内。如果眼部治疗需要较高药物浓度，可以采用眼局部注射，如结膜下注射、前房内注射、球后注射、球筋膜下注射等。抗菌药和糖皮质激素也可以采用全身给药的方式治疗眼部炎症感染。一些降低眼内压的药物也需要采用全身给药的方法，如口服乙酰唑胺、静脉滴注甘露醇等，来达到快速降低眼压的目的。

眼科局部应用药物的剂型主要有滴眼液（包括溶液、混悬液、乳剂等）、凝胶、膏剂。新研制的长效滴眼液、膜控释药系统、眼用脂质体、眼用凝胶制剂等已逐步在临床上应用。

（一）青光眼

青光眼是老年人常见的眼科疾病，病理性眼内压升高是其主要危险因素，表现为剧烈头痛、眼痛，可伴有恶心、呕吐等严重的全身症状，因高眼压引起角膜水肿，视力严重减退，严重者可致失明。使用药物可降低眼内压，改善视神经血液供应，保护视神经。按作用机制可分为：拟胆碱药、β肾上腺素受体拮抗药、碳酸酐酶抑制剂。常用药物作用特点见表13－4－1。

表13－4－1　常用治疗青光眼的药物作用特点

药物	作用
毛果芸香碱（pilocarpine）	选择性直接作用于M胆碱受体。对眼和腺体的作用最为明显。引起缩瞳，眼压下降，并有调节痉挛等作用。治疗原发性青光眼，包括开角型与闭角型青光眼。可缓解或消除青光眼症状
噻吗洛尔（timolol）	β肾上腺素受体拮抗药。对青光眼，特别是原发性、开角型青光眼有良好效果，优于传统的降眼压药，其特点是起效快、不良反应小、耐受性好。滴眼后20分钟眼压即开始下降，经1~2小时达最大效应，作用可持续24小时
乙酰唑胺（acetazolamide）	碳酸酐酶抑制剂。能抑制房水分泌过程，使眼压下降，可用于治疗青光眼。治疗各种类型的青光眼及降低抗青光眼和某些内眼手术前的眼压，是短期控制各型青光眼眼压升高的有效降眼压的辅助药物

（二）白内障

晶状体浑浊称为白内障，是一种常见的眼科疾病。主要症状为视力障碍，视力下降程度与晶状体浑浊程度有关。此病病因较复杂，与环境、营养、代谢、遗传等多因素对晶状体的长期作用有关。白内障的治疗分药物治疗和手术治疗。药物治疗有利于延缓病情的发展，手术治疗是白内障患者复明的有效手段，可行白内障摘除及人工晶体植入术。常用药物作用特点见表13－4－2。

> 💡 **要点提示**
>
> 白内障的常用治疗药物

表13－4－2　常用治疗白内障的药物作用特点

药物	作用
谷胱甘肽（GSH）	滴眼液常用于早期白内障的治疗。早期白内障可因谷胱甘肽含量增加使晶状体趋于透明。故维持谷胱甘肽正常水平对维持晶状体透明性方面起着重要的作用
牛磺酸（taurine）	抗氧化剂，可明显抑制或延缓不同类型白内障的发生及发展。其作用机制与该药可提高晶状体和房水中的牛磺酸含量，增加抗氧化能力，抑制晶状体上皮细胞凋亡和脂质过氧化等有关
L－半胱氨酸（L－cysteine）	结构中含有巯基，故可维持机体内多种酶的活性或有激活解毒、改善代谢的作用。其能抑制巯基含量下降，维持巯基的抗氧化水平进而抑制白内障的发展

（三）眼部感染

眼部感染是眼科常见的病变，如睑缘炎、结膜炎、沙眼、角膜炎和眼内炎等疾病。引起眼部感染的微生物有细菌、衣原体、真菌和病毒等。治疗眼部感染的目标是控制感染，保护眼组织及其功能，有多种抗微生物药可以用于眼局部抗感染治疗。常用药物有左氧氟沙星滴眼液或红霉素眼膏等（细菌感染），更昔洛韦滴眼液、利巴韦林滴眼液等（病毒感染）。

二、口腔科部分药物与用药护理

口腔疾病的药物治疗目的是在保持口腔清洁、去除局部刺激因素的基础上，能够通过合理用药防止继发感染，对症治疗，减轻疼痛。口腔疾病用药有全身治疗和局部治疗两种给药方法。临床多局部应用抗炎、抗感染药物，促进局部病损愈合。口腔疾病药物剂型种类众多，除了溶液剂、喷雾剂、散剂、糊剂等常用剂型外，还包括口含片、膜剂、黏附片、凝胶等。

（一）牙周炎

牙周炎是口腔科常见的慢性感染性疾病。牙周炎以局部治疗为主，用氯己定、西吡氯铵溶液等含漱，氟化钠甘油糊剂控制菌斑，侵袭性牙周炎可选用药物如硝基咪唑类、四环素类、阿莫西林等。

（二）口腔溃疡 ⓔ 微课

口腔溃疡是最常见的口腔黏膜溃疡性疾病，具有周期性、复发性和自限性特征。根据溃疡和数目分为轻型、口炎型和重型复发性口腔溃疡。局部治疗主要是抗炎、抗感染、止痛、促溃疡愈合，可选用口腔贴片、口腔软膏、含漱剂、含片等。常用药物主要有糖皮质激素类药物，具有收敛、抗菌的硝酸银、呋喃西林等药物，止痛的局麻药如达克罗宁等，中成药西瓜霜喷剂等也具有良好疗效。

对于口腔溃疡的治疗，以消除病因、增强体质、对症治疗为主，治疗方法应坚持全身治疗和局部治疗相结合，中西医治疗相结合，生理和心理治疗相结合。需要引起注意的是，经久不愈、大而深的舌头溃疡，有可能是一种癌前病损，极易癌变，必要时做活检以明确诊断。

💡 **拓展提升**

不容忽视的"口腔溃疡"

口腔溃疡的发生是多种因素综合作用的结果，主要包括局部创伤、精神紧张、食物、药物、营养不良、激素水平改变及维生素或微量元素缺乏。系统性疾病、遗传、免疫及微生物在口腔溃疡的发生、发展中可能起重要作用。如缺乏微量元素锌、铁，缺乏叶酸、维生素 B_{12} 以及营养不良等，可降低免疫功能，增加口腔溃疡发病的可能性；溶血性链球菌及幽门螺杆菌等细菌也与口腔溃疡关系密切。

口腔溃疡通常预示着机体可能有潜在系统性疾病，口腔溃疡与胃溃疡、十二指肠溃疡、溃疡性结肠炎、局限性肠炎、肝炎、女性经期、维生素 B 族吸收障碍症、植物神经功能紊乱症等均有关。

请利用 AI，结合拓展素材思考讨论，模拟开展健康宣教活动，培养护理工作者科学精神和职业素养。

三、皮肤科部分药物与用药护理

皮肤病是发生在皮肤和皮肤附属器官疾病的总称。皮肤是人体最大的器官，皮肤病的种类不但繁多，多种内脏发生的疾病也可以在皮肤上有表现。引起皮肤病的原因很多，感染因素引起的皮肤病，如麻风、疥疮、真菌病、皮肤细菌感染等常有一定的传染性，治疗皮肤病最常用的是外用药。常用药物作用特点见表 13 - 4 - 3。

表 13 - 4 - 3　常用皮肤科药物作用特点

项目	主要特点
常用品种	清洁药、温和保护药、止痒药、抗生素、抗真菌药、抗病毒药、角质促成药、角质松解药、收敛药、抗炎药、消毒防腐剂等
主要剂型	粉剂、洗剂、湿敷剂、乳膏剂、酊剂、软膏或硬膏剂、糊剂、气雾剂和喷雾剂等
给药方法	创面须先清洗后再用药；湿敷时，敷料一般不少于 6 层纱布，每天更换不少于 3 次；粉剂、洗剂可多次使用；软膏、乳剂、糊剂 1～2 次/日为宜，糊剂一般不宜直接涂于皮肤，应先涂在纱布上，然后盖在皮肤表面
使用浓度	不同浓度适应证不同，如水杨酸软膏在低浓度（3% 以下）可有止痒及轻度角质促成作用，浓度为 5%～10% 则有角质松解和剥脱、杀真菌作用，20% 以上则有腐蚀作用等

知识链接

湿敷方法

湿敷方法是用数层纱布浸透所选用的湿敷溶液（如热敷事先须将溶液加温），拧至纱布不滴水的程度，敷在患部并用绷带包扎。如患部渗液少，可在湿敷外覆盖油纸、油布或塑料布，以减少溶液蒸发。如患部渗液较多，白天可湿敷数次，晚上可根据病情改用其他方法。患部渗液过多时，可以日夜不停地湿敷。湿敷时应保持纱布一定的湿度，应从实际出发，应根据局部渗液多少来更换敷料。

（一）湿疹

湿疹是由多种内外因素引起剧烈瘙痒的炎症反应性皮肤病，主要特点是多形性损害、对称分布、自觉瘙痒、反复发作等。湿疹可发生于任何年龄，患者往往为过敏体质。治疗湿疹时，需详细询问病史，寻找和去除过敏原，避免外界刺激，不吃易致敏的食物。药物治疗以抗炎、抗过敏、止痒为主，包括外用药及全身用药，以外用药为主。根据皮损情况选用适当剂型和药物。急性湿疹局部生理盐水、3% 硼酸或 1∶2000 ~ 1∶10000 高锰酸钾溶液冲洗、湿敷，配合炉甘石洗剂发挥收敛、保护作用。亚急性、慢性湿疹应用合适的糖皮质激素霜剂、焦油类制剂或免疫调节剂，如他克莫司软膏、匹美莫司软膏。继发感染者加抗生素制剂。

知识链接

湿疹的病程及特点

湿疹可分为急性、亚急性、慢性湿疹三个阶段。

急性湿疹表现为多形性皮疹，常在红斑基础上出现丘疹、丘疱疹，炎症时有小水泡，常融合成片。瘙痒较重，因挠抓使皮疹形成糜烂面，并有浆液渗出及结痂。如伴有继发感染可形成脓疱、脓痂、脓液。严重时可有发热等全身症状。

湿疹在急性发作后，红肿及渗出减轻，进入亚急性阶段。水疱和糜烂逐渐愈合，瘙痒及病情好转。有的可因再次暴露于致敏原、刺激及挠抓过度等原因再呈急性发作，经久不愈发展为慢性湿疹。

慢性湿疹常由急性、亚急性湿疹迁延而成，或自开始时炎症反应不明显，久之患部皮肤肥厚，表面粗糙，有色素沉着，延续数月或更久。

（二）银屑病

银屑病又称牛皮癣，是一种以表皮细胞增生和免疫性炎症为主要病理变化的慢性炎症性皮肤病，病程较长，有易复发倾向。临床表现以红斑、鳞屑为主，全身均可发病，以头皮、四肢伸侧较为常见，多在冬季加重。一般采取糖皮质激素、环孢素等免疫抑制剂治疗，也可以选用维 A 酸等辅助治疗。

维 A 酸

维 A 酸（tretinoin）乳膏，临床用于寻常痤疮、扁平苔疣、黏膜白斑、毛发红糠疹、毛囊角化病及银屑病的辅助治疗。不良反应主要为引起皮肤刺激症状，如灼感、红斑及脱屑，可自行逐渐消失。

（三）真菌性皮肤病

真菌性皮肤病是指由浅部真菌所引起的人类表皮、毛发、甲板等皮肤附属器的一类真菌感染，发病率和复发率均较高。浅部真菌又称癣，是由仅侵害浅表角化组织（皮肤、毛发、甲）而不侵害较深组织和内脏的真菌所引起的，常见癣菌有皮肤癣菌，根据感染部位不同，可分为头癣、股癣、手癣、足癣、甲癣等。临床一般选择丙烯胺类、咪唑类、三唑类抗真菌药，以局部外用为主，全身性感染或甲癣也可口服治疗，可单用或联合应用。剂型包括乳膏剂、霜剂、凝胶和软膏，根据临床表现和感染部位选用。常用药物有特比萘芬、氟康唑、克霉唑等。详细内容参考对应项目任务。

岗位对接

【任务解析】

1. 该患者为口腔溃疡，以对症治疗为主。可选用地塞米松口腔贴片控制症状。

2. 遵医嘱或处方给药，避免长期使用或滥用；密切关注患者的用药症状是否得到改善，不良反应有无出现，是否出现持续的局部刺激症状和过敏反应。

3. 护士除熟练实施用药护理措施外，要针对性地做好思想工作，给予用药指导，用药前应洗净双手，并且将药物贴于口腔溃疡的伤口表面，轻轻按压后即可。在恢复期间应遵医嘱用药，饮食以清淡易消化为主，避免食用辛辣刺激性食物，可以适量饮用温开水，有助于病情的恢复。

【用药护理程序】

用药前	用药评估	①阅读医嘱或处方：明确用药目的、药品名称、规格、数量、剂量等相关信息 ②健康评估：观察健康状况和精神状态，了解既往病史、过敏史、治疗史等 ③用药禁忌评估：评估患者是否有结核病、消化道溃疡和糖尿病等情况，若无医嘱不能使用糖皮质激素类药物；口腔或咽部真菌、细菌感染，由病毒引起的口腔疱疹等应避免使用地塞米松口腔贴片和曲安奈德口腔软膏
	调配药品	①地塞米松口腔贴片：0.3mg；贴于患处，一次1片，一日总量不超过3片，连用不得超过1周 ②曲安奈德口腔软膏：0.1%（w/w）；取适量（大约1cm）涂抹患处，一日2~3次 ③其他药品及制剂参见相关项目任务
	提示建议	①部分患者口腔溃疡会反复发作，地塞米松口腔贴片和曲安奈德口腔软膏长期使用可引起如同全身使用类固醇类药物的副作用，如肾上腺皮质功能不全，糖代谢异常、蛋白质分解和诱发消化道溃疡等。这些情况在激素停止使用后可以逆转和消失 ②口腔贴片、口腔软膏的正确用法 ③未明事项应查阅药品说明书或向医师、药师等反馈
用药中	护理问题	①是否出现持续的局部刺激症状和过敏反应 ②用药7天后，如果病损没有显著修复、愈合时，建议做进一步检查 ③注意是否出现乏力、头晕等药物过量情况 ④药物正确的给药方法等 ⑤其他可能影响疗效的问题等
	护理措施	①遵医嘱或处方，严格按操作规范使用药物，注意口腔卫生等 ②密切关注患者的用药反应，症状是否得到改善，配合进行饮食起居的生活指导 ③加强心理护理，指导患者正确用药，注意避免诱发因素防止复发等
	监护要点	①不能长期或较大面积使用，以免出现全身性不良反应 ②注意药物的相互作用 ③加强不良反应如乏力、头晕或过敏反应的观察和处置

续表

用药后	健康宣教	①适度介绍药物治疗方案和有关康复常识，保持口腔清洁，进食无刺激性饮食 ②口腔黏膜病多表现为局部损害，但在治疗过程中不可忽视全身因素的系统治疗 ③积极与患者沟通，进行心理疏导，介绍健康生活方式和饮食习惯，降低复发率等 ④向患者说明和解释用药后可能出现的不良反应，缓解紧张情绪，减轻患者心理压力
	评价效果	①客观评价药物疗效、安全性及近远期治疗效果 ②综合判断采取的用药护理措施、方法的适宜性 ③了解患者对治疗药物相关知识的知晓度是否提高，能否坚持和配合治疗，减少口腔溃疡复发率等
	回顾总结	①整理物品、记录资料，回顾合理使用治疗口腔溃疡病药的要点 ②总结本任务用药护理心得；查找不足，制订改进措施等

学习小结

本任务主要介绍了五官科和皮肤科药物及用药护理，其中重点是能够根据病情综合分析、判断，采用相应用药护理措施，并能对患者开展防治眼科、口腔科、皮肤科常见疾病合理用药宣教工作。可采取任务驱动教学方法，完成学习目标；培养尊重、关爱患者及家属的工作态度，建立积极、细致、认真的服务意识和职业精神，提高严谨、熟练实施用药护理能力及护士职业素养。

目标检测

答案解析

一、单项选择题

1. 具有抗菌作用的抗口腔溃疡药为（　　）

    A. 硝酸银液　　　　　　　B. 达克罗宁液　　　　　　C. 糖皮质激素

    D. 呋喃西林　　　　　　　E. 西瓜霜喷剂

2. 临床中最常见的口腔黏膜病是（　　）

    A. 复发性阿弗他溃疡　　　B. 口腔单纯疱疹　　　　　C. 口腔黏膜白斑病

    D. 口腔念珠菌病　　　　　E. 天疱疮

3. 不符合急性湿疹特点的是（　　）

    A. 皮疹形态单一，境界清楚　B. 对称分布　　　　　　C. 剧烈瘙痒

    D. 常有渗液，糜烂　　　　E. 严重时有大疱

4. 湿敷的方法常用为（　　）

    A. 热湿敷　　　　　　　　B. 加冰湿敷　　　　　　　C. 湿敷后外加热水袋

    D. 冷湿敷　　　　　　　　E. 冷热交替湿敷

二、简答题

1. 白内障按照发病时间可以分为哪几类？

2. 牙周炎的治疗原则有哪些？

3. 针对经常复发的脚癣，应该提出哪些防治建议或用药护理措施？

三、案例分析题

患者，女，34 岁。因刷牙时出血、牙疼不能缓解就医。经检查发现，患者牙龈红肿、颜色暗红、有牙菌斑。医生诊断为牙周炎，给予甲硝唑片治疗。

请分析并回答：①患者用药后可能出现的不良反应有哪些？②护士应采取哪些用药护理措施？③护士在上述用药护理中如何体现职业素养？

（徐　赛　张　庆）

书网融合……

重点小结　　　　　微课　　　　　习题

项目十四　药理学实验与用药护理模拟训练

项目简介

　　本项目包括药理学验证性动物实验和用药护理模拟训练，通过实验操作和模拟训练，加深对药理学理论知识的理解和未来职业岗位的熟悉了解，进一步提高用药护理水平和职业素养。建议根据实际情况，选择合适内容和方法，借助智慧教学平台等现代信息技术增加训练效果。

实训一　动物实验基本操作

【目的要求】

1. 熟练掌握小白鼠、家兔的捉持和给药技术。

2. 学会药理学动物实验基本技能。

【材料方法】 常用实验动物：小白鼠、家兔等。1ml、5ml 注射器，注射用水，小鼠、家兔的笼具和固定器，有关动物实验的数字资源资料等，也可以利用网络平台获得有关资料信息。

1. 教师讲解药理学动物实验的目的、意义和主要方法。

2. 教师逐一示范以下操作技术，同学们动手模仿训练，教师巡回指导。

　　（1）注射器介绍展示　注射器的构造分为乳头、空筒、活塞轴、活塞柄和活塞五部分。其规格有1、2、5、10、20、30、50 和 100ml 八种，实验常用的为 1ml、5ml 两种。针头的构造分为针尖、针梗和针栓三部分，其型号有 $4_{1/2}$、5、$5_{1/2}$、6、$6_{1/2}$、7、8、9 号等。型号如 $4_{1/2}$ 号，表示针梗的内径为 0.45mm。首先应根据实验的具体需要，选择适当的注射器和针头。注射器应完整无裂缝，不漏气。针头要锐利、无钩、无弯曲。注射器与针头要衔接紧密，针尖斜面应与针筒上的刻度在同一水平面上。注射时不能用手握住活塞，只能握住活塞柄。用前应先检查抽取的药液量是否准确及有无气泡，如有气泡应将其排净。注射时以右手持注射器，持玻璃注射器时切勿倒置。注射时根据不同动物和不同给药途径，采用刺入或推入等方式，将药液缓慢注入动物体内。

　　（2）小白鼠的捉持和给药方法

　　1）捉持法　用右手提起鼠尾，将其放于粗糙面（如鼠笼）上。右手向后轻拉鼠尾，使其固定在粗糙面上。此时可快速用左手拇指和示指捏住小鼠双耳及头颈部皮肤。然后，翻转小鼠使其腹部向上平卧于掌部适宜处，用无名指和小指压住鼠尾并固定于手中（图 14-1-1）。

　　2）给药法

　　①灌胃法（ig）：左手捉持小鼠，头部向上，颈部拉直。右手持配有灌胃针头的注射器，自口角插入口腔，与食管成一直线，然后沿上颚轻轻插入食管，如插入无阻力、小鼠无挣扎、呼吸无异常、口唇无发绀等现象，即可注入药液（图 14-1-2）。若遇阻力，应退回重插，以免插入气管引起小鼠死亡。药液量一般为 0.1~0.3ml/10g 体重，每只不超过 0.5ml。

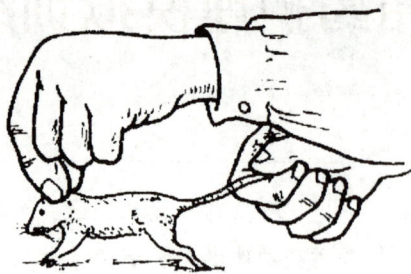

图 14 - 1 - 1　小白鼠捉持法

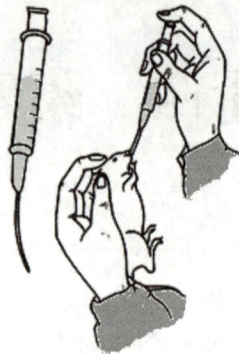

图 14 - 1 - 2　小白鼠灌胃法

②腹腔注射法（ip）：左手捉持小鼠，右手持注射器（选用 5 或 6 号注射针头），与腹壁呈 45°角，自下腹部一侧向头端刺入腹腔（图 14 - 1 - 3）。进针时角度不宜太小，部位不能太高，刺入不能太深，否则会损伤内脏。药液量一般为 0.1 ~ 0.2ml/10g 体重，每只一般不超过 0.5ml。

③皮下注射法（sc）：可两人合作，一人用左手捏住小鼠头部皮肤、右手拉住鼠尾固定小鼠；另一人左手捏起小鼠背部皮肤，右手持注射器，将针头刺入背部皮下注入药液（图 14 - 1 - 4）。也可单人操作，按前法捉持小鼠，右手持注射器，针头沿右侧肋缘上穿入皮下，向前推至右前肢腋下部位，推入药液即可。药液量一般为 0.05 ~ 0.2ml/10g 体重，每只不超过 0.3ml。

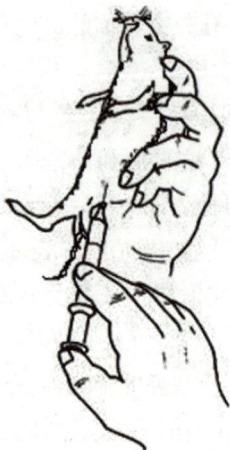

图 14 - 1 - 3　小白鼠腹腔注射法

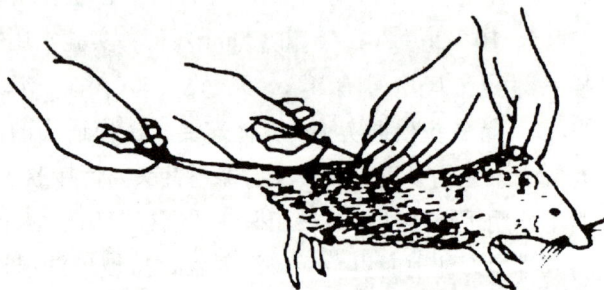

图 14 - 1 - 4　小白鼠皮下注射法

④肌内注射法（im）：两人合作，一人固定小鼠，另一人将注射器针头刺入小鼠后肢外侧肌肉内并注入药液。药液量每腿不超过 0.1ml。

（3）蟾蜍或蛙的捉持　用左手握持蟾蜍或蛙，以示指和中指夹住两前肢，无名指和小指夹住蟾蜍或蛙的两下肢于手掌之间，并适当握紧，使其固定。

（4）家兔的捉持和给药方法

1）捉持法　一手抓住兔颈背部皮肤将兔提起，另一手托起臀部，使兔呈坐位姿势，放置于胸前，注意手持力量，以抓牢动物不因疼痛挣扎为宜。

2）给药法

①灌胃法：应由两人合作，一人用两腿夹住兔身，左手抓住兔双耳，右手抓住两前肢；另一操作者将兔开口器由兔口角横插于口内，并将兔舌压于下面（图 14 - 1 - 5）。取适当型号的导尿管涂以液体石

蜡，从兔开口器的中央孔中插入，沿上颚后壁缓缓送入食管中，15～18cm即可进入胃内。确认无误时，装好已吸好药液的注射器，将药液推入，再注入少量空气，使导管内药液全部进入胃内。然后抽出导尿管，取下开口器。切勿插入气管内，否则家兔会出现剧烈挣扎和呼吸困难，此时需拔出重插。药液量一般不超过10～20ml。

②皮下、肌内及腹腔注射法：与小白鼠的相应注射法基本相同，针头应适当大一些。

③静脉注射法：一般选耳缘静脉。将家兔置于兔固定器内，选择比较明显的一条，去毛并用乙醇涂擦，以使血管扩张。左手拇指和中指捏住耳尖，示指垫于耳下。右手持注射器（可选5号针头），从静脉末端刺入血管。如无阻力并见全条血管立即发白，表明针头已进入血管内，可将药液慢慢注入。若有阻力或见局部发白隆起，系针头未刺入血管，应拔出针头，移向前面部分重新穿刺。注射完毕后，用干棉球压住针眼，拔出针头，继续压迫数分钟，以防出血。药液量一般为0.2～2.0ml/kg体重（图14-1-6）。

木制开口器

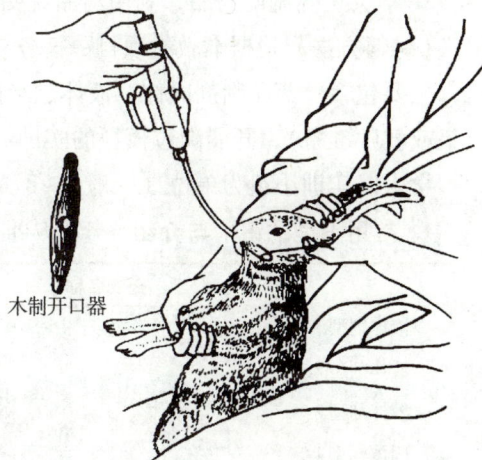

图14-1-5　家兔灌胃法

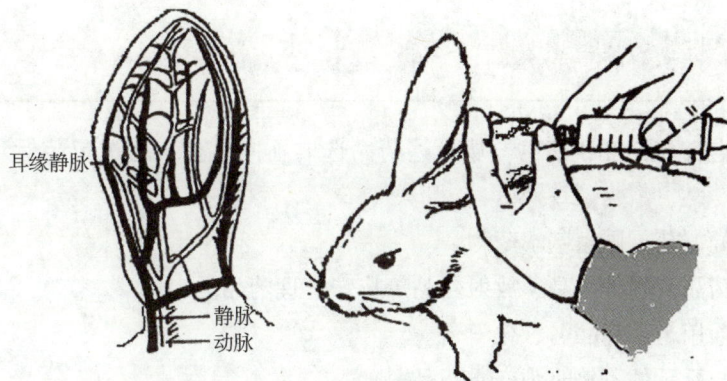

耳缘静脉

静脉
动脉

图14-1-6　家兔耳部血管分布及耳缘静脉注射

【结果结论】

1. 考核每名同学均能正确选择、使用注射器，独立完成捉持小白鼠技术，完成腹腔给药操作技术。
2. 考核每个实验小组均能完成家兔的捉持，熟练配合，完成家兔耳缘静脉给药技术。
3. 可采取分组考核、组间竞赛等形式，考核成绩作为平时成绩计入本课程最后成绩。

【思考讨论】

1. 分别说出小白鼠、家兔捉持和腹腔给药技术、家兔耳缘静脉给药技术的操作要点。
2. 结合个人操作实际，讨论顺利完成动物实验提前做好哪些准备工作？

实训二　用药护理中的药品实用技能训练

【目的要求】

1. 熟练掌握应用药品剂型和包装标示等信息进行用药护理的技能。

2. 学会正确调配药品，利用药品说明书指导患者正确用药。

【材料方法】根据本教材项目一任务二中的"药品管理的常识"与"药品制剂的常识"准备有关材料，主要包括：药品制剂固体、液体、半固体等代表剂型若干种，药品说明书每人 2~3 份（可由学生收集或教师准备），开展岗位模拟的实训环境或模拟药房等。

学生以实训小组为单位（一般 6~8 人）进行以下实训。

1. 常用剂型的识别与介绍　分别从准备的药品剂型标本或货架中找出以下剂型，完成下表。

	药物名称	剂型名称	给药途径
液体剂型 1			
液体剂型 2			
液体剂型 3			
固体剂型 1			
固体剂型 2			
固体剂型 3			
半固体剂型 1			
半固体剂型 2			
半固体剂型 3			
其他剂型 1			
其他剂型 2			
其他剂型 3			

2. 正确观察阅读包装标示和说明书　从上述药品选取不同品种，通过包装标示和说明书了解每种药品的以下信息。

（1）处方药、非处方药、国家基本药物。

（2）毒药、麻醉药品、精神药品、放射药品等特殊管理药品。

（3）药品名称　通用名、商品名、化学名。

（4）性状　实物与标示的不符时为变质药品。

（5）注意事项　慎用：谨慎使用，注意观察；忌用：避免使用，最好不用；禁用：禁止使用。

（6）药物相互作用　配伍禁忌、拮抗作用、协同作用。

（7）规格　每一单位制剂中含有主药的重量（效价）、含量（%）或装量。

（8）批准文号　格式：国药准字 +1 位拼音字母 +8 位数字。

（9）生产厂家　指该药的生产企业，承担责任的单位有关信息，信息不全的药品需慎用。

（10）批号　用于药品溯源，由生产厂家按规范编制的一组阿拉伯数字或带英文字母的阿拉伯数字，注意与生产日期的区别。

（11）生产日期　是指药品在生产企业完成所有生产工序的最后日期。

（12）有效期等　表示方法有 3 种：直接标明有效期、直接标明失效期、标明有效年限等。

3. 用药护理情景模拟练习　以小组为单位，参考教材中"情境导入"的要求，可分别扮演患者、家属、医生、护士等，以相应药品为道具完成工作任务。可配合使用"混合式"等教学模式。要求做到以下方面。

（1）根据"情境导入""任务解析"中提供的病例或疾病治疗方案，选取不同规格和剂型的药物，也可以采取抽签随机选取处方、医嘱或药品等方式。

（2）模拟护理岗位，参考"用药护理程序"表进行用药前、用药中、用药后的各项操作。如：给药前阅读处方或医嘱，进行药物制剂质量的外观检查等。

（3）结合药品说明书中的信息或借助网络学习平台等，拟定或增减具体用药护理内容。

（4）重点围绕说明书模拟指导患者用药，并说明有关注意事项。

（5）按照下列考核表格，进行赋分评定成绩。

【结果结论】结合下表考核实训结果，并写出实训结论。

项目		操作步骤	评分等级				总评	备注
			好	较好	一般	差		
1. 读方选药和辨认剂型		按设计方案取药，正确辨认剂型，说明依据及给药途径等	10	8	6	4		
2. 阅读药品包装标示和说明书		说出药名、规格、性状、注意事项、药物相互作用、批准文号、生产厂家、生产日期和批号等基本信息	10	8	6	4		
3. 情景模拟练习	确定情节	根据处方、医嘱或方案，确定模拟情节，按"任务要求"和"用药护理程序"等，分配角色，准备扮演	20	16	12	8		
	用药前	说出用药依据和药品基本信息，调配药品，进行外观检查观察制剂质量，选择合理给药方法等	20	16	12	8		
	用药中	正确给药，观察病情变化，向患者或家属交代用药注意事项，耐心听取患者的疑问，再次核对无误后解释清楚	20	16	12	8		
	用药后	整理物品，做好记录，有计划的观察不良反应，介绍药物预期效果，做好用药宣教等	20	16	12	8		
总分								

建议采用智慧教学或实训系统，录制或收集模拟场景资料，实时评价，在适宜范围交流等。

【思考讨论】

1. 结合任务中的实例，解释药物的剂型、给药途径如何影响药物的作用？

2. 通过案例说出在用药护理中，提高患者依从性的要点。

实训三　药物剂量对药物效应的影响

【目的要求】

1. 熟练掌握小白鼠的捕持和腹腔注射法。

2. 学会观察药物剂量对药物效应的影响。

【材料方法】电子天平、1ml注射器、鼠笼、2%水合氯醛溶液、小白鼠3只。

取小白鼠3只，分别编号，涂色标记，称其体重。依次给1号鼠腹腔注射2%的水合氯醛溶液0.05ml/10g，2号鼠腹腔注射2%的水合氯醛溶液0.15ml/10g，3号鼠腹腔注射2%的水合氯醛溶液0.5ml/10g。给药后分别放入3个铁丝笼中，观察小鼠有无抑制、翻正反射消失，甚至死亡的现象发生，准确记录其作用时间，并比较3鼠有何不同。

本实验也可采用配制不同浓度的水合氯醛，按0.1~0.2ml/10g给药，或换用0.2%和2%尼可刹米溶液或苯甲酸钠咖啡因溶液，本实验各药物浓度或剂量都应根据预实验结果确定。

【结果结论】

鼠号	体重（g）	药物及剂量（ml）	用药后反应
1			
2			
3			

结论：

【思考讨论】

1. 请参考有关原理分析本实验结果的原因。

2. 结合用药护理案例，讨论药物剂量对药物效应影响的意义。

实训四　给药途径对药物效应的影响

【目的要求】

1. 熟练掌握家兔的捉拿和耳缘静脉注射法。

2. 观察不同给药途径对药物效应的影响。

【材料方法】 电子天平、5ml 注射器、兔固定器、0.5% 地西泮注射剂、家兔 2 只。

取大小相近家兔 2 只，编号，称重。观察它们的正常活动以及翻正反射，1 号家兔耳缘静脉注射 0.5% 地西泮注射剂 1ml/kg，2 号家兔肌内注射 0.5% 地西泮注射剂 1ml/kg，观察家兔的活动情况、肌张力、呼吸，以及翻正反射消失时间，并记录结果。

【结果结论】

兔号	体重（g）	剂量（ml）	给药途径	给药后表现以及翻正反射消失时间
1				
2				

结论：

【思考讨论】

1. 依据有关原理，分析本实验结果的原因。

2. 结合用药护理案例，讨论药物给药途径对药物效应影响的意义。

实训五　给药速度对药物效应的影响

【目的要求】

1. 熟练掌握家兔的捉持及耳缘静脉注射方法。

2. 学会观察静脉注射给药速度对药物效应的影响。

【材料方法】 5% 氯化钙注射液、10ml 注射器 2 支、脱脂棉花、婴儿秤、家兔 2 只。

取家兔 2 只，称重、标记，观察并记录家兔呼吸、心跳、肌张力以及活动情况。

按下面方法给药：第一只兔静脉注射 5% 氯化钙注射液 5ml/kg（5～10 秒内推注完）；第二只兔静脉注射 5% 氯化钙注射液 5ml/kg（4～5 分钟推注完）。观察、记录、比较给药后两兔呼吸、心跳和活动情况的变化。

【结果结论】

兔号	5%氯化钙 iv		给药速度	呼吸（次/分）		心跳（次/分）		肌张力及活动情况	
	体重	剂量		用药前	给药后	用药前	给药后	用药前	给药后
1									
2									

结论：

【思考讨论】

1. 依据有关原理，分析本实验结果的原因。

2. 结合用药护理案例，讨论药物给药速度对药物效应影响的意义。

实训六　药物对家兔瞳孔的影响

【目的要求】

1. 熟练掌握家兔的捉持方法，家兔的滴眼给药法和量瞳方法。

2. 学会观察扩瞳药和缩瞳药对瞳孔的影响。

【材料方法】手术剪刀、量瞳尺、滴管、手电筒、兔固定箱。1%硫酸阿托品溶液、1%硝酸毛果芸香碱溶液、1%新福林溶液、0.5%水杨酸毒扁豆碱溶液。家兔2只，体重1.5~2.5kg。

取健康家兔2只，分别标记后放入兔固定箱内，剪去眼睫毛，在自然光线下测量并记录左右两眼正常瞳孔直径（mm），再用手电筒光照射两侧兔眼观察有否对光反射，如瞳孔随光照缩小，为对光反射阳性，否则为阴性。然后按下列顺序给药（每只眼3滴）：

①A兔左眼1%硫酸阿托品溶液，右眼1%硝酸毛果芸香碱溶液；

②B兔左眼1%新福林溶液，右眼0.5%水杨酸毒扁豆碱溶液。

滴药时将下眼睑拉成杯状，并用手指压迫鼻泪管，使药液在眼睑内保留1分钟，然后将手轻轻放开，任其自然溢出。15分钟后，在同样的光照强度下，再分别测量并记录各眼瞳孔大小。若滴硝酸毛果芸香碱和水杨酸毒扁豆碱的瞳孔已明显缩小，则在滴硝酸毛果芸香碱的眼内再滴硫酸阿托品，在滴水杨酸毒扁豆碱的眼内再滴新福林，15分钟后再测量瞳孔大小，将实验结果整理填入表内。

【结果结论】

兔号	眼	用药前		首次药物	首次用药后		二次药物	二次用药后	
		对光反射	瞳孔直径		对光反射	瞳孔直径		对光反射	瞳孔直径
A	左								
	右								
B	左								
	右								

结论：

【思考讨论】

1. 依据相关原理，分析阿托品和新福林扩瞳机制有何不同？毛果芸香碱和毒扁豆碱缩瞳机制有何不同？

2. 结合用药护理案例，说明所用的四种药物眼科用药护理要点。

3. 说出正确使用滴眼液的方法。

实训七 吗啡的镇痛机制与作用

【目的要求】

1. 熟练掌握小白鼠的捉拿和给药方法。

2. 学会观察吗啡的镇痛作用并联系其临床用途。

【材料方法】 小白鼠、电子天平、大烧杯、秒表、1ml 注射器、0.1% 盐酸吗啡注射液，0.6% 醋酸溶液、0.9% 氯化钠注射液。

取小白鼠 4 只，随机分为甲、乙两组，每组 2 只，标记，称重。观察小鼠的正常活动。甲组（实验组）小鼠腹腔注射 0.1% 盐酸吗啡溶液 0.1ml/10g，乙组（对照组）小鼠腹腔注射 0.9% 氯化钠注射液 0.1ml/10g。给药后 30 分钟，两组小鼠均腹腔注射 0.6% 醋酸溶液 0.1ml/10g，观察记录注射醋酸后 10 分钟内的两组出现扭体反应的鼠数。扭体反应表现为腹部两侧收缩内陷、腹壁下贴、臀部抬高或后肢伸展。实验完毕后统计全班的实验结果，计算出吗啡镇痛百分率。

【结果结论】

组别	鼠数	药物	扭体反应鼠数	无扭体反应鼠数
甲				
乙				

结论：

$$镇痛百分率（\%）= \frac{实验组无扭体反应鼠数 - 对照组无扭体反应鼠数}{对照组扭体反应鼠数} \times 100\%$$

【思考讨论】

1. 根据吗啡的镇痛作用机制，分析讨论本结果。

2. 结合本实验结果和有关病例，说出吗啡临床用途和用药护理要点。

【注意事项】 醋酸须临时配制，时间过久会导致作用减弱；小白鼠体重轻，扭体反应发生率低；室温低于 10℃，不易发生扭体反应。

实训八 药物依赖性用药护理的模拟训练

【目的要求】

1. 熟练掌握依赖性药物出现戒断症状的机制和表现。

2. 学会开展预防药物依赖性的宣教措施要点。

【材料方法】 临床或社区药物依赖案例，有关视频音像资料、调查问卷等，以及模拟治疗或情景模拟环境。

1. 介绍案例 患者，女，37 岁，2 年前因家庭纠纷出现失眠，需睡前服用地西泮片 5mg 方能入睡；后在半年内增加到每次睡前服用 10 ~ 15mg，并经常受情绪变化而随意加大剂量。约 1 年前因工作不顺利失眠明显加重，且白天出现紧张、焦虑等症状，经某病友推荐，并设法获得药物，自行调整为地西泮每日 2 次，每次 5 ~ 10mg 不等；睡前增加服用阿普唑仑 1 ~ 2mg。3 天前因临时外出忘记带药而停用上述药物，当晚出现头痛、烦躁，整夜无法睡眠，次日出现恶心、畏寒、头痛、乏力等症状，自认为得了感冒，自购复方感冒药（内含氯苯那敏、对乙酰氨基酚）后症状有一定缓解，晚间仍无法入睡，夜间多次在房间和宾馆周围走动；次日（停药第3日）清晨租网约车出行，大量饮用浓茶提神，未进食，上车半小时后自述胸闷、气短、恶心、眩晕等症状，认为车里有汽油味所致，要求开窗通风，因时值严冬，遭到同车人员一致反对。患者突然神情失控，拍打车窗，呕吐、颤抖抽搐、虚汗不断，并出现幻觉、神情异常、情绪不能自控等症状，遂就医。

医生体检排除其他病因，经专家会诊，结合病史、用药史诊断为苯二氮䓬药物依赖导致的戒断症状，静脉点滴地西泮10mg后症状缓解，建议回当地专科医院继续治疗。

2. 分组讨论上述案例，描画出患者症状时间轴线，分析其依赖性成因过程，归纳戒断症状的表现，并说出医生紧急处置是否合理，后续治疗方案是什么。

3. 观看有关禁毒、戒毒录像或宣传材料，也可到药物依赖戒除中心或戒毒所参观，组织讨论，形成调研报告或观后感，在教师指导下进行同学间的讨论点评。

4. 结合上述实训内容，利用网络等资源学习有关特殊药品管理的法律法规，说出麻醉药品、第一类精神药品、第二类精神药品的划分依据，并各举出代表品种。

【结果结论】

1. 案例中患者是哪一类药物出现了药物依赖？该依赖性属于哪种类型？患者出现的哪些症状是戒断症状？

2. 说出具有依赖性的药物主要有哪些？有何作用，苯二氮䓬类与吗啡类的药物依赖性有何区别？

3. 制定切实可行的社区药物依赖性调查方案和预防药物依赖、防毒禁毒宣传教育宣传海报或网络视频资源，并在适宜范围中进行宣传实践。

【思考讨论】

1. 结合本案例，试说明依赖性药物的戒断症状有哪些表现？

2. 应如何在用药护理中鉴别、预防患者发生药物依赖性？

实训九　地西泮的抗惊厥作用

【目的要求】

1. 熟练掌握家兔耳缘静脉注射技术。

2. 学会观察地西泮的抗惊厥作用并解释原理。

【材料方法】 健康家兔2只；25%尼可刹米注射液，0.5%地西泮注射液，0.9%氯化钠注射液；磅秤，注射器。

1. 方法与步骤

（1）取体重相近的健康家兔2只，称重编号。

（2）两兔分别耳缘静脉注射25%尼可刹米注射液0.5ml/kg，待家兔出现惊厥后（躁动、角弓反张等），A兔立即耳缘静脉注射0.5%地西泮注射液5ml/kg，B兔耳缘静脉注射等量0.9%氯化钠注射液，观察两兔惊厥有何不同。

2. 注意事项

（1）注射尼可刹米的速度宜稍快，惊厥效果明显。

（2）地西泮应事先准备好，解救要及时，以免动物死亡。

【结果结论】

兔号	体重（kg）	药物及剂量（ml）	结果
A		25%尼可刹米注射液＋0.5%地西泮注射液	
B		25%尼可刹米注射液 ＋ 0.9%氯化钠注射液	

注：本实验也可用小鼠，分别采用2%尼可刹米溶液0.1ml/10g和0.5%地西泮溶液0.1ml/10g。

结论：

【思考讨论】

1. 依据地西泮的作用用途，解释实验结果的依据。

2. 结合用药护理案例，地西泮的用药护理应注意哪些事项？

实训十　高血压用药护理的模拟训练

【目的要求】

1. 熟练掌握常用抗高血压药的用药护理技能。

2. 学会对高血压患者进行合理用药指导。

【材料方法】 高血压病例2份，有关药品样品以及模拟用药环境等。也可选用教材相关任务案例或数字平台的有关资源。

1. 介绍病例

案例1：患者，女，28岁，妊娠30周，眩晕、头痛、恶心、上腹部不适2日，血压175/110mmHg，间隔6小时后再测血压，为170/110mmHg，并出现烦躁不安等表现。患者无高血压患病史。尿蛋白检查（＋）。

诊断：子痫前期。

医嘱：

①25%硫酸镁注射液40ml　5%葡萄糖注射液500ml　i. v. gtt.　q. d.

②盐酸肼苯哒嗪片25mg　p. o. tid

案例2：患者，男，48岁，高血压13年，自测最高时230/120mmHg，无明显自觉症状，曾用过复方利血平片、卡托普利等，因出现乏力、干咳而未能规律用药，否认其他病史，吸烟26年（约20支/日），父亲有高血压和脑出血病史，近期感到疲惫、运动时气喘，时有眩晕等感觉而就诊。查体：血压185/115mmHg。心电图、心脏超声检查显示左心室肥厚改变。尿常规（－）。血脂、血糖均在正常范围内。

诊断：高血压3级、高危

医嘱：

①厄贝沙坦75mg　p. o.　bid

②氢氯噻嗪25mg　p. o.　q. d.　1周后改为12.5mg q. d.

③硝苯地平缓释片10mg　p. o.　b. i. d.

3天后患者自诉有时从平卧突然站立时感觉双眼发黑，头晕不适，测血压105/70mmHg。

医嘱调整：将硝苯地平缓释片改为5mg, p. o. , bid，其他药同前。2天后头晕不适等症状消失，血压135/84mmHg。

2周后医嘱再调整：将硝苯地平缓释片恢复为10mg, p. o. , bid，氢氯噻嗪改为每隔2天12.5mg，其他同前。患者无不适症状，血压 115/70mmHg，维持长期治疗。

2. 分组讨论病例，讨论用药前、用药中、用药后的护理要点。

【结果结论】

案例（　）

用药步骤	用药护理要点
用药前	
用药中	
用药后	

结论：

【思考讨论】结合用药护理案例，分析两个病例讨论以下问题。

1. 案例 1 选用的两种抗高血压药是否合理？如果发生了子痫，应选用什么药物治疗？

2. 案例 2 医嘱选择厄贝沙坦的依据是什么？硝苯地平和氢氯噻嗪调整是否合理？依据是什么？

实训十一　硝酸甘油的扩张家兔耳血管作用

【目的要求】

1. 熟练掌握家兔的捉持和给药技术。

2. 学会观察硝酸甘油的扩血管作用。

【材料方法】兔固定箱、滴管、小手电筒、水笔，1% 硝酸甘油注射液，家兔 1 只（白色）。

取家兔 1 只，放入兔固定箱，用小手电光照兔耳并观察记录正常兔耳的颜色，以水笔标记兔两耳观察部位，测量血管粗细及密度。用滴管吸取 1% 硝酸甘油注射溶液，滴于兔舌下 4~5 滴，保持 5 秒左右，观察记录用药后家兔两耳皮肤的颜色、标记部位血管粗细和密度。

【结果结论】

动物编号	体重	药物及剂量	用药前			用药后		
			兔耳皮肤颜色	兔耳血管密度	兔耳血管粗细	兔耳皮肤颜色	兔耳血管密度	兔耳血管粗细

结论：

【思考讨论】

1. 根据硝酸酯类药物的基本作用，解释实验结果。

2. 结合用药护理案例，临床应用硝酸酯类药物的给药方式如何选择，为什么？

实训十二　血栓性疾病用药护理的模拟训练

【目的要求】

1. 熟练掌握抗凝血药用药护理技能。

2. 学会运用有关知识开展血栓性疾病合理用药的健康教育。

【材料方法】病例 1 份，也可以选自有关任务案例，抗凝血药的药品标本，有关凝血机制的视频或教学片。

1. 介绍病例　患者，女，54 岁，高血压病史 2 年，未服降压药治疗。清晨醒来后感到头晕，左侧肢体发麻无法活动 2 小时入院。查体：T 36.5℃，P 88 次/分，R 21 次/分，BP 165/100mmHg。神经科检查：神志清，语言流利，查体合作，双侧眼球运动正常，对光反射灵敏。左侧鼻唇沟较右侧浅，露齿时口角右偏，左侧上下肢体肌力为 0 级。右侧上下肢体肌力 5 级，左侧肢体肌张力略高，左侧肱二、肱三头肌反射亢进，左侧 Babinski 征阳性。左侧面部和肢体痛觉较右侧明显减退。辅助检查：头颅 CT 示右侧大脑中动脉区低密度缺血灶。

诊断：急性脑梗死。

治疗：给予①华法林 200mg　p. o. t. i. d.

　　　　②双嘧达莫 25mg　p. o. b. i. d.

　　　　③尿激酶 1 万 U + 10% 葡萄糖 20ml 静脉注射，b. i. d.；

　　　　④三磷酸腺苷 40mg + 辅酶 A 100 单位 + 氯化钾 10ml + 5% 葡萄糖 500ml i. v. gtt. q. d.

同时给予其他治疗，患者临床症状缓解，继续观察治疗。

2. 分组讨论病例，然后观看抗凝血药物的用药护理模拟教学片，提出用药前、用药中、用药后的用药护理要点。

【结果结论】

用药步骤	抗血栓药物的用药护理要点
用药前	
用药中	
用药后	

结论：

【思考讨论】

1. 本病例治疗急性脑梗死所选用的 4 种药物是否合理？可否使用肝素？上述治疗如果出现出血现象应如何处置？

2. 抗凝血药的用药护理要点有哪些？

实训十三　呋塞米对家兔尿量的影响

【目的要求】

1. 熟练掌握家兔利尿药实验技术。

2. 学会呋塞米的用药护理要点。

【材料方法】　雄性家兔（体重在 2.0kg 以上）、20% 乌拉坦溶液、1% 呋塞米溶液、生理盐水、10 号导尿管、注射器（5ml、10ml）、小烧杯、量筒、医用胶布、液体石蜡。

1. 取雄性家兔一只，称重，20% 乌拉坦溶液 5ml 腹腔注射，待兔麻醉后，仰卧固定手术台上。

2. 取 10 号导尿管，蘸少许液体石蜡后自雄兔尿道缓慢插入，待有尿液滴出后，再插入约 1cm，用胶布固定导尿管。轻压兔的下腹部排尽膀胱内的余尿。

3. 由兔耳缘静脉注射生理盐水 10ml/kg，注射后记录每 5 分钟尿液滴数，共记录 30 分钟，测量 30 分钟总尿量。

4. 由兔耳缘静脉注射 1% 呋塞米溶液 0.5ml/kg，注射后记录每 5 分钟尿液滴数，共记录 30 分钟，测量 30 分钟总尿量。比较给呋塞米前后的尿量变化。

本实验步骤 3 也可以采用提前 1 小时灌胃生理盐水 100ml/kg 的方法。

【结果结论】

药物	尿液滴数/5 分钟						30 分钟总尿量
	0~5 分钟	5~10 分钟	10~15 分钟	15~20 分钟	20~25 分钟	25~30 分钟	
用药前							
用药后							

结论：

【思考讨论】

1. 依据有关原理，分析实验结果，说明呋塞米属于哪类利尿药。

2. 结合用药护理案例，说出利尿药的用药护理要点。

实训十四　催产素和麦角新碱对离体子宫的作用比较

【目的要求】

1. 学会催产素和麦角新碱对子宫平滑肌作用的实验技术。

2. 学会子宫兴奋药的用药护理要点。

【材料方法】已孕豚鼠或小白鼠 1 只，手术剪、眼科剪、眼科镊、5 号针头、子宫平滑肌实验装置、细线若干，垂体后叶素注射液 5U/ml，麦角新碱注射液 0.5mg/ml。

1. 取鼠 1 只，颈椎脱臼致死，剪开腹部。找出子宫轻轻剥离，然后将两侧子宫角分别用线结扎，取出悬挂于麦氏浴皿内。连接子宫平滑肌实验装置，描记正常曲线。

2. 将下列药液分别注入麦氏浴皿内，观察子宫对药物的反应。

给药顺序：①垂体后叶素注射液 5U/kg，1 滴（5 号针头）；②麦角新碱 0.2mg/ml，1~2 滴（5 号针头）。根据子宫平滑肌活动描记曲线，比较分析正常曲线情况，与注入垂体后叶素及注入麦角新碱后描记曲线的不同特点。

【注意事项】

1. 每次用药后，药效明显时即更换乐氏液，反复冲洗几次。待收缩曲线正常时再给下一个药。

2. 温度严格控制在 38~39℃。

注：乐氏溶液的配制：氯化钠 9.0g；氯化钾 0.42g；碳酸氢钠 0.24g；氯化钙 0.24g；葡萄糖 1.0g；加蒸馏水至 1000ml。

【结果结论】

实验指标	垂体后叶素注射液 5U/kg，1 滴	麦角新碱 0.2mg/ml，1~2 滴
子宫收缩曲线		
子宫收缩特点		

结论：

【思考讨论】

1. 依据有关原理，分析催产素和麦角新碱对子宫平滑肌的作用特点。

2. 结合用药护理案例，说出上述药物的临床应用和用药护理要点。

实训十五 糖皮质激素用药护理的模拟训练

【目的要求】

1. 熟练掌握糖皮质激素的用药护理。

2. 学会观察分析糖皮质激素的不良反应及护理措施。

【材料方法】 病例 1 份或教材提供的任务案例，激素类药品标本，激素作用机制的视频或教学片。模拟治疗场景或模拟病房等，提倡在智慧型实训室进行。

1. 介绍病例 患者，男，65 岁，体重 66.5kg，入院前 10 天无明显诱因出现浮肿，先后累及双下肢、双上肢、颜面及眼睑，下肢浮肿呈对称性凹陷性，无明显昼夜节律，另伴排泡沫尿，当时未诊治，浮肿症状仍持续，2 天前就诊我院门诊，查血常规：白细胞 7.5×10^9/L、红细胞 4.55×10^{12}/L、血红蛋白 135g/L、血小板 236×10^9/L，生化指标：ALB 29g/L、TG 3.77mmol/L、GLU 6.39mmol/L、Ca 2.1mmol/L，尿常规：蛋白质 +++、隐血 +、白细胞 +、RBC 25.1 个/μl、WBC 21.8 个/μl，肾功能：微白蛋白 2460mg/L、尿转铁蛋白 146mg/L、α_1 微球蛋白 41mg/L、免疫球蛋白 G 228mg/L、尿 β2 微球蛋白 3.33mg/L，以"尿蛋白原因待查"收住院。入院后，行肾穿刺活检术，病理结果提示原发性肾病综合征、膜性肾病，给予甲泼尼龙琥珀酸钠联合环磷酰胺抑制免疫治疗。

诊断：原发性肾病综合征、膜性肾病。

医嘱：甲泼尼龙片 50mg　p.o.　q.d。

2. 分组讨论病例，然后观看激素类药物用药护理的模拟教学片，提出用药前、用药中、用药后的用药护理要点。

【结果结论】

用药步骤	激素类药物的用药护理要点
用药前	
用药中	
用药后	

结论：

【思考讨论】

1. 依据糖皮质激素有关知识，分析本病例所选用的两种药物是否合理。

2. 结合用药护理案例，激素类药的用药护理要点有哪些？

实训十六 胰岛素降糖作用与口服降糖药用药护理的模拟训练

【目的要求】

1. 熟练掌握胰岛素与口服降糖药的用药护理。

2. 学会观察分析胰岛素与口服降糖药的不良反应及护理措施。

【材料方法】 病例 1 份或教材提供的任务案例，口服降糖药药品标本，模拟治疗场景等，提倡在智慧型实训室进行。

1. 介绍病例 患者，男，62 岁，口干、多饮、多尿半个月，日饮水量约 3000ml，尿量与饮水量大致相当，半个月来上述症状反复，1 天前就诊，查生化：葡萄糖 30.34mmol/L，糖化血红蛋白 14.2%，尿常规：尿糖＋＋＋＋，尿酮体＋＋，血气分析：pH 7.402，PCO_2 38.3mmHg，PO_2 77mmHg，末梢血氧饱和度95%，乳酸1.2mmol/L，给予降糖、补液等治疗，复查尿常规：尿糖4＋，尿酮体转阴，口干、多饮、多尿症状好转，收住入院。

诊断：2型糖尿病、糖尿病酮症。

医嘱：

①重组人胰岛素注射液　10U　i.h.　t.i.d.（早餐前、午餐前、晚餐前）

②甘精胰岛素注射液　16U　i.h.　q.d.（睡前）

③5天后，联合使用口服降糖药阿卡波糖片　100mg　餐时第一口嚼服　t.i.d.

2. 分组讨论病例，提出用药前、用药中、用药后的用药护理要点。

【结果结论】

用药步骤	治疗糖尿病药物的用药护理要点
用药前	
用药中	
用药后	

结论：

【思考讨论】

1. 依据胰岛素与口服降糖药的知识，分析本病例所选用的两种药物是否合理？

2. 结合用药护理案例，胰岛素与口服降糖药的用药护理要点有哪些？

实训十七　耐药性对抗感染治疗的影响

【目的要求】

1. 熟练掌握根据耐药性采取相应的用药护理措施。

2. 学会对抗微生物药发生耐药性进行预判和评估的技能。

【材料方法】有关病例或教材提供的有关素材、有关病原微生物发生耐药性的视频或教学片，有关药品标本以及病历等道具，提倡在智慧型实训室进行。

1. 介绍病例　患者，男，55岁。2年前开始出现上腹部疼痛、恶心、反酸等症状，经医生诊断为胃溃疡合并幽门螺杆菌（Hp）感染，给予奥美拉唑口服，一日2次，每次20mg；甲硝唑口服，一日3次，每次0.4g；克拉霉素口服一日2次，每次250mg。用药4周后症状消失，患者其后时断时续用药，1年前溃疡症状加重，给予上述同样的药物治疗，症状有所缓解。3周前再次复发，服用上述药物症状缓解。胃镜检查提示：胃溃疡合并Hp感染，做细菌培养及药敏试验，结果发现该菌对甲硝唑、阿莫西林、克拉霉素、呋喃唑酮耐药，对左氧氟沙星敏感，将甲硝唑更换为左氧氟沙星口服，一日3次，每次0.2g，用药4周后患者康复。

2. 观看病原微生物耐药性的视频或教学片，结合网络资源或仿真模拟实训软件，采用角色扮演等形式分组讨论病例，完成护理任务。要求如下。

（1）模拟岗位任务，填写完成下面的药敏试验结果表，分析发生的因素。

（2）以此病例，模拟完成用药前、用药中、用药后的用药护理程序。

【结果结论】

药物名称	药敏试验结果（敏感或耐药）
甲硝唑	
阿莫西林	
左氧氟沙星	
呋喃唑酮	

结论：

【思考讨论】

1. 依据有关原理，结合教学片讨论病原微生物耐药性产生的机制。

2. 结合用药护理案例，讨论病原微生物耐药性产生的危害和防治措施。

实训十八　链霉素急性毒性反应与解救

【目的要求】

1. 熟练掌握链霉素急性毒性反应的解救措施。

2. 学会联系临床实际分析链霉素中毒及解救机制。

【材料方法】 小白鼠 20 只，4% 硫酸链霉素注射液，0.9% 氯化钠注射液，1% 氯化钙注射液，1ml 注射器若干，鼠笼 2 个，电子天平等，提倡在智慧型实训室进行。

1. 取大小相当的小白鼠 20 只，随机分成 A、B 两组。称重、编号。然后观察并记录两组鼠的活动（正常、增多或迟缓）、呼吸（正常、加快或减慢）、肌张力（正常、增强或减弱）情况。

2. 按以下方案准确抽取药物并给药：

A 组小白鼠按照 0.1ml/10g 腹腔注射 0.9% 氯化钠注射液；

B 组小白鼠按照 0.1ml/10g 腹腔注射 1% 氯化钙注射液；

大约 10 分钟后两组鼠均按照 0.1ml/10g 腹腔注射 4% 硫酸链霉素注射液，观察并记录每组小鼠活动、呼吸、肌张力的变化，并计算每组的死亡率。

【注意事项】 注射剂量要准确；链霉素的毒性反应一般用药 10 分钟后出现，并逐渐加重。

【结果结论】

组号	给药方法	观察项目			死亡率
		活动	呼吸	肌张力	
A	0.9% 氯化钠 + 4% 硫酸链霉素				
B	1% 氯化钙 + 4% 硫酸链霉素				

注：本试验也可选取 2-4 只小鼠，以观察链霉素毒性反应及解救。

结论：

【思考讨论】

1. 依据有关原理，分析链霉素引起神经肌肉阻滞的表现和抢救依据。

2. 结合用药护理案例，讨论链霉素的用药护理措施。

实训十九 不同溶媒对乳糖酸红霉素溶解度的影响

【目的要求】

1. 熟练掌握正确配制红霉素的方法。

2. 学会根据配伍禁忌正确选择溶媒的技能。

【材料方法】乳糖酸红霉素粉针 3 瓶（每瓶 0.5g）、注射用水 3 支、0.9% 氯化钠注射液、5% 葡萄糖注射液、5ml 注射器 3 支，提倡在智慧型实训室进行。

将乳糖酸红霉素粉针编号为 A、B、C，然后用注射器抽取 0.9% 氯化钠注射液 6ml 加入 A 瓶中；抽取 5% 葡萄糖注射液 6ml 加入 B 瓶中；抽取注射用水 6ml 加入 C 瓶中。振摇 3～5 分钟后，观察是否溶解。

【结果结论】

瓶 号	溶媒名称	溶解情况
A	0.9% 氯化钠注射液	
B	5% 葡萄糖注射液	
C	注射用水	

结论：

【思考讨论】

1. 依据有关原理，分析红霉素在溶媒中溶解度不同的原因。

2. 结合用药护理案例，说明配制红霉素的注意事项。

实训二十 普鲁卡因、丁卡因局麻作用比较

【目的要求】

1. 熟练掌握家兔的捉持方法，家兔的滴眼法及眨眼反射的观察技术。

2. 学会观察比较普鲁卡因、丁卡因局麻作用。

【材料方法】家兔、1% 盐酸普鲁卡因溶液、1% 盐酸丁卡因溶液、兔固定器、剪刀、滴管，提倡在智慧型实训室进行。

1. 取家兔一只，检查两眼情况，放入兔固定器内，剪去睫毛，用兔须触及角膜，观察正常的眨眼反射。

2. 左眼滴 1% 盐酸普鲁卡因溶液 3 滴，右眼滴 1% 盐酸丁卡因溶液 3 滴。约 1 分钟后将手放开，每隔 5 分钟测试眨眼反射一次，至 30 分钟为止。

【注意事项】

1. 滴眼应在下眼睑内侧，滴药后，向上提起眼睑闭合保持 15 秒，同时压迫内眦，避免药液流入鼻腔。

2. 刺激角膜所用兔须用药前后及左右眼睛应为同根同端。

3. 兔须不可触及眼睑，以免影响试验的结果。

【结果结论】

兔眼	药物	滴眼前眨眼反射	滴眼后眨眼反射（分钟）					
			5	10	15	20	25	30
左	1%普鲁卡因溶液							
右	1%丁卡因溶液							

结论：

【思考讨论】

1. 依据有关知识，说明普鲁卡因和丁卡因对角膜的麻醉作用为何有差异？

2. 结合用药护理案例，说出两药区别的临床意义和用药护理要点。

实训二十一　普鲁卡因与丁卡因毒性比较

【目的要求】

1. 熟练掌握小白鼠的捉拿方法和腹腔注射方法。

2. 学会局麻药的毒性反应指标和比较方法。

【材料方法】电子天平、1ml 注射器、大烧瓶或鼠笼、1%盐酸普鲁卡因溶液、1%盐酸丁卡因溶液、小白鼠，提倡在智慧型实训室进行。

1. 取小白鼠 2 只，编号，称重，观察正常的活动情况。

2. 1 号小白鼠按 0.1ml/20g 体重、腹腔注射 1%盐酸普鲁卡因溶液，2 号小白鼠按 0.1ml/20g 体重、腹腔注射 1%盐酸丁卡因溶液，观察两只小白鼠鼠用药后的反应。

【结果结论】

鼠号	药物	用药后反应	
		惊厥发生时间（分钟）	惊厥程度
1	1%盐酸普鲁卡因溶液（ml）		
2	1%盐酸丁卡因溶液（ml）		

结论：

【思考讨论】

结合所学知识，解释普鲁卡因与丁卡因毒性差异的原因是什么？有何临床意义？

实训二十二　休克用药护理的模拟训练

【目的要求】

1. 熟练掌握抗休克药的合理应用技能。

2. 学会判断休克类型并采取相应用药护理措施。

【材料方法】病例 1 份或任务案例等，抗休克药标本，感染性休克发生机制的视频或教学片，模拟治疗场景等，提倡在智慧型实训室进行。

1. 介绍病例　患者，男，37 岁。因 1 天前淋雨，出现寒战、高热、呼吸困难、胸部刺痛入院。入院查体：体温 39.8℃，心率 120 次/分，呼吸浅快 30 次/分，血压下降至 70/50mmHg，急性病容、口唇发绀、四肢冰冷、咳出铁锈色痰、意识模糊、反应迟钝、少尿。血常规：白细胞计数升高，达（20 ～

30) ×10^9/L，中性粒细胞占85%，可见核左移或胞质内毒性颗粒。胸部 X 线检查：肺叶、肺段分布一致的片状均匀致密阴影。血气分析：PaO$_2$下降，酸中毒。

诊断：肺炎并发感染性休克。

治疗：立即给予：①0.9%氯化钠注射液250ml ＋ 注射用头孢曲松2g A. S. T.（－）i. v. gtt. q. d.

②0.9%氯化钠注射液500ml ＋ 氢化可的松注射液200ml i. v. gtt. q. d.

③5%葡萄糖注射液250ml ＋ 多巴胺注射液20mg i. v. gtt. q. d.

④5%碳酸氢钠注射液250ml i. v. gtt. q. d.

同时给予高流量给氧、物理降温、扩充血容量等支持措施，患者临床症状缓解，继续观察治疗。

2. 分组讨论病例，然后观看感染性休克的用药护理模拟教学片，提出用药前、用药中、用药后的用药护理要点。

【结果结论】

用药步骤	休克的用药护理要点
用药前	
用药中	
用药后	

结论：

【思考讨论】

1. 本病例治疗肺炎并发感染性休克所选用的4种药物是否合理？

2. 结合用药护理案例，感染性休克的用药护理要点有哪些？

（潘雪丰 韩 婕 林肃娜 陈彧婷）

参考文献

[1] 陈新谦，金有豫，汤光．新编药物学 ［M］.18 版．北京：人民卫生出版社，2018.

[2] 张庆．宋光熠．护理用药理学 ［M］．北京：中国医药科技出版社，2017.

[3] 杨宝峰．陈建国．药理学 ［M］.9 版．北京：人民卫生出版社，2020.

[4] 徐淑云．临床药理学 ［M］．北京：人民卫生出版社，2021.

[5] 张庆，苏暖淇．护理药理学 ［M］．北京：中国医药科技出版社，2019.

[6] 孙丽宏，田卫东．药理学 ［M］.2 版．北京：人民卫生出版社，2019.

[7] H. P. RANG，M. M. DALE，J. M. RITTER. 朗－戴尔药理学 ［M］．林志彬，译．北京：北京大学医学出版社，2010.

[8] 王清，李红月．护理药理学 ［M］．北京：人民卫生出版社，2021.

[9] 徐红，张悦，包辉英．用药护理 ［M］．北京：高等教育出版社，2019.

[10] 王海安，宫立凤．内科护理学 ［M］．北京：人民卫生出版社，2021.

[11] 中国医师协会急诊医师分会．急性百草枯中毒诊治专家共识（2022）［J］．中华急诊医学杂志，2022，31（11）：1435－1444.

[12] 中国免疫学会神经免疫分会．中国重症肌无力诊断和治疗指南（2020 版）［J］．中国神经免疫学和神经病学杂志，2021，28（1）：1－12.

[13] 中国医师协会急诊医师分会等．中国蘑菇中毒诊治临床专家共识 ［J］．临床急诊杂志，2019，20（8）：583－598.